HEALTHY DIET

循证抗炎饮食

参考超过1000篇研究的健康饮食法则

维他 —— 著

上海科学技术文献出版社
Shanghai Scientific and Technological Literature Press

图书在版编目（CIP）数据

循证抗炎饮食 / 维他著． —上海：上海科学技术文
献出版社，2023
ISBN 978-7-5439-8817-0

Ⅰ．①循⋯ Ⅱ．①维⋯ Ⅲ．①炎症—食物疗
法 Ⅳ．① R247.1

中国国家版本馆 CIP 数据核字（2023）第 070860 号

选题策划：张　树
责任编辑：王　珺
封面设计：留白文化

循证抗炎饮食
XUNZHENG KANGYAN YINSHI
维　他　著
出版发行：上海科学技术文献出版社
地　　址：上海市长乐路 746 号
邮政编码：200040
经　　销：全国新华书店
印　　刷：商务印书馆上海印刷有限公司
开　　本：720mm×1000mm　1/16
印　　张：23
字　　数：350 000
版　　次：2023 年 6 月第 1 版　2023 年 6 月第 1 次印刷
书　　号：ISBN 978-7-5439-8817-0
定　　价：78.00 元
http://www.sstlp.com

前言 》Preface

　　19 世纪哈佛大学医学院院长 Oliver Holmes 写过一首小诗，叫"小马车"（One-hoss Shay），大意是有一辆设计精良的小马车，不会坏不会抛锚，可以走足 100 年，但突然有一天，它就散架了，毫无征兆地像泡沫一样破灭[1]。教授的这首小诗，是比喻他理想中的"衰老"，人直到死亡的一天，应该还是健康的。死亡是无法避免的，但在之前人体器官上的"功能丧失"和慢性病却是可以避免的，就如马车可以正常运作到散架的那一天。只可惜教授的"马车"并没有出现，这一百多年出现了汽油车、柴油车、电动汽车、氢燃料汽车……很少有车可以在报废前"毫发无伤"的。人的慢性病和各种疾病也同理。

　　我们接受老了就会"老年痴呆"，无法行走需要使用轮椅，接受人到中年血脂和血压就会高，甚至会出现糖尿病，会顶着一个大肚子，酒精性脂肪肝不碍事但无法避免。然后我们对这些病的包容度越来越高，出现的年龄越来越早。中国台湾发现 25% 的青少年每天喝超过 500mL 的奶茶，当中超过 40% 的人出现高尿酸[2]。2020 年江苏扬州发现 13~16 岁的青少年中，37.9% 是患有高尿酸血症的[3]。《中国国民心理健康发展报告（2019—2020）》中显示，我国青少年的抑郁症检出率为 24.6%，其中重度抑郁比例为 7.4%。高中阶段的抑郁检出率接近 40%，其中重度抑郁的检出率为 10.9%~12.5%。我去年翻译的美国哥伦比亚大学副教授 Drew Ramsey 医生的《用食物战胜抑郁和焦虑》一书，指出了饮食与抑郁症和焦虑症的关系，通过健康饮食，可以预防抑郁症和焦虑症。

　　我自己多年来受牙周炎困扰，牙龈经常发炎，无论早晚怎样刷牙，手动刷完换电动牙刷，几年来用作清洁牙缝的牙线加起来差不多十公里，每晚睡前使用漱口水，定时到牙科诊所洗牙……尽管如此，我还是每隔几个月牙龈就会发炎，久而久之也因此导致牙根死亡而必须拔掉一颗磨牙。没有人告诉我预防牙周炎，除了注意口腔卫生，还需要降低身体炎症，原来当口腔外没有炎症，口腔内就没有牙周炎[4]。多年来的牙周炎，在我改变饮食，降低了身体系统性炎症后，再没有出现过。

其实身体的氧化应激反应影响每一个器官的局部炎症，没有一个器官可以幸免。而局部因素通常只是疾病和炎症的出发点，例如感染牙龈卟啉单胞菌会导致牙周炎、关节损伤或随着年龄增长出现关节炎以及绝经后雌激素减少加速骨质流失导致骨质疏松，而眼压过高可能诱发青光眼等，但当身体没有氧化应激，在健康的饮食和生活习惯下，急性炎症很快就可以消退，反之就会出现持续的慢性炎症，延续和加剧这些疾病。

有人说饮食对改善疾病有用吗？其实当我们询问食物和营养干预慢性病是否真的有效时，也应该问：药物干预慢性病究竟是否真的有效？我们定义"效果"究竟只是控制病征的治标效果，还是逆转慢性病或起码长期缓解慢性病的治本效果呢？

"食物即是药"（Food is medicine）是近年基于循证医学的新趋势，饮食干预在慢性病包括糖尿病和心血管病等都有不少的临床证据证明其效果。2021 年青岛大学附属医院研究团队发表的对照组临床研究，[5] 题目是《低碳饮食实现停药：可能是有效控制血糖的机会》，一共 121 名受试者参与了临床试验，分组后一半受试者进行低碳饮食，另一半受试者进行低脂饮食，饮食不改变原来受试者的卡路里（约 1800 大卡），也就是只调整宏量营养结构，但完全不需要节食。6 个月试验期后低碳饮食组的糖尿病患者的糖化血红蛋白（HbA1c）改善最为显著，从平均 7.8 降低到 6.0，而且在试验期的第三个月已经接近 6.0。当 HbA1c 低于 6.5 就可以定义为糖尿病"逆转"，或更准确地说应该是糖尿病局部缓解，低于 5.7 并持续 1 年可以定义为完全缓解，不再需要用药，而上述改变了饮食的糖尿病患者，大部分在试验期后经过医生的诊断后已经可以停药。

2017 年美国密歇根大学、塔夫茨大学和布朗大学等研究团队发表的关于慢性病的荟萃分析[6]，纳入了 23 个干预研究和前瞻性研究的荟萃分析或综述，通过归纳不同慢性病专家组（expert group）的意见，总结出 10 种食物和 7 种营养素跟心血管疾病有因果关系。饮食中增加蔬菜、水果、豆类、坚果种子类、全谷物、鱼类、酸奶，减少含糖饮料、红肉（包括非加工）和加工肉类可以直接降低心血管疾病风险，而增加欧米伽3、多不饱和脂肪取代碳水或饱和脂肪、膳食纤维和钾，减少碳水化合物（升糖负荷）、钠和反式脂肪的摄入同样可以降低心血管疾病风险。

"食物即是药"近年不但在营养学界，而且也开始在西方国家的医学界受到重视。2020年在主流医学期刊《英国医学杂志》，包括哈佛大学、塔夫茨大学、北卡罗来纳大学、乔治华盛顿大学等跨学科的团队发表的一篇论文分析[7]，就"食物即是药"阐述了应该如何在医疗中应用食物和营养作为干预手段。该论文搜索了Pubmed数据库，至少有32个处方食物作为"药物"的临床干预研究，很多都发表在同行评议的医学期刊上。建议把食物作为"处方药"一样将改善慢性病的食物给予患者外，也建议增加培训医生在饮食和营养作为治疗手段方面的知识。在现今的医疗环境中有两个错位的现象，根据美国营养协会的调查发现，61%的慢性病患者认为医生可以给到他们最好的饮食和营养有关建议[8]，但纽约医学院对医生的调查却发现，只有14%的医生认为自己有足够的能力为患者提供饮食和营养的建议[9]。以美国大部分的医学院为例，4年的医疗训练中，只有少于20小时，也就是少于1%的教学时间是关于饮食和营养的，而且都是低年级的"通识"营养科学理论，并没有任何结合饮食营养跟疾病干预的培训。2019年在《柳叶刀》子刊发表的系统性回顾和荟萃分析中，纳入了24篇研究论文，结论是无论哪个国家，医生都没有足够的关于饮食和营养的培训经验，因此医生也难以把营养治疗应用到患者身上[10]。

以食物作为"药物"改善慢性病是循证医学手段，只是我们整个医疗体系对医生没有提供足够的培训。我们是自己健康的最终责任人，我们通过自我学习，也可以进行健康饮食，改善自身的慢性病，也许正如上述我国学者的论文题目一样，通过饮食也可以实现停药，这需要大众更关注循证饮食对健康的影响。对于自觉身体还健康的人，可能觉得实行本书的饮食方式有点难，甚至可能怀疑究竟为什么需要这样吃。这本书是写给已经意识到自己健康问题，特别是在现今医疗系统中得不到有效帮助的人。根据我观察到的现象，自身免疫系统疾病患者，属于"无药可治"的人，更愿意改变自己的生活习惯，开始健康的饮食。代谢障碍慢性病患者，例如糖尿病、痛风患者，一般希望"踩线合格"，在饮食中做最基本的、足够不让疾病恶化的事情就可以，没有想过饮食可以让自身的健康问题得到完全缓解，甚至可以比从前更健康。至于暂时还没有出现病症的人，一般都不太愿意改变饮食，这些我都可以理解，毕竟我曾经也是没有症状、自觉健康的人。但如果不坚持健康饮食，我们几乎每个人都会有一天出现慢性病或其他炎症有关疾病，所以如果你现在还是"健康"的人，觉得这些饮食条件过于苛刻，可以把本书当作一程科学之旅，这些知识点说不定日后对你或你关心的人有用。

本书的大部分内容是我过去两年多在知乎"饮食与和平"专栏发表过的，这次做了修改和整合，也添加了更新的文献，这里引用了超过1000篇同行评议的研究论文，当中超过一半都是人类临床试验，为饮食改善健康提供了证据，是真正的循证饮食。大家对看到的不同研究的结论不一致时该怎样判断：闭门造车的实验室研究和鼠辈动物实验，或是提出问题的，或是指导研究方向的，不能作准，没有在人体健康上的实际应用价值。流行病学研究是对问题给出提示的，这些提示可能帮助研究人员日后得出答案。有关健康的研究中只有临床研究是提供答案的，设计完美又大型的双盲对照临床研究需要过亿的经费（单位是美金啊），只有专利药才有这种规模，小型临床试验是不同强度证据等级，不具说服力，但科研都是艰苦缺经费的，多听几个"小声音"，如果都是和谐的，"声音"就会变大和有力，这种叫荟萃分析，集合多个不同研究的结论得出统计学有意义的答案。当不同研究结论有偏差，临床研究无论样本人数多少，基本上都比动物研究在应用上更有参考价值。但在饮食上，人类临床研究很少有超过数年的干预试验，所以当短期的临床研究跟长期的流行病学研究的结论不一致时，就没有定论，我们都需要谨慎。

除非您很有兴趣，否则不需要自己去看完这些研究论文，但当您对本书任何一个论点有怀疑，或发现跟你听过看过的科普文章甚至"专家"意见不同时，您都可以根据参考文献找到出处，可以找到原文看证据。我们在饮食上有太多的公众号文章，也有太多的信口开河，太多不同的声音告诉我们应该怎样吃才好。我们怎样才能知道什么饮食方式能改善我们健康呢?

我们不需要"相信",但我们需要知识和证据,这就是循证饮食。

维他

2022 年 9 月 4 日

目录 》Contents

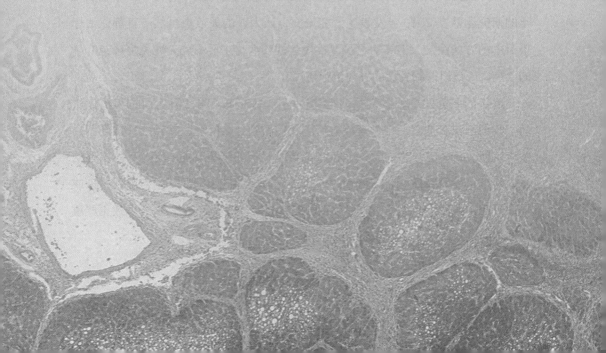

第一部分 ≫

炎症的起源

第一章
没有炎症就没有慢性病

我曾经养过一只萨摩耶，最后几年它出现关节炎，看它站起来都有点吃力。关节炎是关节的炎症，一般认为是关节磨损太多或创伤感染等原因导致的。但这很难解释有 20% 的狗在 1 岁时已经出现关节炎的迹象[1]。美国宾西法尼亚大学进行过一项有趣的狗实验，挑选了 48 只拉布拉多，都是来自 7 胎的兄弟姊妹，剔除了基因分别的影响，然后配对好年龄、性别，开始了 10 多年的实验，其中一组的狗就让它们正常吃狗粮，另一组从第 8 周起，减少它们摄入 25% 的卡路里[2]。在它们的成长过程中，研究人员定期对这些狗进行 X 射线影像检查，发现节食的狗一生出现关节炎的比例显著低于吃到饱的狗，而且出现关节炎的节食狗，平均发病年龄是 12 岁，而不限制食量的狗出现关节炎的平均年龄是 6 岁，负责实验的研究人员认为跟节食降低了狗的炎症有关，差不多所有动物实验都发现节食可以降低身体炎症，延长动物的寿命。类似的通过调整饮食、降低炎症从而改善关节炎的结果在人类临床试验也有发现[3-4]。斯坦福大学的研究团队在 2016 年发表了研究论文，认为人的关节炎虽然一直都以治标不治本的方法医治，但其实它是慢性炎症性疾病，主要由先天性免疫系统介导的疾病，应该以抑制炎症的方向治疗[5]。

近年的研究发现，我们很多健康问题都跟炎症有关，但从预防和治疗层面，我们都没有把它们视为炎症对待。我们看到什么问题，就治疗什么问题，头疼就医头，一直只尝试治疗症状，甚至连症状都无法改善。所有身体出现的慢性病都可能跟身体氧化应激有关，都是先从局部健康问题开始，出现感染或局部炎症，然后身体免疫系统"接手"把它继续"做大做强"，最终导致更严重的健康问题[6-7]。

什么是炎症？

炎症是身体的防御机制，作用在于发现并清除有害的外源物质，启动身体的自愈过程。炎症可以分为急性或慢性。

"急性炎症"一般源于微生物或毒素的入侵，又或是其他身体创伤。急性炎症快速进展，在短时间内出现炎症症状，可以维持数天，典型例子包括急性肺炎，而也有"亚急性炎症"（subacute inflammation），它是介于急性与慢性之间的炎症，可以维持 2 到 6 周的时间。[8]

"慢性炎症"是长期缓慢进展的炎症，可以维持数月到多年的时间，有时在慢性炎症持续下，我们自己都不知道。慢性炎症和相关疾病是导致人类死亡的最主要原因，没有之一。世界卫生组织（WHO）把慢性炎症称为人类健康的巨大威胁，以美国为例，大约有 1.25 亿人患有慢性炎症有关疾病，在 2014 年的统计，美国有 42% 的人有多于一种慢性炎症疾病，12% 有 5 种或更多的慢性炎症有关的病症。全球每 5 个人中就有 3 人受慢性炎症困扰，这些慢性炎症疾病包括癌症、慢性呼吸道疾病、中风、心血管病、肥胖症和糖尿病。[8-9]

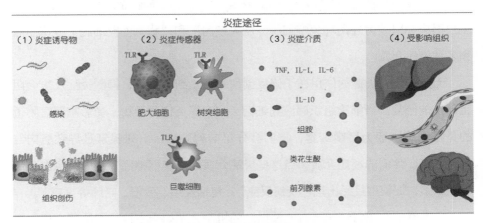

图 1.1　慢性炎症途径

炎症的产生路径，包括 4 个部分[10]：

（1）炎症诱导物（inflammatory inducers），例如 PAMPs 和 DAMPs，下文会介绍；

（2）细胞传感器（sensors），例如免疫细胞表面表达的 TLR 和 NLR 信号受体；

（3）炎症介质（mediators），包括致炎症细胞因子和缓解炎症细胞因子；

（4）受影响的地方，器官组织（target tissues），心血管病是血管表皮炎症，肝炎就是肝脏受影响，炎症性肠病就是肠道炎症等。

如果做个比喻，就好像酒店房间的火警感应系统一样，当室内有物件燃烧，这就是（1）"诱导物"，天花上的烟雾感应器就是（2）"传感器"，给洒水系统发出信息洒水这就是（3）"介质"，房间里洒到一地都是水，这个房间就是（4）"受影响的地方"。但火警感应器也会出错，例如感应器过度敏感，个别感应器出厂时就有小问题（易感基因、表观遗传、母亲肠道菌群等因素）。当你在房间里抽烟，又或者你喜欢在房里吃火锅或烤肉，房间的感应器被触动了，此时房间并没有失火但也同样会被灭火的水给淹了，我们可以理解这就是自身免疫系统疾病，各种慢性病、心理疾病和各种炎症有关的疾病是遗传因素和后天环境因素共同导致的。

不同的炎症诱导物会导致不同的炎症路径，例如病毒感染，会导致受感染细胞分泌致炎症细胞因子（IFN-α，IFN-β），唤起细胞毒性淋巴细胞，而寄生虫感染会引致另外两种免疫细胞"肥大细胞"和"嗜碱性粒细胞"分泌组胺和多种炎症介质。

无菌损伤，炎症的作用在于修复创伤和防止细菌感染，抑制炎症反应会阻止创伤的修复。当细胞组织感应到细菌/病毒等炎症诱导物，受影响器官附近的免疫细胞一般为巨噬细胞，它们会分泌前列腺素，前列腺素是导致肌肉红肿、发热、疼痛的炎症介质，当这些炎症介质到达中枢神经，脑内皮也会分泌前列腺素，促使神经元出现"疾病反应"：包括发热、疲倦、嗜睡等反应[10]。

急性炎症在正常情况下有"消退"的机制，例如当中性粒细胞凋亡后，炎症会消失，但当上述炎症反应持续下去，炎症便变成慢性炎症。身体的急性炎症一般都有其生理意义，对健康除了有消极影响也有积极帮助（消灭感染源，组织修复），但当炎症变成慢性，对健康剩下的只有消极影响，必须尽快制止。慢性炎症跟糖尿病、癌症、心血管疾病、神经退行性疾病、自身免疫系统疾病、衰老等关系密切。[11]

炎症的"诱导物"和"传感器"

免疫细胞是如何识别感染和细胞受损的呢？主要通过"模式识别受体"（PRR）作为"传感器"识别"诱导物"。这些引起免疫反应的"诱导物"包括外来物质（统称为 PAMP）和我们身体的内源物质（统称为 DAMP）。免疫细胞的"传感器"PRR，很多时只会感应细菌和细胞的组成部分，所以就算你没有细菌感染，但血液中有细菌残留物（例如细菌细胞壁的组成为"脂多糖"）、细胞损伤后的残留物（DNA 碎片），炎症"传感器"都会被触动。

在感染时，免疫细胞识别细菌的"病原相关分子模式"（pathogen-associated molecular patterns，简称 PAMP），PAMP 是细菌、真菌等微生物组成的片段物质，例如革兰氏阴性细菌细胞壁物质"脂多糖"（LPS），就是 PAMP 的一种，可以刺激 PRR"感应器"中的 TLR4 受体，启动免疫细胞信号，细胞就会分泌大量的"炎症介质"包括致炎症细胞因子。

在无菌细胞组织损伤，细胞死亡会释放大量的"损伤相关分子模式"（damage/danger-associated molecular patterns，简称 DAMP）。完整的细胞好比一只鸡蛋，包裹在蛋壳里的蛋黄蛋白不会造成麻烦，但鸡蛋不小心给打碎了，里面的蛋白蛋黄都流出来了，你就得好好清理了。损伤死亡细胞"流出来"的东西就是 DAMP，包括 DNA 碎片、ATP、尿酸（内源嘌呤代谢物）、IL-1α 和细胞质中不同的蛋白质[12]。

当"传感器"被触动，先天性免疫系统是首先启动的，中性粒细胞一般是先头部队，最先到达感染或受损的"案发现场"，粘附在感染/受损的内皮细胞上，再穿透血管壁到达"案发现场"，它们会内吞这些细菌等病原，在案发现场分泌炎症介质，导致痕痒和疼痛，血管收缩，红肿等。当先天性免疫系统不能解决，适应性免疫系统就会参与，免疫 T 细胞和 B 细胞会加入战斗清除病原体，再持续下去，急性炎症会发展为慢性炎症。

先天性免疫细胞有"模式识别受体"（pattern-recognition receptors，简称 PRR），例如 TLR 受体和 NLR 受体。TLR 受体在免疫细胞表面和里面都有，例如 TLR4 是细胞表面受体，当 TLR4 接触到细菌的脂多糖（LPS）时，会启动细胞内的 NF-κB 转录因子路径，使得大量的致炎症细胞因子产生。在这里，细菌的 LPS 是炎症"诱导物"的 PAMP，TLR4 是"传感器"，而致炎症细胞因子则是"炎症介质"[13]。但 TLR4 不单单对 PAMP 有反应，它对饱和脂肪也有反应，所以饱和脂肪和 PAMP 都可以通过 TLR4 受体启动炎症反应。

免疫细胞中的 NADPH 氧化酶（NADPH 氧化酶家族有 7 个成员，统称 NOX 家族受体），当中 NLRP3 是被称为"炎症小体"（inflammasome）的"传感器"，同时可以感应细菌来源的 PAMP 和损坏细胞的 DAMP，同样可以启动 NF-κB 转录因子路径，使得大量的致炎症细胞因子产生。当身体的氧化应激严重，过量的自由基（ROS）会增加 NLRP3 的表达，所以就算你受损细胞的数量一样，氧化应激会导致更多的致炎症细胞因子的产生。

上面提到的 NF-κB 转录因子，NOX 家族中的 NLRP3 受体，还有 TLR 家族中的 TLR4 受体可能比较难以理解。我们现在就设想免疫细胞是一家餐馆，TLR 和 NOX 两个家庭合伙搞了个店，然后两家的成员各有分工。TLR 家族的老四，TLR4 是专门接外卖单子的，所以 TLR4 就在细胞外面守候，见到外面来源的 PAMP 和 DAMP 就接单了，而 NOX 家族一般在细胞内，所以三哥 NLRP3 就是餐厅内的服务员，只接餐厅里的单，同样是见到 PAMP 和 DAMP 就接单，TLR4 和 NLRP3 接到单就都交给天才小厨师 NF-κB 转录因子，所谓转录因子，作用就是读懂 DNA 密码，按 DNA 图谱制作传递信号的蛋白质的媒介。NF-κB 转录因子比较擅长烹饪的菜式就是不同的炎症介质的细胞因子，它从 TLR4 和 NLRP3 接单后就跑到厨房，这里的厨房就是细胞核，按照 DNA 菜谱烹饪出不同的致炎症细胞因子，在这个团队的合作下就启动了炎症。

我们以痛风的发病机制作为例子。高尿酸是痛风的最重要诱发因素，但一旦尿酸盐结晶在关节上形成结晶后，诱发痛风发作的是炎症而不再是当时的尿酸值高低。当血液中免疫细胞，例如单核细胞（成熟后就是巨噬细胞）发现尿酸盐沉淀，细胞表面的"炎症感应器"（TLR4）会启动细胞信号，免疫细胞会内吞这些尿酸盐。细胞外的"炎症感应器"是 TLR4，细胞内的"炎症感应器"是 NLRP3，辨认细胞内尿酸盐为"危险物质"（DAMP），促使细胞内"炎症小体"的形成，导致炎症细胞因子的分泌，招募另一种免疫细胞中性粒细胞到达"案发现场"，分泌更多的不同致炎症细胞因子，红肿疼痛的痛风症状就出现了。所以高尿酸本身导致痛风的作用主要在促使尿酸钠盐形成结晶，之后其实没有太多尿酸的事了，"接手"的是我们的先天性免疫系统。换句话说，一旦尿酸钠盐结晶出现，是否出现痛风的关键因素是身体的炎症状态[14]。

致炎症细胞因子

炎症介质大部分是字母和数字兵团（IL-1，IL-6，IL-8，TNF……），我们可以理解这些炎症介质大多数为致炎症或消退炎症的细胞因子，是细胞和细胞之间的信息传递信号，同一种细胞可以发出多种不同的炎症介质，而同一种的炎症介质也可以由不同的免疫细胞分泌，收到同一种炎症介质作为"信息"的不同细胞，也会有不同的反应。

跟炎症有关的细胞因子分为几大类：白细胞介素（interleukin，IL）、干扰素（interferon，IFN）、肿瘤坏死因子（tumor necrosis factor，TNF）、集落刺激因子（colony stimulating factor，CSF）和趋化因子（chemokine），当中可以再细分几十种不同的细胞因子。

不同的炎症诱导物会导致不同的炎症路径，例如病毒感染，会导致受感染细胞分泌 IFN-α、IFN-β，唤起细胞毒性淋巴细胞（cytotoxic lymphocytes），而寄生虫感染会引致肥大细胞（mast cells）和嗜碱性粒细胞（basophils）分泌组胺、IL-4、IL-5、IL-13 等。而无菌外伤，炎症的作用在于修复创伤和防止细菌感染，抑制炎症反应会阻止创伤的修复。当组织感应到细菌/病毒等炎症诱导物，本地的巨噬细胞马上分泌 TNF、IL-1、IL-6 等致炎症细胞因子，同时也会分泌前列腺素（prostaglandins，或 PG），前列腺素是导致肌肉红肿、发热、疼痛的炎症介质，当这些炎症介质到达中枢神经，脑内皮也会分泌前列腺素（PG2），促使神经元出现"疾病反应"：包括发热、疲倦、嗜睡等反应[15]。

炎症介质和细胞因子作用错综复杂，如果我们需要使用生物制剂，那我们应该咨询医生的意见。当我们通过健康饮食和生活习惯，降低身体炎症，就没有必要对几十种细胞因子作详细了解，这里就略过了。

炎症"受影响的地方"——炎症有关疾病

慢性炎症跟众多的疾病有关，当中近年已经有共识没有争议的，包括自身免疫系统疾病、心血管疾病、癌症、糖尿病等。

类风湿性关节炎（RA）患者的氧化应激状况严重，2017 年上海中医药大学附属曙光医院发表的一项研究，比较了 RA 患者的病情严重程度跟身体的氧化应激状态，发现反映类风湿性关节炎越严重，氧化应激指数和炎症指标 ESR、CRP 等都更高，证明氧化应激和炎症都跟 RA 的病情有相关性[16]。

关于心血管病，多年来都有所谓"脂类假说"（Lipid Hypothesis）：血液里的胆固醇越高，心血管病的风险越高。但这个理论近年受到挑战。心血管病的"疑凶"——低密度胆固醇载脂蛋白（LDL 或低密度脂蛋白胆固醇）在过去几十年一直被医学界视为心血管疾病的重要指标，是致动脉粥样硬化的危险因素，也就是 LDL 越高，患冠心病、动脉粥样硬化的风险性就会越高，对检测出 LDL 高的人群的应对策略是积极"打压"，也就是降脂治疗，处方他汀类降胆固醇药物是常用的干预手段。

美国心脏协会（AHA）称 LDL 为"坏胆固醇"，是引起心脏病和血管堵塞的元凶。但胆固醇其实没有好坏之分，胆固醇作为身体多种荷尔蒙（甲状腺荷尔蒙、皮质醇、雌激素、孕酮等）的前体，对身体健康，特别是大脑健康非常重要。只有被氧化后的 LDL 才会引起问题，也就是只有 LDL"变质"了，血管出现炎症的情况下才会造成血管堵塞[17]。早在 1989 年和 1997 年在知名医学期刊《新英格兰医学杂志》分别都有证据指出 LDL 只有在氧化"变质"后才会增加心血管疾病风险[18-19]。

炎症导致心血管疾病的机制是这样的：单核细胞是免疫细胞，血管内皮细胞在炎症状态下分泌粘附因子 VCAM-1，使得单核细胞集中并转化为致炎症巨噬细胞，巨噬细胞的 PRR 受体会寻找"变质"的氧化 LDL（oxLDL），找到就吞噬清除了这些 oxLDL，没有氧化的 LDL 则不受影响[20]。吃不完的 oxLDL 让巨噬细胞不敷应用，吃撑了的巨噬细胞形成泡沫细胞，产生更多的自由基和致炎症细胞因子，召集更多的免疫细胞到达案发现场，凋亡后的巨噬细胞形成斑块，最终导致动脉粥样硬化[21]。所以心血管疾病是炎症性疾病。

氧化应激和炎症、癌症也关系密切[22]。炎症跟癌症的关系是多路径的，美国癌症协会认定肥胖是重要的致癌风险，而肥胖跟癌症的重要连接点就是炎症，肥胖促使致炎症细胞因子增加[23]。炎症的 NF-κB 转录因子路径已经证明是癌症发病的关键因素[24]，细胞炎症为癌细胞提供微环境[25]。而氧化应激所产生的自由基跟癌症的关系则错综复杂，自由基增加癌症的发病风险，但癌细胞的分裂增殖则需要控制细胞内自由基不会过量，自由基造成细胞的 DNA 受损，基因变异促使癌细胞的生成和复制，在癌细胞形成前，ROS 等自由基是致癌的。

除了上述疾病，其实还有很多健康问题，我们都没有按炎症性疾病治疗和预防，但最新的研究证据却证明它们跟炎症有关，通过饮食和生活习惯改变可以减轻和缓解病情。

关节炎

关节炎 (osteoarthritis) 是发生在关节软骨的慢性炎症，它是导致老年人慢性疼痛和生活质量下降的主要疾病。多年来都只把关节炎当作是关节软骨磨损来治疗和预防，认为只要减少关节的过度摩擦，吃点以形补形的保健品，例如骨胶原等就可以预防和治疗。这样的错误理解已经导致关节炎的治疗研究停滞了很多年[26]。

年轻人也有关节炎，但关节炎在中老年人发病率更高。为什么年纪大增加关节炎的发病率呢？因为老化增加炎症，增加关节炎的风险[27-29]。老化和炎症的关系我们在下一章再介绍。

中山大学附属第一医院在 2021 年发表的研究论文，指出了组成软骨关节（Articular cartilage）的软骨细胞（Chondrocyte）在炎症状态下出现病变和死亡，骨胶原的生成和降解失去平衡，软骨就会退化，最终导致关节炎[30]。关节炎患者通常都有代谢性的"共病"，包括高血压和心血管病等，这些共病都跟炎症有关，共病越多关节炎的疼痛病征就越严重[31]。关节炎患者的致炎症细胞因子表达更多，动物模型证明抑制这些炎症因子可以延缓关节炎的病情进展[32]，临床研究也发现使用抑制致炎症细胞因子的生物制剂（英夫利昔单抗，infliximab）可以治疗关节炎[33]。关节炎患者滑膜的消退炎症因子比健康人群的更少[34]，促进关节炎消退炎症可能比阻挡炎症的出现更能改善关节炎。

饮食和生活习惯对减少和消退炎症有帮助，这同样对关节炎有帮助。2013年的一项临床研究[3]，399名膝关节炎患者分组后进行为期18个月的饮食和运动干预试验，饮食组试验期后减重8.9kg（-9.5%），饮食配合增加运动组减重10.6kg（-11.4%），单纯运动组只减重1.8kg（-2.0%），膝关节压力和炎症标志物在两个饮食干预组的受试者都显著改善，而饮食加运动组的疼痛也显著减少。从这个临床试验我们可以看出，饮食调整配合运动最能降低身体炎症，炎症改善后关节炎和疼痛都可以改善。

水果含有多酚类抗氧化物，可以改善身体炎症。在2017年的交叉组临床试验[4]中，17名关节炎患者连续12周每天吃冻干的草莓，他们的炎症标志物（IL-6，IL-1β等）显著降低，关节疼痛显著改善。健康的食物是可以通过改善炎症，减少关节炎的疼痛。

牙周炎

多种细菌可以导致牙周炎，其中较为普遍的是牙龈卟啉单胞菌（P. gingivalis）。牙周炎的病情进展会最终导致牙龈萎缩、牙齿脱落和牙龈疼痛。直至近年，大众甚至医疗健康工作者都认为牙周炎只是口腔感染和口腔卫生的问题，但越来越多的证据证明口腔以外的炎症有关疾病，包括糖尿病，心血管病，自身免疫系统疾病、身体的系统性炎症都跟牙周炎有紧密的关联性。

多伦多大学研究团队牵头发表的一份研究论文，题目为《牙周炎是氧化应激的炎症：我们应该这样治疗》，指出牙周炎虽然首先是因为口腔细菌导致牙石最后促使牙周炎的发病，但一旦出现了牙周病，口腔以外的健康问题会参与到牙周炎的病情进展，而且口腔外比口腔内的问题更大程度主导了牙周炎的病情。中性粒细胞，是在细菌感染时保护我们的先天性免疫细胞，当牙周炎出现，中性粒细胞会增殖，产生大量的致炎症细胞因子，导致自由基的大量产生，促使牙龈组织坏死和牙齿脱落，但牙周炎的免疫反应的严重程度更多取决于口腔外身体炎症和氧化应激状态，只有身体本来就存在氧化应激的人群，牙周炎的病情才更为严重，当中不健康的饮食、抽烟和其他生活习惯都影响身体整体的氧化应激情况，所以治疗和预防牙周炎，不能只盯着口腔健康，注意减少致炎症饮食、良好的生活习惯是预防和治疗牙周病的重要因素[35]。

牙周炎不只是口腔疾病，近年已经在临床上得到认可，2018 年全世界来自美国、德国、英国、法国、意大利、瑞士、希腊、日本、土耳其、新加坡和中国香港等 24 家大学学者联合发表的关于牙周病的科学共识[36]，确认了多种口腔外的身体炎症有关疾病影响牙周炎病情进展，当中抽烟影响牙周炎被特别提及。

2021 年葡萄牙发表的一项横断研究[37]，分析了该国 1 万名牙周炎患者的饮食数据，用"牙周探测深度"（PPD）和"临床附着丧失"（CAL）两个牙周炎病情指标衡量牙周炎的严重程度，然后用"饮食炎症指数"（DII）衡量牙周炎患者饮食中有多少的促炎症食物，在比对了这些数据后，发现 PDD、CAL 和 DII 都是相关的，也就是促炎症饮食越多，牙周炎就越是严重，促炎症饮食介导免疫细胞的增加，导致系统性炎症与牙周炎（局部性炎症）的严重程度相关。

在 2017 年的一项对照组临床试验中[38]，10 名牙周炎患者连续 4 周进行饮食干预，包括减少碳水化合物的低碳饮食，补充维生素 C、维生素 D 和欧米伽 3 脂肪，结果在试验期后，干预组的受试者的牙周炎症状显著改善。减少碳水饮食可以减少小肠细菌和真菌过度生长，降低炎症压力，维生素 C 是水溶性抗氧化物，欧米伽 3 是缓解炎症的脂肪，维生素 D 介导免疫细胞往低炎症的亚型转化，所有这些都在降低身体炎症，这就不难理解为什么这些饮食和营养素可以缓解牙周炎。

骨质疏松

如果关节炎和牙周炎病名中带"炎"字，现在开始介绍两种不是"炎"的炎症性疾病。

人体骨骼是个不断的"重建"（remodeling）过程，意思是破骨细胞介导的骨吸收和成骨细胞介导的骨形成的动态平衡。当骨吸收或骨质流失大于骨形成或骨质生长，骨质疏松就会出现，显著增加骨折风险。绝经后的女性在缺乏雌激素（雌二酮）分泌后，骨质疏松风险更会大幅增加。

我国很多人都有钙焦虑，担心钙摄入不足导致骨质疏松。国际主流医学已经不建议补充钙，因为风险大于对健康的帮助，但这里先不讨论钙。在同样的钙摄入情况下，炎症跟骨质疏松是因果关系，减少身体氧化应激，缓解炎症可以降低骨质疏松的风险[39]。

雌激素为什么对骨密度有保护作用？ 从前只认为雌激素有助成骨细胞的产生，有助于维持骨密度。其实卵巢摘取手术后的女性缺乏雌激素，研究发现在手术 2 周后，这些女性的致炎症细胞因子已经开始升高[40]，到 8 周后到达高位，而补充雌激素后致炎症细胞因子可以在 4 周内降低到正常水平[41]。此项研究证明雌激素有抑制炎症的效果，而绝经后女性的炎症会增加，增加骨质疏松的风险。

吸烟引起人体氧化应激反应，对骨骼健康不利。研究显示低水平的维生素 C 和维生素 E 增加吸烟者骨折风险[42]。1999 年一项大型前瞻性研究[43]5 年多随访了 6 万多名中老年女性，发现缺乏抗氧化物的女性增加骨折风险，缺乏维生素 E 风险增加 3 倍，同时缺乏维生素 C 和 E，骨折风险增加到 4.9 倍。

饮食中较多的维生素 C 降低骨质疏松的风险[44-46]。增加蔬果的摄入可以改善骨骼健康[47]。蔬果中的多酚类抗氧化物有抗炎症和抗氧化的作用，所以可以改善骨骼健康[48]。

在植物抗氧化物中，番茄红素有临床证据证明可以降低骨质疏松的风险，2011 年随机对照组临床研究[49]让 60 名绝经后的受试者分别补充番茄红素胶囊（30mg）、普通番茄汁（30mg）和高番茄红素番茄汁（70mg），在 4 个月的试验期后，补充番茄红素胶囊或番茄汁的受试者，脂肪过氧化和身体氧化应激都减少，而且骨吸收指标显著改善，降低了骨质疏松风险。

多个干预临床研究发现西梅可以减少骨质流失，增加骨质密度。而且每天只需要 50g 的西梅干就能产生效果[50-52]。西梅含的多酚类抗氧化物和其他微量营养，有助骨骼生长，减少骨吸收，对骨密度改善有帮助[53]。

视力丧失疾病

青光眼（glaucoma）是 3 大致盲病之一，由于白内障和角膜病都有手术治疗手段，而青光眼对视神经造成的损害一般被认为不可修复，所以青光眼也是世界上第一大不可逆的致盲眼病 [54]。

一直以来，我们都认定青光眼是高眼压造成的，而青光眼发病进程的确与高眼内压有很强的关联性，不管是药物干预还是手术治疗，降低眼内压是目前缓解青光眼发病进程的唯一临床上的治疗方法 [55]。但美国和加拿大有超过 50% 的患者是正常眼压性青光眼，日本和韩国的患者分别超过 90% 和 80% 是正常眼压的。这意味着很多青光眼患者都没有出现眼压过高，但视网膜神经节细胞仍然继续进行性退化凋亡，这都在说明只单纯控制眼压的治疗手段不一定对所有青光眼患者减慢病情进展有效果 [56]。

2018 年由中南大学、哈佛大学、麻省理工大学等多家大学参与的一项动物实验 [57] 发现高眼压的确导致视网膜神经节细胞因为炎症而凋亡，但尽管眼压恢复正常，炎症和神经细胞的凋亡没有停止，青光眼病情继续进展，这也是临床上青光眼患者的病情进展常见现象。小鼠实验中大量的 CD4+T 免疫细胞进入到眼内，诱导适应性免疫系统的 B 细胞，产生对热激蛋白（HSP）的抗体，这些自身抗体是导致视网膜神经节细胞凋亡的持续原因。在无菌小鼠模型中制造同样的眼压升高的情形，这些无菌小鼠并没有出现青光眼；而移植青光眼小鼠的 CD4+T 细胞到健康小鼠，这些小鼠同样发展出青光眼病症。小鼠的肠道菌群失衡，早就导致免疫系统产生反应，肠道细菌表达的 HSP 成为抗原，导致对 HSP 产生反应的 CD4+T 免疫细胞大量出现，此时眼压升高才启动青光眼的病情进展。

这个实验证明了眼压高只是触发点 [58]，肠道健康时，眼压升高并不会导致持续的炎症和青光眼，但肠道或口腔等细菌失衡，高眼压介导炎症就会通过免疫反应导致青光眼。就算眼压变正常后，青光眼病情仍然可以持续发展，因为肠道细菌唤起了免疫细胞，错认视网膜细胞是敌人，同样作出攻击，导致视网膜神经持续退化。

2019 年斯坦福大学和加州大学旧金山分校等团队[59] 梳理了过去 10 年关于青光眼流行病学研究，发现戒烟，中等强度带氧运动，保持健康体重，饮食中有较多的叶子菜、欧米伽 3 脂肪和适量的茶和咖啡，都可以降低青光眼的发病风险，同时减缓病情的进展。

哈佛大学、日本和韩国的流行病学研究机构都发现胰岛素抵抗是眼内压升高的风险因素[60-62]。2020 年发表的一项 5.8 万人的研究[63] 发现易感基因人群饮食中是高碳水的（>70%），患上青光眼的风险高 3.74 倍，但易感基因人群没有高血糖或饮食中非高碳水人群，患上青光眼的风险没有增加。2018 年澳洲新南威尔士大学的一项对照组研究[64] 同样发现高碳水饮食可能导致自主神经失调，增加青光眼病发风险。

多吃叶菜可以降低青光眼发病风险[65]。一天 3 份水果降低 21% 的风险，蔬菜中每周吃最少一份羽衣甘蓝等抗氧化力强的蔬菜降低 57% 的[66] 风险。2020 年哈佛大学团队牵头的 18.5 万人样本的研究[67] 发现多吃素食来源的蛋白质和脂肪，取代碳水化合物，可以降低青光眼发病风险。每天 1.45 份蔬菜降低青光眼 48% 的风险[68]。

除了青光眼，炎症和氧化应激也影响白内障，氧化应激使得晶体蛋白的可溶性降低，导致晶状体混浊，形成白内障的早期阶段，年龄越大身体的抗氧化力下降，晶体的内源抗氧化物谷胱甘肽减少，炎性老化增加，都会增加白内障风险。在饮食和营养中增加抗氧化物，包括维生素 C 和多酚类，其中多酚类包括白藜芦醇、姜黄素和槲皮素等，可以降低身体炎症和白内障风险[69-71]。

生活习惯减轻慢性炎症

饮食对慢性炎症有深远影响[72]。减少精制碳水化合物的饮食，增加膳食纤维，健康的脂肪组合都对慢性炎症有帮助。饮食中的镁、胡萝卜素、生物类黄酮等对改善炎症有帮助。大量蔬果、橄榄油、欧米伽 3 脂肪丰富的饮食对缓解慢性炎症有帮助。这些都已经在众多的流行病学研究和干预研究中得到证实。

除了饮食，也有研究证据支持运动锻炼可以改善慢性炎症，虽然证据强度没有饮食强，但适量运动很可能对改善炎症有帮助[73]。

　　不良的生活习惯增加炎症。吸烟导致身体的抗氧化物包括维生素 C 和维生素 E 等水平下降，增加身体炎症[74]。

　　酒精导致肠道和肝脏受损，酒精通过多个不同细胞路径导致肠道炎症，也导致肝脏和其他器官的炎症。酒精改变肠道菌群，导致肠漏，进而影响肠道内和肠道外的免疫稳态，导致身体系统性炎症[75]。

　　慢性炎症的诱因很多时是源于不良的生活习惯，包括抽烟、喝酒、少运动等因素诱发的，而不健康饮食，包括过多的精制碳水化合物，不健康的脂肪加剧炎症，含大量微量营养和多酚类抗氧化物的蔬果和含欧米伽 3 脂肪的鱼类则缓解炎症。减少炎症的方法其实并不难，戒掉不良的生活习惯，增加运动，饮食中减少不健康的食物，增加蔬菜水果等减少炎症的饮食，对远离炎症都有帮助。

◦ 本章小结

1. 越来越多的证据发现很多从前不被认为是炎症性疾病的健康问题,其实都跟炎症有关,降低身体氧化应激和阻断炎症反应,可以有助缓解和预防看似毫不相关的疾病;

2. 急性炎症有其生理作用,慢性炎症只有害处没有帮助,我们需要控制慢性炎症;

3. 如果身体没有氧化应激,系统性炎症不严重,免疫系统有消退炎症机制,这些病不会持续和进展为长期更严重的疾病;

4. 任何慢性病出现并持续,都在提示我们身体的系统性炎症可能已经很严重;

5. 不良的生活习惯,包括吸烟、缺少运动和不健康的饮食,都会增加身体的氧化应激,不但导致代谢性疾病的出现,同时增加身体的系统性炎症,为不同的疾病营造微环境,百病就源源不断地出现并愈演愈烈。

第二章
炎症出现的原因

加拿大的科学家在《细胞》子刊发表了一项动物实验[1]。无菌小鼠从出生开始就在无菌的环境下喂养，所以它们没有肠道微生物，这些无菌小鼠平均寿命比普通小鼠要长，而且就算年老了，它们的免疫细胞也有较强的对细菌的抵抗力。普通小鼠随着年纪变大，开始出现肠漏（我们在下一章介绍肠漏）和炎症，血液中有较多的致炎症细胞因子（包括 TNF）。当不同的小鼠关到同一个笼里，它们接触到相互的粪便，肠道菌群就会互相感染，当无菌小鼠跟年老的普通小鼠关在一起，它们也会出现肠漏和炎症，但跟年轻小鼠关一起，则没有同样的问题。把年轻小鼠的肠道菌群移植到年老的小鼠，就减少了年老小鼠的肠漏和炎症。证明年老小鼠的肠道菌群是导致肠漏和炎症的诱因。科学家之后用人类的生物制剂抑制了年老小鼠的炎症（TNF），年老小鼠之后的肠道菌群就恢复到接近年轻小鼠的菌群结构，证明老化导致的肠道菌群失衡在缓解了炎症后可以被逆转。

这个实验证明了老化、寿命、肠道菌群和身体的炎症都是互相影响的。肠道菌群的老化影响宿主的老化，肠道菌群失衡导致肠漏，影响免疫细胞分泌炎症因子，进而导致老化，而调整肠道菌群可以降低炎症，而抑制炎症又可以逆转肠道菌群的老化。我们这一章详细了解它们错综复杂的关系。

氧化应激和炎症互相影响

跟身体炎症互相影响的，还有一项身体活动：氧化应激。氧化应激（oxidative stress）是当身体在代谢过程中产生的氧化物包括活性氧（ROS）和活性氮（RNS）超过身体细胞的内源或外源抗氧化物的一种失衡状态。

ROS/RNS 包括超氧化物（superoxide）、氧化氮、过氧化氢、羟基自由基（hydroxyl radicals）、过氧亚硝酸（peroxynitrite）等带负电极的分子。ROS/

RNS 等自由基就像先天"心里不平衡"的"强盗"，不平衡的地方在于心里少了一枚电子，碰到身体任何细胞中的脂肪、蛋白质和 DNA 等就掠夺其电子，造成细胞内不同物质的氧化，使得细胞组织功能上出现问题。而抗氧化物是"活雷锋"可以舍身成仁，捐献自己的电子给自由基，我们身体的小宇宙最终恢复和平。但自由基"强盗"越多，身体需要的抗氧化物就越要多。

身体的抗氧化物部分是细胞内本身自有的犹如细胞的"亲兵"，例如谷胱甘肽（GSH）和超氧物歧化酶（SOD）。谷胱甘肽是细胞内最有效的抗氧化物，但氧化后的谷胱甘肽需要其他抗氧化物帮它还原为活性的谷胱甘肽才可以再作战，细胞内的外源抗氧化物一般需要的是脂性抗氧化物，否则难以进入细胞，例如维生素 E。也有细胞外的"杀手"，一般为水溶性的，可以在血液中就把自由基"强盗"灭了不让它接触到细胞，例如身体内源产生的尿酸在细胞外是最主要的内源性抗氧化物，而维生素 C 则是"雇佣兵"——外源的水溶性抗氧化物。当身体产生自由基超过各种内源的抗氧化物（谷胱甘肽、SOD 等）和饮食来源的抗氧化物（例如维生素 C）时，我们身体就会出现氧化应激。

我们身体自己产生的自由基，主要来源包括线粒体和 NADPH 氧化酶（统称 NOX 家族）。来自线粒体的自由基差不多都是产生能量"货币"ATP（腺苷三磷酸）时，电子传送链漏出的电子跟氧气的化学反应产生的，占了自由基的90%，这些自由基算是没有作用的自由基，应该尽量减少。而来自 NOX 家族的自由基一般都是有生理作用的，低量的自由基有细胞信号调节、细胞生长和凋亡等作用，而免疫细胞在胞吞病菌后，也是通过 NOX 家族产生大量的自由基，从而消灭病菌。自由基是细胞的生化武器，但"杀敌一千自损八百"，自由基在消灭感染细菌的同时，难免会对自身细胞组织造成损伤。

细胞都需要能量"货币"ATP，支持身体的各种活动，而 ATP 是细胞内的"线粒体"（mitochondria）产生的，产生 ATP 的过程称为"线粒体的呼吸"，当中通过无数条电子传递的"生产线"产生氢质子最终驱动 ATP 合成。线粒体内这些电子传递生产线从我们出生开始就不停运作，过程中难免漏出电子，形成"线粒体自由基"（mtROS），mtROS 对细胞造成氧化应激。

炎症和氧化应激是互相影响的，炎症增加自由基的产生，而自由基又加剧炎症[2]。自由基是炎症下免疫细胞的生化武器，所以我们应该可以理解在炎症时自由基会增加并导致氧化应激。但自由基又如何反过来导致炎症呢？自由基是可以直接启动细胞内 NF-κB 转录因子路径，促使致炎症细胞因子的产生[3]。炎症"感应器"NLRP3 可以通过自由基的出现，感应到线粒体功能受损，因为当线粒体功能受损后，mtROS 就会增加，导致炎症出现，而抑制线粒体活动，减少自由基则可以切断 NLRP3 路径导致的炎症反应[4]。损坏的线粒体会分泌更多的自由基，启动 NLRP3 炎性小体，促使致炎症细胞因子的分泌[5]。氧化损坏的线粒体的 DNA（mtDNA）会凋亡，这些 DNA 碎片是 DAMP，也可以启动 NLRP3 炎性小体[6]。

自由基还有"前馈机制"，自由基本身可以导致更多的自由基产生，而自由基的两大"生产商"线粒体和 NOX 都有信号沟通，当线粒体漏出的自由基增加，NOX 会产生更多的自由基，相反 NOX 产生的自由基也会导致线粒体漏出更多的自由基[7]。

自由基是导致炎症发生的直接因素，但如果自由基是"强盗"，掠夺了我们的健康财富，为什么我们身体会有这么多自由基"强盗"呢？在过去 20 年对炎症的研究中，有 3 个独立的研究领域解析了这个现象：

（1）炎性老化（inflammageing）：在衰老过程中出现跟感染无关的慢性的轻度炎症；

（2）代谢性炎症（metaflammation）：因为宏量营养过剩导致的代谢性疾病有关的慢性炎症；

（3）肠道菌群失衡（dysbiosis）：肠道菌群失衡导致慢性炎症。

这 3 个本来独立的炎症相关概念，在最近几年才开始被关联起来。

炎性老化

人类刷新长寿纪录，在过去 100 年已经推进了 12 年，也就是从 19 世纪末的 110 岁（荷兰人 Geert Boomgaard），到 20 世纪末的 122 岁（法国人 Jeanne Calment）[8]。现今世界记录保持者 Calment 婆婆，活了 122 岁 164 天，她在 1997 年过世。

在过去几十年，人类的寿命（lifespan）不断延长，但我们的"健康期"（health span）却没有延长，医学的进展使得我们的预期寿命（life expectancy）越来越长。以欧洲人为例，在 60 年代预期平均寿命为 69 岁，但到了 2010 年，寿命已经增加到 80 岁，每十年增加 2.2 年[9]。但很可惜，寿命延长但健康期不变，意味我们的预期病龄也在不断增长[10]。

据欧洲 25 国的统计，在 2005 到 2011 年这几年间，65 岁的老人，平均预期寿命逐年增加，从 65 岁后还能再活 18 年增加到可以再活 20 年，但这些 65 岁老人预期的健康年期，也就是没有不良于行（disabled）的，却并没有改善过，这意味着老人延长的生命，都在病床上度过。我国的数字稍微好一些，根据 WHO 的统计[11]，我国 60 岁老人在 2000 年的预期寿命是 18.4 年，到 2019 年增加了 2.7 年，但健康期仍然赶不过寿命，预期健康期同期只延长了 1.6 年。我们的寿命越长，躺在病床上的时间就越长！ We are living too long!

随着人越来越长寿，慢性炎症会变得越来越严重，慢性炎症导致不同的器官组织和细胞老化（senescence）。这些器官的慢性炎症正是癌症、心肌梗死、脑卒中、神经退行性改变和自身免疫系统疾病的最大诱因[12]。近年各国开始重视如何延长国民的健康期，英国 NHS（类似我国的医保）就制定了在 2035 年前，致力延长国人健康期 5 年的目标。而位于美国加州的"巴克研究所"（Buck Institute）是专注于衰老研究的著名研究所，其研究使命就是延长人类的健康期。2021 年巴克研究所和斯坦福大学的研究团队，利用人工智能分析了大量的血液样本，得出了利用血液中的炎症标志物计算人的老化年龄的"炎症年龄时计"（inflammatory ageing clock），也得出了不少有趣的结论。

他们用炎症年龄时计分析了意大利 29 名百岁人瑞的炎症因子，比对了 50~79 岁的普通老人的血液样本，发现百岁人瑞血液中的"炎症年龄"比他们的实际年龄平均年轻了 40 岁，更有一位 105 岁的老人，他的炎症年龄只有 25 岁。人瑞之所以活得长寿，可能跟他们身体的炎症状态较低有关。研究团队用炎症年龄时计分析了大型流行病学研究 Framingham Study 的样本数据，发现炎症年龄跟样本人群的全因死亡率有显著的关联性。而再用炎症年龄时计分析了斯坦福大学的 Immunomes 研究项目数据库的年龄大于 65 老人的血液样本，

发现炎症年龄相对实际年龄，对预判老人 7 年后的健康状况非常准确。炎症
因子不但有助于检查一个人的炎症年龄，让炎症老化严重的人及早预防，研究
人员也发现，抑制这些炎症因子，可以逆转炎症年龄。逆转炎症年龄也不一定
需要药物或复杂的抗衰老手段，研究人员认为可能改变生活方式足以逆转炎症
年龄 [13]。

年老本身是增加炎症的诱因，但肌体老化不但是一个年龄数字，同样年龄
不同的饮食和生活习惯影响不同人的炎症状态，炎症严重会加速肌体老化，导
致相关慢性病发生。

代谢性炎症

Hotamisligil 是哈佛大学的基因和代谢学教授，2017 年他在《自然》发
表过一篇研究论文，从人类进化角度到分子生物学角度解析了代谢和免疫系统
的遗传特征如何影响炎症。他认为人的进化过程所面对的挑战，跟现代生活很
不一样，我们的祖先面对的是饥饿的挑战而不是现今营养过剩的挑战，例如短
暂的高血糖身体有调节机制，不会导致严重的后果，但低血糖则是马上可以致
命的，所以在自然选择下，有效面对饥饿而不是营养过剩的人才能活下来。人
体有很多机制让我们能够获取更多的食物，提高身体使用能量的效率和增加储
存能量的方法，但当食物不再局限，这些机制不再是我们的生存优势，反倒成
了我们的包袱——也就是越来越多的肥胖和代谢障碍疾病，例如糖尿病、脂肪
肝等 [14]。

饮食是造成身体氧化应激的主要因素。每一次进食，餐后身体都出现大量
的活性氧自由基，我们吃的每一餐对身体都是一次氧化应激的过程。但人体有
多种的自体抗氧化物，也可以借助外援的抗氧化物应付有关的氧化应激 [15-16]。

营养在身体的不同器官和功能分配上有轻重缓急，免疫系统的活动永远排
在优先位置，这跟人类进化过程有关 [17]。饮食和营养的剂量和质量，都可以直
接影响免疫系统增加或缓解炎症。

科学家关于果蝇的研究对我们从数百万年前至今的进化过程可能有启示。
果蝇的脂肪组织除了负责营养的感应和储存外，同时是对抗病菌感染的免疫组

织，也承担了肝脏的功能。从进化的角度，就不难理解人体免疫细胞、脂肪细胞和肝脏细胞都可能有共同的遗传特征。对抗感染和加速细胞组织修复的免疫系统同样具有感应营养信号的受体，例如感应 PAMP 细菌炎症诱导物的 TLR 受体同样可以感应饱和脂肪，而免疫细胞的游离脂肪酸受体（FFAR）可以感应不同的脂肪启动炎症或消退炎症反应 [18]。免疫细胞需要葡萄糖启动免疫反应，而免疫反应增加免疫细胞消耗葡萄糖，而且免疫细胞也有胰岛素受体 [19]。膳食来源的蛋白质中，不同氨基酸介导不同的免疫和炎症反应 [20]，动物实验发现低蛋白饮食通过影响炎症因子和自噬活动加速细胞组织愈合 [21]。这些都证明代谢和免疫系统有很多相关性。

人的营养代谢状态分为 3 个阶段："餐后状态""吸收后状态"和"饥饿状态"。餐后状态一般是餐后到之后 6 小时，一天吃三餐而晚餐吃得晚的人，一天可能有 16 小时都在餐后状态；吸收后状态是当营养完全消化代谢后，一般为晚间睡眠状态；而饥饿状态则很少发生，特征是细胞靠脂肪氧化产生能量，身体处于生酮状态 [22]。

餐后状态伴随的是轻度炎症反应，而高糖高脂肪饮食加剧餐后的炎症反应。快餐式饮食是导致代谢性炎症（metaflammation）的重要因素，高糖高脂肪饮食跟炎症是因果关系 [23]。现代的生活方式导致代谢性炎症，最终导致各种慢性病，寿命和健康期都缩短 [24]。

我们每一次进食，身体都经历一次轻度的炎症反应。我们吃的每一餐，身体都需要代谢摄入的热量，而代谢过程会造成应激挑战。每一次进食后，身体的氧化应激压力在餐后 2~4 小时到达峰值，而最少约 6 小时后才能恢复到正常水平 [25]。可惜现代的饮食习惯，一餐接一餐的正餐和零食，人体基本上长期处于餐后氧化应激状态。我们每天一波接一波饮食引起的氧化应激，不断冲击着我们身体抗氧化的防波堤，年轻的防波堤可能较为有效地抵抗氧化应激，但老化如同日久失修的堤坝，就很可能在哪个脆弱的环节失守崩塌。

碳水化合物的代谢物是葡萄糖，葡萄糖增加线粒体的氧化压力 [26]，从而导致线粒体过量的自由基产生。血糖的波动对氧化应激和炎症的压力很大 [27]，实验发现摄入葡萄糖本身足以增加致炎症细胞因子，同时增加自由基 [28-29]。

脂肪在血液中运送需要载脂蛋白，餐后吸收的脂肪通过乳糜微粒（chylomicron）作为载脂蛋白从肠道运送到细胞组织。而肝脏不断产生的甘油三酯则通过极小低密度脂蛋白（VLDL）作为载脂蛋白运送到体内不同的细胞和器官组织。在空腹时候 VLDL 可以顺利按时"卸货"完成工作，但含有脂肪食物的一餐后，VLDL 和乳糜微粒需要竞争细胞的脂蛋白脂肪酶（lipoprotein lipase），两者停留在细胞外面等"卸货"的时间都延长了，血液中和血管壁上有大量的免疫细胞，例如巨噬细胞可以产生自由基。我们已经知道自由基是免疫系统的"生化武器"，特别是身体炎症状态下，血液中的自由基就更多了。在血液中停留过长时间会使到载脂蛋白内的甘油三酯氧化，氧化后的甘油三酯同样造成细胞的炎症，除非血液中或细胞内有足够多的抗氧化物，否则氧化应激便出现[30]。而进食高脂肪食物使得乳糜微粒同时打包肠道中的脂多糖（LPS）到血液刺激免疫系统。

2014 年一项对 36 名健康受试者的临床试验发现，只需要 28 天的高脂肪饮食，体重就增加，胰岛素敏感度降低 11%，而炎症标志物 CRP 上升，而且 CRP 在高脂肪饮食的第 3 天已经出现[31]。

高碳水和高脂肪的食物各自足以造成身体的氧化应激，但两者的"双剑合璧"就更是"氧化无敌"，对身体造成的餐后氧化压力最大。2002 年的一项临床试验[32]发现受试者进食单纯高碳水食物会增加血糖和氧化应激，单纯高脂肪食物会增加餐后甘油三酯和氧化应激，二者一起当然是餐后血糖和甘油三酯同时增加，并且氧化应激也是最强的。

肥胖者的脂肪组织中会出现大量的免疫细胞（巨噬细胞）的渗透[33]，免疫细胞的作用包括内吞老化死亡的脂肪细胞。与心血管病中动脉粥样硬化的情况类似[34]，免疫细胞内吞过量的氧化低密度胆固醇（OxLDL）后会变成泡沫细胞，导致炎症的发生，在脂肪组织中，内吞过多的脂肪组织的免疫细胞，同样出现炎症，分泌致炎症细胞因子（包括 TNF-α）等，招募更多的免疫细胞，而脂肪组织中的饱和脂肪和其他细胞信号（瘦素、抵抗素等）会促使免疫细胞分泌更多的致炎症细胞因子导致炎症的加剧。TNF-α 是其中一种重要的致炎症细胞因子，在肥胖的脂肪细胞中，TNF-α 的浓度很高[35]，动物实验中抑制

TNF-α 可以改善胰岛素敏感度。

美国加州大学洛杉矶分校进行过一个有趣的临床试验[36]，研究人员分析 39 名胖瘦不一的受试者，发现越胖的人，他们脂肪组织的 TNF-α 就越多，身体脂肪比例越高，则 TNF-α 也越多，而当这些受试者成功减肥后，TNF-α 这个炎症标志物就减少了，当中 11 名受试者的体重平均减少了 34.7kg，大概减少 26.6% 的体重，而 TNF-α 可以降低到减肥前的 58%。所以伴随着肥胖的是更多的致炎细胞因子，更多的炎症反应，而减肥成功可以有助消退炎症。

丹麦也进行过一项人体试验[37]，对 9 名健康志愿者的静脉注射了 TNF-α，使得这些受试者血液中的 TNF-α 增加了 10 倍，之后测试他们的胰岛素分泌和葡萄糖耐量，发现在 TNF-α 的作用下，所有受试者的胰岛素敏感度都显著下降，证明炎症可以导致胰岛素抵抗。与上述研究相互呼应的是另一项人体试验[38]，这次是对 6 名健康的志愿者注射胰岛素，结果发现胰岛素增加了他们的脂肪组织分泌的 TNF-α，证明过多的胰岛素可以导致脂肪组织的炎症发生。

生物制剂"英夫利西单抗"（infliximab）可以抑制 TNF-α 的分泌，这种生物制剂有在治疗类风湿性关节炎中使用，而临床研究的确发现使用抑制 TNF-α 的生物制剂可以一定程度改善类风湿性关节炎患者的胰岛素敏感度[39]。

但 TNF-α 只是其中一种影响胰岛素抵抗的炎症因子，临床研究发现只抑制 TNF-α 不足以缓解糖尿病患者的胰岛素抵抗[40]。还有其他的致炎细胞因子同样影响着胰岛素抵抗的病情进展，包括 IL-1β，IL-17 等，而针对这些炎症因子的临床研究的确有部分显示可以改善糖尿病患者的胰岛素抵抗[41]。

使用抑制细胞因子的生物制剂也有很多副作用，包括增加感染的风险，损坏中枢神经、肝脏和肾脏等[41]。我们与其过度依赖药物的救赎，不如关注炎症的源头，从改变生活习惯和饮食中做起。

肠道菌群失衡

肠道菌群失衡（dysbiosis）影响老化和炎症，比较老人和年轻人的粪便菌群，不同年龄有不同的菌群组合，老年人有更少的双歧杆菌等益生菌，厚壁菌和拟杆菌比例改变，肠道菌群组合跟老人患的慢性病有关联性，这些菌群的变化可以理解为肠道菌群"老化"。分析百岁老人的肠道菌群，发现这些人瑞都有更多的益生菌。动物试验发现肠道菌群的老化导致肠道细胞和身体的老化[42]。

在对鱼（African turquoise killifish）的实验中发现，年纪大的鱼的肠道菌群同样出现变化，有更多的病原菌，炎症标志物也显示这些年纪较大的鱼已经出现炎症。有趣的是，移植了年轻的鱼的肠道菌群到中年鱼体内，这些中年鱼不但肠道菌群多样性重新建立，而且鱼的寿命延长之余，活力也增加，显示肠道菌群不但影响寿命，同时影响健康期[43]。

儿童为什么也有慢性炎症

老化是导致炎症的重要因素之一，那儿童为什么也会出现慢性炎症？儿童出现慢性炎症的其中一个重要原因是"母体免疫激活"（maternal immune activation），母体免疫激活是因为母亲在妊娠期出现急性或慢性炎症，妊娠期母亲抽烟或患有炎症相关疾病，包括糖尿病、先兆子痫（pre-eclampsia）、压力过大、哮喘和各种自身免疫系统疾病，都跟孩子出生后患上自闭症、ADHD多动症和抽动症等"神经发育障碍"（neurodevelopmental disorders）疾病有关[44]。

2022年澳洲悉尼大学发表的一篇系统性回顾，归纳了59篇研究，解析了母亲炎症如何传给胎儿[45]。TLR是炎症的"传感器"，若母亲在怀孕时肥胖，患糖尿病、桥本甲状腺炎、类风湿和红斑狼疮等自身免疫系统疾病，通过外周血检查都发现这些妈妈的TLR表达更多，而胎盘中也发现更多的TLR；分析出生后出现神经发育障碍的孩子，发现他们的外周血同样有更多的TLR，从种种证据推断，母亲炎症会通过传递更多的TLR导致孩子出生后出现炎症触发机制失衡，导致包括神经发育障碍等病症。

除了免疫细胞的直接传导，父母的生活习惯，包括父亲抽烟、母亲怀孕期体重增加过多，都可以通过改变胎儿基因甲基化等表观遗传，导致孩子一生的炎症状态改变。母亲的肠道菌群可以传给胎儿，不健康的母体肠道菌群会使得孩子的肠道菌群失衡。剖腹产让孩子"继承"了母体皮肤的病原菌而不是经过母亲阴道时的益生菌，世界卫生组织建议孩子在出生后 6 个月只能纯母乳喂哺，意思是不仅要母乳喂哺，而且期间不能添加配方奶，因为配方奶大都含有添加糖，即使不添加蔗糖也会添加乳糖以外的糖类，增加肠道菌群失衡的风险。而孩子一旦感染，抗生素不可避免，在 1 岁前使用抗生素，对免疫系统的影响可能一生都不能逆转。这一系列的骨牌效应都会导致孩子出现慢性炎症。我们在下一章会更详细介绍儿童的肠道菌群。

如何诊断慢性炎症

美国国立卫生研究院（NIH）和美国堪萨斯大学医学中心的专家很老实，直接告诉我们没有有效的化验手段诊断慢性炎症，只能在炎症"下游"的疾病，也就是当有"炎症影响的器官"出现时再做诊断[46]。

目前尚未出现明确诊断慢性炎症的方法。比较常规的检查包括红细胞沉降率（ESR）和C反应蛋白（CRP）等，也可以检查血浆纤维蛋白原（Fibrinogen）。其中 CRP 是具指导意义的炎症标志物，但 CRP 不局限于慢性炎症，急性炎症时 CRP 也会升高，而且 CRP 对炎症没有特异性，只能作为一个参考指标，大概反映身体炎症状况。

当然，检查"炎症介质"（包括白介素和多种致炎细胞因子）可能是更为直接的对炎症的诊断。这些炎症介质，包括 TNF-a，IL-1B，IL-6 和 IL-8 等，检查成本较高，并且不同于 CRP 等在化验所已经是标准化检查，白介素等炎症介质检查是非标准化检查，结果较难有参考意义。

既然检查困难，我们自己怎样知道是否有慢性炎症？ 有些常见病征的出现可能已经反映慢性炎症存在[46]：

1. 疼痛，包括关节痛和肌肉痛；

2. 慢性疲倦，失眠；

3. 抑郁、焦虑和情绪问题；

4. 肠胃问题，包括便秘、腹泻和胃酸反流；

5. 体重显著上升或下降；

6. 经常有各种的感染。

如何治疗和控制慢性炎症

什么药物用作"治疗"慢性炎症：

非甾体消炎药（NSAID）例如 OTC 的布洛芬和阿司匹林等的作用就是通过抑制前列腺素分泌，也就是抑制"炎症介质"，达到缓解部分炎症病症的作用。

皮质类固醇（corticosteroid），目前多为糖皮质醇（glucocorticoids）是人工合成皮质醇类药物，它是脂溶性的，可以有效进入细胞，如果按第一章所描述餐馆的比喻，糖皮质醇在进入餐馆后，就会找到自己安插在餐馆的"内应"，也就是皮质醇受体，然后就可以直奔"厨房"，把 DNA "食谱"抢过来，小厨师 NF-κB 转录因子也就无法表达致炎细胞因子了，而且糖皮质醇在控制了"厨房"后，还会消灭掉一批"厨师"，因此糖皮质醇也可以减少 NF-κB 本身的 DNA 转录，达到降低炎症的作用。但糖皮质醇也有很多副作用，包括骨质疏松、肌肉疼痛和胃肠道问题等等[47]，大概有 30%~50% 长期使用糖皮质醇的人会因为骨质疏松出现骨折事件[48-49]。

我们都知道他汀类药物是降血脂和预防心血管疾病的药物，它也有一定的减少炎症的作用[50]。研究发现他汀类药物也可以降低炎症标志物 CRP。但他汀类药物也有一定副作用，它的原理是通过抑制甲羟戊酸途径的限速酶 HMGCR，减少胆固醇的生成，但同时也减少了人体辅酶 Q10 的合成。导致的副作用包括他汀相关肌肉症状（statin-associated muscle symptoms 或 SAMS) 和增加心脏衰竭风险，也有大型双盲对照组临床研究证实他汀类药物会增加患上 2 型糖尿病的风险。[51]

二甲双胍（metformin）是治疗糖尿病的一线药物，也具有抗炎的作用。跟上述几种药物的作用机理不太一样，上述药物都是在炎症生成路径中，抑制中下游炎症介质的产生从而起作用，对炎症产生路径上游的 PAMP 或 DAMP 没有帮助。而二甲双胍的确可以减少多种炎症介质，部分机理不太一样，因为二甲双胍可以启动细胞信号，增加细胞自噬活动，自噬可以减少 DAMP，从而减少引致炎症的诱导物[52]。二甲双胍也可以减少炎症的"传感器"TLR4 的合成[53]，研究证明它可以减少因为 PAMP（脂多糖 LPS）导致的炎症介质和炎症有关疾病[54-55]。

上文提到的美国国立卫生研究院（NIH）和美国堪萨斯大学医学中心的专家，觉得在药物治疗中，不推荐使用 NSAID，因为会对肠道菌群造成负面影响，除此之外，抗生素和抑酸药物都应该减少使用。他们建议采取以下方法：

饮食中增加抗炎症的食物：戒糖和精制碳水化合物，减少高精制碳水化合物食物、含反式脂肪酸的食物的摄入，增加全谷类和蔬果，其中牛油果、樱桃、脂肪多的鱼类（例如三文鱼）对抗炎有效[56]。

经常锻炼和维持健康体重：肥胖人群的脂肪组织促使慢性炎症的产生，经常运动不仅对减肥有帮助，而且可以降低心血管疾病风险，改善心脏、肌肉和骨骼健康[57]。

增加睡眠：晚间睡眠最好有 7~8 小时，有助刺激人体生长荷尔蒙和睾酮的分泌，有助身体进行自我修复。

减少压力：慢性心理压力与抑郁症和心脏病有关联性，也跟身体丧失调节免疫反应和抵抗力有关联性，瑜伽和冥想等对减轻压力导致的炎症有帮助。

不要抽烟：吸烟导致身体的抗氧化物包括维生素 C 和维生素 E 等水平下降，同时是直接的炎症诱导物[58]。

减少喝酒：酒精导致肠道和肝脏受损，酒精通过多个不同细胞路径导致肠道炎症，也导致肝脏和其他器官的炎症。酒精改变肠道菌群，导致肠漏，进而影响肠道内和肠道外的免疫稳态，导致身体系统性炎症[59]。

本章小结

1. 衰老增加身体炎症和炎症相关疾病，但降低身体炎症可以逆转生理年龄，这是对百岁人瑞的研究给我们的启示；

2. 直到近年，医学的进步只延长了寿命，没有延长我们的健康期，而延长自己的健康期，我们都可以通过健康的饮食和生活习惯做出贡献；

3. 只要吃就会出现餐后炎症，而高糖高脂肪的饮食加剧餐后炎症，营养过剩会导致脂肪组织的膨胀，也加剧慢性炎症；

4. 肠道菌群失衡，是导致炎症的重要因素，通过健康饮食可以调整肠道菌群，逆转老化，降低炎症和慢性病风险；

5. 衰老、营养过剩和肠道菌群失衡，三者不是独立因素，而是互相呼应影响炎症的因素，老化是人生必经过程，但通过调整饮食，改善肠道菌群，我们不但可以降低炎症，同样可以逆转我们的炎症年龄。

第三章
肠道菌群和炎症

40 多年前，美国匹兹堡大学医学院进行过一项临床研究。试验是这样的，有 25 名 6~12 岁的孩子，这些孩子和他们的父母都是超重的，试验为期 8 个月，目标是让孩子减肥，方法包括饮食调整和运动锻炼等，然后还加入了"奖励"，每次孩子随访检查，如果体重降低了就可以拿到 5 块美金的零花钱，结果效果很好，孩子和他们的父母都成功减肥了。研究人员 10 年后对这些长大的孩子和他们的父母进行了随访跟进，结果怎样呢？ 这些孩子尽管已经长大成人，但他们的体重比 10 年前孩童阶段还轻了 7.5%，但他们的父母就比 10 年前减肥前还重了 9.1%。为什么孩子可以维持健康体重，而他们基因相近的父母却不能呢？多年来都是医学上的一个谜[1]。

时至今日，科学家对人体肠道中的微生物增加了认知，终于了解了个中缘由。我们身体中其实居住了大量的微生物，包括细菌、真菌、病毒等不同的物种，它们大部分都是被称为共生菌的微生物，在正常情况下不会引起疾病，跟我们可以说是相安无事、和平共处。它们在我们的皮肤、鼻孔、口腔、肠道等不同的器官中都存在，而住在我们肠道中的微生物，称为肠道菌群。科学家通过基因分析，发现我们每个人身上的共生菌的基因，比我们人体自体的基因要多 150 倍[2]！这些肠道中的微生物超过 1500 种，重量加起来可以到 2kg[3]。肠道菌群影响我们的营养分解和代谢，或称为"能量收获"，所以尽管两个人吃的东西是类似的，但肠道菌群通过影响我们的代谢吸收，会影响两人分别"收获"了多少能量，也就影响了他们的体重。人的年纪越小，肠道菌群的可塑性就越高，可以因为饮食和环境因素的改变而改变，但成年后肠道菌群的可塑性就降低，就算通过短暂饮食调整了肠道的微生物组合，一旦饮食重新回到与从前一样，肠道菌群也会回到和从前一样的状态[4]。除了影响我们的体重，肠道菌群也影响我们体内的微量营养，我们身体需要的维生素 K，有 50% 是从肠道菌群代谢产生的。肠道提供了饮食来源之外的 B 族维生素，包括叶酸、泛酸、生物素、硫胺素、核黄素等[5]。

2022 年在《细胞》的一篇研究论文[6]介绍了饮食如何通过肠道菌群影响我们中枢神经和精神健康。我们可以把人体理解为一个综合的生物系统，里面还有不同的子系统，包括免疫系统、内分泌系统、肠道微生物系统、血液循环系统、神经系统等等，而饮食是这个系统的重要外来因素，例如膳食纤维可以作为肠道微生物的食物，改变肠道菌群之间的平衡，让产生对我们健康有益的短链脂肪酸的细菌增加，这些短链脂肪酸可以介导免疫系统消退身体的慢性炎症，而饮食中过量的脂肪和精制碳水化合物，不但直接导致炎症，而且也改变肠道菌群的结构。

肠道跟中枢神经有双向沟通的途径称为肠脑轴，而下文将会介绍的"肠漏"机制，跟导致血脑屏障失效的机制重叠，导致肠漏的"连蛋白"同样可以导致血脑屏障失效。血脑屏障一旦失效，不应该进入中枢神经的物质，包括很多通过食物来源或肠道中细菌产生的代谢物，如谷氨酸和血清素都可以进入中枢神经，致炎症细胞因子也通过血液系统进入中枢神经导致大脑的免疫细胞（小胶质细胞）被唤起。这就是科学家称为"肠脑轴"的肠道和大脑的沟通相互影响机制。

肠脑轴是近年研究得比较多的肠道和健康的关系，也就是肠道通过迷走神经系统、内分泌系统和免疫系统等多条双向沟通"专线"，互相影响着肠道和精神健康，又由于肠道是身体这个综合"生理系统"（内分泌系统、神经系统、免疫系统……）接收外来"输入信号"（食物）的主要器官，肠道健康就更能影响中枢神经健康。如果我们到国际医学文献数据库 pubmed 搜一下肠脑轴（gut brain axis），近年大概有 5000 份文献。但再搜一下，不但有肠脑轴，也有肠肝轴（1491 份文献）、肠肺轴（463 份文献）、肠心轴（315 份文献）、肠肾轴（268 份文献）、肠骨轴（224 份文献）、肠皮肤轴（164 份文献）、肠甲状腺轴（57 份文献）……从 pubmed 文献的研究趋势我们可以大概了解，近年肠道跟身体各个器官的健康关系，已经成为医学研究关注的重点。

我们这一章介绍肠道健康如何通过影响免疫系统导致我们健康出现问题，

饮食怎样塑造肠道菌群、影响肠道健康，除了日常饮食还有什么对我们肠道菌群产生影响。

肠道健康和肠漏

肠道通透性（intestine permeability）俗称肠漏（Leaky Gut），是当肠道屏障失效，肠道中的微生物或它们的代谢物——毒素等穿越了肠道屏障进入身体。当这些抗原进入血液后或到达其他器官组织，就容易导致免疫反应，因为细菌代谢物称为"病原体相关分子模式"（PAMP），会促使身体产生免疫反应，越来越多研究证据发现肠漏跟慢性病和自身免疫系统疾病有关。

多种自身免疫系统疾病、代谢障碍和精神健康问题都跟肠漏有关联性，包括乳糜泻、1 型糖尿病、炎症性肠病、多发性硬化症、强直性脊柱炎、2 型糖尿病、胰岛素抵抗、自闭症、精神分裂、抑郁症和多种癌症[7-18]。而且 38% 的湿疹患儿都有肠漏，并且肠漏跟孩子长得矮小有相关性[19]。

直到近年，肠漏都不是主流医学关注的范畴，大部分医院的肠道科室没有提供诊断或治疗肠漏的项目，或直接否定肠漏一说。但随着越来越多的研究证据，美国主流医学较为"先驱"的大学和医疗机构，包括哈佛医学院、梅奥诊所和克利夫兰诊所等都在官网或发表的文献中介绍了肠漏，肠漏也逐渐从另类医学向主流医学靠拢[20-22]。

肠道负责消化和营养吸收，但其实肠道也是身体的一道屏障，将身体内部和外部环境分隔开。肠道长达 9 米，它一方面要对营养开放，让营养进入血液中，另一方面要保持紧闭，保护身体免受感染和微生物的入侵[23]。我们每天食物中除了营养外，还有不同的细菌、其他物质或毒素。肠道屏障把有用的营养吸收，没用物质留在外面，通过肠道蠕动排出体外。肠道里面的食物其实不算是在身体"里面"，肠道好比一条过江隧道，车辆在隧道中通行，但隧道中没有河水，隧道墙壁把隧道里的车辆和外面的河水分隔开，所以隧道中的车辆不是在"河里面"。同样肠道里面的食物或食物残渣也不能算在身体里面，肠壁把它们跟身体分隔开，只有需要的营养才可以通过肠壁。

肠道屏障包括多层防护，走在最前面也是最重要的是"微生物屏障"。肠道表面有黏液称为黏膜层，黏膜层也分为外层和内层，外层有不同的微生物菌落，当这里住着较多"好的"共生菌，有害的细菌就无处落脚，相反当肠道菌群失衡，微生物屏障就会失效。不健康的饮食导致肠道菌群失衡是肠道屏障"破防"的主要原因。黏膜层内层则接近肠壁上皮细胞，这里有大量的抗菌蛋白（防御素 defensins，溶菌酶 lysozyme 等），这里不是肠道微生物宜居的地方，所以细菌较少，这里又被称为"生化屏障"，因为各种抗菌蛋白都是人体的生化武器。肠道的黏膜层就算是内层，并不是紧接肠壁细胞的，黏液在蠕动波（peristaltic waves）的作用下，不断把细菌往大肠的方向推动。黏膜下面的肠壁细胞只有一层上皮细胞，大部分是吸收营养的肠细胞，但也有负责分泌的不同亚型细胞，例如黏膜层的黏液是由"杯状细胞"（goblet cells）分泌产生的，肠上皮细胞组成的肠壁称为"物理屏障"或"上皮细胞层"。上皮细胞之下，有大量的免疫细胞，包括巨噬细胞、免疫 T 和 B 细胞等，当免疫细胞接触到不应该出现在这里的抗原，就会产生免疫反应，包括分泌致炎症或抑制炎症的细胞因子，也会分泌免疫球蛋白 A 等对抗害菌和抗原，这里称为"免疫屏障"或"免疫层"。如果层层屏障都失守，细菌或抗原就可以顺利进入血液，并有机会转移到其他器官组织，或在淋巴和血液中引致更严重的免疫反应[24]。

　　肠道中的物质要穿过肠道屏障，有两个路径："跨细胞途径"（transcellular pathway）和"细胞旁途径"（paracellular pathway）。饮食中的脂肪、矿物质离子和其他小分子营养素一般通过跨细胞途径被吸收到细胞内再穿过肠道，而大分子物质则只能通过肠壁细胞之间的细胞旁途径才能通过肠壁。跨细胞途径是通过细胞分泌的蛋白载体、脂性渗透或细胞吞噬的方式进入上皮细胞后再穿越，例如细菌的细胞壁组成物脂多糖（LPS）是通过乳糜微粒的途径，走的是跨细胞途径进入血液。狭义的"肠漏"，指的是通过细胞旁途径，也就是通过两个上皮细胞之间的空隙穿过肠道才被定义为肠漏。

　　上皮细胞之间是有连接蛋白防止外来物穿过的，主要有三大类蛋白，分别是"紧密连接"（tight junction，简称 TJ）蛋白，"黏着连接"（adherens junction）蛋白和"桥粒"（desmosome）蛋白。当中紧密连接蛋白是第一道防线，这里破防就会出现肠漏，所以是被科学家研究最多的部分。紧密连接蛋白有几种亚型，翻译成中文都差不多："密封蛋白"（claudin），"闭合蛋白"（occludin），和"紧密连接黏附蛋白"（junctional adhesion protein）。还有一种跟紧密连接蛋白相连的"闭锁小带"（zonula occludens，简称 ZOs）蛋白（图3.1）。做个比喻的话，几种紧密连接蛋白，包括"密封蛋白""闭合蛋白"和"紧密连接黏附蛋白"就是肠道中不同款式的"窗"，这些窗如果经常打开就是肠漏了，而这些"窗"需要固定在墙壁的"副框"上，副框就是"闭锁小带"，窗没有开但副框不稳了，同样导致肠漏。

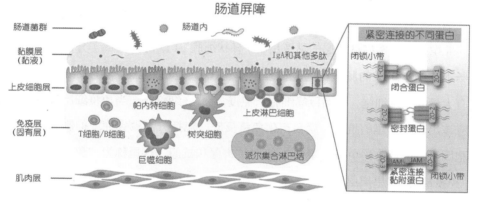

连蛋白打开紧密连接导致肠漏

图 3.1　肠道屏障

　　引起肠漏的原因一直是个谜，直到 2000 年，第一个可以打开"紧密连接"导致肠漏的人类蛋白才被发现。哈佛大学营养学教授法萨诺（Alessio Fasano），他当时还在马里兰大学，发现一种直接控制肠壁紧密连接的物质，将它命名为"连蛋白"（Zonulin）。连蛋白是肠上皮细胞分泌到肠道中的蛋白质，它能够通过上皮细胞的"表皮生长因子受体"（EGFR）信号，调节紧密连接的开关[25-26]。

　　已知可以促使连蛋白分泌的有两个途径：麸质和细菌。麸质是在小麦、大麦和黑麦等谷物中发现的蛋白质，麸质是一组蛋白的统称，当中包括"麦醇溶蛋白"（gliadin）和"麦谷蛋白"（glutenin）两种主要蛋白。除了麸质、小麦制品还含有其他蛋白成分例如"麦胚凝集素"（WGA）。因为麸质和 WGA 等物质都有临床前研究发现会促使和加剧肠漏，在外文健康科普畅销书的带动下，近年国内外很多人都进行忌口的剔除麸质饮食。但其实很多人根本不知道自己是否麸质不耐受，甚至还不知道什么食物含有麸质，例如我经常听到有人说燕麦不能吃，因为他们在进行无麸质饮食，大概因为燕麦有个"麦"字…… 其实除了种植和生产中交叉"污染"可能存在的微量麸质，燕麦本身是没有麸质的，而且燕麦是性价比高，煮食方便，含有接近最高比例膳食纤维的谷物。把本来健康的食物排除在外，试图改善自己莫须有的食物不耐受，是非常不明智的。单从肠漏而言，缺少膳食纤维本身足以造成肠道菌群混乱，对大多数人来说，可能比麸质带来更大的肠漏隐患。

麸质除了可以通过连蛋白打开紧密连接蛋白导致肠漏之外，还会引起一种称为"乳糜泻"（celiac disease）的自身免疫系统疾病。当乳糜泻患者吃了含麸质食物，包括小麦、大麦、黑麦等，会刺激免疫系统，免疫细胞的攻击会损伤小肠的吸收功能，症状包括但不局限于腹泻、腹胀、体重下降、乏力、恶心、厌食等。有些人没有乳糜泻，但麸质仍然对他们的健康不利，称为"非乳糜泻麸质不耐受"（NCGS），而 NCGS 在人群中比乳糜泻可能更为普遍，2015 年的一项系统性分析[27]，包括了 17 份研究和 1561 人的样本，推算 NCGS 的患者大概为 0.5%~13%。对于乳糜泻和麸质不耐受的人，剔除麸质进行无麸质饮食，可以降低肠漏风险。

乳糜泻或非乳糜泻麸质不耐受患者，可以通过剔除麸质的饮食，或称为"无麸质饮食"改善肠漏。但在选择进行无麸质饮食之前，我们首先应该先确定自己是否麸质不耐受，就算进行的只是短期的无麸质饮食，也需要多了解什么是麸质，什么食物含麸质，什么食物不含麸质。即使真正对麸质不耐受的人，对燕麦这些只可能存在极小量麸质食物，一般都不会有反应的。不要盲目长期进行无麸质饮食，因为含麸质食物都是膳食纤维丰富的食物，例如真正的全麦制品含膳食纤维 6%~10%，糙米有 3%，小米只有 2%，白米是 0。膳食纤维对改善肠道菌群和肠漏都有帮助。

脂肪饮食

临床前研究和动物实验发现高脂肪饮食可以导致肠漏，而且是多路径的。

饮食中过多的脂肪会导致紧密连接蛋白减少；含脂肪的食物也会增加胆汁分泌，启动表皮生长因子受体（EGFR）信号，促使紧密连接打开；高脂肪饮食增加氧化应激，食物中的脂肪也会被氧化，氧化的脂肪会损害肠壁上皮细胞，导致闭锁小带细胞功能失效；氧化应激导致炎症，而炎症产生的致炎症的细胞因子加剧肠漏；高脂肪饮食改变肠道中菌群比例，肠道黏膜中有更高比例降低肠道紧闭性的细菌，同样加剧肠漏[28]。

短期的人类临床研究，暂时没有发现高脂肪饮食加剧肠漏。话虽如此，就算没有肠漏，高脂肪饮食也增加血液中的 LPS。2020 年的临床研究[29]，13 名健康年轻受试者连续 5 天进行高脂肪（55%）饮食，试验期后没有发现受试者的肠道通透性有明显改变，但血液中的 LPS 就增加了 2 倍。

尽管短期的人类临床试验没有证据证实高脂肪饮食直接导致肠漏，但导致 LPS 增加已经足以刺激免疫系统产生炎症反应。高脂肪饮食在临床前研究的证据非常充分，机制清楚，我们不能排除长期进行高脂肪饮食对肠漏可能造成的慢性影响。

糖和精制碳水化合物

动物实验发现糖和精制碳水化合物同样导致肠漏。果糖导致肠漏的证据较多[30]，喂果糖的小鼠，紧密连接蛋白功能受损，"闭合蛋白"和"闭锁小带"生成减少。果糖导致肠漏的机制一般相信跟果糖导致炎症出现和影响肝酶 CYP450（CYP2E1 亚型）有关。但也有动物实验发现葡萄糖比果糖对肠漏的影响更大，连续 8 周喂小鼠 15% 卡路里的葡萄糖，小鼠出现肠漏，但喂果糖的小鼠只出现炎症，没有出现肠漏，所以也证明了果糖促使的代谢障碍导致的炎症可以先于肠漏出现[31]。

短期人类临床试验也没有发现果糖或葡萄糖会增加肠漏风险。2016 年的双盲对照组临床研究[32]，24 名包括肥胖和正常体重的受试者，连续进行 3 个 8 日的饮食干预试验，他们每天分别喝 4 份的果糖、高果糖浆和葡萄糖的饮料，大概占受试者 25% 的卡路里需要，试验后都没有发现这些饮料引致肠漏标志物增加。

对糖尿病患者的病例对照组研究则发现 2 型糖尿病跟肠漏有关联性。糖尿病患者的肠漏显著多于健康对照组，而且炎症标志物 CRP 和 IL-6 等都显著增多[33]。

其他导致肠漏的因素

应激反应、酒精、药物和奶类食品等都有可能引起肠漏[34]。

运动超负荷：低到中强度运动强化肠道屏障，但高强度剧烈运动增加肠漏风险[35]。超负荷的运动导致应激反应，进而引发肠漏。2017 年 73 名受试者进行 4 日 3 夜的越野滑雪比赛[36]，在比赛结束后发现他们超过 50% 的肠道菌群的比例出现变化，粪便检查发现跟应激有关的代谢物显著增加，肠漏标志物也增加了。过量的体育训练，会导致身体氧化应激增加，促使肠道致炎症细胞因子分泌，紧密连接功能受损，肠漏就会出现。

酒精：体外实验发现 5% 的酒精浓度可以导致肠漏出现[37]。人类临床也有类似的结果，2014 年的临床研究发现[38]，单一次饮用 20g 的乙醇大概等于360mL 的啤酒或 150mL 的葡萄酒，已经足以导致肠道通透性增加，加剧肠漏。酒精导致"闭锁小带蛋白"和"闭合蛋白"都减少表达，促使肠漏出现。

药物：多个研究已经证明任何一种非甾体消炎药（NSAID），包括阿司匹林和对乙酰氨基酚等，可以在使用后 24 小时内导致肠漏[39]。另一种导致肠漏的药物是抗生素，抗生素降低肠道菌群多样性，导致"密封蛋白"减少和致炎症细胞因子增加，肠漏就出现了[40]。

奶类：奶类含多种不同的蛋白质，其中一种是酪蛋白（casein）。动物实验发现酪蛋白和麸质食物，都可以促使连蛋白增加分泌，导致肠漏，但酪蛋白的影响少于麸质[41]。瑞典有对乳糜泻患者的临床研究发现，当乳糜泻患者吃了含麸质食物会出现炎症反应，而 50% 的乳糜泻患者同时对奶类蛋白出现炎症反应[42]。但这些炎症反应不一定跟肠漏有关，2020 年芬兰的一项双盲交叉临床试验[43]让 40 多名肠易激综合征患者分别喝 10 天的普通奶昔（没有乳糖，排除了乳糖不耐受）和水解了奶类蛋白的奶昔，结果的确发现水解了奶类蛋白的奶昔可以缓解患者的肠易激症状，但肠漏和炎症指标并没有分别，所以短期试验没有发现酪蛋白加剧肠漏。至今没有很强的人类临床研究证据证明奶类会导致肠漏，所以在没有确定对奶类过敏或不耐受前，不应该盲目排除奶类食物[44]。而且同样是奶制品的发酵芝士因为凝乳酶的作用，奶类蛋白结构已经改变，就算奶类不耐受的人一般都能吃芝士。而也有约 50% 奶类不耐受的人可以吃无糖酸奶而不会出现不适[45]。

如何诊断是否有肠漏？

虽然主流医学还没有认同肠漏的概念，但肠漏的确跟自身免疫系统疾病有关联性，改善肠漏也很可能可以改善自身免疫系统疾病。但如何才能知道自己是否患有肠漏？最好通过医院和化验所测试，检查是否真的有肠漏。

以下较为普遍的有三种方法，都可以测试肠漏。

1. 测试 LPS 的抗体

当肠漏发生时，细菌异物便会通过肠壁屏障进入血液循环系统，当中脂多糖（LPS）是极度容易引发免疫系统反应，适应性免疫系统会对 LPS 产生抗体，测试 LPS 的抗体就知道是否有肠漏存在。

但由于饮食中有过量的脂肪都会导致血液中的 LPS 过多，所以检查 LPS 对紧密连接蛋白有关的肠漏没有针对性。

2. 测试闭合蛋白 / 连蛋白

测试血液中的闭合蛋白 / 连蛋白（Occludin/Zonulin）的抗体，同样也可以知道肠漏是否存在。肠漏的发生是通过连蛋白打开了肠壁的紧密连接而发生的。连蛋白相对肠壁的屏障来说，算是分子量很大的蛋白质（47 kDa），在正常情况是不能穿过肠壁进入血液的。但当肠漏发生时，连蛋白就可以通过肠壁进入血液循环系统，血液中的连蛋白就会增多。

因为连蛋白在血液中的半衰期很短，很快就会被免疫系统清除掉，但连蛋白的出现会刺激人体的适应性免疫反应，产生对连蛋白的抗体，所以测试连蛋白抗体就间接知道肠漏是否存在。

3. 乳果糖 + 甘露醇测试

小肠渗透力分析是直接测量两种不被人体代谢的糖分子——甘露醇（Mannito）及乳果糖（Lactulose）渗透通过肠黏膜的能力。甘露醇容易被吸收，可作为肠道吸收的标记；乳果糖则不易吸收，可作为肠黏膜完整性的标记。

当甘露醇的吸收量降低时，表示肠道有吸收不良的问题，此可能会导致营养不良，相反的当乳果糖吸收量增加时，表示小肠渗透力增加，有肠漏症的现象。如果乳果糖／甘露醇的比值增加时，表示小肠黏膜的有效孔径增加，增加较大的分子如抗原、毒素或微生物等通过的机会。

也就是说，一种糖应该轻松通过肠道，另一种在健康人群身上被吸收不应该通过健康的肠道，把已知比例和分量的两种糖喝下去，然后收集所有尿液，测量尿液中两种糖的比例，就知道你是否肠漏。

跨细胞途径的肠漏

肠漏是肠道中物质通过"细胞旁路径"透过肠道屏障，而另一个途径是"跨细胞途径"。免疫系统靠微生物的"病原相关分子模式"（PAMP）识别身体是否受感染，PAMP 就等同细菌的识别物，免疫细胞表面有"炎症传感器"，例如 TLR 和 NLR 受体不断保持警觉，当这些炎症传感器发现细菌识别物，就会启动免疫反应，炎症就会出现。

肠道中有不同的微生物，都有自己的不同的 PAMP。革兰氏阴性菌的细胞壁的主要成分为脂多糖（LPS），例如大肠杆菌就会产生大量的 LPS。当 LPS 从肠道进入血液系统，可以刺激免疫细胞的 TLR 受体，当中以 TLR4 受体最为关键，受到 LPS 刺激的 TLR4 可以启动细胞内的 NK-κB 信号路径，促使免疫细胞释放各种致炎症的细胞因子，不但造成肠道炎症，也会造成身体系统性炎症[46]。

导致 LPS 进入血液的其中一个关键因素是肠漏[47]，另一个因素是脂肪，因为乳糜微粒（chylomicron）可以把 LPS 从肠道带出来，LPS 通过乳糜微粒进入细胞再释放到血液和淋巴的过程就是"跨细胞途径"。乳糜微粒是载脂蛋白的一种，作用是从肠道运食物来源的脂肪，也就是甘油三酯到血液循环系统中。脂肪酸中，只有长链脂肪酸需要乳糜微粒作为载体，短链脂肪酸（SCFA）和中链脂肪酸（MCT）是直接从小肠经由门静脉运送到肝脏，不需要载脂蛋白作为载体，所以 SCFA 和 MCT 并不会增加系统性的 LPS[48]。

我们日常饮食中的油脂都是长链脂肪酸，当这些来自肉类和煮食油的脂肪进入肠道后，肠壁细胞会把脂肪酸吸收到细胞内的高尔基体（golgi complex），转化为甘油三酯后跟胆固醇"打包"成乳糜微粒，然后释放到淋巴和血液循环系统，肠壁细胞里的 LPS 会粘附乳糜微粒，被一同释放到血液循环系统中，受到 LPS 刺激的免疫细胞会释放多种免疫细胞因子，导致系统性炎症的产生。

除了革兰氏阳性菌产生的 LPS 之外，革兰氏阳性菌也有细胞壁代谢物称为"肽聚糖""胞壁肽"和"鞭毛蛋白"，都是细菌的识别物，还有肠道真菌的识别物，当它们通过肠漏或跨细胞途径进入血液，都可以刺激免疫系统，促使免疫反应和炎症。但在所有的微生物识别物中，LPS 对人体免疫系统的影响是研究得最透彻的，LPS 已经被等同身体的"内毒素"。

肠漏不是唯一引致炎症的因素

发现连蛋白的法萨诺教授，他在 2020 年又发表了一篇关于肠漏和连蛋白的研究论文[49]。强调了连蛋白不是唯一导致肠漏的物质和原因，肠漏也不是所有自身免疫系统疾病的必然阶段，而且全篇论文没有建议过进行无麸质饮食。

关注肠漏的人都把矛头指向麸质，当中也有不少的功能医学专家。国内外也出现越来越多高价的无麸质食物，也有人在盲目剔除麸质时，用白米饭等精制碳水化合物取代全麦制品，然后就觉得自己在治疗肠漏了……也许我们都喜欢相信简单一言以蔽之的逻辑，在自身免疫系统疾病中，也许就是：只要我做了 A，我的 B 到 Z 病也就可以康复。这样的简单逻辑虽然很受欢迎，但却跟现实不符。原因大概有下面四个：

1. 就算连蛋白的发现者法萨诺教授也认同除了麸质，肠道细菌可以导致连蛋白生成；

2. 就算对易感基因人群，在没有肠道菌群失衡的情况下，肠漏并没有出现；

3. 不需要连蛋白，任何导致紧密连接蛋白失效、减少和变位的物质或生活习惯，都足以导致肠漏，其中更常见的是过多脂肪和精制碳水化合物的饮食，导致肠道菌群混乱，炎症和肠漏同时出现；

4. 就算没有肠漏，肠道中的细菌代谢物，例如 LPS 也有其他途径通过肠道，触动免疫系统，导致身体炎症。

肠道菌群失衡不但导致连蛋白分泌，促使肠漏出现，肠道菌群失衡本身足以导致肠道内和肠道外的炎症，而调整肠道菌群，可以增加改善身体健康的细菌代谢物，例如短链脂肪酸，降低身体炎症。

菌群多样性

无论是预防肠漏，还是减少细菌代谢物 LPS 进入血液，降低身体的炎症压力，改善肠道菌群的健康是关键。肠道菌群的多样性是肠道菌群是否健康的其中一个重要指标。生物种类的多样性，包括肠道菌群，有 3 个相关的概念，α 多样性（阿尔法多样性）、β 多样性（贝塔多样性）和 γ 多样性（伽马多样性）。当中 γ 多样性是生态跟生态比较，在我们理解肠道菌群时，应用较少，我们这里就不做详细解析。

在肠道菌群中，α 多样性指的是菌群的"丰度"，菌种菌株的数目越多，α 多样性就越多。β 多样性是比较两个样本的菌株，如表 3.1，样本 1 有 10 个菌株，样本 2 有 7 个菌株，当中 5 个菌株在两个样本都有，所以两个样本的 β 多样性是 7，但样本 1 跟样本 3 的 β 多样性就有 13 了[50-51]。

表 3.1　肠道菌群多样性

菌株	菌群样本 1	菌群样本 2	菌群样本 3
A	×		
B	×		
C	×		
D	×		
E	×		
F	×	×	
G	×	×	
H	×	×	
I	×	×	
J	×	×	
K		×	
L		×	×
M			×
N			×

续表

菌株	菌群样本 1	菌群样本 2	菌群样本 3
α 多样性	10	7	3
β 多样性	样本 1 vs 样本 2 β 多样性，7	样本 2 vs 样本 3 β 多样性，8	样本 1 vs 样本 3 β 多样性，13
γ 多样性	14		

为什么需要了解菌群多样性？ 因为菌群的 α 多样性跟健康有正相关性，肠道中不同微生物的丰度越多，跟代谢健康有正相关性[52-53]，肠道菌群失衡一般伴随菌群的 α 多样性减少[54-55]。但有趣的是，很多通过饮食的干预临床研究发现短期的几个星期甚至几个月的饮食改变，并不增加受试者肠道菌群的 α 多样性，但增加膳食纤维等饮食，不但增加试验期前后的 β 多样性（同一个人前后样本比较），而且改善健康的益生菌，例如双歧杆菌和乳杆菌等都显著增加。当我们把这些证据加起来，我们可以这样理解，短期调整到健康的饮食结构，不增加肠道菌群的丰度（菌株数量），但"好菌驱逐坏菌"，有益的细菌增加，所以干预前后的 β 多样性就增加了。

生活习惯和年龄都跟肠道菌群的多样性有关。以色列魏茨曼（Weizmann）科学研究所在 2019 年发表的研究论文[56]中指出肠道菌群在人一生中的多样性和菌属都有阶段性的变化。随着婴儿从母乳过渡到固体食物，肠道菌群的 α 多样性会增加，但 β 多样性会减少，也就是肠道菌群的丰度增加了，但结构会趋于稳定，到了成年阶段肠道菌群就基本上较为固定，但到了老年阶段，肠道菌群的丰度（α 多样性）会减弱，同时出现较大的结构改变（β 多样性增加）。饮食调整可以最短至 24 小时（食物经过了小肠到达了大肠的时间）改变肠道菌群的多样性；高蛋白饮食特别是动物蛋白，不会改变肠道菌群的丰度（α 多样性不变），但会导致肠道菌群结构改变（β 多样性增加），而从高蛋白饮食回归到健康饮食，肠道菌群的结构改变会较慢（β 多样性减少），也就是高蛋白饮食较快改变了肠道菌群的结构，但回归到健康饮食，肠道菌群结构改变就较难了。

其实除了菌群多样性分析，要了解肠道菌群的健康指标，可能更有意义的是分析我们已经较为熟悉的菌种或菌株的变化，还有这些菌群变化带来的代谢物的改变。例如我们知道乳杆菌和双歧杆菌增加，除了增加对健康有益的短链脂肪酸外，还会降低肠道的 pH 值，抑制有害细菌的生长；我们也知道某些细菌会代谢产生硫化氢，导致肠道炎症，所以当这些细菌增加，意味着健康风险增加，这些我们都可以从不同饮食干预研究获悉。

人一生的肠道菌群不断变化，一般有三个时期，儿童阶段、成年阶段和老年阶段，当中儿童阶段是最重要的。从胎儿到婴儿到童年，随着食物的改变，肠道菌群从多变的可塑性最终成熟为难以改变的菌群组合[57]。

还没有出生一切已经开始

孩子的健康从出生前已经被"编码"，除了基因排序这些难以改变的遗传"宿命"之外，父母特别是怀孕时母亲的饮食和生活习惯，在同一套 DNA 排序下，有不同的基因表达方式，母亲身体的微生物也影响胎儿的肠道菌群以至整体健康。

从前科学家认为胎儿在母体内是处于无菌状态的，近十年才发现这很可能不是事实。动物实验发现，小鼠母亲口服了生物标记的细菌，之后检查发现小鼠母亲的羊水中也有同样的细菌，证明母体肠道菌群可以到达羊水，接触到胎儿[58]。在人类的研究上，也发现胎儿在母体内并不是处于无菌状态，我们已经在胎盘、脐带、羊水、新生儿的胎粪中发现细菌和微生物[59-60]。孩子还在母体时，已经通过羊水和脐带等吞进大量母亲的细菌。

有时母亲在怀孕期的肠道菌群可能并不健康，这不但影响孕妇自己在怀孕期的健康，同时可以传给胎儿。肥胖孕妇的肠道菌群跟正常体重的孕妇的不一样，怀孕前女性肥胖，肠道中的坏菌更多，而且这些肠道菌群跟女性怀孕期增加体重（>16kg）有关联性[61]。研究也发现肥胖母亲的婴儿的肠道菌群也有较多的有害菌，益生菌较少，孩子的菌群跟肥胖母亲的菌群结构类似[62]。这侧面反映了当母亲怀孕时体重过大，肠道菌群不健康，可以"传承"给孩子。当母亲肠道菌群中有较多有益细菌时，孩子出生后肠道的有益细菌也较多[63]。

新生儿出生时的体重，跟成长后的体重和健康紧密相关。2010 年 159 名孕妇参与了一项临床研究[64]，她们分娩前使用益生菌组合（鼠李糖乳杆菌 GG 株），之后跟踪了孩子出生后 10 年。发现出生超重的孩子，在成长到 10 岁的每一个阶段的 BMI 都比正常体重的孩子更高，证明肥胖风险从出生就开始了。通过补充益生菌也不能减少孩子出生的超重风险[65]。那究竟怀孕期有什么影响胎儿发育，最后影响孩子早年成长期的健康？表观遗传学可以提供解析。

表观遗传学是不改变 DNA 排序的情况下，饮食和生活习惯改变基因的表达的机制的学科，母亲的饮食和生活习惯，可以改变孩子的基因甲基化，也就是为不同的基因"上锁"不让表达，或"开锁"让其表达甚至过度表达，导致孩子出生后的成长已有不同的"发育编程"（growth programming）。在 2021 年发表的一项对照组临床研究[66]中，232 名肥胖的孕妇分组后接受饮食辅导，让她们调整饮食，再给她们配一个计步器让她们增加运动量。结果发现干预组的孩子有 370 个基因的甲基化都出现差异，当中 60% 跟身体代谢有关，包括脂肪代谢、胰岛素分泌等。而且母亲调整了饮食和增加了运动的干预组孩子的体脂更健康，有更少的内脏脂肪但更高的去脂体重比例（lean mass），研究进一步分析孩子的脐带血中的 DNA 甲基化，发现干预组孩子的 DNA 甲基化改变了。研究人员认为母亲怀孕前调整饮食和增加运动量跟孩子出生后的体质是因果关系。

在怀孕时期使用抗生素，不但影响母体的肠道菌群，也增加孩子出生后的健康风险。2019 年欧洲多家大学学者发表的队列研究发现[67]，怀孕期使用抗生素，孩子在 1 岁前出现食物过敏的风险增加 2 倍，患上特应性皮炎的风险也增加 66%。

不同的出生方式影响新生儿的肠道菌群[68]，剖腹产和顺产的孩子的肠道菌群有很大的差异[69]。孩子出生时经过母亲产道时，母亲产道中细菌和粪便的菌群会传给孩子，而剖腹产的孩子就缺乏了这些菌群。剖腹产孩子的肠道菌群有较少的有益细菌[70]，但有更多的如葡萄球菌（staphylococcus）等存在于皮肤表面的细菌[69]。剖腹产孩子相对顺产的孩子，患上湿疹、过敏性鼻炎、哮喘和乳糜泻的风险更高[71]。

孩子的"孕龄"，也就是足月还是早产，影响孩子的发育编程和出生后肠道菌群。胎儿的肾单位在出生后不会再增加，早于 36 周前出生的早产孩子的肾脏发育不完善，肾单位禀赋较少，增加日后的肾功能受损和高血压风险。早产的婴儿肠道菌群有更多的葡萄球菌，但双歧杆菌等益生菌却很少。早产和因为早产需要剖腹产，是导致早产婴儿肠道菌群失衡的两个分别的独立风险因素[72]。2020 年的一项研究分析了之前是早产的 5~12 岁孩子，发现这些孩子尽管出生后这么多年，身体炎症标志物仍然比同年对照组的孩子更高[73]。

怀孕期母亲的营养和身体的氧化应激，影响孩子的早产风险。随机对照组临床研究发现[74-75]，怀孕期补充欧米伽 3 可以大幅降低早产风险。首都儿科研究所发现[76]，我国孕妇缺乏维生素 D 极为普遍，北方地区缺乏维生素 D 的孕妇和新生儿的概率是 100%！孕妇缺乏维生素 D 跟早产有关联性[77]，中国疾控中心在 2021 年发表的研究建议孕妇增加维生素 D 的水平，包括使用适当的补充剂[78]。怀孕期母亲抽烟影响胎儿的 DNA 甲基化，孩子一生的肺功能都受影响，随机对照组临床研究证明孕妇补充维生素 C 可以减少身体氧化应激，有助修复甲基化基因，保护胎儿出生后的健康[79]。补充 NAC 也可以降低孕妇的流产风险[80]。高龄或其他健康问题女性较难受孕，夭折率较高，流产、早产风险也较高，前瞻性对照组研究发现补充辅酶 Q10 可以改善胚胎"质量"[81]，而对照组研究也发现早产母亲的羊水中辅酶 Q10 浓度显著低于足月孩子的母亲[82]。

怀孕期母亲保持身体健康，通过适当饮食控制体重可以改善胎儿的基因甲基化和肠道菌群，母亲减少身体氧化应激降低早产风险，顺产可以让孩子获得健康的微生物，这些都对孩子出生后的健康有很大帮助。

出生后到婴儿时期

出生后最影响孩子肠道菌群和健康的是喂哺方式，母乳是孩子最好的营养。母乳喂哺的孩子，长大后出现糖尿病风险降低。高胆固醇和心血管病肥胖的风险都较低[83-87]。

母乳喂哺的孩子会在出生后继续接收到母体的微生物，全母乳喂哺的孩子的肠道菌群跟吃配方奶的孩子并不一样[88]。母乳中含有较多的益生菌，包括乳酸菌和双歧杆菌[89-91]。研究发现母亲的双歧杆菌可以传给孩子[92]，喂配方奶的孩子肠道中难以出现双歧杆菌[93]。

母乳还有大量母亲的免疫球抗体 IgA，这些抗体可以干扰病原菌，防止它们粘附到婴儿的细胞，减少婴儿的感染。除此之外，母乳还有多种抗菌物质，包括溶菌酶（lysozyme）、乳铁蛋白（lactoferrin）、母乳低聚糖（HMO）等，可以防止病原菌和病毒粘附婴儿的黏膜，包括肠道和呼吸道的黏膜层，预防感染并有利于益生菌的生长。HMO 也是不被肠道吸收的益生元，可以到达大肠增加代谢 HMO 的益生菌，增加有助改善健康的短链脂肪酸[94]。溶菌酶可以损毁细菌的细胞壁，抑制细菌生长，乳铁蛋白同样可以螯合铁质，避免铁质成为细菌的生长因子，抑制细菌生长。母乳在不同女性中的成分差异很大，而饮食和喂哺时长都影响母乳的成分和质量[95]。

如果婴儿的肠道菌群不健康，会增加感染包括肺炎等疾病的风险[96]，剖腹产孩子的肠道菌群有更多的病原菌，增加受感染的风险[97]，而感染后，为求降低婴儿的疾病恶化风险，无论是否必要都很可能使用抗生素，而抗生素会进一步导致肠道菌群失衡，恶性循环一发而不可收拾。

对新生儿使用抗生素，影响孩子的肠道菌群健康，使用过抗生素的孩子，肠道中的有害细菌包括艰难梭菌和克雷白氏杆菌（Klebsiella）都较多[70]。当对 5 个月大的孩子使用抗生素（ceftriaxone），肠道中的有益细菌显著减少，乳杆菌在使用抗生素 5 天后完全消失，但母乳喂哺的孩子，可以在 15 天后恢复得较快[98]。也有研究比较了孩子出生后一个月内发烧和使用抗生素阿莫西林（amoxicillin）对肠道的影响，发现使用抗生素减少孩子的益生菌双歧杆菌，而且增加约 50% 危害健康的艰难梭菌，发烧但不使用抗生素并不会影响肠道菌群[99]。

2019 年新西兰发表的一项临床研究发现抗生素增加儿童长大后出现各种精神病的风险[100]。加拿大的一项前瞻性队列研究[101]发现服用过抗生素的儿童出现哮喘的比例更高。美国的回顾性研究也发现使用过抗生素的孩子，患上哮喘和过敏性鼻炎的风险分别是没有使用过的孩子的 3.5 倍和 2.4 倍[102]。使用过抗生素的孩子出现肥胖症概率更高，使用过广谱抗生素的概率又再增加[103-104]。使用过抗生素的儿童比没有使用过的出现食物过敏的风险增加 40%[105]。使用抗生素越多，儿童对食物的过敏风险就越高[106]。

上海科技大学在 2020 年对上海 1.3 万名儿童的研究[107]发现其中 3000 多名儿童在 1 岁前使用过抗生素，研究发现这些使用过抗生素的孩子都增加了患不同过敏性疾病的风险，肺炎风险增加 44%，咳嗽风险增加 46%，喘息风险增加 44%，哮喘风险增加 38%，食物过敏风险增加 29%，过敏性鼻炎风险增加 23%，一年内感冒概率增加 3 倍，干咳增加 27%，特应性皮炎增加 25%。研究的结论是 1 岁前接触抗生素对儿童患肺炎、哮喘、过敏等病症是个重大风险。

2016 年哈佛医学院在《科学》发表的一篇研究论文[108]指出了婴儿时代的微生物会在肠道定殖，这些菌群影响免疫系统的成熟，而免疫系统影响日后身体的炎症。婴儿时期通过肠道菌群"教育"免疫系统是调整健康的一个窗口期（window of opportunity），错过了这个村就没这个店了，这段时期肠道菌群如果缺乏多样性，免疫系统的"包容性"会降低，容易出现日后的过敏性疾病，例如哮喘或其他包括炎症性肠病等自身免疫系统疾病。错过了这个在婴儿时期改变孩子肠道菌群的黄金时机，对免疫系统的影响有时是一生不能逆转的。

怀孕时使用适当的益生菌（例如 LGG）[109-111]，或孩子出生后在婴儿阶段使用益生菌[112]，可能降低孩子的患病风险，但也有临床研究发现没有帮助[113-114]。相对于益生菌，顺产和母乳喂哺比益生菌在改善孩子健康的证据上更强。

断奶后到 3 岁

孩子在开始进食固体食物之后，母乳的比例减少，肠道菌群又一次改变。研究发现断奶阶段的孩子，饮食因素、之前出生方式（顺产还是剖腹产）和喂哺方式（母乳还是配方奶）都同时影响着这个阶段的孩子的肠道菌群[115]。

比较发达国家的孩子和非洲孩子的饮食，分别代表西式饮食和非洲饮食对肠道菌群的影响，两个地方的孩子在母乳喂哺时，肠道菌群都以双歧杆菌的不同菌种为主，但断奶后两个国家的孩子的菌群差异就开始出现了，非洲孩子的固体食物以非肉类高膳食纤维的素食为主，而意大利的孩子则是典型的多肉类、缺乏膳食纤维的西式饮食为主。比较孩子粪便，发现高膳食纤维的孩子有较多对健康有益的短链脂肪酸，但西式饮食的孩子肠道中的大肠杆菌和克雷白氏杆菌等"坏菌"显著较多，当中克雷白氏杆菌跟包括强直性脊柱炎等自身免疫系统疾病有很大关联性[116]。

2014 年丹麦发表的一项研究[117]跟踪了 330 名婴儿 3 年时间，发现孩子在出生后 9~18 个月时，也就是断奶并增加固体食物的时候，肠道细菌的组合变化最大，益生菌包括双歧杆菌和乳杆菌在这段时期大幅减少。

3 岁还不能定 80

直至近期，科学家都相信我们肠道的菌群是"三岁定八十"的，人体的肠道菌群在出生到 3 岁是最具可塑性的时间窗口，过了这个年龄段，肠道菌群组合变得稳定，免疫系统也趋向成熟，一切也就是"定局"了，之后肠道菌群组合只能出现过度性改变或个别菌株的增减，但"肠型"（enterotypes）等大变化就没有机会了。但最新的研究发现，尽管过了 3 岁，肠道菌群还是可以通过饮食和环境因素做出调整的[118]。

3 岁以上的孩子，肠道菌群的确受到婴儿时代的影响较大，2019 年欧洲和我国 10 多家大学和研究机构的团队联合发表的一项研究[119]分析了 281 名 6~9 岁孩子的肠道菌群、饮食和出生后发生的事件。肠道菌群可以根据微生物组合归类到不同的"肠型"，该研究样本中的部分孩子受婴儿时代缺乏母乳喂哺的影响，菌群难以代谢复杂碳水，当饮食中的脂肪增加，孩子的血浆游离脂肪酸就增加，这些都意味着疾病风险增加。研究的结果支持婴童时代的肠道菌群的确在童年之后较难改变。

但 3 岁以上的孩子，菌群改变的可塑性还是比成人要强。2018 年有一项有趣的研究[120]，2 个住在城市的孩子（3 岁和 7 岁）跟 5 个成人（34~55 岁）到乡下住了 16 天，乡下地方饮食中的膳食纤维较多，没有含糖饮料和精制碳水化合物，肉类脂肪较少。研究比较了这些"游客"跟乡下的土著同年人，发现无论皮肤或肠道菌群都有显著的差异，乡下人的菌群多样性大于城市人，而一般认为菌群多样性跟身体健康有正向关系。在 16 天中这些游客跟当地人同吃同住，回来后检查发现，两个城市孩子的菌群改变得更为接近当地孩子，而成人的菌群虽然也有改变，但变化没有孩子来得显著。研究认为孩子的肠道菌群的可塑性大于成人。

也有研究发现，儿童补充益生菌 LGG 可以改善肠道菌群，但成人补充了 LGG 作用则并不明显[121]。2015 年的干预研究也发现，含有丰富多酚类抗氧化物的杏仁，对成人和孩子肠道菌群的影响不一样，成人连续 3 周每天吃42g 的杏仁改变了肠道菌群组合，但这些改变不及儿童每天吃 14g 的杏仁时变化大[122]。

2016 年芬兰对 142 名 2~7 岁使用过抗生素的儿童的研究发现儿童使用抗生素后，对肠道菌群的改变持续超过 2 年时间[123]。益生菌双歧杆菌显著减少，而且肠道中微生物的多样性同样降低，显示健康风险增加。这些菌群改变的确跟孩子之后出现哮喘和肥胖有正向关系。

让使用过抗生素的孩子连续 7 个月食用含益生菌的无糖酸奶，可以增加孩子因为使用过青霉素（penicillin）而减少了的双歧杆菌，但对使用了大环内酯类（macrolides）抗生素的孩子就完全没有帮助了[124]。2019 年的对照组临床研究发现 258 名年龄 3~6 岁的孩子，在补充了 24 周的膳食纤维的菊粉（每天 6g）后，对使用抗生素后的肠道菌群有保护作用，被抗生素"杀灭"的益生菌双歧杆菌，在菊粉干预组的减少没有对照组的多[125]。

成年后通过健康饮食保持肠道菌群健康

成年后，我们的肠道菌群趋向固定，但不同的饮食结构会影响肠道菌群的健康。例如饮食中蛋白质特别是动物蛋白过多会导致炎症[126]。2014 年哈佛大学的团队在《自然》发表的一项交叉临床试验[127]，让受试者分别进行 5 天大量蔬果、全谷类的纯素食和 5 天的纯肉食。发现纯肉饮食对肠道菌群的影响很大，同样卡路里下第 3 天起，受试者体重开始下降，但素食没有类似效果。虽然无论素食还是肉食，受试者肠道菌群的 α 多样性都没有差异，但肉食时 β 多样性减少了。素食时受试者改善健康的短链脂肪酸显著多于肉食时。肉食则增加胆汁的分泌，对很多细菌都有抑制作用，却增加了对胆汁耐受的细菌。素食因为增加了碳水化合物，所以代谢碳水化合物的细菌增加。相反在肉食时，代谢蛋白质的细菌会增加。在纯肉食时促炎症的细菌"沃氏嗜胆菌"（Bilophila wadsworthia）增加，这种细菌代谢产生硫化氢，直接导致肠道炎症。上海交通大学也发表过研究，从糖尿病患者粪便提取出这种细菌，转移到小鼠可以直接导致小鼠出现炎症[128]。而美国 UCLA 在《细胞》子刊发表的研究则证明这种细菌可以导致小鼠出现认知障碍[129]。这解析了为什么在众多流行病学研究中，肉食较多跟代谢性疾病有关联性。上述哈佛大学的临床试验在素食组和肉食组分别都只进行了 5 天，当受试者恢复日常饮食后，试验期出现的肠道菌群改变和体重变化都恢复到试验之前的状态。

也有研究分析过 200 多名素食、蛋奶素食和非素食者的肠道菌群和炎症标志物[130]，发现肠道菌群跟素食和肉食的比例有很大的关联性。代谢障碍指标和炎症标志物最低的是素食者，次之是蛋奶素食者，最高的是非素食者。

纯素和纯肉可能都不是最多人实行的饮食方式，但近年很多人因为健康的考虑都在减少肉食，实行"弹性素食"，也就是素食为主，搭配少量的肉类平衡营养。2021 年的临床研究[131]用植物蛋白和膳食纤维取代部分肉食后，证明可以改善受试者的肠道菌群，增加他们的短链脂肪酸。2022 年基于 1800 人的队列研究[132]发现较少肉类的弹性素食有最高的肠道菌群 α 多样性，健康指数都较高。2021 年欧美多家大学团队发表的研究论文[133]分析了素食和弹性素食的利弊，认为素食要保持营养均衡，如果没有营养师的参与是很困难的，但弹性素食以素食为主，但也包括少量的红肉和其他肉类，对普通非素食者过渡到健康饮食，实行门槛相对较低，而且食物多样性也增加肠道菌群的多样性，所以弹性素食可以改善健康，而且可能更容易实行。

节食可以改善肠道菌群

不知道为什么总有人说节食减肥不健康，只要微量营养不缺，减少卡路里，饮食可以改善肠道菌群[56]。在 2009 年的临床试验中[134]，36 名肥胖的青少年，分组后进行节食减肥，10 周间这些孩子需要减少 10%~40% 的卡路里，同时增加运动，在试验期后发现这些孩子除了体重降低了，他们的肠道菌群都显著改变，整体细菌数减少，但益生菌乳杆菌增加，而脆弱类杆菌（b.fragilis）也增加了，脆弱类杆菌在另一项哈佛医学院的研究中发现可以调整免疫反应，改善炎症[135]。

在 2017 年一项为期一年的节食干预研究中[136]，受试者每天减少 500 大卡（-22.5%），在试验期后受试者的厚壁菌 / 拟杆菌比例降低，而可以代谢产生短链脂肪酸的益生菌显著增加了。

在 2021 年法国的临床研究中[137]，263 名受试者进行高蛋白低碳水的节食减肥，当中的人降低体重超过 10%[163]，分析他们减肥后的肠道菌群，发现包括"嗜黏蛋白艾克曼菌"（A.muciniphila，简称 Akk）的有益细菌显著增加了，Akk 是近年发现可以改善健康的益生菌，已经被生产成保健品在出售。

在 2022 年的临床研究中[138]，80 名肥胖的女性受试者分组后，进行 12 周每天只有 800 大卡的节食干预，在试验期后受试者都降低了体重。研究人员把受试者成功减肥前和后的肠道菌群移植到无菌小鼠，发现移植了节食减肥后菌群的小鼠更为健康，肠道中有更多的有益细菌，而且肠道中促炎症的免疫细胞更少，葡萄糖耐量比移植减肥前菌群的小鼠更高，这些减肥后的肠道菌群降低了癌症、代谢性疾病和炎症的风险。

蔬果和碳水的质量

2020 年波士顿大学和中山大学的团队发表的交叉临床研究[139]，比较了简单糖（蔗糖、含糖饮料）、精制碳水化合物和全谷物为主的 3 种高碳水（60%）同卡路里饮食对受试者肠道菌群的影响，受试者连续一个月每周有三次进食研究人员准备的食物，在试验期后，以单糖为主的高碳水饮食跟全谷物饮食在肠道菌群的分别最大，单糖食物增加产生"次级胆汁酸"的细菌，这些细菌增加受试者的肠道炎症和大肠癌风险，而全谷物饮食后，受试者产生改善健康的短链脂肪酸的细菌显著增加。

饮食中较多的膳食纤维增加大肠的短链脂肪酸，降低 pH 值（增加酸性），有助抑制大肠的病原菌（包括大肠杆菌）[140-142]。在 2020 年对 82 名平日少吃蔬果的受试者的临床试验中[143]，受试者在 8 周试验期间，不减少卡路里，但置换到含大量蔬果和全谷物的地中海饮食，在试验期后受试者代谢产生短链脂肪酸的肠道菌群增加，胰岛素敏感度改善，胆固醇也减少了。

英国对 122 名受试者的临床研究也发现[144]，把含多酚类抗氧化物丰富的蔬果增加到每天 6 份，可以改善肠道菌群，减少肠道中的病原菌（梭菌），降低心血管病、炎症和腹部肥胖的风险。

一个月的高糖高脂肪西式饮食已经可以增加血液中的 LPS[145]。增加膳食纤维可以增加肠道的双歧杆菌，有助修复肠漏和减少血液中的 LPS[146]。在 2021 年的交叉临床试验中[147]，51 名年龄 60 岁以上的肠漏患者进行 2 个 8 周的饮食干预，探讨含丰富多酚类饮食（蓝莓、石榴、血橙、黑巧克力、绿茶等每天增加 724mg 多酚）是否对肠漏有帮助。8 周多酚类饮食试验期后，受试者代谢膳食纤维产生短链脂肪酸的肠道菌群增加，受试者的肠漏指标显著降低（连蛋白平均减少了 6.9%，基线高的受试者减少了 14%）。高血压的患者显著改善了血压，而且那些糖尿病、高血压等代谢性疾病越严重的患者，改善效果越是明显。

十字花类菜，例如西兰花，含有丰富的植物抗氧化物硫代葡萄糖苷（Glucosinolates），而肠道中微生物可以代谢它们，产生对人体健康有帮助的活性成分。在 2019 年的临床研究中[148]，受试者每天吃 200g 煮熟的西兰花，在 18 天试验期后，受试者菌群的 α 多样性虽然没有变化，但厚壁菌减少了 9%，拟杆菌增加 10%。另一项研究也发现[149]，增加西兰花和椰菜花等十字花类菜可以减少肠道中的硫酸盐还原菌（sulfate-reducing bacteria），这些细菌会代谢产生硫化氢，引致肠道炎症[150]，十字花类菜减少了这些细菌，对降低身体炎症有好处。

膳食纤维可以缩短粪便在肠道中的转运时间，改善便秘，特别是不溶性膳食纤维。加快粪便在肠道的转运时间，可以改善肠道菌群。碳水化合物的发酵比蛋白质快，碳水化合物的发酵会降低肠道中的 pH 值，相反蛋白质的发酵增加氮代谢物、硫化氢和肠道的 pH 值，都不利于肠道健康[151]。2016 年的临床试验发现[152] 由于细菌优先分解代谢碳水而不是蛋白质，只有粪便长时间停留在肠道中，蛋白质的发酵利用才增加，此时本来留给人的色氨酸和血清素会被肠道菌群分解减少，而且代谢物是对人体健康不利和加剧炎症的物质，肠道黏膜的修补也因为便秘导致的肠道菌群改变而受影响。

饮食通过肠道菌群改善代谢性障碍

肠道菌群影响慢性病的进程，就以糖尿病为例，糖尿病患者普遍出现肠道菌群多样性减少和失衡[153]，临床研究不但发现使用膳食纤维的补充剂可以改善糖尿病患者的病情和肠道菌群[154]，通过饮食同样可以改善患者病情和肠道菌群。2016 年意大利发表的对照组临床研究[155] 让 56 名 2 型糖尿病患者分组后食用高膳食纤维的食物组合（Ma-Pi2），男女的卡路里分别控制在 1900 和 1700大卡，算是较为温和的卡路里限制，当中 50%~55% 全谷物（糙米、小米等）、35%~40% 蔬菜和 8%~10% 豆类，附加一些发酵食品和紫菜类食物，食物组合中没有动物蛋白和糖。在 21 天的试验期后，高膳食纤维饮食组的粪便检查发现有更多的短链脂肪酸，更多的有益细菌，而且还减少了致炎症的细菌。体现在具体的健康指标：包括 HOMA-IR 胰岛素抵抗指数从 3.3 大幅降低到正常水平的 1.0，体重降低了接近 4kg（-5%），腰围缩小了 4.7cm（-4.3%），低密度胆固醇减少了 39%。这些都只需要 3 周的饮食改变。

2018 年的双盲对照组临床研究[156] 让 81 名糖尿病患者分组后连续 3 个月每天减少 500 卡路里，并增加含多酚类和高纤维的食物，试验期后受试者的可导致血液中 LPS 增加的细菌普雷沃氏菌（P.copri）减少，改善炎症的细菌普拉氏梭杆菌、Akk 菌（F.prausnitzi, A.muciniphila）增加，而且血糖和糖尿病中期指标HbA1c、甘油三酯、炎症标志物 CRP 等都显著改善。

2021 年的荟萃分析[157] 纳入了 8 个临床干预研究，发现扁桃仁可以改善糖尿病患者的中期血糖指标 HbA1c 和降低体重。

2018 年上海交大在《科学》发表的一项临床研究[158]，让 30 名糖尿病患者分组后，进行 28 天的高膳食纤维饮食（全谷物和蔬菜、坚果为主），试验期后受试者的中期血糖指标糖化血红蛋白 HbA1c 显著改善，89% 的膳食纤维饮食组的患者的 HbA1c<7%，显示糖尿病受控。把受试者试验前和试验后的菌群移植到无菌小鼠，发现只有移植了膳食纤维饮食后的菌群可以让小鼠代谢健康更

为正常，显示受试者的肠道菌群改变跟代谢指标改善存在因果关系，分析这些菌群则发现能产生短链脂肪酸的细菌显著增加了。在试验期后 28 天时，这些产生短链脂肪酸的细菌增殖到最多，但受试者的代谢指标则继续改善到试验期开始后的 84 天。合并看就是饮食可以在 4 周内完全改善肠道菌群，身体代谢健康会持续改善但会出现滞后反应。

▫ 本章小结

1. 肠道跟炎症、自身免疫系统疾病、代谢性疾病和精神健康有关，肠道细菌代谢物在肠漏或高脂肪饮食后，可以通过肠道进入血液。因为分子拟态，穿过肠道屏障的抗原和细菌识别物会刺激免疫系统，产生炎症反应，也可能同时攻击分子结构类似的自体细胞。肠道屏障包括微生物、抗菌蛋白、肠上皮细胞、免疫细胞等多道防线，饮食影响守在最外面的肠道菌群，高脂肪饮食和过多精制碳水化合物导致肠道菌群失衡，增加肠漏风险；

2. "紧密连接"蛋白是肠上皮细胞之间的窗户，经常错误打开就是肠漏，连蛋白是肠道细胞分泌的蛋白质，可以促使紧密连接打开，造成肠漏。麸质和细菌是已知可以促使连蛋白分泌的物质；

3. 虽然麸质可能增加不耐受人群的肠漏风险，但没有确定麸质不耐受的情况下不应该盲目进行无麸质饮食，因为麸质食物同时是膳食纤维丰富的食物，可以改善肠道菌群，降低肠漏风险。高脂肪和精制碳水化合物的食物，增加肠漏风险。其他影响肠漏风险的包括超负荷运动造成的应激反应、喝酒、药物和部分奶类制品；

4. 孩子在胎儿阶段已经受母体的肠道健康和其他代谢性指标所影响，出生方式、喂哺方式和固体食物等饮食因素，还有抗生素等环境因素都影响胎儿的肠道菌群和免疫系统的包容性，对日后健康有深远影响；

5. 母亲怀孕期保持体重正常，健康饮食，减少身体氧化应激，对胎儿的肠道菌群和发育"编程"有重大影响。怀孕期应检查维生素 D 等健康指标，缺乏时适当补充维生素 D，和多种抗氧化物，对母体和胎儿健康，降低早产风险等都有帮助；

6. 顺产的婴儿可以获得母体产道的健康菌群，减少日后健康风险。母乳是婴儿阶段最好的保护，减少感染和改善肠道菌群，降低了需要使用抗生素的风险。在怀孕期，婴儿期或成长期的任何阶段使用抗生素，都会对孩子的肠道菌群造成影响，增加日后各种过敏性和自身免疫系统疾病的风险。婴儿在 1 岁前是免疫系统的成熟期，保护这个阶段的肠道菌群，大大降低日后的健康风险，此段时期因为饮食或抗生素等饮食影响了身体的微生物平衡，对免疫系统的影响可能日后都难以逆转；

7. 补充益生菌对抵消抗生素造成的影响，研究证据并不一致，但增加饮食中的膳食纤维，对改善儿童的肠道菌群和降低健康风险是安全的方法，高脂高糖多加工食物和精制碳水化合物的饮食会减少儿童肠道菌群的多样性，跟身体健康受损有关联性；

8. 肠道菌群影响健康，饮食可以改善儿童和成人肠道菌群，包括肠道菌群的多样性，成年后我们只有通过持续健康饮食，才能保持有利健康的菌群组合。高动物蛋白的饮食可以迅速改变肠道菌群，产生大量代谢蛋白质的细菌，这些细菌的代谢物增加肠道炎症和身体健康风险。膳食纤维对培养健康的肠道菌群组合有好处。精制碳水化合物和脂肪过多都不利肠道菌群的健康，会减少短链脂肪酸，增加 LPS 进入血液刺激免疫系统；

9. 以素食为主但不排除肉类的弹性素食可能是更容易持续实行，同时对肠道菌群友好的饮食方式。限制卡路里的节食对改善肠道菌群有好处。改善肠道菌群可以改善代谢性疾病，例如糖尿病。便秘增加粪便在肠道中的转运时间，增加蛋白质的发酵，除了增加有害代谢物，也减少了本来为人所用的氨基酸，包括色氨酸和血清素等。

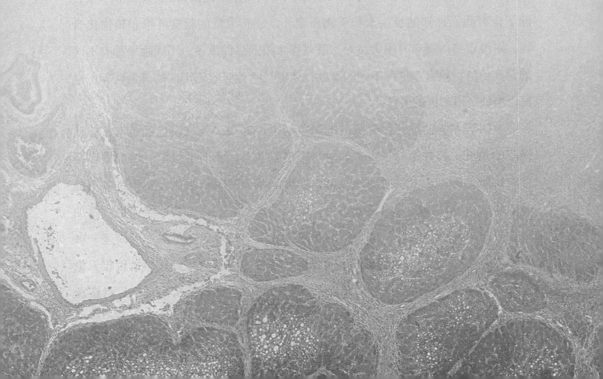

第二部分

饮食的必修课

第四章
增加大量蔬果

2017 年新西兰的 100 多名大学生进行了一项饮食干预研究[1]，得出一个令人"高兴"的结果。这 100 多名大学生分成 3 组，蔬果干预组的学生每天会免费获得一大份蔬果组合，兑换券组的学生就每天收到换水果的兑换券和短信提示多吃蔬果，而对照组就继续日常的生活和饮食。在 14 天的试验期后，每天收到蔬果大礼包的学生在研究人员安排的测试中，显得更有活力，做事情的积极性增加，而且整体心情变好，而其他两组学生的心情并没有变化。与其他显示蔬果跟身心健康的关联性研究不同，这是个临床干预研究，证明尽管只是两周时间，增加蔬菜和水果都可以改善我们的心理健康。

世界卫生组织建议每天进食 5 份或 400g 的蔬果，蔬菜的定义不包括马铃薯、红薯等淀粉根茎类，也不包括豆类。我国膳食指南也建议每天有 200~350g 水果；餐餐有蔬菜，每天不少于 300g，当中一半来自深色蔬菜[2]。蔬菜和水果，除了含有我们熟知的维生素和矿物质之外，还有大量的膳食纤维和植物化合物，对改善身体健康有很大益处。蔬菜和水果的品种很多，不同蔬果都有不同的营养价值，只有多搭配不同的蔬菜，才能让身体吸收到不同的微量营养，也可以增加肠道菌群的多样性。

中国营养学会推荐每天摄入的蔬菜量也许对很多人来说已经足够，但从健康的角度，却并不算很多。如果每天多吃蔬菜，我们不但可以增加来自蔬菜的微量营养，还可以增加饱腹感，也可以减少精制碳水化合物和过多不健康的脂肪摄入。中国营养学会的建议是蔬菜重量大约占食物一半，也就是加上水果，蔬果一起应该从饮食中的配角变成主角，蔬果在重量上应该是一餐中的"主食"，这样对改善健康、降低身体炎症也有很大好处。可惜近年无论蔬菜还是水果，我国居民不但总摄入无法达到上述的最低摄入量，而且在蔬菜这一项上还在继续减少。在 2000—2018 年间，我国居民的深色蔬菜少吃了

34.3%，浅色蔬菜也少吃了 18.5%。在 2018 年每天能吃到 300g 蔬菜的人，只有 21.9%~35.2%，情况令人担忧。

深色蔬菜指的是深绿色、红色、橘红色和紫红色等的蔬菜，包括胡萝卜、番茄、紫甘蓝、红苋菜等。植物色素一般都是好东西，包括类胡萝卜素和多酚类抗氧化物等[3]。多酚类中的生物类黄酮，是蔬果中的天然色素，包括花青素、白藜芦醇、槲皮素、芦丁、芹菜素、木犀草素、姜黄素……这些形形色色的生物类黄酮物质，具有改善不同慢性病和自身免疫系统疾病的作用。

一项对上海市 13 万中老年人的随访研究中发现[4]，在蔬菜摄入量上，当男性从每天 144g 增加到 583g，女性从 124g 增加到 506g，心血管病死亡风险，男性和女性分别降低 36% 和 16%，而在不同蔬菜中，十字花科菜类的作用最为显著。2013 年的一项回顾性研究[4]纳入 6 项前瞻性研究和 16 项病例对照研究，一共 140 多万人群样本，显示十字花科蔬菜摄入最高组，胃癌的发病风险降低 19%。除了胃癌，十字花菜同时也可以降低直肠癌的风险。

叶菜都含有丰富天然的硝酸盐，例如菠菜和白菜，可以有助降低血压，改善心血管病风险。叶菜一般含硝酸盐比根茎类蔬菜多，而根茎类含量又比瓜果类蔬菜多。2021 年荷兰发表的临床研究发现，高血压人群连续 12 周增加高硝酸盐叶菜的摄入，显著降低了老年人的血压[5]。所以高血压的老年人可以多吃叶菜。2022 年包括哈佛大学等 50 家大学机构的团队[6]，一致认为多吃蔬菜和增加蔬菜的种类可以显著降低心血管疾病发病风险。

蔬果含有丰富的 B 族维生素（除了 B_{12}）、维生素 C、维生素 E，还有丰富矿物质，包括钙、镁、铁、锌、钾等，而蔬果含的 β - 胡萝卜素也是维生素 A 的前体。但如果吃蔬果只是因为它们含有维生素和矿物质，我们每天吃复合维生素可能更加直接，其实流行病学研究并没有发现使用复合维生素可以达到多吃蔬果的改善健康效果[7]，原因在于蔬果除了含有我们已知的维生素和矿物质之外，还含有丰富的膳食纤维和植物化合物。有些物质和它们的作用是近 20 年才首次被发现。我们在这一章详细介绍。

膳食纤维

斯坦福大学医学院[8]在 2019 年指出了水果比蔬菜含有更多的多酚类抗氧化物，但蔬菜在相同卡路里下含有更多的膳食纤维，所以各有好处。膳食纤维是碳水化合物的一种，它占总碳水化合物的比例是重要的膳食营养指标。在跟踪了几千人 18 年时间的大型流行病学研究中，膳食纤维是影响内脏脂肪和腹部肥胖的最重要因素[9]。

膳食纤维是不被人体吸收代谢的碳水化合物，所以可以顺利到达大肠。膳食纤维又分为不溶性纤维和可溶性纤维。不溶性纤维包括木质素、纤维素和半纤维素。含木质素的食物包括胡萝卜等根茎类食物，木质素一般不被肠道微生物代谢，含纤维素和半纤维素的食物包括大部分的叶菜，可以被肠道某些细菌代谢，但过程缓慢。所以不溶性膳食纤维一般被认为不被肠道细菌发酵代谢[10]。

可溶性纤维不被人体吸收代谢，但到达大肠后可以被肠道菌群代谢，在大肠产生短链脂肪酸（SCFA）和血清素等细菌代谢物，人体 90% 的血清素是肠道细菌产生的。可溶性纤维包括几大类：聚果糖类（fructans）包括菊粉；果胶（pectin）；车前子壳（psyllium husk）；瓜尔胶（guar gums）和 β - 葡聚糖（Beta gluctans）。除了聚果糖类，其他可溶性膳食纤维差不多都是黏性的（viscous），所谓黏性的膳食纤维是当它们溶于水中可以形成啫喱状的物质。黏性的可溶性膳食纤维可以减慢消化物在小肠的吸收，降低餐后血糖和血脂。全谷物和蔬菜水果含大量的可溶性膳食纤维，例如燕麦和大麦含 β - 葡聚糖，胡萝卜和香蕉等含果胶。

聚果糖类膳食纤维是短链的膳食纤维，在肠道会被微生物快速代谢完全发酵。但黏性可溶性膳食纤维一般为长链膳食纤维，例如车前子壳，较难被肠道微生物发酵，就算发酵速度也较慢，以致最少有一部分可以全程经过大肠不被发酵代谢[11]。

叶菜和花菜类中不溶性膳食纤维较多，水果和全谷物可溶性和不溶性膳食纤维都不少。叶菜、花菜的不溶性膳食纤维虽然不被我们的小肠和肠道菌群直接利用，但不溶性膳食纤维在经过大肠时会摩擦大肠黏膜层，让大肠细胞分泌水分，这些水分会增加粪便的体积和含水量，加快粪便的排出，或称为加快大肠转运时间，可以改善便秘。由于肠道的微生物优先代谢碳水化合物，当粪便停留在大肠时间过长，碳水化合物发酵完，细菌就增加代谢蛋白质，造成肠道中代谢蛋白质的细菌增加，产生硫化氢等导致肠道炎症的化学物，对我们的健康不利。多吃蔬菜就可以增加不溶性膳食纤维，不但改善便秘，而且可以间接改善肠道菌群。我们在第 17 章中会详细介绍膳食纤维如何改善便秘。

膳食纤维和短链脂肪酸

蔬果中也含有可溶性膳食纤维，而肠道中对人体有益的细菌需要代谢这些可溶性膳食纤维。可溶性膳食纤维包括果胶和车前子壳等，在小肠的作用下可以减少脂肪的吸收，同时减少肠道中脂多糖（LPS）通过载脂蛋白打包进入血液。果胶可以对胆汁起作用，减少脂肪的可溶性，进而减少脂肪的吸收[12]。当膳食纤维从一天 17g 增加到 45g，粪便排出的脂肪显著增加，也就是减少了我们肠道吸收的脂肪，不但降低了肥胖风险，也减少刺激免疫系统导致炎症的LPS[13]。

容易发酵的可溶性膳食纤维，例如菊粉和多聚果糖，可以增加益生菌数量，这些益生菌通过改善肠漏，也可以减少 LPS 进入血液。可发酵膳食纤维是大肠微生物的"食物"，大肠中的益生菌在膳食纤维充足的时候会代谢产生更多的短链脂肪酸（SCFA）。短链脂肪酸包括三种：醋酸（或称乙酸，acetate），丙酸（propionate）和丁酸（butyrate）。其中丁酸在肠道中的作用最大，是大肠细胞的动力来源，可促使大肠的健康蠕动和正常排便，减少便秘，这是可溶性可发酵膳食纤维改善便秘的其中一个主要机制[14]。丁酸还可以增加紧密连接蛋白的表达，有助加强肠道的屏障，改善肠漏[15]。大量的研究已经证明蔬果中的膳食纤维可以减少我们身体的炎症[16]。

2016 年意大利的一项横断研究发现[17]素食者肠道中代谢膳食纤维的益生菌都比较多，显示食用蔬果更多，肠道中的益生菌比例也更高，而且日常饮食倾向含较多蔬果的地中海饮食的人，短链脂肪酸也更多。

在 2009 年的一项对照组临床研究中[18]，受试者分组后直接给予可以产生丁酸的膳食纤维和不能产生丁酸的膳食纤维，之后对受试者进行活检，发现丁酸干预组肠道细胞在能量代谢、脂肪代谢和氧化应激有关的基因表达都跟对照组不一样。干预组的肠道炎症减少，肠漏也改善了。这都是丁酸的作用，而丁酸正是肠道益生菌代谢可发酵膳食纤维的重要产物。

从上述的研究，我们看到蔬果中的膳食纤维，不只加强肠道的蠕动，加快粪便排出，膳食纤维可以增加益生菌，产生更多的短链脂肪酸，降低肠道和身体的系统性炎症。

叶菜与硝酸盐

近年我们还认识到蔬菜含有丰富的植物化合物，例如硝酸盐。血管的结构和功能改变会导致高血压和血管硬化，增加心血管病的风险。而调节血管舒张和弹性的重要物质是一氧化氮（NO）。一氧化氮是调节放松血管内皮细胞的介质，直至近年科学家都以为血管的一氧化氮只能靠人体自身产生，也就是氨基酸的 L- 精氨酸，在一氧化氮合酶（NOS）介导下生成。直到 2006 年才被瑞典的科学家发现还有另外一条路径[19]，可以通过增加摄入蔬菜中的硝酸盐（NO_3），再被人体的共生菌代谢为亚硝酸盐（NO_2），最后在血管同样可以生成一氧化氮，这个路径称为"硝酸盐 - 亚硝酸盐 -NO"途径（nitrate‐nitrite‐NO pathway）[20]。

人体 80% 的无机硝酸盐来自蔬菜。含丰富硝酸盐的蔬菜包括芝麻菜、西芹、大白菜、生菜、甜菜根、菠菜、西葫芦和青豆等，当中甜菜根汁近年已经被运动员作为功能饮料，因为增加一氧化氮可以提高运动表现。芹菜类（香芹、西芹）也含有丰富的硝酸盐，多个临床研究发现芹菜可以有效降低血压[21]。

在 2020 年的交叉临床研究中[22]，平均年龄 24 岁的健康受试者连续一周的午餐吃含硝酸盐的蔬菜或喝甜菜根汁，发现都可以提升血液中的硝酸盐和亚硝酸盐水平，餐后 2.5 小时后血压就显著降低（5.1~5.3mmHg）。

在"硝酸盐 - 亚硝酸盐 -NO"途径中，人体缺少了可以转化硝酸盐为亚硝酸盐的酶，但我们某些共生菌可以，包括口腔细菌和肠道细菌[23]。膳食来源的硝酸盐，大概 90% 都可以被肠道吸收，当中 25% 会到达唾液腺被储存。其余的 75%，由于硝酸盐的半衰期只有 6~8 小时，很快就被肾脏排出，直到 5 年前硝酸盐都被认为不能为人体所用。但现在证明也有部分硝酸盐会储存到肌肉组织，所以平常多吃蔬菜也可以通过增加一氧化氮提高运动表现[24]。然而唾液腺的硝酸盐存量仍然是最大的，如果经常用杀菌型的漱口水，代谢转化硝酸盐为亚硝酸盐的共生菌会减少。

2020 年哈佛大学等团队[25]在 3 年时间内随访了体重超标的 1000 多人，发现使用漱口水的人出现高血压风险增加超过 1 倍（217%）。使用漱口水对一般健康人群可能没有什么，但对于高血压患者或高风险人群（例如肥胖）就得格外关注。

香肠培根这些加工肉类也有添加的硝酸钠，会转化为致癌物亚硝基胺。流行病学研究发现加工肉类吃多了，癌症风险增加，世界卫生组织的专家组也把加工肉类与抽烟和甲醛一起定为 1 类致癌物。但流行病学研究也发现蔬菜吃多了，癌症风险却降低。食物是不同化学物质的组合，蔬菜含有维生素 C、多酚类抗氧化物，这些跟硝酸盐一起，亚硝基胺就不会形成[23][26]。

蔬菜特别是叶菜类通过当中的硝酸盐，可以改善我们的血管健康，降低心血管病风险。

十字花类蔬菜与有机硫抗氧化物

十字花科类蔬菜包括西兰花、椰菜花、绿包菜（甘蓝）、紫包菜（紫甘蓝）、芥蓝、青菜、大白菜、油菜、芥菜、芜菁（turnip）、羽衣甘蓝（kale）、抱子甘蓝（brussel sprouts）……[2][27]。十字花科类菜含有很多不同的营养物质，但它们最重要的价值可能在于其他蔬菜没有的有机硫抗氧化物。硫是合成细胞内超级抗氧化物谷胱甘肽的辅助因子，对抗氧化和抗炎症有重要作用[28]。当中最重要的可能是"硫代葡萄糖苷"（Glucosinolates）。硫代葡萄糖苷本身不具备生物活性，需要"黑芥子酶"（myrosinase）才可以水解为活性成分。底物和酶两者虽然都在十字花科类蔬菜内存在了，但却被蔬菜的纤维分隔开，只有当你把这些蔬菜切开，或吃到嘴里狠狠地咬一口，底物和酶结合才会成为具生物活性的"异硫氰酸盐"（isothiocyanates，简称 ITC）[29]，而 ITC 中最能改善我们健康的，近年发现是"萝卜硫素"（sulforaphane）。

黑戒子酶热不稳定，你把菜煮熟了，萝卜硫素在你吃的十字花菜中就基本上没有了。所以包菜和羽衣甘蓝这些适合作为沙拉生吃的蔬菜，就最好不要煮熟吃了。但大家也不用太担心，因为我们肠道菌群也有些细菌具有黑芥子酶，可以代谢煮熟后的十字花菜，产生萝卜硫素，虽然每个人可以产生的量不一样。肠道菌群一般倾向"贫者越贫，富者越富"的逻辑，这里的贫富并非指财富，而是菌群的丰富度，只有你经常吃十字花科类菜，你肠道中代谢萝卜硫素的细菌才更多，萝卜硫素的生物利用率也就越高[30-31]。

萝卜硫素在 1990 年才首次被发现，但自此至今已经有超过 3000 份研究论文，超过 87 项人类临床试验关于萝卜硫素的[32-33]。萝卜硫素可以抑制多种癌症，降低心血管病风险，改善自闭症和骨质疏松[34]。例如 2015 年日本的一项双盲对照组临床研究[35]，24 名脂肪肝受试者服用萝卜硫素的前体 2 个月，对照 24 名没有的受试者，结果显示干预组的肝功能改善而且氧化应激减少。而 2014 年一项双盲对照组临床研究和之后 2017 年发表的跟进研究[36]，证明连续 18 周服用萝卜硫素，可以改善自闭症患者的社交能力，而易怒、多动等其他自闭症症状也显著改善。在 2 年后的随访跟进中发现，期间继续服用萝卜硫素的受试者，行为体征可以持续改善[37]。

西兰花含丰富的萝卜硫素，当中以西兰花苗（broccoli sprouts）含量最高，1kg 的西兰花苗可以产生 400mg 的萝卜硫素。但正如上文介绍，萝卜硫素热不稳定，生的西兰花含的萝卜硫素是煮熟后西兰花含量的 10 倍[38]。也有研究显示萝卜硫素在 61℃ 加热 4.8 分钟，萝卜硫素浓度是最高的，因为适当温度可以有助萝卜硫素在植物纤维中释放[39]。

十字花科类菜可以通过调节肠道菌群，改善我们身体的炎症。2019 年的临床研究发现[40]，受试者每天吃 200g 煮熟的西兰花，在 18 天试验期后，他们的厚壁菌减少了 9%，拟杆菌增加 10%，显示跟代谢健康有关的菌群结构有改善。另一项研究也发现[41]，增加西兰花和椰菜花等十字花科类菜可以减少肠道中的硫酸盐还原菌（sulfate-reducing bacteria），这些细菌会代谢产生硫化氢，引致肠道炎症[42]，十字花科类菜减少了这些害菌，对降低身体炎症有好处。

十字花科类菜，虽然最好是以沙拉形式吃，但煮熟后仍然可以改善肠道菌群，只要持续吃十字花科类菜，我们的肠道菌群就可以代谢产生更多改善我们健康的萝卜硫素。

深色蔬菜和类胡萝卜素 / 花青素

类胡萝卜素（cartotenoid）是蔬果中的脂溶性色素，对改善我们的健康有重要作用。最为我们熟悉的可能是 α 和 β 胡萝卜素，因为它们是维生素 A 视黄醇的前体，但胡萝卜素除了作为维生素 A 的前体外，本身也有不错的抗氧化作用。自然界有超过 500 种的类胡萝卜素，在人体血清中找到的 95% 类胡萝卜素都集中于 6 种类型，除了 α 和 β 胡萝卜素，还包括番茄红素、叶黄素、玉米黄素和 β 隐患素（cryptoxanthin）[43]。

在大部分蔬果中含的类胡萝卜素，β 胡萝卜素含量一般都是最多的。虽然很多蔬菜都含有 β 胡萝卜素，但我们摄入的 β 胡萝卜素超过 6 成来自胡萝卜[44]。胡萝卜每克含 β 胡萝卜素 41~53mcg，其他例如菠菜、南瓜、香菜等的含量都不少[45]。

2011 年发表的前瞻性研究[46] 跟踪了 2 万多人 10 年时间，发现深橙色蔬菜可以降低心血管病风险，特别是胡萝卜，该研究的人群样本中，多吃胡萝卜的人患上心血管病风险降低 32%。2018 年的荟萃分析[47] 纳入了 10 个队列和病例对照组研究，发现多吃胡萝卜可以降低 21% 乳癌风险。也有荟萃分析发现胡萝卜可以降低 28% 前列腺癌风险[48]。2022 年四川大学团队[49] 在平均 9.4 年时间内随访了 10 多万人，期间出现了 1100 宗大肠癌病例，发现多吃胡萝卜的人患上大肠癌的概率降低 21%，但却没有发现胡萝卜素本身跟大肠癌有关联性，所以胡萝卜的膳食纤维在大肠癌的预防作用中可能比胡萝卜素更为重要。

相比吃胡萝卜，使用 β - 胡萝卜素的补充剂的结果就比较令人失望。连续 5 年补充 14~30mg 的 β - 胡萝卜素，并没有发现可以降低胃癌的发病风险或死亡率[50]。补充 5~8 年 20mg 的 β - 胡萝卜素和 50mg 的 α - 胡萝卜素，没有降低吸烟者的癌症风险，反而可能增加肺癌的风险[51]。每天补充 15mg 的 β - 胡萝卜素和 25000IU 维生素 A，增加了吸烟人群的肺癌风险和死亡率[52]。

连续 12 年每 2 天补充 50mg 的 β - 胡萝卜素，没有降低癌症发病风险[53]。从临床研究证据看，多吃蔬菜特别是胡萝卜而不是补充剂是充分利用 β 胡萝卜素作为抗氧化物的方法。

番茄红素是另一种重要的类胡萝卜素。一项包括 21 个临床研究的荟萃分析[54] 发现番茄和当中的番茄红素可以显著降低 LDL 低密度胆固醇，减轻炎症和改善血管内皮功能，补充番茄红素还可以降低血压的收缩压，平均降低 5.66 mmHg，这些都有助于改善心血管健康。那是否使用番茄红素的补充剂就好了，不需要吃番茄呢？也许有这个想法的人不只你，有很多药厂和保健品生产商都是这样想的，但综合番茄和番茄红素的干预研究结果，发现吃番茄的效果[55]，除了在降血压这一项上，番茄红素比吃番茄好之外，其他都是吃番茄和番茄衍生产品效果更好，全食物的有益成分不是单一的，我们食物来源的番茄红素，大概 85% 来自番茄。如果你真心不喜欢吃番茄，红色（不包括橙色）胡萝卜也可以吸收到较多的番茄红素[56]。

叶黄素和玉米黄素是另外两种改善我们健康的类胡萝卜素，一般为蔬菜水果中的黄色色素，但深绿色蔬菜也含有这两种类胡萝卜素，因为叶绿素可以覆盖叶黄素和玉米黄素的黄色色素。所以当秋天树叶停止生产叶绿素，叶黄素显现出来，落叶呈现漂亮的金黄色。我们眼内的视网膜黄斑和晶状体都聚集了大量的叶黄素和玉米黄素，统称为"黄斑叶黄素"（macular xanthophylls）。黄斑叶黄素会吸收波长 400~500nm 的光线，这个波段是较高能量的蓝光，容易对视网膜细胞造成伤害，而黄斑叶黄素可以保护我们的视网膜和晶状体，免受光线导致的氧化应激，眼内的叶黄素和玉米黄素也可以中和自由基，减少眼睛出现炎症导致的眼科疾病，包括青光眼和白内障等[57]。

2013 年发表的一项跟衰老有关眼疾的大型双盲对照组临床研究（AREDS2）和后续跟踪受试者 10 年时间的报告[58-60]，证明叶黄素和玉米黄素比胡萝卜素更适合作为预防衰老的有关眼疾，因为虽然胡萝卜素和叶黄素、玉米黄素组合都可以降低眼疾风险，但胡萝卜素增加吸烟者患上肺癌的风险，叶黄素、玉米黄素组合则并不会增加风险，所以是对眼更安全有效的抗氧化物。

叶黄素和玉米黄素在黄色和深绿色的蔬菜和水果中都有，但蔬菜中密度高于水果[61]。虽然体外研究发现叶黄素和玉米黄素在水果的生物利用率可能比蔬菜高[62]，临床研究却发现从"广义"蔬菜（青豆、南瓜、玉米）来源的叶黄素和玉米黄素比水果来源的（橙子、牛油果、猕猴桃），有更高的生物利用率，更容易提升人体的水平[61]。

蔬菜的色素也不全是类胡萝卜素，例如花青素在蔬菜中也非常丰富。茄子就有丰富的花青素，茄子和番茄都属于茄科类（nightshade，或学名Solanaceae），其他茄科类蔬菜还包括甜椒和土豆等。有自身免疫系统疾病患者可能担心茄科类含有皂苷（saponin）或糖苷生物碱（Glycoalkaloids），有时也被称为抗营养素[63]，原始饮食和AIP饮食都建议剔除茄科类食物可以改善自身免疫系统疾病，但哈佛大学认为没有任何临床研究证据支撑这一说法[64]。其实大量流行病学研究和干预研究都证明包括番茄、茄子和其他茄科类食物可以降低身体炎症改善健康。设有功能医学中心的美国知名医疗机构——克利夫兰诊所（Cleveland Clinic）也同意没有必要剔除茄科类[65]，其专家指出如果有人觉得自己对茄科类食物不耐受，可以尝试暂时剔除，之后再引入，如果长期剔除茄科类食物，要想办法补充失去的营养素。我不知道饮食中剔除番茄后可以怎样从全食物中有效补充失去的番茄红素……

茄子改善人体健康的作用，其实当中的抗营养素生物碱也得算一个[66]，其他包括绿原酸和花青素都是多酚类抗氧化物。茄子可以减少脂肪的吸收，茄子含大量的乙酰胆碱，可以舒张血管和降低血压，也可以通过抑制淀粉酶的作用降低血糖[67]。对照组临床研究发现[68]，添加了茄子提取物后，受试者可以在4个月内增加体内抗氧化能力，缩小腰围和减少体脂。

多酚类抗氧化物

蔬果中有益健康的物质，还包括多酚类抗氧化物。动物实验发现多酚类物质能改善肠漏[69]，减少血液中刺激免疫系统的LPS[70]。而临床研究也证明多酚类物质对降低炎症有帮助。2017年的一项研究论文总结了多酚类物质的好处，可以降低2型糖尿病的发病率，减少葡萄糖在肠道的吸收，从而改善胰岛素抵抗，对降低糖尿病风险都有帮助。不但如此，多酚类物质也减轻炎症和身体的氧化应激反应[71]。

多酚类是一种植物化学物，因为化学结构都带有多个酚基团所以统称为多酚类，已知的多酚类物质超过 8000 种[72]。包括类黄酮物质，例如在茶叶中的儿茶素，洋葱的槲皮素，芹菜中的芹菜素，柑橘类的柚皮素，豆类的大豆苷原，浆果和茄子含的花青素；而非类黄酮的多酚则包括咖啡含的咖啡酸，葡萄含的白藜芦醇，橄榄油含的橄榄苦苷，姜黄含的姜黄素等。多酚类有很强的抗氧化功能，而且可以改善肠道菌群，是天然的益生元。

我们之前已经介绍过，肠道有不同的微生物，其中大肠杆菌等革兰氏阴性菌的细胞壁的主要成分为脂多糖（LPS），众多研究已经证实 LPS 可以刺激免疫细胞的 TLR 受体，导致炎症[73]。LPS 进入血液的途径有两个：其一是肠漏，2016 年的一项检查 44 位胰脏患者研究[74]发现，肠漏程度跟血液中的 LPS 的数量成线性关系，肠漏越严重，血液循环系统中的 LPS 就越多。另一个途径是乳糜微粒，由于乳糜微粒是载脂蛋白，进食脂肪类食物特别是油炸食品都会增加血液中的 LPS 和引起炎症的发生[75]。

蔬果中的多酚类物质可通过抑制脂肪的吸收减少 LPS 进入血液。葡萄子提取物是多酚类物质，当中活性物质称为原花青素（Proanthocyanidins）。在2016 年的一项临床研究中[76]，12 名体重正常的受试者和 17 位肥胖的受试者食用早餐（100g 面包 +100g 芝士 +2 只鸡蛋 +8g 的蛋黄酱，共 66g 的脂肪和100g 的碳水化合物，合计 990 卡路里）后，再服用了葡萄提取物的受试者餐后血液中的 LPS 明显比对照组少，而且最明显是在餐后 4 小时后。所以多酚类物质可以降低餐后血液中的 LPS，减少身体的氧化应激。

蔬果中的多酚类物质也可以减少葡萄糖的吸收，改善胰岛素抵抗，同时抑制脂肪，减少 LPS 进入血液中引致炎症。多酚类物质是多吃蔬果能减少炎症的其中一个主要原因。

增加蔬果减少身体炎症

炎症跟肠道菌群的关系密切，2013 年的一项研究分析了 28 位肥胖者[77]，发现他们的肠道菌群比较体重正常的人，菌种多样性不足，而且包括 CRP 等炎症标志物同样偏高。肥胖导致肠道菌群的变化，使得肥胖者肠道中有更多引起系统性炎症的细菌。

在 2013 年的一项干预临床研究中[78]，肥胖的糖尿病患者进行素食一个月，试验期后血糖、体重、甘油三酯和胆固醇等指标都改善了，主要通过改善肠道菌群，减少了厚壁菌门（Firmicutes）：拟杆菌门（Bacteroidetes）比例，显示跟代谢有关的菌群比例改善，同时减少了肠道中病原菌的数量，包括肠杆菌（Enterobacteriaceae），肠杆菌是导致慢性炎症的细菌。素食含较多的蔬果和膳食纤维，可以改善代谢性疾病，素食中的膳食纤维可以通过改变肠道菌群，降低肠道的炎症。

2011 年另一项研究[79]分析了 249 名素食者（144 名纯素食，105 名蛋奶素食者）和对应的非素食者，发现无论是纯素食还是蛋奶素食者，粪便的 pH 值都更低，也就是偏酸性，而酸性可以压抑病原菌的数量，所以两组素食者比非素食者，减少引起炎症的细菌和大肠杆菌。

也有临床研究[80]让非素食者分成两组，一组改吃一个月的沙拉式纯素食（uncooked vegan），然后另一个月恢复到原来的饮食习惯，对照组则保持 2 个月的一般饮食。检查素食干预组的粪便，发现跟炎症相关的各种代谢酶在进行素食的一个月中大幅下降，但一个月过后恢复到之前的一般饮食后的 2 周内，这些降低炎症的效果就消失了。研究人员认为素食不但改变了肠道菌群，同时也增加了粪便的体积和改善了排便，都对改善炎症有帮助。

素食也对自身免疫系统疾病有改善的作用，在为期一年对类风湿性关节炎的患者的临床试验中[81]，首先让患者进行 3 个半月的无麸质纯素食，接着再进行 9 个月添加了蛋奶的素食，对照组则按照日常饮食生活。结果显示，从改变饮食第一个月开始，素食干预组的所有类风湿病征已经开始改善，持续到试验结束。研究进一步分析他们的粪便，发现素食干预组的肠道菌群跟对照组明显有差异，类风湿患者通过素食改善了肠道菌群，降低了身体的炎症，他们的类风湿性关节炎的症状也得到改善。

2013 年一项队列研究[82]发现纯素食者患上自身免疫系统疾病中，桥本甲状腺炎的风险较低，但蛋奶素食者风险则较高。这可能跟牛奶和鸡蛋对某些不耐受人群是引起炎症的食物有关。所以纯素食跟桥本甲状腺炎风险有反向关系。

2017 年的一项对多发性硬化症（MS）的研究[83]分析了 200 多名儿童患者的饮食，发现每增加 10% 来自脂肪的卡路里，MS 的发病风险增加 56%。相反，每天增加一份的蔬菜，MS 的发病风险降低 50%。

也有研究发现多吃蔬菜[84]可以减少子宫内膜异位症的发病风险，降低哮喘的发病概率和身体的系统性炎症[85]。

增加膳食中蔬菜和水果的比例，可以减轻身体的炎症、慢性病和自身免疫系统疾病。

淀粉类蔬菜

世界卫生组织建议每天摄入 5 份蔬果，但淀粉类蔬菜除外。其实很多根茎类蔬菜也是高淀粉的蔬菜，例如各种的薯类。

薯类没有煮熟的时候都含有较多的抗性淀粉（类似膳食纤维），但薯类不宜生吃，所以煮熟后就成了普通淀粉了，薯类和其他淀粉类蔬菜虽然比精制谷物含有更多的微量营养和少量的膳食纤维，但食用薯类不能过多，容易造成过多的卡路里，在小肠快速释放的葡萄糖也跟精制谷物一样容易造成健康问题。例如哈佛大学公共卫生学院，并不鼓励多吃土豆或红薯等薯类，认为同样会导致肥胖、糖尿病和心血管疾病[86]。

中国营养学会则认为中国人吃土豆的方式跟西方人不一样，同意炸薯条不利健康，但膳食指南认为每天应该有 50~100g 的薯类。其实近年很多对薯类的研究已经排除了油炸脂肪的干扰因素，结论基本上是薯类没有什么坏处，可以吃但不能多吃。

在西安交大和香港大学等在 2021 年发表的研究中[87]，把炸的、烤的、煮的土豆，全部分开分析，还是得出薯类吃得多，糖尿病风险增加。而且还有研究发现，其实水煮的土豆，可能更会增加糖尿病风险[88]。其他淀粉类蔬菜，例如南瓜、山药、莲藕等也同理，吃多了同样增加糖尿病风险[89]。临床干预研究也发现，只需要 8 周控制淀粉类食物和糖的摄入，肥胖受试者可以降低体重，缩小腰围和改善胰岛素抵抗[90]。

关于淀粉类蔬菜特别是土豆的研究已经够多，结论基本上是淀粉类蔬菜和薯类不太差，适量可以补充维生素 C 和钾，增加饱腹感，仅此而已，但要说因为有益健康，所以每天应该吃薯类，这真的很难找到证据支撑，关键还是吃薯类时究竟取代了什么？取代了精制谷物应该是健康的，取代了全谷物应该就不太健康了。但由于薯类虽然是高卡路里的淀粉类食物，也含有丰富的微量营养，适量吃还是不错的。

吃蔬菜是不是就不用吃水果了

中国营养学会的饮食指南建议每天除了摄入 300g 以上的蔬菜外，也要吃 200~350g 的水果。但有不少人觉得我已经经常吃蔬菜了，不吃水果可不可以？起码有两个原因不能只吃蔬菜不吃水果。其一是多样性，其二跟中国人的饮食习惯有关。

我们如果偏食不吃水果，就可能导致缺乏某些微量营养。就以维生素 C 为例，一个大橙子已经有 100mg 的维生素 C，吃茄子、西葫芦和空心菜等则需要吃 2kg，生菜（沙拉生吃）、娃娃菜等也起码得 1kg 才可以达到同样水平，所以一个橙子的维生素 C 可以是很多蔬菜的 10 倍。偏食不吃水果，只吃某些蔬菜可能导致个别维生素或微量元素不足。

明尼苏达大学进行过一项研究[91]，归纳了水果、豆类和叶子菜的微量营养比例，水果虽然比蔬菜含糖较高，但同样也含较多的可溶性膳食纤维，而且差不多高一倍或更多。两者都含维生素 C 和胡萝卜素，但水果含较多的镁和钾（例如香蕉），叶菜含较多的钙和铁。所以不搭配水果与蔬菜一起吃，很难做到微量营养均衡。

除了微量营养之外，越来越多研究证明多酚类抗氧化物对身体的各种健康问题有改善作用，而多酚类物质种类繁多，有些只在某些水果中存在。例如葡萄皮含丰富的白藜芦醇，研究也发现，浆果含有较多的花青素（anthocyanins），对减轻炎症和改善心血管健康有帮助[92]。

另一个不能缺少水果的原因跟中国人饮食习惯有关，我们一般很少生吃蔬菜，水果是我们唯一生吃的食物。蔬菜沙拉能更有效保存水溶性营养素，煮熟的蔬菜，特别是水煮，维生素 C 和 B 流失很严重，因为维生素 C 和 B 是水溶性的，水煮会流失大量维生素 C 和 B。浙江大学的研究发现[93]，中国人煮食习惯导致大量微量营养流失，炒菜或水煮蔬菜，维生素 C 会流失 33%~38%。

另一项研究发现[94]，很多维生素都是热不稳定，蔬菜加热后，维生素 A 只剩下约 33%，叶酸剩下 40%，而且煮的时间越长，微量营养流失越是严重。

所以如果只吃蔬菜不吃水果，除了导致个别微量元素摄入不足外，也切断了个别有益的多酚类物质的来源，再者，对于水溶性和热不稳定的营养素，只有水果可以较有效获得。蔬果不可或缺。

水果改善健康

除了因为偏食，有人因为担心果糖，有人怕麻烦，或各种原因，日常饮食中还是缺乏水果。

水果的确含糖，包括果糖、葡萄糖、白糖和其他碳水化合物。水果含的糖，相当一部分是果糖，例如每 100g 芒果中含大概 13.5g 的糖，包括大概 4.7g 的果糖；甜樱桃也含有约 13.5g 的糖，包括 5.4g 的果糖。其实同一种水果也有不同品种、不同生长环境、不同储存方法和甚至不同年份等都影响果糖和总糖分含量，所以不可能存在"官方"数据，大家也只能知道个大概而已。

近年大家对果糖的了解增加了，了解到果糖对身体的危害。有人就简单理解为：水果 = 果糖，所以所有关于果糖对健康的影响都算到水果身上，其实食物例如水果是"复合物"，水果并不是只有果糖。流行病学研究并没有支持水果增加体重和对健康不利的看法。研究发现[95]，多吃水果的人，反映维持肝脏健康的肝酶没有受到影响，多吃水果的人内脏脂肪反而更少。2017 年发表的一项研究[96]指出吃水果可以取代高热量食物和增加膳食纤维，这些的确可以改善脂肪肝，但水果的可溶性和不可溶性纤维，比蔬菜和全谷类的膳食纤维跟改善脂肪肝的关联性更大。水果比同样膳食纤维含量的蔬菜和谷物更能改善脂肪肝，水果改善脂肪肝的作用已经超过了单单膳食纤维的作用。

哈佛大学医学院在 2015 年发表一项前瞻性研究[97]，包括 18000 多名 45 岁以上的女性，这些女性的基线体重都是正常的，研究跟踪样本人群近 16 年的时间，当中 8000 多名从正常体重变为肥胖，分析这些人的饮食，发现食用较多蔬菜或较多膳食纤维都没有降低肥胖风险，只有增加水果的摄入显著降低肥胖风险。奥地利发表的一项荟萃分析 [98] 包括 17 个队列研究一共 56 万人的样本，发现吃水果跟体重和腰围有反向关系，而吃蔬菜或蔬果跟体重没有出现同样关系。这些虽然只是关联性研究，但都提醒我们水果可能有比膳食纤维更重要的物质。

水果对体重的影响有导致肥胖的因素，包括糖 [99]。但吃水果可以取代其他高卡路里饮食，水果也可以提供比很多其他食物更大的饱腹感，水果含丰富的维生素和矿物质，水果含的多酚类物质可以直接改善健康，或通过改善肠道菌群改善健康。

哈佛大学在 2016 年发表的另一项研究 [100] 包括 3 个前瞻性队列研究一共 12 万多的人的样本，跟踪时间长达 24 年。发现膳食中含多酚类物质较多的食物，例如水果中的蓝莓、苹果、梨、西梅、草莓和葡萄的摄入量跟体重有反向关系，含更多的多酚类物质的食物对维持体重和降低肥胖风险更有效。

不同的蔬菜、水果、茶、咖啡、可可等含有不同比例、不同组合的多酚类物质，有些多酚类物质只在某些蔬菜或水果中存在，而不同的多酚类物质对改善不同的健康问题有不同的路径和效果，所以把各种水果都剔除在饮食之外，好等于"自断一臂"，从饮食中获得有利健康的物质途径大打折扣。

1996 年就有研究测试和比较水果中的抗氧化能力 [101]，以"氧自由基吸收能力"（ORAC）作比较，发现水果中的抗氧化作用主要不是来自维生素 C，而是水果的多酚类物质，该研究比较了 12 种不同的水果，以毛重量的 ORAC 的抗氧化能力排序，最强为草莓，之后按顺序是李子、橙子、红葡萄、猕猴桃、西柚、白葡萄、香蕉、苹果、番茄、梨和蜜瓜。

2002 年康奈尔大学也分析了常见水果的抗氧化物 [102]，发现含多酚类抗氧化物最多的是蔓越莓，其余依次是苹果、红葡萄、草莓、菠萝、香蕉、桃、柠檬、橙子、梨和西柚。研究也测试了这些水果的抗氧化物对抑制癌细胞的作用，发现最强还是蔓越莓，其次是柠檬、苹果、草莓、红葡萄、香蕉、西柚和桃。

2011 年，中山大学和中国科学院等学者发表的研究论文[103]则分析了 62 种我国常见水果的抗氧化能力，评定标准为铁还原抗氧化能力（FRAP）和 Trolox 等价抗氧化能力（TEAC），当中以 FRAP 跟上文提到的 ORAC 都是衡量中和自由基的能力的有效方法，而 TEAC 则更能反映水果自身清除氧化物的能力。该研究同样发现水果中的多酚类物质跟 FRAP 是强关联性，再次证明多酚类物质是水果抗氧化能力的主要来源。研究选出了 7 种抗氧化力最强的水果：枣、石榴、番石榴、番荔枝、柿子、黄皮和李子。

2010 年，法国学者分析了几百种我们经常吃的食物、饮料和香料[104]，选出了多酚类物质最多的 100 种物质，当中水果占了 20 种，蔬菜有 16 种，其他为香料、谷物和饮料等。按正常食用每一份排序选出多酚类最多的 12 种食物，当中 10 种是水果（各种浆果、葡萄、樱桃、草莓、梅等），1 种是蔬菜（朝鲜蓟），还有就是咖啡（红茶和绿茶，排 16 和 17）。所以水果是我们日常饮食中最主要的多酚类的膳食来源。

跟各种不同的榜单一样，各种水果在榜单中抗氧化能力排名都不一样，但共同点则是，不同的水果，无论糖分高低，抗氧化能力都很强大。下文介绍多种常见的水果对改善健康的作用，还有一些没有太大众化的水果的作用，高糖类水果同样可以改善健康。研究证据太多，我们只看人类临床干预研究。

橙子

橙子和橙汁含有生物类黄酮"橙皮甙"（hesperadin），橙皮甙可以减少葡萄糖和果糖在小肠的吸收代谢，2019 年一项交叉临床试验[105]发现喝橙皮甙含量越多的橙汁，受试者的餐后血糖就越低。橙皮甙调节了携助小肠吸收葡萄糖的葡萄糖转运体 GLUT2，也通过减少转运果糖的 GLUT5 载体，抑制了果糖的吸收，GLUT5 载体也是果糖导致高血压的重要机制，而橙子的橙皮甙抑制了这个机制[106]。这再一次说明关键不是你吃了什么，而是你吸收了什么。

橙汁含果糖，但橙汁不等同含高果糖浆的汽水。在 2019 年发表的交叉临床试验中[107]，26 名健康受试者连续 2 周每天喝可乐，血糖升高比喝 2 周的橙汁后更高，而胰岛素分泌却减少，显示胰岛素抵抗已经开始出现。喝可乐也增加了尿酸，但橙汁却增加尿酸排出，喝橙汁的结果是尿酸减少。

在 2018 年的交叉组临床试验中 [108]，26 名健康受试者尝试连续 4 周以两种不同的方法饮用鲜榨橙汁，第一种方法是"随餐饮用"，一天 3 杯（一天 1.28L的橙汁，占一天卡路里比例的 20%），另一种方式是在两餐中间喝橙汁，结果出现不同的健康结果。随餐饮用改善代谢性健康指标，受试者的脂肪比例降低；但两餐之间饮用橙汁，受试者的脂肪比例增加，餐后胰岛素敏感度降低。之前其实也有研究发现，一餐饮食中包含多酚类物质，可以减少脂肪和碳水化合物的吸收，减少肠道内毒素 LPS 进入血液，减少身体的餐后氧化应激。

香蕉

在 2019 年的随机对照组临床研究中 [109]，113 名糖尿病和亚糖尿病患者接受试验，干预组受试者每天吃 40g 的生香蕉（偏绿色）果肉，对照组只接受普通的营养支持，24 周试验期后，吃香蕉的受试者的中期血糖指标（HbA1c）和空腹血糖都得到改善，血压、体重和腰围都减少了。

在 2020 年发表的对照组临床研究中 [110]，39 名糖尿病患者接受试验，干预组连续 6 个月每天吃 40g 的生香蕉果肉，在试验期后，受试者的低密度胆固醇、空腹血糖和中期血糖指标（HbA1c）都改善了，而且胡萝卜素等抗氧化物水平提升，降低了低密度胆固醇的氧化风险，改善了糖尿病和心血管病的风险。

香蕉可以改善便秘，也可以改善腹泻。在 2019 年的随机对照组临床试验中 [111]，80 名经常便秘的青少年在 8 周试验后，吃生香蕉改善了他们的便秘，减少泻药的使用。在 2020 年发表的对照组临床研究中 [112]，腹泻的儿童（9 个月～5 岁）在吃生香蕉后，有 60% 在 72 小时内腹泻症状消失，吃生香蕉对改善稀便的腹泻有帮助，可以加速康复时间。

也有临床研究比较过生香蕉、熟香蕉和白面包对糖尿病患者的血糖影响 [113]，受试者分别食用 120g 的生香蕉、120g 的熟香蕉和 40g 的白面包，餐后血糖，白面包最高（181nmol/L），其次是熟的香蕉（106nmol/L），最低是生香蕉（74nmol/L），而胰岛素反应在 3 种食物中接近。生香蕉含更多的抗性淀粉，但在转熟的过程中更多的淀粉被转化为糖。

苹果和梨

很多人喜欢去了皮吃苹果，无论基于对农药残留的担忧，或只是不喜欢苹果皮，吃苹果不吃皮都是浪费了苹果中最有营养价值的部分。苹果皮含有苹果一半的膳食纤维和大量的生物类黄酮抗氧化物（槲皮素是苹果含有的主要类黄酮）。澳大利亚有临床研究证明，让 30 名受试者连续 4 周分别吃带皮的苹果或去皮的苹果，带皮苹果显著增加受试者的血管舒张功能，增加血液中的类黄酮浓度，可以改善血管健康[114]。

在 2012 年的交叉组临床试验中[115]，同样是 30 名受试者接受试验，发现无论吃苹果还是吃菠菜都可以改善心血管功能，但两者一起效果更好，苹果可以改善血管内皮功能（FMD），降低血压，苹果和菠菜都可以各自独立增加舒张血管的一氧化氮，强化血管功能，降低血压，结果都可以改善心血管健康。

在 2010 年的前瞻性研究中[116]，21 名中度到严重的阿尔兹海默症患者每天饮用含丰富生物类黄酮的苹果汁，1 个月的试验期过后，受试者虽然病症没有明显改善，但照顾患者的护工反映，27% 的患者的行为有改善。

在 2003 年的临床试验中[117]，49 名肥胖高血脂受试者分组后接受减肥的干预试验，分别连续 12 周每天吃苹果、梨或燕麦饼干，试验期后吃苹果和梨的受试者的血糖和血脂降低都显著多于吃燕麦饼干的受试者。

在 2019 年的交叉临床研究中[118]，中年的代谢病患者连续每天吃 2 个中等大小的梨，在 12 周试验期后，干预组受试者的血压显著降低，腰围也显著缩小，吃梨也持续降低受试者的瘦素（Leptin）浓度，显示体脂在持续减少。吃梨可以改善代谢性指标和心血管健康。

其他水果

西柚：在 2011 年的临床研究中[119]，85 名肥胖受试者分组接受试验，干预组连续 12 周在早、午、晚餐前都先吃半个西柚或喝一杯西柚汁，受试者的食物总重量没有什么变化，但卡路里减少了 20~29%，试验期后他们的体重降低了

7.1%，腰围缩小了 4.5cm，吃西柚或喝西柚汁的干预组的高密度胆固醇 HDL 上升了，显示吃西柚和喝西柚汁的受试者的体脂也得到改善。

猕猴桃：2006 年的一项临床研究[120]发现每天吃 3 个猕猴桃，9 周后干预组受试者的细胞 DNA 修复能力加强了，降低了受试者患癌症的风险。2004 年的干预研究，则发现每天吃 2 到 3 个猕猴桃，可以在 28 天试验期后降低受试者 15% 的甘油三酯，改善受试者的血脂[121]。2009 年也有临床研究发现，连续 8 周每天吃 2 个猕猴桃可以增加改善受试者的血脂，增加了他们的高密度胆固醇 HDL 水平，而且受试者的维生素 C 和 E 的抗氧化物水平也在试验期后得到提升[122]。

西梅：在 2011 年的临床研究中[123]，160 名停经后的女性分组接受试验，干预组每天都吃 100g 的西梅干，对照组则食苹果干，两组受试者每天都补充 500mg 的钙和 400IU 的维生素 D。一年试验期过后，只有吃西梅干的受试者的骨质密度显著改善，骨质流失的指标也显著减少，西梅干可以显著改善骨质疏松，部分作用是减少骨质流失。接受该临床试验的 20 名受试者在 5 年后回来做后续检查[124]，这些受试者在这 5 年来没有再吃西梅干，但检查发现当初吃西梅干的干预组受试者，在 5 年后的骨质密度还是优于对照组。除了上述研究，该研究小组还进行了多个类似的临床研究，都证明西梅对改善骨质疏松特别有效，但这么有经验的团队也无法解析西梅究竟是通过什么方法改善骨质疏松。西梅含有维生素 K、硼、多酚类物质（包括绿原酸、原花青素等），都可能产生增强骨骼健康的作用。

草莓：在 2011 年一项交叉临床试验中[125]，24 名肥胖受试者吃了高碳水中量脂肪的饮食组合后，出现了氧化应激状态，之后饮用草莓汁，受试者的炎症指标随即显著降低，胰岛素敏感度也改善了。在 2014 年一项临床研究中[126]，60 名腹部肥胖和高血脂的受试者接受试验，分到干预组的受试者，连续 12 周每天喝含有 50g 草莓的饮料，在试验期后他们的总胆固醇和 LDL 都减少，氧化应激指标 MDA 也显著降低了，显示受试者无论心血管病风险和炎症都得到改善。在 2013 年的一项临床研究中[127]，36 名糖尿病患者每天喝 50g 的草莓饮料，6 周的试验期后，他们的炎症指标和脂肪过氧化都减少，显示炎症得到改善。在 2017 年一项临床研究中[128]，17 名肥胖的骨关节炎患者连续 12 周每天喝 50g 的草莓饮料，试验期后他们都减少了导致骨关节炎的炎症指标，关节疼痛显著改善了。草莓在上述多个临床研究证明可以减少不同的炎症指标。多个临床干预研究也证明草莓可以改善心血管病指标，包括降低血脂、软化血管和降低血压[129]。

蓝莓：蓝莓可能是优点最多的水果，对多种健康都有好处。在 2014 年的一项临床研究中[130]，48 名停经后的亚高血压女性接受试验，她们连续 8 周每天吃 22g 的冻干蓝莓，试验期后她们有助舒张血管的一氧化氮浓度增加，她们的血压降低了。在 2018 年的一项临床研究中[131]，37 名高龄受试者接受试验，干预组连续 90 天每天吃 24g 冻干蓝莓，试验期后发现他们的学习能力改善，记忆出错减少，因为蓝莓改善老年人的认知能力。"野蓝莓"比普通蓝莓更小，但对改善健康的作用可能更显著。在 2019 年的临床研究中[132]，54 名 7~10 岁健康的儿童接受试验，干预组孩子饮用 200mL 的野蓝莓汁，当中含有 253mg 的花青素，之后孩子接受测试，喝了野蓝莓汁的孩子的语言记忆能力加强，记得更多的单词，注意力集中度改善，该研究证明野蓝莓可以改善健康孩子的认知能力。

蔓越莓：蔓越莓含糖很少，能预防反复性尿路感染。蔓越莓含有的原花青素可以阻挡细菌粘附在尿路组织的细胞上，减少感染。蔓越莓作为治疗尿路感染已经有超过 100 年的历史，当时还没有抗生素[133]。在 2016 年的随机对照组临床试验中[134]，连续 12 周补充蔓越莓提取物可以减少受试者的细菌粘附，降低她们尿液的 pH 值（增加酸度），对改善受试者的尿路感染有帮助。2017 年的系统性回顾[135] 包括了 7 个临床研究，近 1500 名受试者样本，同样发现蔓越莓对降低尿路感染风险有帮助。

高糖的水果

含糖量较高的水果，同样有改善不同健康的作用，但不宜过量。

西瓜：西瓜按每 100g 含糖算好像不是高糖水果，但因为西瓜含水量高，大家一吃就不是 100~200g 这个分量了。在 2016 年的双盲对照组临床研究

中 [136]，43 名血脂异常的受试者分组后，干预组连续 42 天每天吃 6g 的西瓜提取物，试验期后干预组受试者的低密度胆固醇显著降低，西瓜提取物改善了受试者的健康和降低了他们的心血管病风险。

櫻桃：酸樱桃可以降低尿酸预防痛风，但普通日常吃的甜樱桃或车厘子同样对降低尿酸有帮助。在 2003 年的临床研究中 [137]，受试者食用 280g 的甜樱桃，尿液排出的尿酸在 1~5 小时间增加了，5 小时后血浆尿酸值显著降低了。樱桃可以增加维生素 C，也可以降低受试者的炎症。在 2013 年的临床研究中 [138]，18 名 45~61 岁的健康受试者连续 28 天每天吃 280g 的车厘子，在试验期后受试者的炎症标志物 CRP 降低 20.1%，其他多个炎症标志物也降低了，证明车厘子可以改善炎症。

芒果：芒果是很多人既爱又不敢吃的水果，其实芒果含大量的多酚类物质芒果苷（mangiferin），对改善代谢病症有好处。在 2014 年的一项临床试验中 [139]，20 名肥胖受试者每天吃 10g 的冻干芒果，12 周试验期后受试者的空腹血糖显著降低，男性受试者的腰围还平均缩小了 3.3cm，体重则没有显著改变。在 2018 年的干预临床研究中 [140]，21 名健康受试者连续 42 天每天吃 400g 的芒果，试验期后体重正常的受试者的血压降低，肥胖的受试者则胰岛素抵抗改善，证明芒果对预防肥胖和代谢性疾病有作用。在 2018 年的临床干预研究中 [141]，25 名停经后女性受试者连续 14 天，每天吃 300g 的芒果，试验期后血压显著降低，呼气测试也发现受试者的肠道菌群得到改善。16 周临床研究也发现每天吃 85g 的芒果可以减少中年女性的面部皱纹，但每天吃 250g 的芒果却增加面部皱纹，提示吃芒果需要控制量 [142]。适量的芒果对健康有益，那多少算适量？有学者认为每周 2~3 个芒果不会造成身体代谢压力，属于适当分量 [143]。

荔枝：在 2012 年的临床研究中 [144]，70 名日常经常锻炼的健康受试者分 3 组接受试验，荔枝干预组连续 30 天每天补充荔枝提取物，维生素组每天补充 800mg 的维生素 C 和 320 IU 的维生素 E，对照组只有安慰剂。试验期后只有荔枝干预组的受试者提升了的运动表现，显示运动负荷的无氧阈值（anaerobic threshold）增强了 7.4%，而且荔枝提取物也同时降低身体的氧化应激，负责该项研究的团队认为荔枝对身体的帮助不完全来自当中的普通抗氧化功能，荔枝的多酚类物质作用可能很大。

石榴：石榴是季节性水果，有抑制小肠细菌过度生长的作用，石榴在水果中很突出，也对多种健康问题有改善作用。但如果不是鲜榨的石榴汁，需要注意有没有添加糖。在 2017 年的双盲对照组交叉试验中[145]，受试者连续 7 天每天喝 500ml 的石榴汁，试验期后受试者显著降低了血压，炎症指标同样降低。而对透析患者持续 1 年的双盲对照组临床研究[146] 发现一周 3 次每次喝 100mL 的石榴汁可以显著改善干预组受试者的炎症，降低患者因为感染进医院的概率，改善受试者的心血管病指标，但停止饮用石榴汁 3 个月后，所有改善效果就消失。也有双盲对照组临床研究发现[147] 连续 8 周每天补充 500mg 的石榴提取物可以显著改善类风湿性关节炎患者的病情，同时改善了患者的晨僵和身体的氧化应激。双盲交叉临床试验也证明石榴提取物可以减少肥胖受试者的 LPS 和改善肠道菌群[148]，同样也减少大肠癌患者的 LPS[149]。

◢ 本章小结

1. 蔬菜水果都有改善健康的作用。除了提供大量已知的维生素和矿物质，例如维生素 A（前体）、维生素 B、维生素 C、维生素 E、镁、钙、钾、锌、铁等，蔬果还含有大量膳食纤维、植物化合物和多酚类抗氧化物，还含有硝酸盐、有机硫和类胡萝卜素等；

2. 蔬菜特别是叶菜提供我们 80% 的硝酸盐，增加一氧化氮改善我们血管健康，降低血压和心血管病风险。十字花类菜可以产生萝卜硫素等有机硫化学物，对降低癌症风险、改善与多种炎症有关的疾病都有帮助。而类萝卜素在不同的蔬菜中广泛存在，β－胡萝卜素是维生素 A 前体和抗氧化物，番茄红素可以改善血脂和降低炎症，叶黄素和玉米黄素可以改善我们眼部健康；

3. 8000 种的多酚类物质在水果中含量最多、种类也最丰富，对改善健康有不同作用。不同水果中的不同多酚类物质，无法只从补充剂，或只吃蔬菜获取；

4. 每天饮食中都应该有水果，对健康有很大好处，由于不同水果改善不同的身体健康问题，吃水果不宜偏食，尽量换着吃，很多季节性的水果例如石榴、蔓越莓、樱桃在改善个别健康问题的作用很难被其他食物取代；

5. 水果虽然含果糖，但水果不等同果糖，无论个别水果含糖量多少，适量食用都有临床研究证明对改善健康有帮助。某些高果糖水果，例如芒果不宜过量食用，但也不必完全避开；

6. 随餐（餐前、餐中或餐后）食用水果或果汁，比两餐之间作为零食，对健康的帮助更大；

7. 我们对水果中的多酚类物质改善健康问题的研究尚在起步，不知道的是具体什么水果的哪一种多酚类物质对什么健康问题最有帮助，但多酚类物质可以改善健康是没有悬念的，适量多吃水果利大于弊；

8. 膳食中包括适量的水果，可以改善不同健康问题，包括：改善高血压、减肥、降低尿酸、改善葡萄糖稳态、认知能力、降低炎症、预防尿路感染、降低心血管病风险、改善便秘和腹泻、抑制小肠细菌过度生长等。

第五章
戒糖和精制碳水化合物

美国加州大学旧金山分校在校园和大学的附属医院做了一件有意义的事，不但造福了自己的员工，而且在 2019 年把研究成果发表在《美国医学会杂志》上[1]。试验是这样的：该校连续 10 个月不在工作场所售卖含糖饮料，也就是自动售卖机等都没有可乐或含糖咖啡奶茶等饮料，但大学并没有禁止喝饮料，员工喜欢的还可以自带含糖饮料。尽管如此，在 10 个月的试验期后，该校员工的含糖饮料消耗量减少将近一半，大家的腹部脂肪明显减少。70% 的员工的腰围都缩小，平均缩小 2.1 厘米，而且大多数人还减轻了体重。此外，少喝了含糖饮料的人，胰岛素抵抗也得到改善。负责该研究的 Epel 教授指出，"众所周知，碳酸饮料会增加疾病的风险。高糖摄入会增加腹部脂肪和导致胰岛素抵抗，这是糖尿病、心脏病、癌症甚至痴呆症的已知危险因素。最近的研究还发现糖的摄入与过早死亡有关"。

碳水化合物是三种宏量营养之一，另外两种是蛋白质和脂肪。碳水化合物又分三大类：糖类、淀粉类和膳食纤维。糖和精磨的谷物类淀粉是精制碳水化合物，缺乏微量营养，容易增加慢性病和各种代谢性疾病的风险，而全谷物和部分不被人体吸收的其他淀粉类食物，通过维持肠道菌群平衡，改善人体健康。

图 5.1 中间绿色字的是精制碳水化合物，减少精制碳水化合物对健康有好处。右边的是抗性淀粉和膳食纤维，共同点是都不被人体肠道吸收代谢，但可以直接或间接调节（正面）肠道菌群，改善人体健康。左边的是部分被人体吸收后完全不被人体代谢的代糖，所以可以降低我们的卡路里，一般用来取代糖为我们提供口腹之乐，短期使用就算较高剂量都可能是安全的，但长期使用就算是低剂量的都已经有证据会导致肠道菌群失衡，造成健康隐患。我们在这一章介绍精制碳水化合物中的糖和普通淀粉对健康的影响，也会解析为什么代糖不能经常使用。

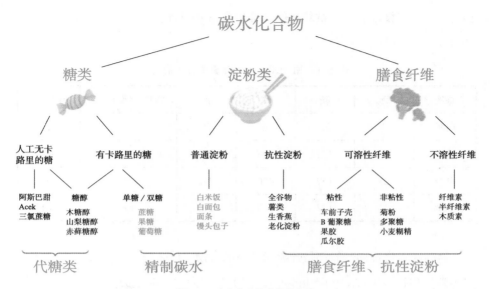

图 5.1　碳水化合物功能性分类

　　食物有"质量"之分，低"质量"的碳水化合物不利健康，但高"质量"的碳水化合物则改善健康。科学家定义食物的质量，跟价钱无关，跟热量和微量营养有关。热量就是卡路里，而微量营养包括已经定义为人体必须的维生素和微量元素，也包括其他对改善健康有益的物质，例如膳食纤维和多酚类抗氧化物。高质量的碳水化合物是在营养上"性价比"好的食物，是热量低但微量营养高的食物，拿全谷类的糙米跟精磨的白米比较，糙米在同样热量下，含有更多的微量营养和膳食纤维，属于高质量的碳水化合物，相反白米就是低质量的碳水化合物，缺乏微量营养的卡路里。在表 5.1 你可以轻易看出，同样卡路里下，白米比糙米和其他全谷物，缺失了多少的微量营养。

　　精制碳水化合物是深加工的碳水化合物，除了卡路里就不剩下多少微量营养，当中糖是典型的精制碳水化合物，微量营养是零，而精磨的谷物同样是精制碳水化合物，例如精米在加工后，只剩下极少的微量营养。而全谷物是指未经精细加工或碾压粉碎等处理，仍然保留了完整谷粒所具备的胚乳、胚芽、麸皮及其天然营养成分的谷物。简单理解就是"带皮"的谷物就是全谷物，把谷物的壳和皮都完全处理干净的就是精制碳水化合物的精粮。全谷物包括例如糙米、全麦、全荞麦、全黑麦、小米、藜麦、燕麦等。以白米为例，精细加工后膳食纤维的米糠没有了，抗氧化物、维生素 B 和其他微量营养都大量流失……（表 5.1）。

表 5.1　每 100g 含的微量营养（微克）

谷物	钙	镁	磷	钾	膳食纤维（克）	卡路里
白米	3	25	69	86	0	343
糙米	10	123	304	230	3.4	348
燕麦	28	159	480	242	11.3	367
小米	41	107	229	284	1.6	361

精制碳水化合物一般都是升糖指数高的食物。什么是升糖指数？ 升糖指数又称为血糖指数（glycemic index 或 GI）全称为"血糖生成指数"，指吃下一定量食物后，单位时间内血糖升高速度，它反映了某种食物与葡萄糖相比升高血糖的速度和能力，葡萄糖的 GI 是 100，白糖的 GI 大概 65，白米饭的 GI 大概 73。GI 越高的食物，血糖升高的速度越快；GI 越低，食物转化为葡萄糖的速度越慢，血糖的提升速度也越慢。GI 大于 60 的食物包括冰淇凌、面包、面条、白米饭等。

美国发表过一项流行病学研究[2]，分析了 1909 年到 1997 年接近 90 年的数据，发现精制碳水化合物的摄入跟 2 型糖尿病在 20 世纪的发病率有正向关系。2013 年一份关于我国饮食和健康的研究[3] 跟踪了 11 万名上海居民 5 到 10 年的饮食和健康状况，发现碳水化合物在饮食中占比约 68%，当中 85% 为精制碳水化合物，而摄入精制碳水化合物较多的人，患上心血管病的风险增加 2 到 3 倍。我们都觉得咱们中国人、亚洲人没有西方人胖，但研究指出亚洲人以吃米饭为主食，在同样的 BMI（体重身高比）下，亚洲人的体脂比西方人更高，而白米饭跟糖尿病的发病率关联度也很高。早有研究发现精制碳水化合物增加 2 型糖尿病的风险[4]。

2013 年的一项系统性回顾研究[5]，包括 21 个队列研究，发现高 GI 的精制碳水化合物摄入越多，患上糖尿病的风险越大，而糖尿病同时增加心血管病的风险。但总碳水化合物的摄入没有发现跟糖尿病有明显的关联性。每天食用高

GI 食物越多，患上糖尿病的相对风险就越高，接近线性的正关系。

精制碳水化合物的食物增加糖尿病风险，而糖尿病则增加心血管病的风险，在大型流行病学研究 Framingham Heart Study 已经得到证明[6]，糖尿病和血糖指标跟心血管病风险同样是线性的正关系。

添加糖是 21 世纪的烟草

从微量营养和健康的角度，添加糖就是极其劣质的碳水化合物，因为添加糖含的微量营养是零。戒掉添加糖的食物和饮料，把精制碳水化合物的食物降到最低，是重获健康的重要一步。

含糖饮料是我们日常饮食中主要的添加糖来源，这些添加糖一般为白糖（蔗糖）或高果糖浆，两者都是完全没有微量营养的卡路里，但讽刺的是，营养学上称这些糖是"有营养的甜味剂"（nutritional sweeteners），目的是与人工代糖作区分。白糖是双糖，由一个果糖分子加上一个葡萄糖分子组成，高果糖浆一般是以玉米为原料加工制成的甜味剂，碳酸饮料和各种添加糖的饮料和零食一般使用的就是高果糖浆，所以我们到便利店买饮料，含糖的饮料十有八九都是添加高果糖浆的。高果糖浆的成分最常见的可能是 55% 果糖和 42% 葡萄糖（其余 3% 为其他糖类），白糖的成分则是 50/50 的果糖和葡萄糖。

由于白糖和高果糖浆的成分非常接近，所以从人体代谢的角度，一般认为白糖和高果糖浆对人体的影响类似，一杯加了白糖的咖啡或茶，跟一瓶可乐对人的影响类似。但是否完全一样呢？ 2010 年美国普林斯顿大学的团队对高果糖浆做了动物实验[7]，让大鼠喝含白糖或高果糖浆的水，尽管摄入的卡路里总量一样，喝添加高果糖浆的大鼠体重比喝白糖的大鼠增加更多，脂肪积累都在腹部，而且甘油三酯的水平也提升得更高。这是动物实验，在人的临床测试中暂时并没有类似的结论。高果糖浆的果糖 / 葡萄糖的比例虽然跟白糖接近，但跟白糖不一样，高果糖浆内的果糖和葡萄糖，虽然是混在一起，但其实是分离的果糖和葡萄糖分子，白糖中的果糖和葡萄糖则是通过化学键连接在一起的，暂时没有证据证明这个分别是否影响在体内的代谢差异，所以科学家们普遍认为白糖和高果糖浆是"同类"。

果糖和葡萄糖——孪生姊妹但各有归宿

白糖和高果糖浆两者类似，但它们跟其他淀粉类食物不一样，因为两者都含有一半或更高比例的果糖成分。淀粉类碳水化合物在人体消化代谢后会转化为葡萄糖和其他单糖，葡萄糖会被吸收进入血液循环系统为我们提供能量，胰岛素负责调节血糖的高低，同时协助葡萄糖进入细胞作为能量的原料。果糖的代谢跟葡萄糖完全不一样，果糖不受胰岛素的调节，所以人体摄入果糖后胰岛素不会分泌，由于摄入果糖直接到达肝脏，一直以来科学家相信果糖只能在肝脏代谢，由于没有调节机制，摄入的果糖很快便变成甘油三酯和脂肪储存在肝脏，引起脂肪肝和其他代谢有关疾病。

上面的理解原来只对了一半，普林斯顿大学在 2018 年发表的另一项研究[8] 用小鼠做实验，发现小鼠原来是首先通过小肠代谢果糖，但可以通过小肠代谢果糖的量非常有限，当摄取的果糖过多时，果糖才会经过血液到达肝脏，肝脏这才变成果糖的主要代谢器官。所以当我们适量吃水果时，这些小量的果糖主要在小肠被吸收代谢，跟含糖饮料中的高果糖浆在肝脏的代谢路径并不一样[9]。过量的果糖也会经过小肠到达大肠，大肠里有大量的微生物，对我们的健康至关重要，大肠里的微生物菌群是不应该接触到这种高纯度糖类的，因为正常饮食中，糖被分解为单糖后都让小肠吸收了，到达大肠的一般都是不能被人体代谢的膳食纤维和难以消化的物质。到达大肠的果糖成为某些微生物的超级食物，所以果糖除了对肝脏造成影响外，对大肠的菌群平衡同样造成重大影响，之前已经有研究证明大肠的菌群跟肥胖关系密切。

碳酸饮料不但引致肥胖，还导致脂肪肝

添加糖的饮料例如碳酸饮料并没有饱腹的感觉，所以喝碳酸饮料的人容易摄取过多的卡路里。2015 年的一项双盲随机对照组临床研究[10] 为受试者分别提供果糖、葡萄糖和代糖饮料，然后让受试者随意（ad libitum）进食，喝果糖和葡萄糖饮料的两组受试者每天摄入的卡路里都更多，平均每日摄取的卡路里多了 17%。添加糖的饮料令人比平常摄取更多的卡路里，这是糖使人肥胖的重要

原因之一。

如果我们定力够，每天喝碳酸饮料的同时减少其他卡路里的摄入又如何呢？ 2015 年另一项研究[11]，受试者在 18 天中，9 天摄取大量的果糖，大概占每天所需卡路里的 25%，另外 9 天摄取的能量不变，但用其他碳水化合物取代果糖。喝果糖饮料的 9 天，这些受试者出现"脂质新生反应"（de novo lipogenesis），脂质新生反应发生在碳水化合物过多时，肝脏把多余的能量转化为脂肪储存，储存在肝脏的脂肪越来越多就形成脂肪肝了，所以脂质新生反应是脂肪肝的发病前期指标，证明了果糖的摄入会引致脂肪肝的形成。

另一项 2017 年发表的临床研究[12]正好将刚才的研究倒转过来，也得出类似的结论，41 名 8~18 岁平日大量摄取果糖的胖孩子，他们中 63% 的人的肝脏脂肪已经超标，在 9 天的试验期间，这些孩子被限制不能喝含糖饮料，果糖摄取量限制在每天能量所需的 4%，减少的卡路里以淀粉类食物取代，所以他们的卡路里和碳水化合物的摄取量都没有变化。在试验期后，这些孩子的肝脏脂肪显著减少，体脂也降低了，胰岛素抵抗下降，各项健康指标都有所改善。果糖过多导致脂肪肝，但减少果糖的摄入可以逆转脂肪肝的形成，当然前提是不要太晚，因为脂肪肝再进一步就发展为肝硬化，此时就不能逆转的了，肝癌也就离我们不远了。

世界卫生组织建议减少摄入糖

尽管添加糖的食物和饮料引致肥胖和代谢疾病的研究证据已经堆积如山，但还有人认为这些证据仍然不足，他们把传统营养学的卡路里假说搬出来，认为糖跟其他的食物一样，如果摄入的卡路里一样的话，糖并不会引致肥胖，引致肥胖只是摄入卡路里过量，跟糖本身没有直接关系。但世界卫生组织的思路清晰，2015 年发出新的指引，建议糖占食物能量比例低于 10%，能降到 5% 会对健康有更大好处，相等于每天 25g 或 6 茶匙的糖，而便利店买到的罐装可乐含的糖大概是 40g，500mL 的瓶装里面的糖按比例就更多了！ 那糖引致肥胖的研究证据是否真的不足呢？ 利益冲突在学术界也是广泛存在的，不少指出糖并不会特别引致肥胖的研究都是食品公司赞助研究经费的。有统计就指出，食品行业资金赞助的研究得出"没有足够证据证明糖引致肥胖"的结论，是独立研究得出类似结论的 5 倍之多[13]。

在 2011 年的一项临床研究中[14]，让年轻受试者分别连续 3 周每天饮用 600mL 不同剂量的果糖、葡萄糖和蔗糖的饮料，最高剂量其实也就每天 2 罐可乐的含糖量。无论是哪一种糖，只需要 3 周的时间，受试者的血脂指标就变差，这意味着他们都增加了心血管病的风险，而且受试者的腰围变大了，反映内脏脂肪和炎症增加，效果最明显的是果糖和蔗糖饮料。该研究证明，尽管含糖饮料只占卡路里摄入的 6.5%，低于世界卫生组织建议的 10%，在 3 周内已经改变了身体的代谢性指标，血糖升高、血脂变差，身体炎症都加剧了。

而且喝含糖饮料，一不小心就会摄入过多的热量，造成肥胖，就算你把热量算得十分精准，没有因为喝含糖饮料增加摄入的热量，由于含糖饮料含有超过一半的果糖成分，避开了胰岛素的调节机制，更容易使肝脏囤积脂肪，引致脂肪肝和其他代谢性疾病。

甜品是小确幸？

有人会觉得吃甜食和精制碳水化合物会获得"幸福感"，心情不好或工作感情不顺时，没有比一份精致的甜品更能"解压"了。但如果说这跟毒品给予的"幸福感"是一样的，你会作何想？

2018 年一项动物实验解开了为什么我们心情不好时需要吃甜品的"谜"[15]。实验把小鼠分成两组，一组喂普通鼠粮，另一组给它们提供糖水，喝糖水的一组在 4 周后虽然体重没有明显增加，但它们每天饮用的糖水却越来越多，研究人员之后把糖水拿走，失去了糖水的小鼠，出现了抑郁症状，而且在行为测试中也显得更为焦虑。研究人员也分析了小鼠的神经递质，发现饮用糖水后小鼠的多巴胺受体增加，多巴胺是影响大脑奖赏机制（Reward System）的神经递质，多巴胺奖赏机制正是海洛因等毒品使人成瘾的生理机制，当糖水被拿走了，小鼠的多巴胺大脑活动减少，所以抑郁和焦虑就出现。

蔗糖和精米、白面粉等都称为精制碳水化合物，它们的升糖指数（GI）都很高。2018 年哈佛医学院发表的研究论文[16]有系统地解析了高 GI 食物如何跟毒品有类似的成瘾机制。我们"中脑边缘系统"（mesolimbic system）的"伏隔核"（简称 NAcc）在奖赏机制中起着重要角色，毒品通过不同的路径最终增加 NAcc 中的多巴胺浓度，但久而久之 NAcc 的多巴胺浓度会下降，吸毒者需要更多的毒品达到同样的多巴胺浓度。甜品等高 GI 食物使得胰岛素和血糖波动增加，而胰岛素和血糖同样影响大脑中参与奖赏机制的部位，跟毒品一样，高 GI 食物增加 NAcc 的多巴胺浓度，但随着时间这些多巴胺受体会减少，奖赏机制被戒断机制（withdrawal effect）所取代，使得我们需要越来越多的甜食。人类临床研究也的确发现，在同样卡路里的两种类似食物，进食高 GI 食物的受试者相对低 GI 食物的，大脑中 NAcc 的活动更为活跃[17]。

2021 年哈佛医学院的另一项研究[18]，这次是人类临床研究配合影像检查，比较了低碳（20% 卡路里）、中碳（40% 卡路里）、高碳（60% 卡路里）饮食的影响，受试者连续 20 周进行上述不同比例的碳水化合物饮食后，通过 MRI 脑部扫描检查，发现低碳饮食的受试者，在餐后 4 小时后脑部的 NAcc 区域的活动显著低于中碳水和高碳水饮食（相差了 41%）的受试者，研究人员发现部分原因跟胰岛素分泌有关，慢性摄入高碳水饮食影响大脑中的奖赏机制，结果是影响受试者自我控制机制，无法有效控制减少进食。

糖和高 GI 食物的成瘾机制已经不再停留在大学研究领域，已经进入国家级研究机构，例如美国国立卫生研究院（NIH）的药物滥用研究分院[19]，指出了摄入糖是影响健康的成瘾行为，跟毒品导致冲动性滥用的行为类似。综合近年的研究，大学的科学家和国家级研究机构都有共识，高碳水特别是高 GI 食物或甜食等所给予的所谓"幸福感"，是来自中枢神经的多巴胺奖赏或成瘾机制，跟毒品的成瘾机制类似，都是不利健康的。

精制碳水化合物导致肥胖和慢性病

除了添加糖，白米饭、白面包和面条等也同样是精制碳水化合物，同样会增加慢性病和其他健康风险。

2006 年丹麦的研究团队跟踪了 4 万多人 5 年时间，发现吃多或吃少跟人们的腰围没有关联性，但食用精制碳水化合物的量跟 5 年后腰围的尺寸有正向关系，精制碳水化合物吃得越多，腰围就越大[20]。有个小肚腩问题大吗？ 腰围是唯一肉眼可见的代谢性指标，反映的是内脏脂肪，显示我们的脂肪肝有多严重。

我们不要以为小孩、青少年在发育时期，就可以多吃精制碳水化合物，"长点肉"才是健康发育。2014 年的一项墨西哥研究，分析了 229 名当地青春期的少年，发现摄入较多精制碳水化合物的青少年都是营养不良的胖子，他们虽然体型肥胖，但微量营养，包括钙、维生素 D、欧米伽 3 脂肪和镁等都严重不足，身体炎症指标都较高。而且该研究也发现当精制碳水化合物吃得多，不管腹部脂肪是否过多，都增加胰岛素抵抗和糖尿病的风险[20]。

由于精制碳水化合物缺乏膳食纤维，造成血糖餐后波动大，容易摄入过多卡路里。1999 年就有交叉临床试验证明了这一点[21]，12 名肥胖的青少年，分别随意吃高 GI、中 GI 和低 GI 早餐。研究发现食用高 GI 精制碳水化合物时，卡路里的摄入比中 GI 的早餐多了 53%，比低 GI 早餐则高了 81%，不但如此，血糖和胰岛素都在精制碳水化合物的一餐后升得更高。精制碳水化合物促使身体代谢的荷尔蒙变化和饱腹感的荷尔蒙分泌减少，导致摄入的卡路里增加。

低 GI 的全谷物等食物能够提供更强的饱腹感，可以递延饥饿感的出现，使得我们可以减少卡路里的摄入，有助我们减肥[22]。精制碳水化合物的食物提供的饱腹感维持较短，2003 年的一项研究发现只能维持约 1 小时[23]。而 GI 低的全谷物等食物，饱腹感可以持续更长时间，约为 2~3 小时。

2013 年的一项研究[24] 解析了为何精制碳水化合物不能提供长时间的饱腹感。肥胖的受试者分别食用低 GI 的食物和高 GI 的精制碳水化合物。进食精制碳水化合物后，血糖上升比低 GI 食物高出 2.4 倍，进食高 GI 精制碳水化合物食物的 4 小时后血糖则比进食低 GI 食物降得更快更多，饥饿感更强烈，通过 MRI 影像扫描，发现此时大脑的右伏隔核（NAcc）开始活跃，延伸到嗅觉区（olfactory area），促使受试者继续进食。进食精制碳水化合物 1~2 小时后，血糖瞬间降下来，饿的感觉随之而来，刺激中枢神经的奖赏机制，使我们又再想吃。

白米饭和面条是很多中国人和海外华人的主食，2014 年新加坡的横断研究直接点名白米饭和面条增加糖尿病风险[25]。研究分析了 2728 名新加坡的华人，食用较多的白米饭和面条，不管是否增加肥胖和影响身体炎症，都加剧了胰岛素抵抗和增加了空腹血糖值。

精制碳水化合物还会增加身体炎症风险，其中一个原因是精制碳水化合物可以改变肠道菌群，增加肠漏风险，导致肠道更多的内毒素 LPS，结果首先可能是肠道菌群失衡，然后通过肠漏和脂肪的摄入，肠道中的细菌代谢物 LPS 被带到血液，引起身体的系统性炎症[26]。

精制碳水化合物搞乱肠道菌群

糖和精制碳水化合物跟小肠菌群失衡关系密切。肠道菌群的平衡影响身体健康，但我们了解人体肠道菌群，一般通过检查粪便。粪便中的微生物只反映大肠的状况，对我们了解小肠特别是靠近胃部的十二指肠等的肠道菌群没有什么帮助。其他检查小肠菌群的手段都比较麻烦和创伤性，以至我们对小肠菌群所知有限。

小肠是人体营养吸收的主要地方，当小肠不健康，营养吸收会出现困难，这就不难理解为什么非素食者会缺 B12，会出现缺铁性贫血，各种缺镁、缺锌等微量营养，间接导致身体各种疾病。肠道微生物也是多种维生素在饮食以外的主要来源，例如 B 族维生素的主要来源是肠道菌群的代谢物，肠道中 60% 的微生物可以产生最少一种的维生素 B[27]。

至今谈到小肠微生物引致的健康问题，都倾向简化为小肠细菌过度生长（SIBO），因为早年科学家认为小肠环境是接近无菌的状态，所以当发现小肠原来有细菌的时候，细菌数目过多就认为是健康问题所在，而且细菌数目是可以量化的，检查可以通过吹气测试诊断，所以 SIBO 就成了小肠菌群失衡的代名词，但近年已经有研究对有关理解作出质疑。

食物在小肠走完全程只需要 2 到 5 小时，但在大肠停留时间则在 24 小时以上[27]。肠道距离胃部越远，细菌数量越多，靠近胃部的十二指肠的细菌数量约为 10^3/mL，连接十二指肠和回肠的空肠细菌有 10^4~10^5/mL，小肠最远端的回肠的细菌约为 10^7~10^8 /mL，但相对大肠的 10^{12}/mL 细菌，小肠的细菌都不算什么[28]。

SIBO 和小肠菌群失衡的原因

我们对人体的小肠菌群了解有限，但通过一些特殊人群可以更方便了解小肠的微生物状况。结肠造口术是因为结肠病或在结肠损伤时进行的手术，由于排泄物不再经过大肠，可以反映小肠微生物的状况[29]。研究人员分析了小肠排泄物的微生物，发现小肠的菌群相对大肠的菌群可以对碳水化合物作出更快速反应，它们更依赖糖类，而且可以在环境适合，包括糖类丰富的时候快速增殖。所以糖和精制碳水化合物更容易导致小肠菌群的失衡。

其实小肠对于微生物是极其恶劣的环境，食物经过小肠的时间很短，而且营养只间歇性供应，不能快速反应的微生物没法有足够营养满足自身代谢需要，接近胃部的近端小肠的酸性较高，不适合大部分微生物生存，小肠的消化物除了酸性高，还有胆汁和各种消化酶，都对细菌等微生物有抑制作用。但使用质子泵等抑制胃酸的药物时，SIBO 和小肠菌群失衡就更容易出现，如果饮食中糖和精制碳水化合物过多，小肠菌群失衡就会加剧。

正常情况下，pH 值从靠近胃部的 6.7（微酸性）增加到回肠的 7.5（微碱性）[27]。十二指肠从胃部接收酸性消化物，促使胰脏分泌消化酶分解代谢食物和营养，而回肠末段低酸性环境更有利细菌的生长，有助它们发酵到达肠道后端的碳水化合物。这个平衡一旦打乱，小肠的菌群就可能失衡，除了抑胃酸药的使用可以搞乱小肠的酸碱度外，胆囊切除后源源不断的胆汁到达小肠，又或只是过量的脂肪类食物使得胆汁过度分泌，过多的糖和精制碳水化合物给"机会主义"的小肠微生物提供营养，都可以扰乱小肠的菌群平衡。

抗生素的使用影响肠道包括小肠菌群的平衡。抗生素选择性杀灭部分细菌，就算广谱抗生素都不可能完全清除肠道细菌，对真菌是一点作用都没有，所以抗生素的使用会加剧肠道菌群的失衡，但"有趣"的是，临床指南建议在 SIBO 确诊后，并有肠道症状时，应该使用抗生素。此时使用抗生素可能起到短期减少症状的作用，但几个月后对肠道和其他身体器官的慢性影响却无法估量。

SIBO 和慢性病

肥胖：美国知名医疗机构梅奥诊所在 2020 年发表的荟萃分析[30] 纳入 5 个研究一共 515 名受试者，发现肥胖症患者患上 SIBO 的风险是瘦人的 2 倍，当分析只包括西方饮食国家时，肥胖人群患 SIBO 风险增加到 3.4 倍。美国芝加哥大学发现肥胖症患者患 SIBO 是 88.9%，而健康对照组是 42.9%[31]。意大利的研究发现 23.3% 的肥胖人群能检查出 SIBO，而瘦的对照组只有 6.6%[32]。但韩国有临床研究发现使用抗生素 12 周治疗 SIBO 并不能有助减肥[33]。糖尿病患者患 SIBO 的比例也较高，印度的 2 型糖尿病患者患 SIBO 约 14.8%，而健康对照组只有 2.8%[34]。重庆大学附属肿瘤医院在 2022 年发表的荟萃分析，35 纳入 14 个研究一共 1400 多名 2 型糖尿病患者和 600 多名对照组，发现 2 型糖尿病患者患上 SIBO 的风险比健康对照组高 2.9 倍，糖尿病患者有 29% 的比例同时患上 SIBO。

脂肪肝：美国另一家知名医疗机构克利夫兰诊所，发现 SIBO 患者有 45.4% 患脂肪肝，而健康对照组只有 17.3%，是健康对照的 2.6 倍[36]。印度 40% 的肝硬化患者出现 SIBO，而对照组只有 8.3%[37]。罗马尼亚检查了肥胖孩子[38]，发现 59.5% 的 SIBO 孩子患脂肪肝，而对照组只有 10.2%。但使用抗生素 6 周治疗 SIBO，脂肪肝没有改善[39]。

皮肤炎症疾病：SIBO 跟银屑病有关联性，治疗 SIBO 后银屑病量表显示银屑病也可以改善[40]。西安交大 2021 年发表的对照组研究[41] 发现银屑病患者的肠道菌群跟健康对照组显著不同。所以银屑病可能不但跟小肠菌群有关联，跟大肠菌群也有关联性。玫瑰痤疮跟 SIBO 也有关联性。意大利的玫瑰痤疮患者中 46% 同时有 SIBO，而健康对照组患 SIBO 的只有 5%，而抗生素治疗 SIBO 也可以改善玫瑰痤疮[42]。但有临床研究跟踪了 SIBO 玫瑰痤疮患者使用抗生素后 5 年时间[43]，在抗生素治疗后 38 名受试者或 55.2% 的患者玫瑰痤疮显著改善，3 年后这 38 名改善受试者有 23 名或 60.5% 的玫瑰痤疮继续在缓解状态，5 年后 17 名或 44.7% 仍然在缓解阶段。效果是否令人满意？这可能见仁见智，但抗生素治疗 SIBO 只对一半人有效，而且通过抗生素治疗玫瑰痤疮患者的效果的确不能持续，我们也不知道在使用抗生素后，这些患者有没有出现新的其

他健康问题，我们也不知道如果用其他非药类方法，例如通过健康饮食，是否有更好更持续的效果。

中枢神经：病例对照组研究发现[44]54.5% 的帕金森患者同时有 SIBO，而健康对照组只有20%，而 SIBO 的帕金森患者的病情更反复，使用抗生素后的患者，他们的运动症状得到改善，但患者的副作用包括便秘变得严重[45-46]。2022 年波兰的研究发现 49% 的阿尔兹海默症患者同时患 SIBO，而健康对照组只有22%[47]。出现脑雾的人患 SIBO 的比例是 68%，而健康对照组只有28%，值得注意的是，所有出现脑雾的纳入人群都有使用 1 种到多种的益生菌，研究的结论是脑雾和肠道症状可能跟益生菌的使用有关[48]。

自身免疫系统疾病：法国的系统性硬化症患者同时患 SIBO 的比例较高，他们的病情更严重[49]。重庆医科大学附属第一医院在 2021 年发表的荟萃分析[50]，发现系统性硬化症患者患上 SIBO 的风险是健康对照组的 12.5 倍，患 SIBO 的系统性硬化症患者更容易出现腹泻症状。

菌群失衡不等同 SIBO

2019 年梅奥诊所在《自然》子刊发表了一份对 SIBO 和小肠菌群非常有启示性的研究论文[51]。研究人员通从 126 名有小肠症状的患者中，确诊了 66 名（52%）患有 SIBO，患 SIBO 跟受试者最近使用过抗生素有关联性，使用过抗生素增加 4.2 倍患 SIBO 的风险，而 SIBO 跟 "肠道症状"（腹泻、便秘、腹痛、排便频率、胀气、吞咽困难、缺乏胃口……）没有关联性，但有肠道症状的患者的小肠菌群的多样性，丰富程度等都跟没有肠道症状的对照组有显著差异，也就是肠道症状跟 SIBO 没有关系，但跟小肠菌群失衡（dysbiosis）有关系，而且 SIBO 跟小肠菌群失衡没有关联性。研究发现，部分健康受试者饮食中膳食纤维较多的会在 SIBO 测试中显示阳性，但他们大部分没有出现肠道症状，而且他们的小肠菌群也没有失衡。

基于上述的检查结果，研究团队设计了饮食干预试验。16 名健康受试者，他们日常饮食都含有丰富的膳食纤维（>11g/1000kcal）和每天超过 5 份蔬果，在 7 天试验期间，让他们的饮食统一宏量营养比例为 50% 碳水、35% 脂肪、15% 蛋白质，但减少膳食纤维，增加精制碳水化合物的糖类。结果在试验期后，80% 受试者出现了肠道症状，但在停止上述干预饮食后的 7 天内症状消失。这些受试中有一半在基线已经诊断为 SIBO，在精制碳水化合物饮食干预后，3 名受试者 SIBO 转阴，5 名继续 SIBO 阳性，而基线 SIBO 阴性的 8 名受试者，2 名在精制碳水化合物后 SIBO 转阳性，总体看，SIBO 跟肠道病征没有任何关联性。但研究发现在精制碳水化合物饮食试验后，受试者小肠菌群多样性减少，小肠渗透性增加也就是肠漏出现。

梅奥诊所的研究团队对结果的解读：

1. 健康人群也可以出现 SIBO 阳性，但这些人的小肠菌群没有失衡，也没有肠道有关症状；

2. SIBO 阳性，可以因为健康的饮食，也就是膳食纤维多而已；

3. SIBO 跟肠道症状（包括腹泻腹痛等）没有关联性；

4. 肠道菌群失衡跟肠道症状有正相关性；

5. 从较多膳食纤维的饮食切换到高精制碳水化合物饮食，肠道菌群失衡，肠道症状增加。

治疗 SIBO

美国肠胃病学会 ACG 的临床指南建议使用抗生素治疗 SIBO，而抗生素的确可以较有效使得 SIBO 转阴，但却不代表可以改善小肠菌群失衡，也不代表可以治愈因为小肠菌群失衡导致的疾病，抗生素的使用也可能导致更大的健康问题。

SIBO 比较"出名"，但它的兄弟"SIFO"是近年才开始被了解，当中 F 是 fungus 真菌的简写。SIFO 是小肠真菌过度生长。肠道真菌是"机会主义者"，当肠道的环境正常，真菌的表现是和平的共生菌，一般以酵母的形式存在，我们的免疫系统也不会对真菌作出反应，但一旦肠道环境改变，真菌会从酵母变形为菌丝，可以穿过小肠壁，刺激免疫系统作出反应，导致身体炎症和肠漏。什么情况导致 SIFO ？最容易造成 SIFO 的就是用来治疗 SIBO 的抗生素，因为抗生素对真菌无效，当使用抗生素后，出现 SIFO 的风险大大增加。如何检查

SIFO？至今没有有效方法检查 SIFO[52]。

　　除了胀气、腹泻、消化不良、恶心等肠道症状外，肠道真菌可以导致什么疾病？这里举几个例子。2022 年发表的一项病例对照组研究[53]比较了 265 名银屑病患者和 200 名健康对照组，粪便检查发现银屑病患者的念珠菌（真菌的一种）定殖更普遍。2018 年另一项病例对照组研究[54]也检查了 70 名银屑病患者，发现银屑病患者口腔内发现念珠菌的比例是健康对照组的 7 倍。在 2021 年的体外实验[55]中，培植银屑病患者的免疫细胞，比对健康人群的免疫细胞，念珠菌可以刺激银屑病患者的免疫系统产生 IL-17 细胞因子，IL-17 正是导致银屑病发生和加剧的免疫因子。

　　2017 年的病例对照组研究[56]分析了 235 名炎症性肠病（IBD）患者的粪便，发现 IBD 患者的念珠菌比例比健康对照组多，而且真菌比例也比细菌比例更多，肠道中真菌组合，跟健康对照组有显著差异。2016 年另一项前瞻性研究也发现[57]克罗恩病患者全身的真菌都较多，真菌在克罗恩病的发病机制中可能有重要作用。南京医科大学发表的病例对照组研究[58]也发现克罗恩病患者的粪便中，肠道炎症黏液的真菌跟非炎症黏液真菌组合显著不同，也跟对照组的真菌组合不同，这些炎症黏液的真菌跟患者的炎症标志物 CRP 有正相关性，提示肠道真菌加剧肠道炎症。也有研究分析发现患克罗恩病的孩子肠道真菌的菌群混乱，研究认为通过真菌分析已经足以诊断儿童克罗恩病[59]。

　　尽管临床指南建议使用抗生素治疗 SIBO，但从上文引用梅奥诊所的研究已经发现 SIBO 不是小肠菌群失衡的代名词，SIBO 跟肠道症状可能不是因果关系，见到 SIBO 就用抗生素，可能造成 SIFO 的小肠真菌过度生长，也可能增加SIFO 有关的各种疾病。

　　由于糖和精制碳水化合物可以让小肠细菌快速增殖[29]，戒糖和精制碳水化合物是有效和安全的调整小肠菌群平衡的方法。饮食中含较多膳食纤维的蔬果和全谷物，可以改善小肠菌群平衡，缓解肠道症状[51]。

甜味剂同样不利健康

糖和其他精制碳水化合物导致肠道菌群失衡，也增加慢性病包括糖尿病的发病风险。有人会为了减少糖的摄入，用代糖取代蔗糖或果糖，尽管这些人工甜味剂经过安全验证，证明是"安全"的，但长期使用是否真正安全呢？

人工甜味剂又称代糖，主要分两大类，一种是人工合成的甜味剂或称为没有营养的甜味剂（non nutritive sweetners），其实就是人体不能吸收所以是没有卡路里的甜味添加剂；另一种是有卡路里的称为营养甜味剂（nutritive sweeteners），包括高果糖浆和糖醇类高甜度的甜味剂。其实这样的定义有点误导。"有营养"的甜味剂其实除了热量之外，一点微量营养都没有。

常用的人工合成甜味剂包括糖精、阿斯巴甜、安赛蜜、三氯蔗糖等。例如健怡可乐的甜味剂为阿斯巴甜。

人工甜味剂不被肠道吸收，但添加人工甜味剂的食品饮料差不多百分百接触到肠道的菌群。所以甜味剂虽然没有卡路里，但我们吃进去的甜味剂仍然需要经过肠道，会成为肠道中某些细菌和微生物的超级食物。以色列魏茨曼（Weizmann）科学研究所的生物学家团队做了一系列实验[60]，发现人工甜味剂的确影响肠道的菌群。他们在一批小鼠的饮用水中加入人工甜味剂（糖精、三氯蔗糖、阿斯巴甜），另一批小鼠中加入真正的糖类（葡萄糖、蔗糖），对应另一批小鼠只喝普通水的，发觉使用人工甜味剂的小鼠的肠道菌种出现变化，无法正常代谢葡萄糖，研究人员接着把吃甜味剂的小鼠的肠道细菌移植到体内无菌的小鼠，接受细菌移植的小鼠同样无法代谢葡萄糖。人工甜味剂是安全和健康的说法受到挑战。

除了动物实验，在 2013 年的另一项研究中[61]，法国的研究人员对 66000 名妇女进行调查，发现饮用添加人工甜味剂饮料的妇女患糖尿病的风险比饮用含糖饮料的女性增加一倍以上。

另一项研究[62]跟踪了 700 多人 9 年的时间，发现喝健怡汽水（代糖饮料）的人腰围平均增加了 3.1 英寸，而不喝汽水的人期间腰围只增加 0.8 英寸。这虽然是个观察性研究，但前美国总统特朗普说"没有见过喝健怡可乐的瘦子"，这句话可能是对的。

当平日不使用甜味剂的人，让他们连续 7 天食用甜味剂，之后测量他们的血糖，其中 4 人葡萄糖耐量变差了[63]。葡萄糖耐量变差的 4 人，他们的粪便样本中的菌群种类出现变化，葡萄糖耐量没有变化的 3 人菌群种类则不受影响。将葡萄糖耐量变差者的肠道菌群移植到小鼠肠道，小鼠的葡萄糖耐量也同样变差，而移植葡萄糖耐量正常的人的菌群到另一批小鼠，小鼠的葡萄糖耐量则维持正常。这个研究证明了甜味剂通过影响肠道的菌群种类而影响葡萄糖耐量。葡萄糖耐量是胰岛素抵抗或糖尿病的指标，所以本来设计作为减肥的甜味剂，可能适得其反，使部分人群更容易患上糖尿病。

上文提过的以色列魏茨曼科学研究所 2022 年在《细胞》又发表了对代糖的新发现。研究团队把 120 名从来不进食代糖产品的志愿者分成了 6 组。他们分别每天摄入低于日常推荐量的阿斯巴甜、糖精、三氯蔗糖、甜菊糖苷。在试验期后，受试者的粪便样本显示他们的肠道菌群发生了改变，代糖中影响最大的是糖精和三氯蔗糖，但阿斯巴甜和甜菊糖也有影响。而没有使用甜味剂的对照组的肠道菌群则没有改变。进一步分析受试者的外周血，也发现当中的代谢物也出现明显的改变，而且受试者的葡萄糖耐量开始变差，血糖开始显著升高。所以尽管只是 2 周每天摄入低于 "安全" 剂量的代糖，都可以因为肠道菌群的改变而增加糖尿病的风险。

从观察性研究和动物实验的结果来看，人工合成甜味剂引致肥胖和代谢性疾病的证据已经很充分，但甜味剂在人体的临床对照组研究不多而且都是短期研究，对长期使用人工甜味剂是否对身体有害暂时没能给出决定性的结论。

糖醇类甜味剂同样构成健康问题

除了人工合成甜味剂外，另一类越来越多使用的甜味剂就是糖醇。糖醇是氢化的糖，分子带羟基，糖醇是天然存在的糖，在水果（例如西瓜、梨和葡萄）中有些许存在，但现在一些糖醇被精炼为甜味剂，例如山梨醇、甘露醇、木糖醇和赤藓糖醇等。食用糖醇后部分会被肠道吸收，不能被肠道吸收的，肠道的维生物同样可以将它们发酵使用。例如山梨糖醇，虽然只有 25% 被吸收，但剩下的 75% 经过肠道时可以被肠道的细菌发酵使用，这意味着肠道的菌群平衡也会受到影响，特别是革兰阴性细菌，使到肠道的菌群失调。此外，木糖醇和甘露醇可以直接打开紧密连接，从而引致肠漏。

糖醇中唯一例外的是赤藓糖醇，赤藓糖醇的甜度是白糖的 60%~80%，是生酮烘焙的主要甜味来源，食物中 90% 的赤藓糖醇会快速被肠道吸收，但人体不能代谢赤藓糖醇，也就直接通过尿液排出体外；剩下的 10% 经过肠道，理论上经过肠道的赤藓糖醇也可以被细菌发酵使用 [65]。但在 2005 年发表的一份报告中 [66]，研究人员将赤藓糖醇和其他几种糖醇置于人类粪便发酵 24 小时，结果多种糖醇都被粪便中的细菌代谢发酵了，唯独赤藓糖醇在 24 小时后仍然"不动如山"，完全不被细菌发酵，所以即使不被尿液排出的 10% 赤藓糖醇也会通过粪便全部排出体外，不被人体或肠道内细菌所吸收。也有一种可以感染人畜的病原菌布鲁杆菌可以代谢赤藓糖醇，但没有证据显示布鲁杆菌是肠道的"常住民"，所以暂时不用担心赤藓糖醇会影响肠道菌群的平衡 [67]。在没有更多证据和研究之前，我们暂时可以相信赤藓糖醇无罪，可以放心适量食用赤藓糖醇烘焙的生酮甜品。也有研究显示赤藓糖醇也是抗氧化物 [68]，可以在糖尿病患者和血糖高的情况下减少血管内皮细胞的炎症，起到保护血管的作用。

但"适量"是这里的关键词，肠道内的菌群超过 1000 种，而且每个人的菌群都不同，所以肠道菌群如果做基因排序，就像人手上的指纹一样，没有两个人的肠道菌群的基因是一样的 [69]。这样的话，短期小规模的临床试验，根本无法证明一种甜味剂是否安全。因为假设一种甜味剂例如赤藓糖醇，只对肠道中千分之一的微生物有影响，短期食用对某些人可能根本不会产生看得见的影响，但如果长期食用，这千分之一能够代谢赤藓糖醇的微生物得到你的长期"喂养"就可能过量繁殖，最后同样会引起肠道菌群混乱，导致包括肥胖和其他身体的健康问题。

2023 年美国克利夫兰诊所的研究团队在《自然》学刊发表了关于赤藓糖醇的一篇研究论文，揭示了赤藓糖醇可以通过加速血液的凝块形成，增加心血管病的风险。该研究虽然只是关联性研究，但也提示我们，对最"安全"的糖醇类代糖，都不能掉以轻心。

▫ 本章小结

1. 精制碳水化合物包括添加糖和精加工的谷物等碳水化合物。升糖指数越高的食物一般都是精制碳水化合物，在肠道中快速释放为糖；

2. 含糖饮食增加肥胖和脂肪肝概率，而白米饭、面包、面条等精制碳水化合物的主食，都增加糖尿病和心血管病的风险；

3. 糖和精制碳水化合物的食物，可以通过中枢神经的多巴胺成瘾机制，促使我们欲罢不能，吃更多的精制碳水化合物，同时精制碳水化合物的饱腹感很快消失，我们又会继续吃更多的卡路里；

4. 精制碳水化合物会加剧小肠菌群失衡、小肠细菌过度生长（SIBO），进一步导致肠漏、炎症和慢性病的发生，也包括其他跟炎症有关的疾病；

5. 就算"无糖"的甜味剂也不是绝对安全的，因为甜味剂可以通过影响肠道菌群的平衡，导致健康问题。

第六章
全谷物和抗性淀粉

尼加拉瓜是中美洲的一个发展中国家，人均年收入只有 2000 美元，当地贫穷家庭的孩子出现营养不良的现象非常严重。美国多家大学的联合团队对当地刚刚断奶的小朋友进行了一项临床试验，不但对当地孩子的健康有深远影响，也颠覆了我们对于什么才有营养的认知。研究结果在 2021 年也被医学期刊发表了[1]，研究招募了 24 名 6 个月大的婴儿，让一半的孩子每天补充米糠，就是我们白米精磨后被丢弃的外皮，另一半就吃白米粥等当地普通的食物。在 6 个月试验期过后，补充了米糠的孩子不但营养吸收得更好，而且发育得非常好。孩子的微量营养，包括钙、铁等都较只吃白米粥的对照组孩子更高，而且饮食中添加了米糠的孩子的肠漏更少，肠道菌群在米糠的调节下增加了微量营养的吸收和加速了重金属的代谢排出。孩子氨基酸的吸收也更多，有助蛋白质代谢吸收，对发育成长更有利。其实孩子在补充米糠的第 2 个月开始，反映发育状况的身高 / 年龄的 Z 评分（LAZ）就显著改善，这些改善一直持续到 6 个月的试验期结束。补充米糠的孩子的肠道炎症标志物更少。我们总觉得孩子肠道娇嫩不能吃粗粮，应该吃白米饭、白米粥才吸收营养，这项临床研究却证明，糙米含的米糠，通过改善孩子的肠道菌群和环境，提升孩子的营养吸收，也改善孩子的发育。这一章让我们多了解碳水化合物中的"复杂碳水"，包括抗性淀粉和全谷物如何改善人体健康。

碳水化合物包括糖、淀粉和膳食纤维。当中淀粉是葡萄糖分子的聚合物，在消化酶的作用下最终水解为葡萄糖，而葡萄糖是人体能量的主要来源。土豆和谷物等食物含有大量的淀粉类碳水化合物。普通淀粉（支链淀粉）在肠道中快速释放为糖。跟普通淀粉不同，膳食纤维不被人体代谢吸收，可以顺利到达大肠，包括不溶性膳食纤维的纤维素和水溶性膳食纤维。

但除了膳食纤维，淀粉类也有不被人体代谢吸收、可以到达大肠的"特殊品种"，它们产生类似膳食纤维的作用，这些不被小肠消化代谢的淀粉，统称为"抗性淀粉"。全谷类和豆类当中的淀粉被纤维性细胞壁包裹，淀粉酶没法对其分解；而未成熟的水果和淀粉类蔬菜包括土豆、香蕉和苹果等是颗粒状的紧密淀粉结构，同样无法让淀粉酶分解；而薯类和谷物含的普通淀粉称为支链淀粉，在加热后冷却会出现老化，形成"直链淀粉"，结构会变得难以被淀粉酶代谢。这些因为各种物理和化学原因不能被人体小肠代谢的淀粉，都统称抗性淀粉。

低"质量"的碳水化合物，也就是精制碳水化合物，导致身体代谢障碍、炎症和各种健康问题，高"质量"的碳水化合物，包括抗性淀粉和膳食纤维，降低炎症和代谢性疾病风险。为什么不被人体吸收的碳水化合物是"高质量"？因为我们大肠有大量的微生物，这些微生物需要"食物"才可以为我们工作。我们需要这些肠道微生物产生我们所需的维生素，有些我们可以从食物中获得但不够的——包括多种维生素 B 和维生素 K 等，也有些我们饮食中没有，必须靠肠道菌群产生的——短链脂肪酸就是最佳例子，我们日常饮食吸收得差不多都是长链的脂肪，过多就会导致健康问题，但短链脂肪不同，可以为肠道细胞提供能量，改善消化排便，减少肠漏，而且人体很多器官都有短链脂肪的受体，当肠道产生的短链脂肪通过血液到达不同器官，可以缓解身体的炎症，改善我们的健康。所以增加不被人体吸收的碳水化合物，包括抗性淀粉和膳食纤维，可以为我们大肠的微生物提供营养，只有当它们活得好，我们健康才会好。

升糖指数低的食物

我们应该还记得什么是升糖指数（GI），GI 低的食物由于进入肠道后停留的时间长，释放缓慢，葡萄糖进入血液后峰值较低，引起餐后血糖反应较小，需要的胰岛素也相应减少，所以避免了血糖的剧烈波动，既可以防止高血糖，也可以防止低血糖，有效地控制血糖。

除了有助控制血糖，很多低 GI 食物都含有较多抗性淀粉和膳食纤维，谷类颗粒碾度越细，GI 越高，相反全谷类食物的 GI 低，而且抗性淀粉的含量也更高。但低 GI 食物中也有例外，也有不太健康的，因为 GI 的定义有"bug"，算是定义的漏洞。我们之前介绍了升糖指数或 GI 的定义，指吃下一定量食物后，单位时间内血糖升高的幅度，它反映了某种食物与葡萄糖相比升高血糖的能力，葡萄糖的 GI 是 100，白糖的 GI 大概 65。GI 高于 70 一般视为高 GI 食物，低于 55 则视为低 GI 食物。所以根据定义，白糖不是高 GI 食物，这是根据 GI 理解饮食健康的一个大"bug"。

白糖也就是蔗糖，还有可乐等碳酸饮料添加的高果糖浆，都含有果糖，白糖是双糖，由一个果糖分子加一个葡萄糖分子构成，所以含 50% 果糖和 50% 葡萄糖。含糖饮料的高果糖浆配方，一般最少是 55% 果糖，其他主要为葡萄糖。由于含有一半果糖的白糖和超过一半果糖的含糖饮料，平均后降低了 GI，根据 GI 定义就不算最高 GI 饮食，比白米饭（GI=73）还要低。

但这不代表 GI 较低的白糖对身体的代谢性影响低于白米饭等 GI 更高的食物，淀粉类碳水化合物消化后会变成葡萄糖和其他单糖，葡萄糖会被吸收进入循环系统，胰岛素负责调节血糖的高低，同时协助葡萄糖进入细胞作为能量的原料。果糖的代谢跟葡萄糖完全不一样，果糖不受胰岛素的调节，所以人体摄入果糖后胰岛素不会分泌，摄入大量果糖直接到达肝脏，经过磷酸果糖激酶代谢，但由于没有胰岛素的控制，磷化过程过度迅速，摄入的果糖很快便变成甘油三酯和脂肪储存在肝脏，引起脂肪肝和其他代谢有关疾病。

了解了 GI 定义的"bug"，我们知道含果糖的低 GI 食物是"例外"。一般情况下，GI 低的食物由于进入肠道，葡萄糖释放缓慢，进入血液后峰值较低，引起餐后血糖反应较小，需要的胰岛素也相应减少，所以避免了血糖的剧烈波动，既可以防止高血糖，也可以防止低血糖，有效地控制血糖。对胰岛素抵抗和糖尿病患者有帮助。

此外，GI 低的食物容易产生饱腹感，同时不容易引起胰岛素波动，而胰岛素能够促进多余的葡萄糖以脂肪和糖原的形式储存，抑制糖原转化为葡萄糖"燃烧"作用能量，减少脂肪的储存，达到瘦身的作用。而高 GI 的食物恰恰相反。

低 GI 食物一般也是抗性淀粉和膳食纤维高的食物，意思是不容易甚至完全不在小肠被吸收，留到大肠让细菌代谢，产生短链脂肪酸，例如丁酸。所以低

GI 食物，例如糙米饭是益生元，意思是能够作为益生菌的"食物"的碳水化合物。益生菌代谢物，包括丁酸等对降低身体炎症、调节免疫系统有很大帮助。相反精制碳水化合物的高 GI 食物在小肠被快速代谢和吸收，如果小肠细菌或真菌过度生长，还会加剧小肠的健康问题，等于你给小肠的细菌叛军提供弹药了，这是吃完白米饭后，有人会产生胃酸倒流（细菌过度生长，食物提留在胃部时间过长）和胀气等消化问题的原因之一。胀气很多时是因为肠道细菌发酵碳水化合物产生气体，吃完就马上出现胀气，提示细菌是在小肠而不是大肠发酵，因为食物走完小肠需要 2~5 个小时才可以到达大肠，当小肠细菌失衡和细菌过度生长，还有胀气等症状，胃部排空就会减慢，容易造成胃食管反流。

抗性淀粉改善健康

我们进食的淀粉类食物在消化系统中会被分解为葡萄糖被肠道吸收，也会因此导致血糖升高。抗性淀粉不容易消化，甚至抵抗消化，所以在肠道的前端保存"完好"，缓慢消化的淀粉降低了葡萄糖的吸收，减少胰岛素的分泌和波动，同时减少了因为小肠细菌失衡时，肠道前端代谢糖的细菌和真菌。正如上文所说，不被小肠吸收代谢的抗性淀粉，到达大肠成为膳食纤维，增加大肠中的短链脂肪酸，对改善身体的炎症有好处。

抗性淀粉可以细分为 4 类：

第一类（RS1）：物理包埋着的淀粉，例如全谷物的外皮或植物细胞壁的包裹，消化酶没法接触到里面的淀粉。除了全谷物，豆类和其他种子类也含有 RS1；

第二类（RS2）：淀粉的葡萄糖结构的紧密程度影响它们被淀粉酶水解的速度。淀粉有不同比例的结晶，结晶使得淀粉难以被水解。根据葡萄糖分子排列不同，可以分为直链淀粉和支链淀粉，直链淀粉的葡萄糖分子紧密排列，淀粉酶没法顺利分解，而支链淀粉则成树枝状，易于被分解为葡萄糖。所以含直链淀粉多和结晶比例高的淀粉就是抗性淀粉。生的土豆和青的没有成熟的香蕉苹果等都含有 RS2 抗性淀粉。但薯类煮熟后、淀粉糊化后抗性淀粉比例大幅降低。[2]

第三类（RS3）：普通淀粉或 RS2 淀粉，加热后会被糊化，更容易被淀粉酶降解，但再冷却后，这些淀粉会重新组合为结晶状态，这个过程称为淀粉老化，产生 RS3 抗性淀粉。直链淀粉含量多的，老化速度就越快，可能只需要几个小时，而含支链淀粉多的例如白米饭，则可能需要 24 小时以上较低温度才能重新结晶形成 RS3。不同淀粉可产生的 RS3 的比例不一样，但一般不多于 10%。

第四类（RS4）：是人工合成或通过人工方法改变淀粉的特性，也就是人造的抗性淀粉。

2019 年发表在《柳叶刀》的一项系统性回顾[3]样本超过 1.35 亿年人次，发现摄入最多膳食纤维的人群，全因死亡率降低 15%~30%。膳食纤维和全谷物具有协同效应，增加全谷类食物与减少多种慢性病发病率可能存在因果关系，全谷类取代精粮对改善健康有帮助。

抗性淀粉本身就是益生元，为肠道中益生菌提供食物，改善身体健康。抗性淀粉增加肠道中的短链脂肪酸[4]。在 2016 年的一项临床研究中[5]，代谢性疾病患者食用抗性淀粉，26 周试验期后，一共有 71 种肠道菌株都改变了，增加了双歧杆菌等益生菌的比例，肠道中有助抗炎的短链脂肪酸也增加了，身体的空腹血糖、胆固醇和炎症指标都同时降低了。可发酵的抗性淀粉能够改善肠道菌群，增加抗炎的短链脂肪酸和改善代谢性疾病。

精制碳水化合物的饱腹感并不持久，抗性淀粉则维持更长时间的饱腹感。在 2010 年的一项临床试验中，健康受试者食用抗性淀粉的食物，相对于食用精制碳水化合物的对照组受试者，他们的饱腹感更强，平均减少摄入 90 卡路里[6]。除了增加饱腹感，抗性淀粉还可以降低餐后血糖和胰岛素反应，减少血液中的胆固醇和脂肪在身体的积累，对降低糖尿病和心血管疾病风险有帮助[7]。

在 2006 年的一项临床试验中[8]，10 名正常体重的女性受试者和 10 名肥胖的女性受试者，分别食用不同膳食纤维和抗性淀粉含量的松饼，之后分析她们的代谢性指标。当膳食纤维和抗性淀粉比例越高，两组受试者的血糖和胰岛素分泌就越低。抗性淀粉的食物可以降低血糖，食用膳食纤维和抗性淀粉高的食物，无论是正常体重还是肥胖的女性，都可以改善血糖代谢。

食物处理方法影响抗性淀粉比例

抗性淀粉对改善健康好处很多，但我国大部分人每天摄入的抗性淀粉只有14.9g[9]。如何才可以增加饮食中的抗性淀粉呢？

食物的烹饪方法也影响食物中的抗性淀粉含量，简单来说，熟的食物含有的抗性淀粉比生的少，加热过程改变淀粉的结构。同一种食物，不同的处理方法影响食物中抗性淀粉的比例。其中最简单增加抗性淀粉的方法是不要"趁热吃"，而是把食物先晾一会。把食物"晾一会"的过程称为"老化"（retrogradation）淀粉[10]。

淀粉在加热后结构改变了，但在冷却后会再改变，例如土豆在没有煮熟前，抗性淀粉含量非常高（RS2），达到72%，但煮熟后就大幅减少，冷却后又会增加一部分（RS3）[11]。冷却后的淀粉结构可以减慢消化，有利身体的整体健康。

就算你不习惯吃凉的食物，冷却后重新适度加热的高淀粉食物，抗性淀粉还是保存得较好的。2015年的一项临床研究[12]，测试刚煮熟的米饭和隔夜饭的抗性淀粉的不同含量，以及这些食物对人体的影响。研究分析了新鲜热米饭（对照组），室温放置10小时的米饭（测试1组）和放置在冰箱4度环境下24小时然后重新加热的米饭（测试2组）。测试1组的米饭含抗性淀粉是对照组的2倍，测试2组的米饭含抗性淀粉是对照组的2.5倍。15名健康的受试者之后接受随机交叉临床试验，食用测试2组米饭的受试者的餐后血糖显著低于吃新鲜热饭的对照组。食用放置在冰箱冷藏温度下24小时后再重新加热的米饭，相对新鲜热米饭，减少了同样卡路里的米饭对餐后血糖的影响。

亚洲人对米饭感兴趣，西方人对土豆的兴趣更大一些，1999年就有研究发现把土豆置于4℃一个晚上，第二天的隔夜土豆的抗性淀粉增加2.8倍[13]。临床研究也发现[14-15]食用抗性淀粉较高的"隔夜土豆"，餐后血糖升高较少，血脂也有所改善。

全谷类是优质的抗性淀粉

不是每个人都可以接受吃"冷饭"或"隔夜土豆",而且把精制碳水化合物的白米饭通过加热再冷却虽然增加了抗性淀粉的含量,当中的微量营养是没有增加的。如果我们直接吃全谷类,例如糙米饭,不但比白米饭等精粮含有更多的抗性淀粉(RS1)和膳食纤维,而且微量营养也更多,是"质量"更高的碳水化合物。

在 2017 年的一项临床试验中 [16],让代谢障碍的受试者尝试每天以 180g 的全谷物取代同分量的精制碳水化合物,然后比对受试者食用两种食物后的各项指标。在 6 周戒断了精制碳水化合物的试验期后,受试者的体重显著降低,炎症状况显著改善。反映全谷物取代精制碳水化合物,尽管卡路里不变,也可以有助减肥和改善身体炎症。

全麦制品

全麦制品是以全麦面粉制作的产品,包括全麦面包和全麦面条等都是全谷物食物。白面包和全麦面包,在 GI 的分别上虽然视乎全麦粉的添加比例 [17],全麦面包无论膳食纤维还是抗性淀粉(RS2)都更多。

绝经后的女性容易发胖,2012 年的临床研究 [18]让这些女性进行 12 周的节食减肥,其中一组受试者在节食之余以全麦面包为主食,另一组受试者则以白面包为主食,减少的卡路里 2 组都一样。虽然 2 组受试者在 12 周的节食后,体重、体脂都降低了,但全麦面包组减少的体重和体脂都比白面包组更显著,证明全麦面包在同等卡路里的饮食下,改善体重体脂更优秀。

2018 年日本的临床研究也有类似的发现 [19],这次接受试验的是 50 名标准体重的受试者,BMI 值都低于 25。在 12 周的试验期他们不需要节食,只需要用全麦面包取代白面包,在试验期后这些受试者的内脏脂肪平均减少了 4 立方厘米,证明全麦食物可以有助降低内脏脂肪。

2021 年,美国加州大学戴维斯分校的临床研究 [20]发现全麦的抗性淀粉不但可以降低餐后血糖反应,而且可以调整肠道菌群,增加了受试者有助降低身体炎症的短链脂肪酸。

全麦面包含有较多的膳食纤维和抗性淀粉，这些物质不被人体消化吸收，减少了卡路里被利用率，当它们成功到达肠道后端，是益生菌的粮食，这些益生菌的代谢物包括短链脂肪酸，对降低身体炎症有积极帮助。全麦面包取代白面包，是最简单的减肥、改善体脂、缩小腰围和改善健康的方法之一。但选择全麦面包需要注意成分，如果成分表中排第一还是小麦粉，这就不算真正的全麦面包，另一个需要注意的是营养成分表的细分，尽量买有列出膳食纤维比例的全麦面包，真正的全麦面包的膳食纤维含量可以占重量的 6~10%，膳食纤维比例一定程度反映了你买到的全麦面包的碳水化合物是否高"质量"。

糙米饭

米饭是亚洲人包括我们中国人的主要口粮，特别是我国南方人有对米饭的执着，改善健康不一定需要吃全麦面包，用糙米饭取代白米饭也有异曲同工的作用。

比较白米和糙米在同一重量下宏量营养和微量营养的分别，两者的维生素其实含量都不多，差异在于膳食纤维和矿物质。同样重量下，白米和糙米的卡路里都差不多，白米基本上没有膳食纤维，而每 100g 的糙米就有 3.4g 的膳食纤维了。而且糙米的主要矿物质，包括镁、钙等都是白米的 3~5 倍[21]。

白米是缺乏微量营养的食物，对于发育期的孩子，过多能量来自缺乏微量营养的白米，影响智力的发展。2020 年发表的大型对照组临床研究[22] 关注了1000 多名非洲贫穷地区的孩子，研究人员为干预组的孩子每周 5 天都提供微量营养丰富的早餐，取代孩子每天吃的白米粥早餐。干预组的早餐含有更高比例的蛋白质和脂肪，包括欧米伽 3 脂肪和多酚类抗氧化物，但卡路里不变。在 23周的试验期后，吃微量营养丰富食物的孩子的 BMI 值降低了，肌肉比例增加，而且工作记忆力显著高于只吃白米粥的孩子。

糙米在改善健康的研究证据

糙米饭可以改善肠道菌群和炎症，动物实验发现糙米可以增加肠道中的益生菌，增加改善身体炎症的短链脂肪酸。老鼠爱大米，但它们肠道的菌群更爱糙米，2018 年，国家粮食和物资储备局科学研究院发表的一项动物实验[23]发现小鼠在喂了糙米和精米后，肠道菌群显著不一样。吃糙米的小鼠的肠道产生更多的短链脂肪酸，使用人类粪便样本进行体外实验，同样发现米糠可以影响粪便中菌群的比例，增加更多产生短链脂肪酸的细菌，米糠可以通过其益生元的作用促进大肠的健康[24]。人类临床试验也发现[25]，用糙米取代精制碳水化合物，改变了受试者的肠道菌群，不但降低了餐后血糖峰值，也降低了身体炎症。

糙米非常适合糖尿病患者。2020 年的一项交叉组临床试验[26]有 31 名 2 型糖尿病患者参与，当他们使用糙米等全谷物取代同样卡路里的精粮，餐后血糖反应降低了 9%，全日血糖波幅也显著降低，在两周的试验期后，尽管同样的卡路里摄入，吃糙米的受试者体重降低了 0.81kg。2018 年的荟萃分析[27]纳入了 20 项临床干预研究，证实糙米相对白米更能降低血糖。我国学者在 2021 年发表的荟萃分析[28]纳入了 48 项临床研究，一共 4000 多名受试者，同样发现糙米等全谷物可以降低空腹血糖（−0.15 mmol/L）和改善胰岛素抵抗（HOMA-IR 下降 0.28）。

临床研究发现糙米可以降低血压和心血管病风险，以糙米取代精制碳水化合物 5 星期，可以显著降低受试者的血压[29]。韩国的对照组临床研究也发现[30]，当心血管病患者用糙米等全谷物类取代白米饭，在 16 周的试验期后不但改善血糖和胰岛素分泌，同时降低了同型半胱氨酸和脂肪氧化指标，这些都证明糙米等全谷类取代白米等精制碳水化合物，可以降低心血管病风险。2020 年的荟萃分析[31]纳入了 22 个临床研究，同样发现全谷类改善包括血脂、胰岛素抵抗、炎症标志物 CRP 等，而糙米取代白米降低甘油三酯最为显著。

糙米还可以改善便秘，2017 年在加州大学戴维斯分校的一项随机对照组临床研究中[32]，分组后 35 名受试者用糙米等全谷物取代精制碳水化合物，只需要 6 周就改善了受试者的健康，他们的低密度胆固醇显著降低，本来不规律的排便，在试验期后变正常了。2020 年韩国的对照组临床试验[33]比较了糙米饭和白米饭等不同的谷物对排便的影响，通过 4 周的糙米饭取代白米，便秘的受试者的排便频率从每周 3.4 次增加到 5 次，而食物在大肠中的转运时间从平均 42.9

小时加速到 26.4 小时，粪便的重量也增加了 10%，同期的白米饭对照组，粪便的转运时间则从 35.4 小时减慢到 42.2 小时。有便秘的朋友应该考虑糙米饭取代白米饭了。

糙米的安全性

我们每天吃饭，不知道是否关注到其实所有稻米都含砷，砷是有毒的半金属（不属于重金属），在土壤和水源中广泛存在，而工业化和农药等加剧了土壤的砷污染。砷包括有机砷或无机砷，无机砷有生物毒性，是一类致癌物，当中三氧化二砷就是我们认识的砒霜。稻米在谷物中含无机砷是最高的，而且在谷物的外皮米糠中的浓度较高，有学者已经指出食用谷物需要谨慎[34]。在动物包括海鲜发现的多为有机砷，对人体健康不构成威胁。无机砷和它的代谢物包括甲基砷（例如 MMA3）的细胞毒性较大，所以不但需要关注砷的含量，也需要关注砷的类别和形态。稻米的无机砷含量是小麦等其他谷物的 10 倍，原因来自稻米的生物特性和种植方法（长期在水中种植），而且由于较多的砷集中在米糠，糙米含砷比精米多 50%。

我国的标准每公斤大米含无机砷 <200mcg，可是上限归上限，砷对人体有害无益，所以我们都应该尽可能减少砷的吸收到最低。但摄入的无机砷不等同人体吸收的砷。中国科学院城市环境研究所在 2020 年发表的一项研究[35]发现砷在胃部和小肠的生物利用率并不高，大部分不被人体吸收，而当这些有毒的无机砷到达大肠，肠道菌群可以代谢无机砷，增加砷在大肠中的生物利用率[36]，简单地把摄入的无机砷解读为人体过量摄入砷是夸大了砷对健康的风险。动物实验发现服用过抗生素的小鼠，由于肠道菌群失衡，摄入同样剂量的砷在使用过抗生素后的小鼠血液中积累更多[37]。所以不同的饮食和肠道环境影响肠道菌群，可以减少或增加砷在肠道中的吸收[38]。

尽管糙米中含砷比精米多，全谷物的营养价值超过其风险，选择来源安全的食物都需要谨慎，无论在降低稻米的砷含量，或减少食用抗生素残留高的猪肉，又或是农药残留的蔬菜，含激素的鸡肉，还有重金属的海鱼，抗生素的养殖河鱼……我们都需要对食物来源把关，但都不能放弃含高营养价值的食物[39]。

关于砷含量的理论归理论，实际上吃糙米是否吸收更多的砷？ 哈佛大学2015 年发表的临床研究 [40] 分析了吃白米和糙米的人吸收砷的状况。尿液中的砷反映我们吸收了多少的砷，研究分析的确发现米饭吃得越多，尿液中的砷就越多，但吃白米和糙米的砷含量并没有差异。

除了糙米，还有全麦、小米、燕麦等不同的谷物，担心砷等重金属污染的可以多吃其他种类的全谷物，而不是多吃精制碳水化合物的白米。所以尽管我们担心砷在稻米中的含量是否安全，我们不应该增加白米的摄入量，我们应该增加其他全谷物的摄入，因为除了稻米以外，其他全谷物含砷都不多。

小米

小米的升糖指数在 59，比白米和白面包等低很多，在糖尿病患者控制血糖上，小米比白米等友好。2015 年有交叉临床试验 [41] 让 100 多名受试者分别食用小米和白米，发现吃小米后受试者的餐后血糖显著低于白米。而且比较小米、白米和白面包，在同样重量下小米的膳食纤维比白面包高 8 倍，该研究使用的白米并不算精磨，保留了少量膳食纤维，但小米的膳食纤维还是比这些白米的膳食纤维多 5 倍。

全谷物都对控制血糖和改善健康有帮助，近年对燕麦和黑麦的研究较多，都发现燕麦和黑麦对改善健康有很大的好处。2019 年的一项交叉临床试验 [42] 让受试者分别吃全黑麦、燕麦和小米粥，比较 3 种全谷物对血糖和饱腹感的影响。三种食物做成同样卡路里的燕麦粥、黑麦粥和小米粥早餐，之后检查受试者，发现三种全谷物在血糖控制上都差不多，但小米粥在饱腹感上稍微优胜，比燕麦和黑麦更抗饿。

小米有助控制餐后血糖，这只是控制糖尿病的症状，而控制症状是容易的，难的是缓解或逆转糖尿病。研究发现长期用小米取代白米，可以"逆转"糖尿病。2021 年的荟萃分析 [43] 发现长期使用小米取代白米，可以改善糖化血红蛋白 HbA1c，从 6.65 的糖尿病前期指标，降低到 5.67，而临床上当 HbA1c 低于 5.7 并持续一年以上，就可以定义为糖尿病完全缓解，也就是俗称的糖尿病逆转。

　　小米除了改善血糖和降低糖尿病风险外，也可以改善血脂和降低心血管病风险。2021 年的荟萃分析[44]纳入 19 个临床干预研究，发现用小米取代白米等精粮，在 4 个月内可以改善血脂，包括降低甘油三酯和低密度胆固醇，而且小米可以增加 6% 高密度胆固醇（HDL），还降低 5% 血压。这些都证明小米有改善心血管病的作用。

　　在同样的卡路里下，小米的微量营养，特别是矿物质比白米要多几倍，关键是白米没有膳食纤维，而膳食纤维是改善健康、调整肠道菌群的关键。小米取代白米不但有助糖尿病患者控制餐后血糖，提高饱腹感；而且长期以小米取代白米，可以有助逆转糖尿病。除了降低糖尿病风险，以小米取代白米和白面包等精制碳水化合物，可以改善血脂，包括甘油三酯、低密度和高密度胆固醇，降低血压，最终达到降低心血管病的作用。

全谷物是否适合儿童

　　传统智慧认为儿童消化能力差，全谷类粗糙，不容易被人体吸收，所以全谷物等粗粮不适合儿童，特别不适合 2 岁以下的幼童。但这些传统智慧是否循证？ 除了本章一开始引用的关于尼加拉瓜儿童的临床试验外，2019 年的一项队列研究[45]也分析了 5000 多名 2~18 岁的儿童青少年，他们分别吃燕麦、其他淀粉类、蛋饼等作为早餐，发现燕麦早餐可以提供更多的膳食纤维和镁等微量营养，而且根据美国农业部的"健康饮食指数"，燕麦早餐的健康指数也是最高的。燕麦也可以改善孩子的肠道健康。2020 年的一项临床研究[46]让 33 名 7~12 岁孩子连续 2 周添加燕麦的饮食，试验时间虽然短，但孩子的胀气减少，宿便更能排干净，排便时更顺畅。燕麦增加了孩子的膳食纤维，对改善肠道消化排便有帮助。

　　孩子在 9 个月大前的饮食影响他们成长后喜欢什么食物，当孩子 9 个月大前开始增加蔬果和全谷物类，长大后孩子喜欢健康饮食的机会更大[47]。婴儿在 6 个月左右就可以开始接触固体食物，此时肠道菌群会出现重大改变，形成的菌群组合在成长后就很难改变了，所以 3 岁前孩子的饮食会影响肠道菌群结构，伴随孩子一生。2021 年的随机对照组临床研究[48]将 43 名 4~7 个月大的婴童分组后，分别吃添加精制碳水化合物为主的谷物和 50% 全谷物的固体食物，在 7 周的试验期后，两组孩子的肠道菌群有显著分别，添加全谷物的孩子肠道菌群的大肠杆菌等病原菌更少，对健康有益的菌属比例更高。该研究也发现全谷物取代精制碳水化合物，减少了孩子摄入一半的糖类，对改善肠道菌群有好处。

在开始进食固体食物后，孩子越早开始全谷物的食物对健康越有好处[49]。美国心脏协会和卫生部的官方饮食指南建议 1~18 岁的儿童和青少年都应该增加全谷物的饮食，从而增加膳食纤维以降低功能性肠道健康问题和慢性病风险。12 个月大孩子应该每天吃 28g 的全谷物，大概等于半杯的糙米饭，到孩子 3 岁慢慢增加全谷物到每天 42~70g[50-51]，西班牙的饮食指南也建议 24 个月以下的婴童的饮食中的谷物应最少一半为全谷物[50]。澳洲的饮食指南建议是 13~23 个月大孩子应该每周有 16 份的全谷物，而 24~36 个月的应该每周 19 份的全谷物[52]。

2019 年的随机对照组临床试验[53]以 95 名 6~12 个月刚刚开始断奶的婴儿作为研究对象，孩子连续 6 个月每天补充 1~5g 的米糠作用膳食纤维，研究人员发现米糠对断奶后的婴儿是安全的，而且米糠增加了孩子肠道的益生菌，减少了孩子的肠道通透性（肠漏），补充米糠的婴童腹泻事件减少了一半。

传统智慧告诉我们儿童消化全谷物等粗粮能力弱，但科学研究发现并非如此。儿童的肠道发酵代谢全谷物和抗性淀粉的能力比成人更强[54]。比较婴儿（7~10 个月）、幼童（24~56 个月）和成人（24~56 岁）的粪便样本，让玉米的抗性淀粉在这些粪便菌群中发酵，发现幼童的发酵速度比婴儿和成人都更快，证明幼童肠道菌群代谢全谷物的抗性淀粉非常高效。婴儿代谢全谷物的抗性淀粉的能力也很好[55]，研究人员再比较了开始固体食物前后的婴儿粪便样本，发现都可以发酵玉米的抗性淀粉，虽然开始固体食物后的代谢能力更强，但孩子的肠道菌群都可以把抗性淀粉代谢产生短链脂肪酸，促使双歧杆菌等益生菌的增加。

全谷物不但适合成年人，同样适合儿童，而且可以改善儿童健康，减少便秘和腹泻，增加孩子的肠道益生菌，为孩子成长后的肠道菌群健康打好基础。

⌐ 本章小结

1. 精制碳水化合物增加炎症和代谢性疾病的风险，在不改变碳水化合在热量占比下，改善碳水化合的"质量"，全谷物取代精制碳水化合物，可以改善健康；

2. 全谷物是没有经过精磨带外皮的谷物。全谷物的糙米的微量营养密度是白米的数倍，摄入同样的卡路里的糙米可以获得更多的营养。其他全谷物包括燕麦、全荞麦、全麦、全黑麦、藜麦、小米等；

3. 全谷类可以改善慢性病，包括糖尿病、心血管病和便秘等症状。全谷物的膳食纤维可以改善肠道菌群，儿童不适合全谷物不适合吃全谷物的看法并非循证，全谷物可以改善儿童的营养吸收，儿童越早接触全谷物对健康就越有益，一方面儿童的饮食偏好从婴童阶段就开始形成，而且 3 岁后的肠道菌群结构已经很难在成年后改变，儿童时代开始全谷物是改善健康的黄金窗口期；

4. 稻米含有害金属砷是谷物之最，而糙米含砷量比白米多，但只关注摄入不关注代谢是营养学上的一大误区，临床研究发现尽管糙米含砷比白米多，但长期吃糙米的人检查到血液中的砷跟吃白米的人是一样多的，健康的肠道菌群可以减少砷的生活利用率，而抗生素或不健康的饮食导致的肠道菌群失衡则增加砷在血液中的浓度。

第七章
减少不健康的脂肪

　　学生或上班族都经常会到食堂吃饭，既方便又便宜，但不知道大家有没有担心过食堂的油炸食物对健康的影响？ 2019 年美国马萨诸塞大学的团队尝试为大家解惑。[1] 该大学食堂用的是芥花油，其实就是一种低芥酸的菜籽油，两者成分非常接近。实验收集了该大学食堂每天使用过的油，喂了一批小鼠作为干预组，然后有另一批作为对照组的小鼠比较幸运，研究人员为他们准备的同样是芥花油，但是新鲜刚开瓶没有加热过的。吃了食堂用油的小鼠，肠道和血液中的细菌代谢物 LPS 更多，肠道的紧密连接蛋白表达减少，肠漏更严重，而且身体多个器官都发现了细菌的基因，证明细菌和它们的代谢物入侵了这些器官，造成器官炎症，受影响最严重的还是肠道，吃了食堂油的小鼠出现炎症性肠病，不但大肠癌的风险增加，当它们出现肿瘤后，比吃新鲜油的小鼠生长快一倍。该实验还原了我们在生活真实场景中会吃到的油，所有油不局限于芥花油，加热后都会氧化，加热时间越长，温度越高，使用频次越多，油的氧化和油中的有害物质也就越多。氧化后的油会增加身体的氧化应激，不但增加炎症，同时氧化损伤细胞 DNA，增加癌症风险。

　　在了解脂肪跟健康的关系之前，我们先简单介绍脂肪的基本概念。脂肪由碳、氢、氧三种元素组成的酸（一端是 COOH），经常提到的 MCT 中链脂肪酸、欧米伽 3（Omega 3、ω-3 或 n-3 是同一个东西）、反式脂肪等等一堆看似专业的有关脂肪的名字，其实可以简化成一张图（图 7.1）。

　　饱和脂肪是在整条脂肪的碳链中，碳原子跟碳原子之间的链接都为单键，也就是两个相邻的碳原子共享一个电子的稳定状态，每个碳原子和氢原子都达到"饱和"，饱和脂肪的化学结构非常稳定，除了保质期长外，也非常耐高温，特色是在室温下呈固态（例如黄油、猪油、椰子油等）。

　　单不饱和脂肪酸（MUFA）是碳链中两个碳原子间是顺式双键（2 颗电

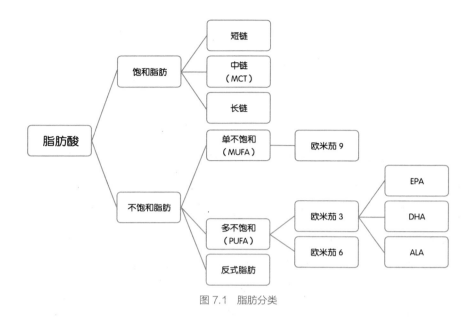

图 7.1　脂肪分类

子）的脂肪酸。一般双键在第 9 到第 10 颗碳原子之间，所以又称为 n-9，油酸（Oleic Acid）是 MUFA 的代表。单不饱和脂肪没有饱和脂肪稳定，需要更多的辅酶把它分开供身体作能量使用。含单不饱和脂肪酸的油包括橄榄油，牛油果油，其实都是健康的油。

多不饱和脂肪酸（PUFA）就是多个碳原子出现顺式双键。多不饱和脂肪酸比较容易氧化，产生自由基，对身体容易造成伤害。多不饱和脂肪，例如玉米油、葵花籽油和大豆油等基本上所有我们每天吃的植物油，最好存放在不受到直接光照和阴凉的地方。多不饱和脂肪又会根据碳链中第一个双键的位置，分为 n-3 脂肪酸和 n-6 脂肪酸，n-3 脂肪酸就是第一个双键出现在第 3 个和第 4 个碳原子之间，n-6 脂肪酸同理。

n-3 脂肪酸对身体有益，特别是"二十碳五烯酸"（EPA）和"二十二碳六烯酸"（DHA）。鱼油含有丰富的 EPA 和 DHA，这一点很多人都听过，其实更准确说，保持平衡比例的 n-3 脂肪酸和 n-6 脂肪酸才是对健康最有益，一般对身体健康最佳的 n-3 脂肪酸和 n-6 脂肪酸比例是 1：1 到 1：4，但典型现代饮食是 1：10 到 1：25，n-3 脂肪酸严重不足，所以我们才需要特别注意补充 n-3 脂肪酸。人的身体其实也可以转化不同的脂肪酸，除了 α - 亚麻酸（ALA）和亚麻酸（LA）这两种多不饱和脂肪酸不能转化，必须从食物中吸收外。ALA也是 n-3 脂肪酸的一种，例如亚麻籽油（不能加热，因为超级容易氧化），理论上人体是可以把 ALA 转化为对身体更有益的 EPA 和 DHA，可惜这个转化效率只有 5% 或更低，如果你不再是 25 岁以下的年轻人，你的转化效率就因为年龄原因变得更低，还是直接补充 EPA 和 DHA 更实际一点。

反式脂肪（Transfat）又称氢化脂肪酸，天然脂肪中例如奶类脂肪只含有3%~5% 的反式脂肪，但人工合成的反式脂肪是通过正常的植物油加氢，当中的碳原子之间形成反式双键。反式脂肪一直到 10 多年前还被推崇为健康脂肪，特点是室温成固体状，适合工业应用来制作饼干曲奇等食品，我们平常接触到的典型反式脂肪产品就是人造植物黄油，可以取代牛油（黄油），因为当年一直认为牛油含太多饱和脂肪不健康。但科学家近年终于发现，反式脂肪会减少可预防心脏病的 HDL 高密度胆固醇含量，增加患冠心病的风险。时至今日，反式脂肪对人有害已经成为没有悬念的共识了，2018 年 5 月 14 日，世界卫生组织已经宣布，计划未来 5 年在世界范围内，全面消除食物中的人造反式脂肪。直至2021 年底，全球 40 个国家，约 14 亿人口，已经制订了消除工业用途的反式脂肪法规（best practice policy），也包括发展中国家的印度、菲律宾、孟加拉国等，但我国尚不在积极响应的国家之中。

膳食中的脂肪增加炎症

我们已经了解肠道中有不同的微生物，当肠道菌群失衡，细菌代谢物 LPS从肠道进入血液系统，可以刺激免疫细胞，不但造成肠道炎症，也会造成身体系统性炎症[2]。脂肪过多的食物，例如油炸食品，增加肠漏，导致 LPS 进入血液[3]。高脂肪食物也需要肠道的载脂蛋白转运，这些载脂蛋白是乳糜微粒，可以把 LPS 从肠道带出来。脂肪酸中，只有长链脂肪酸需要乳糜微粒作为载体，短链脂肪酸（SCFA）和中链脂肪酸（MCT）是直接从小肠经由门静脉运送到肝脏，不需要载脂蛋白作为为载体，所以 SCFA 和 MCT 并不会增加系统性的LPS[4]。

我们日常饮食中的油脂都是长链脂肪酸，通过增加血液中的 LPS 等细菌的识别物，刺激免疫细胞，导致系统性炎症的产生。膳食中的脂肪跟炎症关系密切，但不同的脂肪种类对炎症的影响不一样。

饱和脂肪不一定增加心血管病风险，但增加炎症

2017 年的一项包括了近 2 万人样本的研究[5] 发现饱和脂肪增加 17% 的大肠癌概率，橄榄油含的油酸降低 23% 风险，n-6 脂肪酸中的亚油酸降低风险 5%，但 n-6 脂肪酸中花生四烯酸（AA）同样增加 5% 风险。所以饱和脂肪对大肠癌的发病风险有重大影响。

我们身体的饱和脂肪有两个来源，其一是来自饮食中肥肉等动物脂肪，但其他植物脂肪也有一定的饱和脂肪。其二就是我们身体通过肝脏合成的饱和脂肪，就算我们饮食中完全没有饱和脂肪，因为我们细胞线粒体可以通过脂质新生产生棕榈酸，之后再转化为其他饱和脂肪，过程需要的是葡萄糖和它的代谢物就足够。意思是我们什么饱和脂肪都不摄入，只需要每天吃几大碗白米饭，保证饱和脂肪不缺，而且还赠送一个脂肪肝。所以我们人体的饱和脂肪积累是膳食来源的饱和脂肪加上任何宏量营养过剩，再加上由肝脏产生的饱和脂肪。

多年来基于心血管病的流行病学研究目标都锁定在饮食中的饱和脂肪上，但近年已经证明并不正确，最新的研究已经为饱和脂肪"平反"。2020 年，10 多家美国和欧洲大学学者联名发表的一项系统性回顾[6] 指出，从减少心血管病的角度考虑，减少饮食中的饱和脂肪并不能降低有关风险，因为饱和脂肪有细分，高"质量"的饱和脂肪——来自牛奶、鸡蛋和黑巧克力等的饱和脂肪不会增加心血管病的风险，碳水化合物吃多了会通过肝脏合成，增加血液中内源饱和脂肪的浓度，所以不应该在饮食中限制所有饱和脂肪。饱和脂肪不一定增加心血管病风险，但对炎症则不一定，自身免疫系统疾病患者和其他精神健康或慢性病患者，需要对饱和脂肪更为谨慎。

近年功能医学专家例如马克海曼等都建议饱和脂肪（建议椰子油和草饲的黄油）取代欧米伽 6 脂肪，因为饱和脂肪热稳定适合加热，而植物油中的欧米伽 6 过多加剧炎症，而且加热后容易氧化。但研究发现饮食中的饱和脂肪跟心血管病虽然不一定有关系，但也不代表饮食中的饱和脂肪是健康的。

　　饱和脂肪更容易搞乱肠道菌群，导致肠漏和其他健康问题。2012 年的一项动物实验[7] 连续 8 周喂小鼠不同的高脂肪食物（45% 脂肪，35% 碳水，20% 蛋白质），饱和脂肪（SFA）与不饱和脂肪的食物相比，对肠道菌群的影响更大，饱和脂肪的饮食导致更多的脂肪到达肠道的后端，造成硬壁菌（Firmicutes）对拟杆菌（Bacteroidetes）比例增加，也就是导致肥胖和胰岛素抵抗有关的菌群增加，喂食高饱和脂肪的小鼠在 8 周后的确更为肥胖。研究也分析了小鼠肠道后端的基因表达，发现尽管是含少量 SFA 的食物相比于含大量不饱和脂肪的食物，会有更多脂肪到达肠道的后端，也就是说，饱和脂肪就算不多，对肠道后端的菌群也是影响较大的，高饱和脂肪，比对高油酸（单不饱和脂肪）和高红花籽油（欧米伽 6 为主）的食物增加更多的体重。原因是饱和脂肪溢出（overflow）到肠道后端，改变了更多的肠道菌群，增加代谢性疾病风险，也引致肥胖和脂肪肝。

　　尽管肠道中没有过多的细菌和它们的代谢物 LPS 的存在，饱和脂肪本身同样足以直接刺激免疫细胞受体（TLR4），也会导致炎症细胞因子的分泌[8]。不饱和脂肪则不会激动 TLR4 受体。所以饮食中的饱和脂肪需要尽量减少，否则饱和脂肪吸收进入血液后，会对身体造成氧化应激，加剧炎症。在 2016 年一项交叉临床试验中[9]，28 名受试者连续 3 周进食不同比重的饱和脂肪和单不饱和脂肪。食用含饱和脂肪棕榈酸较多的食物，LPS 引致的炎症细胞因子在受试者的血液中增加，导致炎症的产生。之后对受试者的大脑进行 MRI 扫描[10]，发现食用含高饱和脂肪食物后，受试者在进行需要运用短期记忆力的活动时，MRI 影像显示大脑的活动改变了，因为大脑受到 LPS 诱导的细胞因子影响，受试者已经出现了炎症。但研究也发现，含单不饱和脂肪的油酸较多的食物，炎症细胞因子则减少，将油酸取代饱和脂肪后，大脑的活动可以恢复正常。

　　有临床试验让腹部肥胖的受试者，分别进食饱和脂肪或单不饱和脂肪的油酸为主的饮食。在 8 周的试验期之后，饱和脂肪的饮食增加受试者的炎症，单不饱和脂肪饮食则减少了炎症，而且降低了受试者的低密度胆固醇，改善了他们的血脂[11]。这项研究证明了饱和脂肪引致炎症性肥胖，用单不饱和脂肪取代饱和脂肪可以防止脂肪组织产生炎症，同时改善血脂。

而且用不饱和脂肪取代饱和脂肪的确可以改善心血管病风险。在 2018 年的交叉临床试验中[12]，101 名代谢障碍的受试者分别吃 5 种同样卡路里的不同组合的食物，差别是食物中含不同种类的不饱和脂肪和饱和脂肪，每一种脂肪饮食的试验为期 4 周。试验结果显示，任何不饱和脂肪取代饱和脂肪都可以增加胆固醇流出（cholesterol efflux），也就是减少胆固醇在细胞的积累，降低心血管病风险，而且腰围缩小的幅度跟胆固醇流出成正比。想缩小腰围就需要减少摄入饱和脂肪。

中式烹饪中，使用得较多的饱和脂肪是猪油，猪油的成分大概 40% 为饱和脂肪，44% 为单不饱和脂肪（油酸），其他主要为欧米伽 6 的多不饱和脂肪，而日常食用植物油中，除了橄榄油等主要为单不饱和脂肪的油酸，椰子油主要为月桂酸的饱和脂肪外，大部分的植物油的主要脂肪构成都是欧米伽 6 为主的多不饱和脂肪，例如玉米油、大豆油等。所以猪油的饱和脂肪比例虽然不及黄油，但一般都被视为饱和脂肪的代表之一[13]。临床研究发现，用不饱和脂肪（玉米油）取代猪油，15 天内可以降低 11% 增加心血管病风险的低密度胆固醇[14]。

虽然我们血液中的饱和脂肪主要来源是肝脏产生而非膳食中的饱和脂肪，但当日常饮食中有一定比例的淀粉类碳水化合物时，人体优先代谢葡萄糖作为能量，也就难以代谢脂肪，此时饮食中的饱和脂肪会直接增加血液中的饱和脂肪。加州大学旧金山分校的一项人类临床试验跟踪了胆固醇的来源[15]，发现食用以猪油为主的高脂肪食物，受试者餐后的极低密度胆固醇增加，这些胆固醇不是从人体肝脏产生的内源胆固醇，来源是肠道的乳糜微粒，也就是饮食来源的载脂转运体。吃含猪油的高脂饮食的确增加肥胖和高血脂风险。

喂小鼠以猪油或大豆油为主的高脂肪饮食，在 2 个月后都导致小鼠出现胰岛素抵抗，进一步分析，发现高脂肪食物增加胆汁的分泌，胆汁在肠道会抑制部分细菌，但却有利另一些细菌的生长，高脂肪饮食，无论是猪油还是大豆油，都导致肠道中的胆汁增加，促使小鼠肠道菌群失衡和肠漏出现[16]。

山东大学临床医学院发现连续喂大鼠 24 周的高猪油饮食，大鼠的甘油三酯和各种代谢指标会变差，甲状腺功能出现异常，B 超检查发现大鼠的甲状腺肿大而且细胞出现异常，尽管之后 6 周调整了大鼠的饮食，它们的甲状腺功能得到轻度改善，但仍然无法回到原先的正常水平[17]。

近年注重健康的人意识到欧米伽 6 脂肪酸过多可能增加身体炎症，有不少人选择了饱和脂肪，使用猪油、黄油等含饱和脂肪多的油脂作为煮食油，但从循证角度，这样对健康并不友好。饱和脂肪的好处是热稳定适合加热，但饱和脂肪也会引致炎症，所以使用饱和脂肪作为煮食油并不是健康饮食[18]。

高温加热的油导致身体氧化应激

我们日常的煮食油有不同的脂肪成分，同样种类的油，不同来源、不同批次都会影响它们的脂肪成分，表 7.1 采用了美国农业部和广东农科院的数据作为参考[19-20]。

表 7.1　常用食用油的脂肪结构

脂肪比例 %		饱和脂肪	不饱和脂肪		
			单不饱和	多不饱和	
			n–9	n–3	n–6
动物油	普通黄油	65.7	30.4	nd	3.9
	猪油	41.0	47.2	nd	11.7
植物油	椰子油	91.9	6.2	nd	1.9
	橄榄油	14.1	77.1	nd	8.8
	葵花籽油	10.8	20.4	nd	68.8
	玉米油	13.3	25.3	nd	61.4
	花生油	17.8	48.6	nd	33.6
	菜籽油	7.1	58.1	nd	34.8
	大豆油	15.1	24.4	nd	60.6
	米糠油	21.0	41.8	nd	37.2
	山茶油	11.2	80.1	nd	8.7

我们摄入脂肪最多的场景，可能不是来自食物本身，而是来自煮食油，一般家庭用得较多的可能是大豆油、花生油和玉米油等，这些都是含欧米伽 6 的

多不饱和脂肪较多的油脂，菜籽油的单不饱和脂肪也较高，但主要为芥酸而不是油酸，也有低芥酸品种（国外叫芥花油）含油酸成分较高。虽然用多不饱和脂肪取代饱和脂肪可以降低低密度胆固醇和心血管病风险，但这些油在加热的过程中会产生多种有害物质，包括极性化合物和过氧化氢，过氧化氢是脂肪过氧化的产物，脂肪中的饱和程度越低，加热后油就越不稳定，产生的过氧化氢就会越多，撇开其他因素，饱和脂肪的稳定性最好，只有一个双键的单不饱和脂肪次之，而最不稳定的是多个双键的多不饱和脂肪。过氧化氢是自由基 ROS 的一种，我们的细胞膜的组成也有大量的多不饱和脂肪，当过氧化氢等自由基接触到细胞膜，细胞的不饱和脂肪就会氧化，被氧化的细胞膜会启动细胞信号，导致细胞内的 DNA 出现损伤，增加癌症风险。我们把这些可以导致细胞 DNA 损伤的氧化活动称为细胞毒性，所以加热后的食用油，特别是多不饱和脂肪为主的食用油，会产生不同程度的细胞毒性[21-22]。

从煮食油加热的一刻起，油的氧化就加速，加热时间越长，温度越高，油使用的次数越多，这些脂肪过氧化物就积累越多。有研究比较了棕榈油、大豆油和玉米油在开瓶时的脂肪过氧化物，和加热 1~5 次（每次 20 分钟）的情况。以大豆油为例，只需要加热一次，油中的脂肪过氧化氢就增加了接近 9 倍，而重复使用 5 次模拟餐厅场景，脂肪过氧化物增加了接近 17 倍[23]！

油炸食物需要使用大量的油，就算在家里，我们也很少会在油炸食物后把一大锅用过的油直接倒掉，因为这样感觉有点浪费，把油炸过的食油留下来炒其他菜，或下次油炸时起码再用一次？就算家里我们不介意浪费，吃外卖或外出用餐时，餐厅的油差不多是重复使用的，而重复使用的食用油，会造成身体氧化应激，增加身体炎症。也许在家里吃油炸食物可能比到"啃得起"吃炸鸡或"牡丹楼"吃炸薯条，会稍微健康一点。

高温加热氧化后的油，除了过氧化物，还会出现极性化合物，油的饱和程度越高在加热后就越稳定，所以玉米油和大豆油等多不饱和脂肪为主的食用油，在加热后最容易产生极性化合物和自由基。当细胞接触到这些有害物质，出现脂质过氧化时，细胞中的蛋白质、磷脂和核酸也都会被氧化，增加高血压、动脉粥样硬化、糖尿病、其他代谢性疾病和癌症的风险[24]。

2012 年一项用大豆油做的动物实验[25] 分别喂小鼠没有加热过的普通大豆油、加热过 5 次的大豆油和加热过 10 次的大豆油。在 6 个月的实验期间，喂没有加热过的大豆油的小鼠血压正常，但喂加热 5 次或 10 次的大豆油的小鼠，血压都升高了，而且它们的血管壁加厚，心血管病的炎症标志物 VCAM-1 和 ICAM-1 都显著增加。所以持续加热的多不饱和脂肪酸，会引起身体炎症，导致高血压。类似的实验在初榨椰子油中也重复过[26]，同样证明就算热稳定的饱和脂肪，而且含有一定多酚类抗氧化物的初榨椰子油，在加热 5 次以上后，同样引起身体炎症，同样会导致高血压。但初榨椰子油含的多酚比初榨橄榄油的多酚要少很多。大豆油比芥花油含更多的多不饱和脂肪，而橄榄油和芥花油等含较多的单不饱和脂肪，加热大豆油后出现的氧化物会引致身体更严重的氧化应激反应[27]。

中式烹饪油烟多，油也用得多

中式烹饪，油温容易超过 220℃，吸入因此产生的油烟会增加肺癌风险[28]。有研究分析中式煮食方式，发现用橄榄油作为煮食油，产生较多的油烟[29]。油烟对健康伤害最大的是致癌物"多环芳烃"（PAH），PAH 是 1 类致癌物。我国有研究比较了 4 种食用油，菜籽油、大豆油、花生油和橄榄油在高温下产生致癌物 PAH 的分别，发现油炸比煎食物在油烟中产生多 2 倍的 PAH，而产生最多 PAH 油烟的不是橄榄油，而是菜籽油[30]。而且使用抽油烟机已经可以减少 50% 因为油烟吸入过度导致癌症风险[31]。

橄榄油的多酚类抗氧化物，特别是"羟基酪醇"（hydroxytyrosol）对肺癌有抑制和预防作用[32]，而"橄榄油刺激醛"（oleocanthal）是橄榄油另一种多酚类物质，可以产生类似"非甾体抗炎药"（NSAID），例如与布洛芬同样的抑炎症效果[33]，动物实验也发现它可以抑制肺癌细胞，降低癌细胞转移到其他器官的风险[34]。2022 年发表的荟萃分析[35] 纳入了 47 个研究，接近 100 万人的样本，摄入橄榄油较多可以降低 31% 癌症风险，当中乳腺癌风险降低 33%，尿路风险降低 54%。

我国有研究分析了炸过油条的油，发现连续不断炸油条的油都含有大量的极性化合物和 PAH，两者差不多是同步增加的，只需要看极性化合物就能判断 PAH 有多少了，吃了含 PAH 的油和油炸食物，同样增加致癌风险[36]。能够减少油中的极性化合物的，例如橄榄油含多酚类抗氧化物，同样减少了我们吃进肚子的 PAH。

含有多酚类抗氧化物的非精炼橄榄油的确烟点较低，产生的油烟含有 PAH，长期吸进这些油烟增加肺癌风险。但我们日常使用的食用油中，产生 PAH 油烟最多的是菜籽油，而增加煮食时的通风，包括使用抽油烟机，可以有效降低 PAH 和肺癌风险，而且饮食中的 PAH 同样致癌，橄榄油可以减少油中的极性化合物和 PAH，当中的多种不同的多酚类抗氧化物，都降低包括乳腺癌和其他癌症的风险。所以当我们担心用低烟点的初榨橄榄油会增加肺癌风险时，最应该做的不是换成精炼植物油，而是降低煮食油温，减少油炸的煮食方法。

中式烹饪不但油烟多，用油也过多。我国农业农村部的食物与营养发展研究所[37]，请了不同菜系的专业厨师烹饪了 302 道家常菜，发现平均每 100g 煮熟的食物，使用煮食油大概 10g，烹饪肉类每 100g 是 10.9g 的油，有菜有肉的菜式是 9.3g 的油，清炒蔬菜用油最少只需要 4.6g。跟西式烹饪不同，中餐烹饪把肉切小块，吸收的油较多，加上"油多不坏菜"的思维，而且油多可以使得菜的卖相更好，这些都增加我们食物中使用油的习惯。

2020 年浙江大学发表的研究[38]，分析了我国 1.5 万名人群样本 14 年时间，期间出现 1014 个糖尿病案例，发现煮食油摄入较多，跟糖尿病发病风险增加有关联性，而食用油中猪油、花生油和精炼调和油都显著增加糖尿病风险 31%~44%。

减少油炸可以减少使用的油量，对健康更友好。

欧米伽 3 vs 欧米伽 6

多不饱和脂肪中，包括欧米伽 3（n-3 脂肪酸）和欧米伽 6（n-6 脂肪酸）脂肪，同样为人体必需的脂肪酸。当中 n-6 脂肪酸的亚油酸和 n-3 脂肪酸的 α - 亚油酸，人体不能合成，必须从饮食中获得。亚油酸是其他 n-6 脂肪酸的前体，在不同辅酶作用下，人体可以合成产生其他的 n-6 脂肪酸，例如 α-亚麻酸和花生四烯酸等。我们日常使用的煮食油，例如葵花籽油、大豆油和玉米油等，含有大量的亚油酸。

n-3 脂肪酸的 α-亚油酸（ALA）主要为植物来源，ALA 是改善我们健康的"二十碳五烯酸"（EPA）的前体，而 EPA 是"二十二碳六烯酸"（DHA）的前体，产生过程同样需要辅酶。ALA 在亚麻籽油和核桃中含量丰富，而 EPA 和 DHA 则主要来自海洋中脂肪丰富的鱼类。

n-6 脂肪酸和 n-3 脂肪酸在人体代谢路径中，互相竞争辅酶，所以当我们摄入的 n-6 脂肪酸过多，我们能产生的 EPA 和 DHA 就会减少。研究发现[39]，基于辅酶对 n-6 脂肪酸和 n-3 脂肪酸不同的亲和力（affinity），可以得出 n-6 脂肪酸跟 n-3 脂肪酸比例不高于 4 比 1 到 5 比 1，但现代饮食中 n-6 脂肪酸和 n-3 脂肪酸比例都超过 15 比 1。这不难理解，看看我们每天炒菜、外卖食物等使用了多少的植物油，然后吃的红肉，除了饱和脂肪，n-6 脂肪酸比 n-3 脂肪酸多得多，而你每天吃含有 n-3 脂肪酸的冷水海鱼究竟有多少？所以现代饮食中，n-6 脂肪酸比 n-3 脂肪酸多 10~15 倍以上的确是现状。

我们理解多不饱和脂肪对炎症的影响，需要关注欧米伽 3 和欧米伽 6 两种脂肪酸的平衡。当我们食用亚油酸（LA）为主的植物油（大豆油、玉米油等），过程中会代谢产生花生四烯酸（AA），而 AA 是炎症介质，促使细胞分泌类花生酸（eicosanoid）系列致炎症介质的增加。而 n-3 脂肪酸下游代谢产物 EPA 和 DHA，则促使免疫细胞产生"特异性促炎症消退介质"（specialized pro-resolving mediators 或 SPM），可以消退炎症。SPM 同时抑制类花生酸系列细胞因子，抵消了身体因为 n-6 脂肪酸过多产生的炎症压力。那为什么 n-6/n-3 两者之间的比例重要？因为在 n-3 脂肪酸和 n-6 脂肪酸各自的代谢路径中的辅酶是共用的，大量的 n-6 脂肪酸会跟 n-3 脂肪酸竞争获得更多的辅酶，代价是 n-3 脂肪酸代谢路径所产生的 EPA 和 DHA 会相应减少，所以降低 n-6/n-3 的比例有利于减轻炎症。

临床研究让代谢障碍的受试者食用高饱和脂肪后，补充不同比例的 n-6 脂肪酸和 n-3 脂肪酸。发现两者都可以减少血液中致炎症细胞因子（IL-6）[41]，但只有以 n-3 脂肪酸取代 n-6 脂肪酸[42]，受试者才可以同时减少致炎症细胞因子和它的受体，平均少了 11%，所以虽然 n-3 脂肪酸和 n-6 脂肪酸本身都可以缓解炎症，但只有用 n-3 脂肪酸取代 n-6 脂肪酸，才达到减少炎症的最佳效果。

减少 n-6 脂肪酸就可以降低 n-6/n-3 的比例，理论上对减轻炎症有帮助，但从近年临床研究看，起码对于健康人群，适量的 n-6 脂肪酸不一定构成健康问题[43]。增加膳食中的亚油酸（n-6）不一定增加血液中免疫细胞的 AA 炎症介质[44]。也有流行病学研究发现，饮食中 n-6 脂肪酸跟血液中的致炎症细胞因子的浓度没有关联性[45]。所以从近年的研究证据看，增加 n-3/n-6 比例，和膳食中增加 n-3 脂肪酸，都有充分证据证明对减轻炎症有帮助，但 n-6 脂肪酸对炎症的影响是正面和负面的效果可能都存在，所以只减少 n-6 脂肪酸作为最终目标不一定对减轻炎症有很大帮助，只有增加 n-3 脂肪酸和用橄榄油取代 n-6 脂肪酸的食用油，更能达到降低炎症的目的。我们在第九章会介绍如何增加 n-3 脂肪酸的摄入。

◢ 本章小结

1. 摄入过多的脂肪容易促使细菌代谢物脂多糖（LPS）进入血液，引起肠道炎症甚至系统性炎症；

2. 加热过的脂肪，特别是重复在高温下使用过的脂肪，含有大量自由基，会造成细胞膜的多不饱和脂肪氧化，DNA 受损；

3. 血液中饱和脂肪也可以触动免疫细胞的 TLR4 受体信号，促使免疫系统释放大量的致炎症细胞因子，引起炎症。但单不饱和脂肪则压抑有关的致炎症细胞因子的释放，减少炎症；

4. 膳食中饱和脂肪比其他脂肪对肠道菌群的影响更大，能够到达肠道的后端，减少肠道中的益生菌；

5. 多不饱和脂肪中的欧米伽 6 和欧米伽 3 脂肪酸，前者代谢产生炎症介质，后者代谢产生多种炎症消退介质，阴阳互相抵消。不但如此，在人体代谢路径中两者互相竞争辅酶，减少 n-6/n-3 比例有助降低炎症压力。

第八章
煮食油高温加热都会氧化

究竟什么煮食油对改善健康最有帮助？2018 年美国药监局 FDA 分析了多个临床研究，同意让含高油酸（>70%）的几种食用油，在瓶身标签上表述每天使用 20g，能够改善心血管病风险。油酸是最为普遍的单不饱和脂肪（MUFA），FDA 承认高油酸的食用油是健康的油。被 FDA "点赞" 为健康的油，包括所有橄榄油、高油酸品种芥花油、高油酸品种葵花籽油和高油酸品种红花油等[1]。但事实上，其中只有橄榄油是天然油酸含量超过 70% 的，其他的几种油都需要特殊品种才可以达标。所以从实际考虑，只有橄榄油是符合 FDA 要求，达到改善心血管健康的效果。

我们日常饮食中，凉菜和热菜都可能会使用食用油。但不同的食用油，在不同的烹饪方式，不同的煮食温度，甚至不同的场所，都影响我们的健康。

高油酸的橄榄油和其他食用油

橄榄油改善健康已经有大量证据[2]。在 1990—2020 年这 30 年间，关于橄榄油的研究论文大概有 2 万份，发表在较高质量的学术期刊的也有接近 7000 份（Web of Science 数据库），而且每年关于橄榄油的研究论文有上升的趋势[3]。经过这么多的研究的推敲，橄榄油作为健康的食用油已经被证实，包括作为煮食油高温加热时产生更少的有害物质。还纠结是否使用牛油果、椰子油、我国特产山茶油、高油酸的芥花油（改良的菜籽油），这些食用油是否也健康？虽然不同的食用油都有零星的研究证据，但远远不及橄榄油的证据充分，使用其他食用油只能拿自己的健康做测试了。

2022 年哈佛大学发表的研究[4]纳入 9 万多人的样本，跟踪了他们 28 年，发现每天摄入半汤匙的橄榄油（7g），相对不使用橄榄油的人，全因死亡率降低 19%，橄榄油降低因为心血管病、癌症、神经退化性疾病或肺病有关的死亡率，如果用橄榄油取代黄油、植物黄油和蛋黄酱等饱和脂肪和反式脂肪多的油，全因死亡率降低达 34%。

2022 年西班牙的病例对照组研究，发现橄榄油摄入量跟乳腺癌风险有反向关系，特别是初榨橄榄油，可以降低乳腺癌风险[5]。也有前瞻性研究跟踪了 2000 多名急性心脏病患病征患者 10 年，发现日常只使用橄榄油的患者，无论是作为沙拉油或加热作为煮食油，都可以降低心脏病事件的风险[6]。

不止欧洲人关注橄榄油对健康的关系，印度人也不落后[7]，93 名印度脂肪肝受试者分组后连续 6 个月分别使用橄榄油，芥花油和对照组的调和油（红花油、葵花籽油），在试验期后，使用橄榄油的受试者体重显著比对照组降低了，健康的高密度胆固醇显著增加，而 1 期的轻度脂肪肝患者人数从 73.3% 显著减少到 23.3%，2 期从 20% 减低到 10%，而最严重的 6.7% 的 3 期患者，使用橄榄油 6 个月后就全都降级了。高油酸的橄榄油和芥花油都改善了受试者的脂肪肝，当中橄榄油效果更为显著。

那我们中式饮食是否适合橄榄油？在浙江大学 2022 年发表的双盲对照组临床研究中[8]，90 名有高心血管病风险的中年女性分组后，分别使用高油酸的橄榄油和山茶油，和对照组的大豆油作为煮食油，在 3 个月试验期后，使用橄榄油的受试者体重轻微下降，而健康的高密度胆固醇显著增加，山茶油受试者体重也降低，肝功能指标 AST 也改善了，所以高油酸的橄榄油和山茶油都降低了心血管病风险。

高油酸的山茶油在改善健康也有一定研究证据。在 2016 年的双盲对照组临床研究中[9]，50 名高血脂受试者分组后，分别使用山茶油和大豆油，在 8 周的试验期后，山茶油的受试者氧化应激显著降低，所以用含油酸多的山茶油取代大豆油也可以降低氧化应激和心血管病风险。

但较高油酸的花生油就对健康没有什么帮助。中山大学孙逸仙纪念医院在 2020 年发表的一项双盲对照组临床研究中[10]，让 251 名中度高血脂受试者分组后接受为期一年的试验，比较高单不饱和脂肪的花生油和高多不饱和脂肪的玉米油对受试者的影响，在一年的试验期后，并没有发现花生油对改善心血管病风险有任何帮助。

浙江大学在 2021 年发表的前瞻性研究[11]跟踪了 50 多万名年龄 50~75 岁的老人平均 16 年时间，期间死亡人数接近 13 万，分析他们使用食用油的情况，发现用不同植物油取代饱和脂肪代表的黄油，可以降低死亡风险，当中风险降低最多的是橄榄油，而黄油跟癌症风险的上升有关。

临床研究发现[12]，食用高油酸食物三个月，比吃饱和脂肪食物的对照组，胰岛素敏感度明显改善，心血管病指标的低密度胆固醇也减少了。代谢性疾病的受试者进行 12 周高油酸的饮食后[13]，餐后的致炎症细胞因子比吃饱和脂肪食物后更低，单不饱和脂肪的油酸取代饱和脂肪，可以降低餐后的炎症反应。研究也发现含油酸丰富的橄榄油也降低 20% 哮喘发病风险[14]。

橄榄油对降低炎症发挥作用，也有它的多酚类抗氧化物的"功劳"。2020年发表的一项临床研究证明了特级初榨橄榄油（EVOO）的抗炎症作用[15]。纤维肌痛症是一种慢性疼痛的综合征，患者同时患上心肌梗塞的风险很高，研究对 30 名患者进行饮食干预，当中一半人连续 3 周每天食用 15mL 的 EVOO，另一半食用普通的精炼橄榄油（ROO）。试验期后，2 组受试者的炎症指标都降低了，但可圈可点的地方是 EVOO 组的受试者同时降低了皮质醇，而普通 ROO 却增加了皮质醇。皮质醇是人体的应激激素，长期处于高水平增加各种健康风险，包括睡眠质量变差和失眠，所以皮质醇本身也是炎症的重要风险因素之一。EVOO 的多酚类抗氧化物，而不是因为它的油酸，有助降低皮质醇。没有精炼过的特级初榨的橄榄油，比精炼过的橄榄油对健康更有益。

为什么初榨的油比精炼的好

美国药监局认为高油酸已经很好了，橄榄油都是高油酸的，但并不是所有橄榄油都一样健康。橄榄油的精炼过程虽然增加了它的烟点，却减少了油中的多酚类抗氧化物，所以特级初榨橄榄油是我们日常能买到的含多酚类抗氧化物最多的食油。而更高多酚的橄榄油（接近"医药级"，拿来油炸就太浪费了）对改善健康最有效[16]。

2015 年和 2022 年都分别有交叉临床试验[17-18]比较了 EVOO 和高多酚的特级初榨橄榄油，发现添加了多酚类，特别是百里香（thyme）的多酚物质后，比没有添加多酚类普通的橄榄油，更能改善受试者的高密度胆固醇的功能和增加他们的抗氧化能力。

2021 年的对照组临床研究[19] 比较了精炼的 ROO 和特级初榨的 EVOO 对心血管病患者的改善作用，在连续 6 周每天补充 25mL 的 ROO 或 EVOO 后，两组受试者的低密度胆固醇都降低了，显示心血管病风险改善，补充 EVOO 后的炎症标志物 CRP 降低得更多，其实两组受试者在餐后受 LPS 刺激分泌的致炎症细胞因子 IL-6 都差不多，但只有 EVOO 组受试者同时有较高的抑制炎症细胞因子 IL-10 分泌增加，显示橄榄油作为长链脂肪，还是会把 LPS 从肠道带到血液中，刺激免疫系统，但 EVOO 的多酚类抗氧化物可以介导免疫细胞分泌更多的抑制炎症细胞因子，一定程度抵消了炎症反应。

为什么橄榄油中的多酚类物质这么重要？主要原因有 2 个，改善肠道菌群失衡和降低食用油在加热后的氧化和产生的有害物质。

动物实验比较了黄油、精炼橄榄油和特级初榨橄榄油对小鼠肠道菌群的影响[20]，喂含黄油的高脂食物后，小鼠肠道菌群跟肥胖的人的肠道菌群非常接近，而普通橄榄油（精炼）和含多酚（特级初榨）橄榄油的食物对小鼠的肠道菌群有不同的影响，虽然两组吃橄榄油的小鼠的菌群都跟黄油组"肥胖"菌群有差异，但差异最大的是含多酚的特级初榨橄榄油。

近年有不少临床研究和动物实验，使用橄榄油的多酚类提取物作为干预手段，发现可以增加拟杆菌 / 厚壁菌的比例，改变了脂肪的代谢效率，降低肥胖的风险，而且这些多酚类物质增加了大肠中产生短链脂肪酸的益生菌，增加饱腹感的肠道荷尔蒙分泌，改善胆固醇的代谢，而且这些橄榄油中多酚类物质可以抑制肠道害菌的增殖，改善人体整体健康[21]。

橄榄油的多酚的另一个作用是保护油在加热后的氧化，减少我们摄入氧化后的食用油所承受的氧化应激。食用油在煮食场景下的变化是下文的重点。

多酚降低油炸的氧化应激

含多酚的橄榄油在煮食过程会把自身独有的橄榄油多酚类物质转移到食物，改善食物的抗氧化力[22-24]。用橄榄油炸过的薯条，可以找到橄榄油特有的多酚类抗氧化物[25]。

日常家里炒菜的温度一般在 120~170℃之间，2020 年的一项研究测试过特级初榨橄榄油在这两个温度炒菜后，究竟剩下多少多酚类抗氧化物。发现在 120℃时多酚类减少了 44%，到 170℃时减少了 75% 的多酚。橄榄油没有加热时的多酚含量是 860mg/kg，低温小炒后，抗氧化物仍然有 487mg/kg，在高温 170℃下炒制 30 分钟后，多酚类抗氧化物剩下 218~240mg/kg。欧盟定出 250mg/kg 为多酚类改善健康的最低标准，所以小炒后的橄榄油还是足以改善健康[26]。

"PREDIMED"研究是一项大型长期的临床干预研究，参与受试者达 7000 多人，当中大概一半人在试验开始时没有糖尿病，在 5 年的试验期间，橄榄油组只使用橄榄油作为唯一食用油，也就是包括作为煮食油，根据之前的研究发现，尽管在地中海区域，橄榄油也是经常被加热用作煮食的，该地区人群的日常脂肪来源超过 50% 都是来自加热过的煮食油[27]。PREDIMED 试验期后，只使用橄榄油的受试者，出现糖尿病的风险降低了 40%~51%，出现更少的心梗或心血管病死亡事件，受试者的血压更低，多种炎症指标都更好，研究人员认为是橄榄油中的多酚类抗氧化物降低了受试者的氧化应激，改善了健康[28-32]。

有研究分析了在高温煮食后多种食用油中的多酚类抗氧化物的变化[33]，发现在煮食前特级初榨橄榄油、精炼橄榄油、精炼大豆油和精炼葵花籽都或多或少含有不同剂量的多酚类抗氧化物，在模拟家庭煮食环境的 200℃加热 5~6 分钟后，葵花籽油和大豆油的多酚已经完全消失，油中的抗氧化力也同时消失了，特级初榨橄榄油和橄榄油的多酚类抗氧化物也显著减少，但还是剩下较多的分量，足够提供一定的抗氧化效果。

所以在煮食时，食用油尽量减低加热温度，减少加热时间，不重复使用煮食油，使用油酸多的油比其他含多不饱和脂肪的油，产生过氧化氢等有害物质较少，而含多酚类抗氧化物的特级初榨橄榄油不但可以降低食用油的过氧化，同时减少人体肠道细菌代谢物 LPS 进入血液，降低身体炎症。

烟点的误区

很多人包括某些健康"专家"，在煮食油的使用上，都因为对烟点的"迷信"，或人云亦云进入误区，认为烟点越高的油就越适合加热煮食。

食用油都有各自的烟点（smoke point）。烟点顾名思义就是油加热到冒烟的温度。很多人理解食用油如果加热温度太高，超过了烟点，那么油脂就会氧化变质产生有害物从而危害人体健康。这是由于油的温度过热，油脂裂解变质，吃了氧化后的油和食物对身体造成伤害，因此煎炸用的油脂，温度控制在烟点以内为宜。把这个逻辑再往前推一步，很多人都建议使用高烟点的食用油煎炸食物，他们觉得这样会减少油中的致癌物质，这样才吃得够健康。但事实是否这样？

首先我们得知道食用油加热后稳定性的质量指标是什么？ 氧气、水分（食物中自然存在的）加上高温使得油脂容易产生水解、氧化和聚合（polymerization），这些化学反应影响油脂的化学结构，产生游离脂肪酸和自由基，再而产生单酰甘油、双酰甘油等有害的变异，这些物质统称极性化合物（polar compounds）或 TPM（total polar material）。动物实验证明在各种油脂的氧化指标下，TPM 是毒性最高的一种，必须严格控制。

除 TPM 外，三酰甘油聚合物（polymerised triacylglycerols，简称 PTG）同样对人体有害。温度越高，加热时间越长，使用次数越多，油中 TPM 和 PTG 的比例就越高。TPM 和 PTG 影响健康，所以 TPM 和 PTG 的多少是衡量油脂变坏程度的最重要 2 个指标。欧美日本多国对工业用和餐饮用食用油中的 TPM 和 PTG 的比例都有规定（ 但只有部分国家立法强制规定），TPM 指标一般都不超过 25%，PTG 指标一般不超过 15%，个别国家的指标会更严格（比利时的 PTG 指标 10%），超过这些安全指标，油就不能再用了。除了上述 2 个指标外，游离脂肪酸的比例、油中抗氧化物在高温下降解的程度、反式脂肪在高温下产生的数值等等都是衡量食用油在高温下表现的重要指标。

2018 年的一项关于食用油实验的研究结果[34] 证实烟点跟油的加热后稳定性没有关系。实验将多种的食用油从 25℃加热到 240℃模拟煮食时的环境，并且将不同的食用油保持在 180℃、6 个小时模拟餐厅的环境（你见过"牡丹楼"怎样炸薯条吧），之后分析油的成分判定油的安全性和稳定性。研究显示，烟点不能代表油的安全和稳定性。烟点跟脂肪酸的碳链长度关系很大，碳链较长的脂肪酸，烟点就较高，但并不代表烟点高的油加热后更安全更稳定。实验显示，橄榄油是加热后最稳定最安全的（特级初榨橄榄油比更高烟点的精炼橄榄油更好），加热后产生的极性化合物和反式脂肪最少，其次是椰子油和牛油果油，尽管是最普通的橄榄油也比其他植物油更稳定，其他常用的植物油产生的有害物质都比较高，当中芥花油在实验中表现最差，加热后产生的有害物质是橄榄油的一倍以上。加热后的橄榄油也比其他植物油保留更多的抗氧化物。研究也发现，橄榄油在加热后，产生的反式脂肪，比其他精炼植物油都更低[35]。

烟点跟油中的游离脂肪酸（FFA）有关。烟点高低（也就是游离脂肪酸比例）跟油是否精炼和精炼的程度有关，精炼去除了油的"杂质"和游离脂肪酸，所以同样种类的食用油，精炼的油比非精炼的烟点要高。但精炼过的食用油有 2 个问题，第一，精炼的方法，典型的加工方法是通过化学溶剂，包括添加磷酸去除磷酸胶质，加氢氧化钠等各种化学试剂，再配合高温精炼油脂[36]，这样容易损害到油的品质；第二，被去除的杂质并非全是不好的物质，食用油含有大量的多酚类物质，是对人体有益的抗氧化物，这些抗氧化物也同样保护油本身不被氧化产生有害物质。所以不要掉进烟点的误区，油经过精炼烟点就提高，而正是精炼过程使得食用油丧失了当中的抗氧化抗炎症多酚类物质。

含多酚类物质越多的橄榄油，烟点可能不是最高，但在加热后却是最稳定的，产生最少的极性化合物和其他有害物质。

如果一定需要吃到油炸的口感，使用空气炸锅可能是退而求其次的选择。空气炸锅不是真正的炸锅，烹饪的过程是"烤"不是"炸"。空气炸锅可以理解为一个小型的对流式烤箱，热空气吹干食物，当食物水分被蒸发，就有脆的口感，好处是不需要太多油，减少了摄入过多在高温下氧化了的脂肪，也减少了卡路里的摄入。高温下食物中的蛋白质和碳水化合物会出现美拉德反应（Millard reaction），产生的丙烯酰胺（acrylamide）和"晚期糖基化终末产物"（AGEs）都会导致身体氧化应激[37]。在同样 180 度的温度下，对比传统的油炸，空气炸锅可以减少 90% 炸薯条产生的丙烯酰胺[38]。也可以减少炸鸡的PAH 和丙烯酰胺[39]。

本章小结

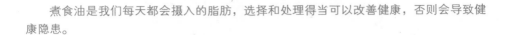

煮食油是我们每天都会摄入的脂肪，选择和处理得当可以改善健康，否则会导致健康隐患。

1. 以橄榄油为代表的单不饱和脂肪的油酸，美国药监局认为比其他植物油和动物脂肪更健康；

2. 大量流行病学研究和大型干预研究已经证明含多酚较多的橄榄油可以改善人体健康；

3. 含多酚类的特级初榨橄榄油，不只适合凉拌，在高温煮食下也稳定，可以减少身体的氧化应激；

4. 油炸的烹饪方法，增加油的有害物质，容易造成氧化应激，细胞 DNA 受损，增加癌症和炎症风险；

5. 高温油炸食物产生油烟，这些油烟含有致癌物，也会增加炎症风险，所以我们应该尽量避免油炸食物，使用抽油烟机和增加通风可以降低吸入有害物质的风险；

6. 在吃油炸食物时，由于餐厅或快餐店的食用油是个不停地加热过程，油会出现极性化合物和多种有害物质，减少外卖或餐厅的油炸食物，可以降低脂肪过氧化的健康风险；

7. 在家里吃油炸食物，煮食油不宜重复使用，尽管只用过一次的油已经出现氧化，增加脂肪过氧化的健康风险；

8. 油炸是煮食方法中温度最高而且加热时间也较长，无论食物或脂肪都会氧化，改为小炒或煎可以降低加热温度，也可能可以减少我们摄入的氧化后的脂肪；

9. 一定需要油炸的风味，用空气炸锅取代油炸可以减少用油和我们摄入氧化油中的有害物质。

第九章
鱼类和欧米伽 3 脂肪

哈佛医学院在 2015 年进行过一个有趣的动物实验。[1] 实验使用了一种基因改造的小鼠，我们这里称它为"胖鼠 1 号"。胖鼠 1 号跟普通小鼠不同的地方是可以自体将膳食中的欧米伽 6（n-6）脂肪酸（例如玉米油）转化为欧米伽 3（n-3）脂肪酸（例如鱼油）。研究人员之后喂含大量 n-6 脂肪酸的食物给胖鼠 1 号和对照组的普通小鼠，胖鼠 1 号血液中的 n-6 脂肪酸当然并没增加太多，因为它们的基因特殊，把 n-6 脂肪酸都给转化为 n-3 脂肪酸了。不但如此，胖鼠 1 号血液中的细菌代谢物 LPS 并没有增加，普通小鼠血液中的 LPS 则大量增加。我们已经了解过细菌代谢物 LPS 进入血液后，会刺激免疫系统，导致身体炎症，欧米伽 3 脂肪酸可以通过减少血液中的 LPS 从而降低炎症。研究人员分析两种小鼠的粪便，发现胖鼠 1 号的粪便有大量的益生菌，而普通小鼠没有。研究人员之后对出现大量 LPS 的小鼠测试了 3 种方法：喂它们广谱抗生素、让普通小鼠接触胖鼠 1 号的粪便和让它们补充欧米伽 3 脂肪酸，结果任何一种方法都可以成功减少普通小鼠血液中的 LPS。看到这里，我们应该知道血液中的 LPS 跟肠道菌群有关，而 n-3 脂肪酸可以减少 LPS 的产生，但究竟通过什么机制呢？

研究人员之后让普通小鼠接触了胖鼠 1 号的粪便，结果普通小鼠同样可以减少血液中的 LPS，这时终于发现欧米伽 3 减少 LPS 的作用机制的主角："肠碱性磷酸酶"（Intestinal alkaline phosphatase，简称 IAP)。IAP 是肠壁细胞分泌的蛋白质，具有抗菌和减少 LPS 毒素的能力，n-3 脂肪酸使得肠壁细胞分泌 IAP 增加，而 n-6 脂肪酸却减少 IAP。回到实验，研究人员喂普通小鼠 IAP 补充剂，同样可以减少它们血液中 LPS。所以 n-3/n-6 脂肪酸通过影响肠壁细胞 IAP 的分泌，改变了肠道菌群，同时影响了 LPS 在血液中的数量。我们暂时没有途径直接为肠补充 IAP，从食物中增加欧米伽 3 脂肪酸是我们能做的增加

IAP 的方法。

　　通过降低身体炎症，欧米伽3的 EPA 和 DHA 可以改善血脂和降低心血管病风险，当中 EPA 比 DHA 对消退炎症和治疗心血管病更有效。2019 年，首款被美国药监局（FDA）批准的鱼油处方药是 Amarin 公司的 Vascepa（品牌）icosapent ethyl（化学名，简称 "IPE"），用于辅助治疗心血管病。IPE 就是提纯乙酯型的 EPA。

　　FDA 批准上述欧米伽3的 EPA 作为处方药，主要基于 2019 年发表在《新英格兰医学杂志》的双盲对照组临床研究（REDUCE-IT 研究），也是一项新药三期临床试验[2]。8000 多人参加了长达 5 年的临床试验，服用上述专利 EPA 的受试者，心血管病死亡率和风险都比对照组低。对于使用了他汀类药物但甘油三酯还是高的患者，每天 2 次，每次 2g 服用 EPA 可以降低心血管事故和降低死亡风险。使用 EPA 一年后，受试者的甘油三酯就平均降低了 18.3%。

　　EPA 和 DHA 降低血脂和心血管病风险可能是最为大众所知的，但 EPA 和 DHA 改善其他健康问题的作用可能不太普及。其实除了上述的动物研究发现欧米伽3可以调节肠道菌群、降低身体炎症之外，EPA 和 DHA 可以促进我们的免疫细胞产生一种非常厉害的物质："特异性促炎症消退介质"（SPM），这种介质可以帮助消退炎症。SPM 可以抑制 n-6 脂肪酸的 "类花生酸" 系列细胞因子，抵消了身体因为摄入过多 n-6 脂肪酸引起的炎症压力，SPM 是欧米伽3可以改善众多自身免疫系统疾病和精神健康问题的主要机制之一。

　　近年有大量的流行病学和临床干预研究发现多吃鱼或补充 EPA 和 DHA 可以改善多种健康问题，包括代谢障碍性疾病，例如脂肪肝、腹部脂肪和痛风，也可以有助改善多种自身免疫系统疾病，包括银屑病、类风湿性关节炎和红斑狼疮，也可以有助治疗心理疾病，包括抑郁症和双相情感障碍。而且对湿疹和失眠都有帮助[3-12]。

　　欧米伽3中，对身体健康最有帮助的是的 EPA 和 DHA，无论来自海洋中脂肪多的鱼类，还是通过鱼油补充剂，都可以达到改善健康的效果。

海洋的欧米伽 3

韩国在 2019 年对超过 2 万人的前瞻性研究[13]探讨了这些人 5 年间吃高脂肪海鱼跟血脂的关系，高脂肪鱼类包括青花鱼、秋刀鱼、鳗鱼和三文鱼等。高脂肪鱼类吃得越多的人，甘油三酯水平就越低，多吃高脂肪鱼类的人，甘油三酯过高的风险降低 25%。为什么脂肪吃多了，血脂反而可以改善？ 因为海鱼含的脂肪多为欧米伽 3 的脂肪酸，包括 EPA 和 DHA，而欧米伽 3 脂肪酸对改善健康有显著的作用。

人体不能自体合成欧米伽 3 脂肪酸，必须从食物中获得，植物来源的欧米伽 3 主要为 α - 亚油酸（ALA），ALA 是人体必需的脂肪酸，因为人体不能合成 ALA，需要从食物获得。而食物中有两种对人体最重要的欧米伽 3，分别是 EPA（二十碳五稀酸）和 DHA（廿二碳六烯酸）。

食物中只有小部分海鲜含有较多的欧米伽 3，特别是冷水海洋鱼类例如青花鱼、秋刀鱼、沙丁鱼、金枪鱼、凤尾鱼和三文鱼等，海产例如磷虾和海藻等都含有丰富的欧米伽 3 脂肪酸。自体能生产欧米伽 3 脂肪酸的生物，只有海藻和植物，其他生物都是主要通过食物链获取欧米伽 3 脂肪酸的。这就不难理解为什么河鱼基本上没有欧米伽 3 脂肪酸，而哺乳类动物例如海狮却有大量的欧米伽 3 脂肪酸了。所以尽管你每天吃河鱼，或住在漂亮的海边城市乡镇，但你的饮食还是大概率缺乏欧米伽 3 脂肪酸的。每周吃 2 顿鱼可以补充足够欧米伽 3 脂肪酸是误导，因为我们经常食用的鱼类包括大部分海洋鱼类，它们的肉连脂肪都不多，都是缺乏欧米伽 3 脂肪酸的。

各种欧米伽 3 和转化率

欧米伽 3 的转化路径简化再简化后就是下面的顺序：

ALA > EPA > DPA > DHA

女性转化欧米伽 3 的效率比男性高，可以转化约 21% 的 ALA 成为 EPA，最终约 9% 成为 DHA。男性只能转化不多于 8% 的 ALA 成为 EPA，而最终不到 1% 成为 DHA[14-15]。人体同时有反馈抑制机制，当膳食中的 EPA 和 DHA 增加，转化 ALA 的效率会降低。这不难理解，转化过程消耗能量，当代谢途径下游的 EPA 和 DHA 在膳食中充足，人体减少无用的转化能保存能量作其他用途。其实无论男女，直接吸收 EPA 和 DHA，比依赖植物来源的 ALA 更能改善健康。

　　海藻油（algae oil）：海藻是海洋食物链中欧米伽 3 脂肪酸的源头，所以海藻油含有丰富的欧米伽 3 脂肪酸。对于因宗教或其他非健康原因的素食者，海藻油可能是很好的欧米伽 3 脂肪酸来源。但海藻油的特色是高 DHA，低 EPA[16]，对消退炎症和改善多种跟炎症有关疾病的效果不是最理想的。

欧米伽 3 和欧米伽 6 脂肪酸

　　不饱和脂肪中，欧米伽 3（n-3）和欧米伽 6（n-6）脂肪酸，同样为人体必需的脂肪酸。但 n-6 脂肪酸和 n-3 脂肪酸在人体代谢路径中，互相竞争辅酶，例如花生四烯酸（AA）和 EPA 的代谢路径都需要"delta-5 脂肪酸去饱和酶"（delta 5 desaturase）作为辅酶，此消彼长，欧米伽 3 多了，AA 就可以减少，而 AA 是导致炎症的脂肪酸[17]。

　　多个临床试验的数据，增加摄入 n-6 脂肪酸可能增加心血管病风险和有关的死亡率[18]。用 n-3 脂肪酸取代饱和脂肪，可以降低心血管病的风险[19]。n-6 脂肪酸对 n-3 脂肪酸比例较低对哮喘有改善作用[20]，将比例保持在 5 比 1 以下，对哮喘的控制有很大的帮助[21-22]。临床研究也发现[23]，n-3 脂肪酸可以改善炎症性肠病引起的关键疼痛，n-6 脂肪酸对 n-3 脂肪酸比例过高对炎症性肠病有关症状可能是因果关系。增加 n-3 脂肪酸也可以改善类风湿性关节炎[24]，对改善抑郁症也有帮助[25-26]。

吃鱼可以补充 n-3 脂肪酸但不是所有鱼都有帮助

　　健康饮食包括鱼类，英国营养科学顾问委员会建议每周吃鱼[27]。又例如地中海饮食和"得舒"DASH 饮食在美国 US News 每年的最佳饮食评选中，在总体最佳饮食方案中都分别排名第一和第二，而两种饮食除了强调蔬果在饮食中的重要性，多吃鱼也是两种饮食的共通点。中国膳食指南也鼓励每周吃鱼 280~525g，也就是差不多半斤到一斤的鱼。

大量流行病学研究都发现吃鱼改善健康，多吃鱼可以降低多种疾病风险，包括精神健康问题、痛风、自身免疫系统疾病、心血管疾病、高血压、高血糖、认知障碍和癌症[28-39]。

临床研究同样证实多吃鱼改善健康，在宏量营养不变的情况下节食减肥，连续 8 周每周吃鱼或鱼油，减肥效果更好[40]。12 周的临床研究发现[41] 吃鱼比吃禽肉更能提高小孩的认知能力和注意力。同样 12 周的临床研究也发现[42] 孩子增加吃鱼更容易入睡，上床后入睡的时间平均缩短了 3.6 分钟。多项临床研究发现吃鱼改善维生素 D 水平[43]。含欧米伽 3 脂肪酸的饮食，显著降低血液中 LPS，而饱和脂肪和 n-6 脂肪酸的饮食，增加餐后血液中的 LPS[44]。对自身免疫系统疾病和精神健康，减少刺激免疫系统的 LPS 是关键的一环。吃鱼改善健康，主要原因是鱼类含有丰富的欧米伽 3 脂肪酸。

淡水鱼中欧米伽 3 含量非常低。南非分析过当地的淡水鱼的欧米伽 3 比例[45]，发现所有淡水鱼的 n-3 脂肪酸含量都极低，n-6 脂肪酸对 n-3 脂肪酸比例也不理想，淡水鱼并不是理想的 n-3 脂肪酸来源。

加拿大对该国魁北克省的 2 个湖区的居民进行的一项研究[46] 分析了 259 名居民的血液样本，比对他们吃鱼的分量，结论是无论吃多少的淡水鱼都不会增加身体的欧米伽 3 脂肪酸。只有吃脂肪多的三文鱼和青花鱼等鱼类，血清欧米伽 3 才显著较高。

我国淡水鱼中，花鲢含的欧米伽 3 脂肪酸是相对较多的。花鲢（鳙鱼）的脂肪成分[47]，DHA+EPA 大概 4.3%，但花鲢鱼肉含水量高达 80%[48]，而且鱼肉大部分为蛋白质，脂肪只占鱼肉的 2.53%。以此推算每 100g 的花鲢鱼肉的 DHA+EPA 不超过 108mg，而 n-3/n-6 比例约 1.5。中国农业大学也有类似的分析，但数值稍有不同[49]，推算出每 100g 花鲢鱼肉的 DHA+EPA 不多于 88mg。跟《中国食物成分表》的数据约 117mg 都较为接近。

海鱼也不一定含很多的欧米伽 3 脂肪酸。2020 年中山大学珠海市海洋生物资源与环境重点实验室发表的一项研究[50]，分析了珠江口的 22 种食用鱼类，发现所有鱼种的脂肪含量都很低，最低的只有 0.51%，而最高的也就 7.35%，每 100g 的鱼肉，含 EPA+DHA 都低于 1g。珠江河口的鱼类脂肪结构，起码对改善心血管病是没有什么帮助的。

浙江大学分析了东海舟山渔区 29 种海鱼、淡水鱼和海鲜后，结论也是海洋鱼类的脂肪比淡水鱼多，而且海鱼的 n-3 脂肪酸比 n-6 脂肪酸多，但淡水鱼则 n-6 脂肪酸比 n-3 脂肪酸多，不太理想[51]。

在 2017 年的临床研究中[52]，68 名肥胖的受试者每周多吃 750g 的高脂肪的鱼类（三文鱼）或低脂肪鱼类（银鳕鱼），8 周试验期后只发现吃高脂肪鱼类的受试者改善了餐后血糖，降低了餐后炎症指标 CRP，而吃低脂肪鱼类并没有类似效果。

鱼类含有不同的营养，但当中最难被其他食物取代的是欧米伽 3，特别是当中的 DHA 和 EPA。从上述研究可以看到，淡水鱼含的欧米伽 3 脂肪酸甚少，海鱼中也只有高脂肪鱼类，含有较多的欧米伽 3。食用缺乏欧米伽 3 的"瘦鱼"，临床研究发现能改善健康的作用有限，起码就别指望可以改善血脂和血糖了。

容易买到的高脂肪海鱼

淡水鱼虽然缺乏欧米伽 3，但我们日常饮食中，也有很多机会可以吃到欧米伽 3 丰富的高脂肪鱼类。

黄花鱼在江浙沪区域吃得较多，浙江大学在 2009 年分析了黄花鱼的脂肪成分[53]，每 100g 的黄花鱼含 DHA+EPA 约 792mg~1g，是淡水鱼花鲢的 10 倍含量。黄花鱼的 n-6 脂肪酸甚少，n-3/n-6 比例大概为 6.7。

其实我国沿海地区容易吃到的鱼，青花鱼可能是欧米伽 3 含量最高的鱼类。青花鱼又叫鲭鱼（mackerel），名字经常被混淆，有一种被称为青鱼的，名字中也叫 mackerel，其实是巴浪鱼（horse mackerel），跟青花鱼并不一样。一项对鱼类脂肪的化验分析[54]发现巴浪鱼每 100g 含 750mg 的 DHA+EPA 和青花鱼的欧米伽 3 含量相差甚远。

青花鱼甚少养殖，主要靠野生捕捞。青花鱼的脂肪含量受季节影响，最肥美月份是 9~10 月，此时青花鱼的脂肪含量超过 25%，在秋天每 100g 鱼肉含 6.3g 的欧米伽 3，但春天是青花鱼最瘦的时候，脂肪含量只有约 4%[55]。我们买到的青花鱼很多时也是进口冷冻的，这样有影响吗？有研究比较过新鲜的青花鱼跟冷冻 6 个月后的脂肪状况[56]，的确发现冷冻对欧米伽 3 影响最大，冷冻一个月时 n-3/n-6 比例为 4.16，冷冻 6 个月后就下降到 2.43，反映欧米伽 3 尽管在冷冻状态下，氧化活动仍然活跃。较为新鲜的青花鱼的 n-3/n-6 比例可以高达 15[57]。

很多人担心氧化的欧米伽 3 脂肪酸对身体有坏影响，但临床研究发现，不一定新鲜的青花鱼才改善健康，罐头青花鱼也起作用。一项对高血压患者的对照组临床研究发现[58]，当受试者在 2 周内每天吃 2 罐青花鱼（DHA+EPA=5g），之后的 8 个月每周也继续吃 3 罐青花鱼，尽管受试者没有改变其他饮食，在试验期后，他们的血压也能显著改善。多个临床饮食干预研究都发现食用青花鱼罐头可以有助降低血压[59]。可以吃新鲜鱼的时候当然尽量吃新鲜的更为健康，但当条件局限时，罐头和冷冻的青花鱼也是对健康不错的选择。

另一种我们容易买到的高脂肪海鱼是秋刀鱼。秋刀鱼的脂肪含量非常高，而且欧米伽 3 比例也接近 20%，每 100g 的秋刀鱼含 DHA+EPA 约 4g。n-3/n-6 比例更高达 9.2[60]。在 2012 年日本发表的临床研究中，受试者食用 150g 的烤秋刀鱼，当中含有 6g 的 DHA 和 EPA，分析受试者餐前和餐后的血糖和血脂，发现他们的餐后血糖和游离脂肪酸显著降低，吃了秋刀鱼后血浆内欧米伽 3 的含量提升了 65%，到餐后 6 小时到达峰值，持续超过 24 小时都显著高于基线欧米伽 3 血浆浓度。就算吃一餐秋刀鱼也可以改善餐后血糖和脂肪代谢一整天。2019 年美国国立卫生研究院发表了一项临床试验[61]，30 名健康的受试者服用秋刀鱼油，8 周后受试者甘油三酯和 LDL 都降低了，改善了心血管的健康。

日本分析过不同烹饪方法处理秋刀鱼对 DHA 和 EPA 流失的影响[62]，发现煎和烤秋刀鱼时 DHA 和 EPA 流失较少，分别保留了 85% 和 84%。但油炸的话，DHA 和 EPA 只能保留 58%。欧米伽 3 的流失主要因为脂肪从鱼肉转移到烹饪的煮食油了，研究也发现秋刀鱼的抗氧化能力并没有因为烹饪的方法有太大影响，所以建议减少欧米伽 3 流失的烹饪方法是最好的。

三文鱼除了欧米伽 3 还有虾青素

三文鱼含有较多的欧米伽 3。根据美国农业部和独立检测数据，每 100g

鱼肉，野生（捕捞）三文鱼（sockeye）含 DHA+EPA 1.18g，罐头三文鱼含 1.45g，烟熏三文鱼含 0.45~2.43g[63]。我国较为常见的大西洋鲑，则含量较高，每 100g 含 2.3-2.6g[64]，n-3/n-6 大概 13.5[57]。

很多人都认为野生的鱼类比饲养的营养更多，所以欧米伽 3 也应该是野生的鱼类更多。但根据美国国立卫生研究院（NIH）官网提供的意见，养殖鱼类含的欧米伽 3 的多少，取决于喂养饲料，对于三文鱼，饲养的可能比野生的含欧米伽 3 脂肪更多。但 NIH 也补充，近年饲养的三文鱼的欧米伽 3 含量也在不断减少。[65]

三文鱼除了含有丰富的 DHA 和 EPA 等欧米伽 3 脂肪酸外，还含有较多的虾青素（astaxanthin），每公斤三文鱼肉大概含 3~37mg 的虾青素，一份 200g 的三文鱼排大概含 1~7mg[66]。

虾青素存在于部分海洋生物中，例如磷虾和三文鱼，属于"叶黄素类胡萝卜素"（xanthophyll carotenoid），或称海洋类胡萝卜素（marine carotenoid）。虾青素是抗氧化物，近年众多临床研究证明虾青素可以抵抗皮肤氧化。三文鱼之所以是橙红色的，主要原因就是来自虾青素，养殖的三文鱼如果饲料中没有虾青素，鱼肉也不再是橙红色，虾青素有效保护三文鱼的脂肪氧化，这是三文鱼相比其他欧米伽 3 脂肪丰富的鱼类，氧化变质较慢的原因。

2010 年就有双盲对照组临床研究证明虾青素可以降低身体炎症[67]，14 名年轻健康的女性受试者，每天服用 2mg 和 8mg 的虾青素，在 8 周的试验期后，细胞 DNA 因氧化应激的损伤，从试验的第 4 周开始减少，而炎症指标 CRP 在第 8 周也显著降低。

上述研究的对象是年轻的女性，虾青素可能对中年女性的帮助更大。在 2017 年的临床研究中[68]，31 名 40 岁以上的中年受试者，连续 4 周补充虾青素，反映身体氧化压力的 MDA 在 2 周后降低了 11.2%，4 周后降低了 21.7%，受试者的皮肤老化也显著改善，因为虾青素的强抗氧化能力，促使面部皮肤年轻化，对肥胖人群效果更显著。

2017 年也有对照组临床研究证明虾青素可以改善因为紫外线导致的皮肤氧化[69]，65 名健康的受试者连续 16 周每天分别服用 6mg 和 12mg 的虾青素。期间没有补充虾青素的对照组，因为阳光和干燥天气，皮肤出现老化和水分减少，但使用12mg虾青素的干预组并没有出现同样的皮肤老化现象，皱纹也没有增加，每天使用6mg没有使用12mg的效果显著。虾青素还有多个临床研究证明可以改善皱纹和为皮肤保湿[70-71]。

2016年俄亥俄州立大学发表的一项研究[72]分析了三文鱼的虾青素在不同情况下的浓度，发现野生三文鱼的虾青素是养殖的10倍，而一般烹饪三文鱼的方法会减少35%~57%虾青素，如果吃生鱼片的话，43%野生三文鱼的虾青素可以有效被人体吸收，但养殖的只有12%可以吸收。

但2020年美国科罗拉多大学发表的研究却有不同的发现[73]，研究人员分析了三文鱼后，虽然发现新鲜的三文鱼比罐头的含更多的花青素，但养殖的（大西洋鲑）比野生的三文鱼（太平洋鲑）的虾青素只少10%，而且生鱼片和烹煮过的三文鱼中的虾青素也差不多，最关键的发现是，食用养殖三文鱼后，人体虾青素浓度上升一倍，所以还是管用的。不同研究不同采样可能影响到研究的结果。

也有双盲对照组临床研究比较过野生和养殖三文鱼[74]，28名健康受试者连续4周每天吃250g的野生或养殖三文鱼，发现试验开始第5天后，受试者的血浆虾青素已经提升到最高水平，而且养殖的比野生三文鱼组提升更快更多，所以也真的不需要担心养殖的三文鱼不好。但养殖三文鱼的虾青素和营养成分十分受饲料的影响。

多吃鱼有益，但关键也得看当中的营养成分，鱼的宏量营养和很多的微量营养并不是不能取代的，当中最不能取代的是欧米伽3脂肪酸，特别是DHA+EPA（表9.1）。

表9.1　不同鱼类的欧米伽3和欧米伽6含量和比例

	三文鱼	青花鱼	秋刀鱼	黄花鱼	花鲢（淡水鱼）
DHA+EPA（每100克）	2300微克	6300微克	4000微克	1000微克	100微克
n-3：n-6比例	13.5：1	15：1	9.2：1	6.7：1	1.5：1
其他重要营养素	花青素				

鱼油还是鱼?

有人会担心吃鱼过多会增加摄入重金属，而我们的确应该关心吃的食物是否安全，但不应该因为担心而放弃本来可以改善健康的食物。中国香港是个海港城市，可能是我国吃鱼和海鲜较多的城市，2009 年当地的食物环境卫生处发表了一个调查研究[75]，分析了当地高中生每周吃鱼和摄入重金属的量，发现就算吃鱼特别多的人，通过吃鱼摄入的重金属的剂量，仍然低于世界卫生组织定的上限。香港吃鱼最多的人吃了多少鱼呢? 从研究提供的数据推算，吃得最多的组别每周吃 3 斤的鱼。假设我们一餐吃的鱼是 150~200g，也就是一周吃 7~10 餐的鱼，都不会超标。

但吃鱼的确有可能增加重金属的摄入，我们都应该注意。鱼类的重金属一般留着食物链的最后，大鱼吃小鱼，长寿的大鱼体内的重金属比小鱼多，以含欧米伽 3 丰富的鱼类为例，小鱼例如秋刀鱼、青花鱼和凤尾鱼都是生物链靠前的，含重金属较少，但金枪鱼和大马鲛鱼等就在食物链的后端，体内积累较多的重金属。我们尽量选择体型较小的鱼类，可以在摄取欧米伽 3 之余，减少重金属。

除了吃鱼，使用鱼油补充剂也是增加欧米伽 3 改善健康的方法，毕竟对大部分人，很难通过天天吃高脂肪海鱼补充欧米伽 3。鱼油还有一个好处，也就是没有重金属。为什么鱼油没有重金属? 除了在鱼油生产过程可以清除了杂质和重金属外，重金属更多是与蛋白质整合在一起。2018 年美国的一项对蛋白粉的检测[76]发现 40% 的蛋白粉都重金属超标，包括标榜有机的蛋白粉，而且令很多人掉眼镜的是植物源的蛋白粉重金属含量比非植物源的更高，证明重金属重灾区不单单在海洋，我们的土地可能污染更严重。

早在 2003 年，哈佛医学院已经测试过多个品牌的鱼油补充剂[77]，没有发现重金属超标，鱼油中的微量重金属含量跟健康人群血液中的浓度类似。由于食物中的鱼类特别是食物链靠后的大型鱼类含重金属是已知事实，研究建议多从鱼油而不是食物中的鱼类补充欧米伽 3 可能更能降低摄入过多重金属的风险。

对鱼过敏的人极少对鱼油过敏，对鱼过敏一般是对鱼的蛋白质过敏，而鱼油不含蛋白质，所以理论上不会引致过敏。在 2008 年一项先导性临床试验中[78]，6 名对鱼类过敏的受试者接受 2 项测试，首先是皮肤测试，接着口服鱼油挑战，结果 6 名受试者没有一位对鱼油的任何一项测试出现过敏。

上述临床研究是小型研究，不排除你是第 7 位然后就不幸出问题了。安全起见，对某种鱼过敏的人，可以选择不含该种鱼种的鱼油，一般鱼油保健品瓶身都有注明鱼油的来源是什么鱼类。如果对所有鱼都过敏或不知道自己对什么鱼过敏的，除了完全避开鱼油外，可以把鱼油的胶囊剪开，首先尝试当中极小量的鱼油，如果没有出现过敏问题，下一次可以再增加一点，如此类推，以确定没有过敏反应后再增加剂量。

欧米伽 3 改善多种健康问题

高脂肪鱼类是地中海饮食强调的食物，大量的流行病学研究发现鱼类和地中海饮食可以改善健康，而更强证据来自 EPA 和 DHA 鱼油有关的人类临床研究。

代谢性疾病

研究发现 n-3 脂肪酸可以阻止脂肪在肝脏的积累[79]，而膳食中缺乏 n-3 脂肪酸或 n-6/n-3 比例过高，都容易导致非酒精性脂肪肝（NAFLD）。2020 年芬兰赫尔辛基大学分析了 50 对年龄在 23~36 岁的同卵双胞胎[80]，当中 10 对双胞胎的肝脏脂肪有显著分别，双胞胎中肝脂肪高的一位的 n-6/n-3 脂肪比例更高，6.6 对 3.2，只要调整饮食中 n-6/n-3 比例可能可以改善脂肪肝。这个研究可能告诉我们不要埋怨自己的基因，更多是饮食和生活习惯问题。

在 2015 年的一项双盲对照组临床研究中[81]，108 名平均年龄在 13.8 岁的肥胖青少年接受试验，干预组连续 12 个月每天补充 1g 的鱼油，并配合节食和锻炼，对照组只坚持节食和锻炼，试验期后两组受试者都改善了肝炎和脂肪肝，但鱼油组的改善比对照组显著。鱼油干预组中 67.8% 受试者的脂肪性肝炎改善，脂肪肝指标肝酶 ALT 升高比率从 39.2% 降低到 14.2%，而 AST 从 25% 降低到 17.8%，显示肝功能改善。2020 年中国台湾发表的荟萃分析[3] 包括了 22 个临床研究一共 1366 名受试者，发现补充欧米伽 3 鱼油显著改善肝脏脂肪，同时改善胆固醇、BMI 等代谢性指标。增加欧米伽 3 的鱼类和鱼油缩小腰围，平均缩小 0.81cm[4]。

痛风患者血液中的 n-3 脂肪酸浓越低，痛风发病率就越高[5]。跟传统智慧不一样，含欧米伽 3 鱼类虽然也有较高的嘌呤，但研究发现经常食用脂肪丰富的鱼类，包括三文鱼等，跟痛风发病率有反向关系，食用含有 n-3 脂肪酸丰富的鱼类对预防痛风有帮助 [82]。

自身免疫系统疾病

欧米伽 3 的 EPA 和 DHA 可以改善银屑病。在《柳叶刀》发表的临床研究中 [6]，银屑病患者连续 8 周每天补充 3g 的 EPA 和 DHA，银屑病病情显著改善，包括瘙痒较少，银屑病的皮肤面积缩小等。连续 8 周每天补充 1.1g 的 EPA+0.75g 的 DHA，患者的银屑病病情量表 PASI 降低了 65%，而且 75% 的受试者的病情都有改善 [83]。连续 14 天每天补充 4.2g 的 EPA+DHA，37% 的受试者病情改善超过 50% [84]。EPA 和 DHA 还有大量的临床研究证据证明可以改善银屑病 [85-91]。

对于类风湿性关节炎，临床研究的证据非常一致，欧米伽 3 脂肪对类风湿性关节炎有帮助 [7]，作用是通过抑制饮食中过多 n-6 脂肪酸引起的致炎症细胞因子。每天食用超过 0.21g 的欧米伽 3 脂肪，类风湿性关节炎风险降低 35%~52%，每周吃超过一次鱼相比一周少于一次的，类风湿性关节炎风险降低 29% [92]。服用含有 n-3 脂肪酸的鱼油，可以改善关节的晨僵和疼痛，同时减少患者需要使用的药物 [93]。每天多吃 30g 高脂肪鱼类（8g/100g 的 n-3 脂肪酸），类风湿性关节炎风险降低 49%，但低脂肪鱼类并不能降低风险 [94]。

EPA 为主的欧米伽 3 鱼油有助改善红斑狼疮病情 [8]。增加欧米伽 3 的摄入和减少欧米伽 6 的摄入都跟改善红斑狼疮病情有关联性 [95]。

精神健康

研究显示 EPA 比例超过 60% 的欧米伽 3 鱼油，有助于改善抑郁症 [9][96-97]。

双相情感障碍患者的炎症比抑郁症患者严重，临床研究发现连续 4 个月使用高剂量的欧米伽 3，每天 9.6g（EPA 6.2g，DHA 3.4g），可以改善双相患者的病症，而且缓解期显著长于对照组 [10]。在 2016 年的临床研究中 [98]，100 名双相情感障碍的 1 型患者，除了使用药物治疗外，每天补充 1g 的欧米伽 3 鱼油，对照组只使用药物，3 个月试验期后干预组的躁狂指数降低了 55%，而只使用药物的对照组只降低 15%。

♫ 本章小结

1. 鱼类中的欧米伽 3 脂肪酸改善身体的多种健康问题。淡水鱼的欧米伽 3 极少，只有高脂肪的海鱼含有丰富的欧米伽 3，特别是 DHA 和 EPA；

2. 我国容易买到的海鱼中，青花鱼、秋刀鱼、三文鱼和黄花鱼都有不错的欧米伽 3 脂肪。新鲜的鱼更能减少鱼类中的欧米伽 3 被氧化，尽管如此，含欧米伽 3 的鱼罐头同样足以改善健康；

3. 油炸令鱼中的欧米伽 3 流失最多，其他少油的烹饪方法最能保存鱼中的欧米伽 3。除了欧米伽 3，三文鱼的虾青素是很好的抗氧化物。

4. 除了吃高脂肪鱼类，补充鱼油是获得 EPA 和 DHA 的有效途径。EPA 比 DHA 在改善炎症有关疾病的作用更有效。

5. 鱼类可能含有重金属，但鱼油一般没有重金属，对鱼过敏的人，一般对鱼的蛋白质过敏，鱼油是脂肪，一般不会导致过敏。

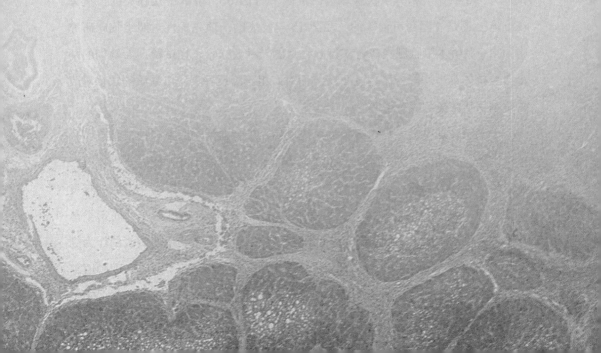

第三部分

饮食的选修课

第十章
剔除不耐受食物

　　我们身边有很多关于通过忌口改善了健康的故事，但大部分都没有客观的根据，所谓改善只是自我感觉良好而已，例如银屑病患者很多时都会对食物忌口。银屑病又称牛皮癣，是一种慢性炎症性皮肤病，病征虽然体现在皮肤，但银屑病不只是皮肤病，而是自身免疫系统疾病。2017 年对 1200 多名银屑病患者的饮食调查[1] 发现当中 86% 有在饮食中忌口，自我判断对皮肤病征有改善的患者，53.4% 忌口麸质，52.1% 剔除茄科类食物，也有排除奶制品，而忌口不同饮食的患者有 40%~72% 的人觉得剔除了不同的食物后对病情有帮助。

　　自我判断病情改善欠缺科学依据，可信度成疑。但也有来自医学文献的案例。桥本甲状腺炎是免疫细胞攻击身体的甲状腺组织的自身免疫系统疾病，但桥本甲状腺炎的前期不一定出现甲状腺功能异常，药物只能调节甲状腺功能，无法降低免疫反应，也就是桥本甲状腺炎的自抗体，包括"甲状腺过氧化物酶抗体"（TPOAb）和"甲状腺球蛋白抗体"（TgAb），桥本甲状腺炎的自抗体在临床上还是"无药可治"的。在 2018 年发表的一项先导性对照组临床研究中[2]，16 名桥本甲状腺炎患者实行 6 个月的无麸质饮食，在试验期后她们的两个自身抗体都平均降低了超过 20%，而对照组不降反升。忌口麸质的饮食对改善桥本甲状腺炎可能有帮助。

　　干燥综合征是另一种自身免疫系统疾病，患者血清中存在多种自身抗体和风湿因子。症状除了因为唾液腺和泪腺功能受损导致口干和干眼外，也可以影响身体其他多个器官。瑞典排名第一的乌普萨拉大学的附属医院在 2008 年发表的研究显示就诊的干燥综合征患者中有 48% 对不同食物不耐受，而奶类是其中最常见的不耐受食物之一[3]。让 21 名干燥综合征患者使用奶类蛋白作为测试，发现 38% 的患者对奶类不耐受，在摄入奶类蛋白后 15 小时内出现肠道黏膜炎症反应。单从这个小型的临床研究看，在自身免疫系统疾病人群中，奶类不耐受出现肠道炎症反应的比例并不低。

除了严重的疾病外，常见的痤疮也可能跟食物不耐受有关。乳清蛋白是奶类的蛋白，健身爱好者经常使用，巴西的研究团队在 2013 年[4]让 30 名受试者吃乳清蛋白 2 个月，发现受试者的痤疮以"爆发性"的速度生长，本来没有痘痘的受试者都爆痘了，证明牛奶中的乳清蛋白对痤疮不友好。

剔除饮食或我们俗称的忌口主要目的在于排除不耐受导致炎症的食物，当不耐受食物从日常饮食中消失后，对这些食物不耐受的人的症状可能得到改善。这些症状除了包括上述提到的痤疮、自身免疫系统疾病之外，也包括肠易激综合征、皮肤疾病例如皮炎和湿疹、精神健康问题例如抑郁症，还有关节炎、哮喘等。

剔除饮食的原理是我们可能长时间地忍受着炎症和有关的疾病，却没有意识到与哪一种特定的食物有关，所以最好的方法是暂时移除最容易不耐受的食物，让炎症引起的症状改善后，才将这些食物重新引入。当剔除的食物逐一重新引进时，我们便容易识别哪些食物是引起症状的。在开始剔除饮食方案后，有些人的慢性病的症状的确有可能得到改善，当炎症减轻，免疫系统受到的刺激减少时，再进行健康饮食，身体就有了康复的机会。但我们进行剔除饮食方案时，对过渡性导致症状的健康的食物有时不需要长期忌口，只是当身体处在炎症阶段，必须被暂时移除，但对于某些人和某些食物，可能不一定最终能够重新引入。

慢性食物不耐受检查

慢性食物不耐受（food intolerance）跟过敏（allergy）不一样。过敏是免疫系统的急性反应，严重时可能导致严重急性过敏性反应（Anaphylaxis），危及生命安全。急性过敏的过敏原可以通过检查免疫球蛋白 E（IgE），皮肤检测或血液检测两个途径都可以，过敏引致的 IgE 一般出现比较快，引起组胺（histamine）的分泌造成红肿或更激烈的过敏反应。但慢性食物不耐受并不会引起 IgE 出现，一般需要检查血清中的另一种免疫球蛋白 IgG。IgG 半衰期比 IgE 长，IgE 在血液中只存在几小时，但 IgG 可以长达几个月甚至几年，而且慢性食物不耐受不会引致组胺的分泌，所以在你完全不知情的情况下，身体的炎症和因此引致的慢性疾病可能已经悄悄出现。

2009 年德国的一项研究[5]推算出食物不耐受的人群高达 20%。但很多食物不耐受不一定跟免疫系统有关，例如糖醇类吃多了喝多了引起渗漏性腹泻，这跟免疫系统就没有关系。该研究显示跟免疫系统有关的只有 2%~5%，而儿童较高达到 5%~10%。

2018 年也有研究[6]分析了 100 名自身免疫系统疾病患者，比对了 25 名健康的对照组，发现自身免疫系统疾病患者对不同食物不耐受，比健康对照组更加明显。出现最多的不耐受食物包括牛奶和牛奶中的酪蛋白、麸质、麸质中的麦醇溶蛋白（gliadin）、蛋清等。但几乎没有人对蔬菜、鱼类和肉类有不耐受的抗体。研究的结论是，慢性食物不耐受测试对自身免疫系统疾病的患者是非常重要的诊断手段，当自身免疫系统疾病患者剔除了有关食物，病征很可能就会停止或减慢恶化。

我国近年有越来越多的医院提供慢性食物不耐受检查，价格从几百到几千不等。美国过敏哮喘和免疫学学会并不认同 IgG 测试可以诊断食物不耐受，现今国内化验所和医院的慢性食物不耐受检查也是"非标"的，也就是各师各法，你到不同的化验所或医院做的慢性食物不耐受检查，结果可能都不一样，尽管上文提到的研究显示食物不耐受来自食物中的蛋白质，我们一般不会对蔬菜特别是叶菜产生不耐受，但我也的确见过对生菜等食物不耐受的检查报告，非常令人费解，使得我们不得不怀疑这些检查方法的不透明，是否增加假阳性，又或者假阴性的检查结果，拿到这些存在假阳性、假阴性的报告，究竟有什么指导饮食的意义？在这些检查变得更透明和标准化之前，我不能肯定我国不同化验所和医院收取高费用的慢性食物不耐受检查是否有必要。

其实导致不耐受的食物大部分为蛋白质，当中 4 种最容易引致不耐受的食物，分别是麸质、奶类蛋白、大豆和鸡蛋，我们可以尝试自我排查。

麸质

本书第二章已经介绍过麸质。麸质是小麦、黑麦和大麦等谷物含的一组蛋白质，严重的麸质不耐受称为乳糜泻，不但损坏小肠吸收功能，还可能导致其他病征。但非乳糜泻麸质不耐受（NCGS）比乳糜泻可能更为普遍，人群比例大概为 0.5%~13%[7]。很多人觉得麸质不耐受都是外国人的事情，中国人有麸质不耐受的人不多吧？ 特别是北方人以小麦为主要粮食，吃了两千年的馒头面条食物不会有问题吧。其实西方人吃小麦制品的历史可能更长，他们吃了 5000 年的麸质食物，但出现麸质不耐受的概率，比只有 2000 年左右的小麦饮食文化的中国更高。侧面说明了 2000 年也好，5000 年也好，也许在人类的进化过程只是沧海一粟，根本改变不了人类基因的适应性。

患上麸质不耐受或乳糜泻，跟白细胞的 HLA 基因段关系密切，该基因的等位基因，包括 HLA-DQ2 和 HLA-DQ8 的携带者，患上乳糜泻的概率比一般人高 13 倍，大概 95% 乳糜泻患者携带 HLA-DQ2 基因，其余的携带 HLA-DQ8 基因，所以所有乳糜泻患者都携带 HLA-DQ2 或 HLA-DQ8 基因[8]。

美国携带这两段易感基因的人群大概在 30%~40%，那中国人是否就很少呢？ 2013 年南昌大学对中国人的基因做了详细的分析[8]发现我国新疆的麸质不耐受基因携带者的比例是最高的 22%，东北和西北地区也较高，这可能跟这地区在历史上的原因，跟欧洲人的基因较为接近有关。云南是最低的只有 2.9%。江苏、广东、上海和北京不算低，分别是 17.4%、9.9%、14.7% 和 6.6%。但基因易感只是麸质不耐受和乳糜泻出现的重要因素，但不是唯一因素，很多易感基因段携带者并没有发展出乳糜泻或麸质不耐受，那是什么因素影响呢？

2020 年发表的一项系统性回顾[9]证实麸质不耐受可以导致神经损伤和不同的精神健康问题，麸质不耐受有关的精神健康问题，平均发病年龄是 50.3 岁，而乳糜泻的平均确诊年龄是 44.9 岁，所以患者都是吃了大半辈子的面包、面条，才发现自己原来是麸质不耐受，自己的精神健康问题是跟麸质不耐受有关的。

为什么过了半辈子才发现原来是麸质不耐受，甚至是乳糜泻？西班牙国立研究中心指出[10]，携带对麸质不耐受基因的人也不是每一个都会患上乳糜泻，除了先天的基因和后天的麸质之外，肠道菌群的失衡跟乳糜泻的关系密切。换句话说，如果没有肠道菌群失衡，麸质不耐受基因的携带者吃了含麸质的食物也不一定会患上乳糜泻。

除了乳糜泻，非乳糜泻的麸质不耐受患者的肠道菌群同样因为失衡，而且更容易出现肠道炎症和心理疾病[11]。挪威 2022 年的全民筛查[12] 发现人口中有 1.47% 为乳糜泻患者，其中有 75% 之前没有确诊，一直都不知道自己患乳糜泻，当这些被筛查出来的患者进行无麸质饮食，76% 的人显著改善了一直以来的肠道不适，58% 的人感觉精力更加充沛了。

尽管自身免疫系统疾病患者出现麸质不耐受的比例较高，但我们不应该盲目长期剔除麸质饮食。在 2013 年的一项双盲交叉临床研究中[13]，37 名长期进行无麸质饮食的人，接受 6 天的麸质食物的盲测，之后检查了受试者粪便和血液的各项指标，也记录了受试者有没有感觉不舒服等，结果发现麸质食物对这些受试者没有任何影响，所以他们盲目进行的无麸质饮食都是没有必要的。

牛奶

对牛奶不耐受，主要原因是对牛奶含有的蛋白质不耐受，特别是当中的酪蛋白（casein）。乳糖不耐受跟酪蛋白不耐受完全不一样，同样是牛奶含的物质，一种是糖类，另一种是蛋白质，乳糖不耐受是因为体内缺乏分解乳糖的酶，这一般不牵涉到免疫系统。但酪蛋白不耐受则可能促使免疫系统产生炎症反应。

现今欧美的牛种主要为荷斯坦牛，这种乳牛的奶含有一种酪蛋白 A1 β - 酪蛋白，这种酪蛋白可能比麸质更容易使人产生炎症。荷斯坦牛算是近代的基因变种后的牛，中东、印度、非洲和部分欧洲饲养的牛所产的牛奶的酪蛋白是 A2 β - 酪蛋白，较少刺激免疫系统引起炎症[14]。但这也只是概率问题，现今市面上也可以买到 A2 牛奶，也有可能产生不耐受，只是概率稍低。

乳糖不耐受会导致胀气和腹泻的症状，但导致孩子便秘却并不普遍，概率低于 30%[15]，检查经常便秘的孩子，发现孩子的血清中都有较高的对奶类蛋白的抗体，奶类的蛋白导致这些孩子的肠道炎症，剔除奶类蛋白改善便秘的临床研究却不少。在 2021 年的一项临床试验中[16]，35 名 4~14 岁便秘的孩子参与了该试验，他们的饮食有足够的膳食纤维（每天 10g），而且连续使用了 3 个月的泻药，但便秘都没有改善。但当他们进行了 4 周剔除奶类和奶类蛋白的饮食后，他们当中 25 名（71.4%）的便秘改善了，而同年龄的对照组只有 11.4% 期间有改善。研究人员认为这些孩子对奶类蛋白不耐受，检查也发现孩子的嗜碱粒细胞增多症，显示有肠道炎症，剔除了牛奶后，孩子的便秘就改善了。其他临床研究也有发现，当剔除了奶类食物，可以改善 77%~80% 孩子的便秘[17-18]。

对 400 名身体健康的受试者的检查[19]发现有大约 13% 健康的受试者对牛奶的酪蛋白产生抗体。不仅如此，这些抗体跟引发"多发性硬化症"（Multiple Sclerosis）的抗体一样，会攻击神经系统的髓鞘质。我们在第三章已经介绍过分子拟态，当饮食中的抗原例如酪蛋白，长着跟身体器官组织类似的分子结构，就可以导致免疫系统错误攻击自体，也就是对酪蛋白的抗体同时会攻击了自体器官组织，引致炎症和自身免疫系统疾病。2022 年的动物实验[20]对小鼠注射了牛奶的酪蛋白，导致小鼠出现多发性硬化症，证明酪蛋白跟多发性硬化症很可能存在因果关系。

麸质和酪蛋白引起的抗体，跟引起自闭症的抗体也是一致的[21-22]。在正常的情况下，血脑屏障可以阻挡这些抗体进入中枢神经，但当炎症引发血脑屏障失效时，这些抗体就可能进入中枢神经，对神经系统做出攻击从而引发自闭症。所以，牛奶中的酪蛋白跟麸质一样，在部分人中都可能引起免疫系统过度反应，对于血脑屏障功能受损的人群，更是严重精神健康疾病的重要诱因。

对牛奶的蛋白不耐受的人不宜喝牛奶，那其他奶制品又如何？ 芝士也是牛奶制作的，但发酵过程添加了凝乳酶，已经把牛奶中的酪蛋白和其他蛋白的分子结构改变，就算对牛奶不耐受的人都一般可以吃芝士，天然发酵的芝士含有益生菌，对健康有益，但"再制干酪"则含有较多的添加剂和钠，不一定是健康的食物了。无糖酸奶也经过乳酸菌的发酵，当中的蛋白也有一定程度的改变，但没有芝士彻底，临床研究发现对牛奶不耐受的人有一半可以喝酸奶而不会有影响，但也有一半的人还是对酸奶有不适反应[23]。

其他可能不耐受的食物

除了麸质和牛奶，其他可能不耐受导致免疫系统过度反应的食物也包括鸡蛋、大豆等。

对鸡蛋不耐受的研究不多，大部分研究针对的都是对鸡蛋的过敏反应。2015 年的一项研究论文指出[24]对鸡蛋过敏的儿童占比高达 2.5%，引起病症和症状包括皮肤瘙痒、特应性皮炎、荨麻疹、哮喘、咽炎、水肿、肠胃炎……一般对鸡蛋的过敏反应集中在蛋清，但也可能会对蛋黄过敏。蛋清中含有 4 种主要蛋白：卵黏蛋白（ovomucoid），卵清蛋白（ovalbumin），卵转铁蛋白（ovotransferrin）和溶菌酶（lysozyme）。当中以卵黏蛋白最容易引发免疫反应。

1999 年已经有双盲对照组临床试验证明对不耐受的患者剔除鸡蛋可以改善自身免疫系统疾病[25]。55 名患湿疹的儿童分组后，干预组的母亲接受培训，学会为孩子提供没有鸡蛋的饮食，而对照组的母亲则没有。试验进行了 4 周，避开鸡蛋饮食的干预组，湿疹改善更大，湿疹面积减少了 19.6%，而对照组只减少了 10.9%。对鸡蛋易敏的小孩，饮食中避开鸡蛋可以改善湿疹。

对大豆不耐受的研究同样较少，主要针对的是对大豆过敏的情况。2014 年有研究指出[26]对大豆过敏的儿童其实较为普遍，大概有高达 0.5% 的儿童对大豆过敏，而在容易过敏的儿童中，对大豆过敏的比例高达 12.9%。

约翰霍普金斯大学在 2009 年发表的一项回顾性研究[27]分析了 133 名对大豆过敏的儿童，发现当中 64% 患有哮喘，71% 患有过敏性鼻炎，85% 患有皮炎，而同时对花生过敏的有 88%。大豆蛋白是儿童最容易过敏的物质之一，但当中大概一半患者在六岁后对大豆的过敏会消失，十岁的时候不再对大豆过敏的比例增加到 69%，但还有 31% 患者在十岁后仍然对大豆过敏。

排查和重新引入

除了上述提到的麸质、牛奶、鸡蛋和大豆外，也有其他不太普遍但对小部分人是过敏或不耐受的食物。要察觉对什么食物过敏其实并不太难，因为过敏反应一般来得较快，而且身体反应较为激烈。但慢性食物不耐受，可能在进食后 48 小时甚至更长时间之后，身体才会做出反应。如果有准确的慢性食物不耐受检查，我们可以根据检查结果适当避开有关食物。虽然很多人选择做 IgG 慢性食物不耐受检查，可惜实际的准确性成疑。

自己的不耐受反应可能自己最清楚。在没有准确的检查的情况下，排查个别食物是否不耐受，采取剔除容易不耐受的食物，再重新引进是比较可行的方法。剔除饮食可以一开始剔除麸质、牛奶，也可以包括鸡蛋和豆制品。由于对其他食物包括蔬菜和肉类不耐受的概率较低，所以在剔除饮食实行的 2 到 4 周内，可以选择食用的食物还是足够的。在这 2 到 4 周排除了几种容易不耐受食物后，需要观察身体的炎症是否有所改善，如果有改善的话，很可能在几种被剔除的食物中，最少有一种是你不耐受的。

但饮食中重新加入之前剔除的食品[28]不能操之过急，需要一步一步进行，否则努力获得的身体健康会变得前功尽弃。功能医学专家的指引是：

例如，可以先从牛奶开始：

1. 连续三天，每天最少两到三次，只喝没有添加的纯牛奶和酸奶，然后观察自身的反应；

2. 记录下你之后 72 小时的饮食和身体反应；

3. 如果身体有任何不良反应，马上停止。

至少 3 天再开始尝试加入麸质食品，然后重复以上的步骤：

1. 连续三天，每天最少两到三次吃含有麸质的食物，尽量只吃面粉制作的、没有添加其他材料的食物，最好吃面条或意大利面等食品，因为面包一般都加入酵母，也可能添加了糖，使到食物引入增加了干扰因素；

2. 记录下你之后 72 小时的饮食和身体反应；

3. 如果身体有任何不良反应，马上停止麸质食品。

重新引进鸡蛋跟豆制品也是根据上述的步骤。那我们需要注意什么"身体反应"呢？美国克利夫兰诊所功能医学中心前总监，马克海曼医生提供了下面的注意清单[28]：

体重增加；

重新想吃甜食；

水肿；

鼻塞；

头疼；

脑雾；

情绪问题；

睡眠障碍；

关节疼痛；

肌肉酸痛；

其他疼痛；

疲倦；

皮肤问题（湿疹、痤疮、红斑）；

消化系统或肠道不适（胃气、腹泻、便秘、胃酸倒流）。

如果你在 72 小时间出现任何以上的问题，你必须停止相关食品最少 12 周，让身体的炎症康复。但如果你在 72 小时期间，身体没有任何上面提到的不适，那你可以重新进食牛奶和麸质食品。

低发漫 FODMAP 饮食

如果剔除麸质和奶类饮食在医学上还有较大争议，低发漫饮食或剔除发漫食物的饮食在治疗肠易激综合征上则得到较广泛的认可。

肠易激综合征（IBS）是慢性肠道功能性健康问题，患者会出现腹痛，伴随着便秘或腹泻，但排便后腹痛症状可能暂时消失。除了腹痛外，患者还可能出现恶心、腹胀和过多的气体等现象。临床上还没有找出具体导致 IBS 的病因，但共识是引起 IBS 的原因是多样性而不是单一的。有英国学者统计[29]，全球 IBS 患者多达 11%，当中只有 30% 的患者会寻求医生的治疗，女性患者比男性患者多，50 岁以上被诊断出 IBS 的患者比年轻的要少 25%，虽然 IBS 对患者身体上造成痛苦、影响工作和人际关系，甚至导致心理上的问题，但除此之外，没有证据显示 IBS 会增加患者的死亡率。

所以 IBS 是一种肠道功能紊乱性疾病，当中还有不同的亚型，具体病征体现为"便秘型"（IBS-C）、"腹泻型"（IBS-D）、混合便秘和腹泻的"混合型"（IBS-M），通过粪便的硬粪和松散的比例辨别，如果粪便形态不符合上述任何一种就归类为"不定型"（IBS-U）。

肠易激综合征是一系列的症状的组合，所以严格来说不能说是单一疾病，而且没有 CT、B 超、血液、尿液检测等客观方法可以诊断 IBS，医生诊断 IBS 一般只能通过排除法，当有关症状发生，排除了炎症、感染和其他病的可能后，最后找不到原因才诊断为 IBS。

1988 年在意大利罗马举行的第 13 届肠胃病国际会议中，肠道医学专家为肠易激综合征制定了诊断标准，称之为"罗马标准"，通过症状和发生频率等准确诊断肠易激综合征。自此多年来，罗马标准已经多次修订，最近一次修订经过了 6 年，有 117 位专家的参与，在 2016 年发布，称为"罗马 IV 标准"，是现今最受国际认可的诊断肠易激综合征的标准。

罗马 IV 标准的要点是[30] 重复性的腹部疼痛，在过去三个月平均不少于一周一次，或下列 2 个或以上的情况：

（1）腹痛发作跟排便有关；

（2）排便频率的改变；

（3）粪便的状态改变。

而且诊断必须在症状发生后 6 个月后才可以进行。换句话说，确诊肠易激综合征必须过去 3 个月连续发生上述的症状，而且症状必须发生超过六个月后经过诊断才算是肠易激综合征。

由于 IBS 病因不明而且呈现多样化，药物治疗手段只能通过缓解症状的方法，例如通过不同的止泻药舒缓腹泻的症状、不同种类的泻药或帮助排便的药物舒缓便秘的症状、抗生素对付小肠细菌过度生长（SIBO）、抗忧郁药物处理因 IBS 引致的心理情绪问题等。但不同药物都可能引起不必要的副作用。到目前为止，IBS 还没有药物治愈方法。

肠道出现的症状都统称功能性肠道障碍，包括腹痛、腹泻、便秘、胀气等，很多人都会在饮食中尝试不同的忌口，而当中低"发漫"（FODMAP）饮食是近年有临床证据改善某些功能性肠道障碍病征的饮食方案。

低 FODMAP 简介

低 FODMAP 饮食是由澳洲莫纳什大学（Monash University）提出和推广的，它涉及避免特定类型的碳水化合物的食物，这些食物均为一些易发酵的短链碳水化合物，FODMAP 这个词分别代表：

F— 可发酵的；

O– 低聚糖（例如果聚糖、半乳聚糖）；

D– 双糖（例如乳糖）；

M– 单糖（例如果糖）；

A– 和；

P– 糖醇（例如木糖醇、山梨糖醇）。

这些是人体可能较难甚至无法有效吸收的特定类型的碳水化合物，由于它们不能被小肠吸收，导致小肠水分增加，不被吸收的碳水到了大肠就成为某些细菌的食物，细菌发酵了这些人体无法完全消化的碳水化合物，使得患者肠道内聚集大量的气体，从而引起各种包括腹痛、腹胀和腹泻等症状。

莫纳什大学的研究团队认为，避免高 FODMAPs 食品，采用低 FODMAPs 饮食的方案，对肠易激综合征（IBS）非常有效，可使 76% 的患者得到改善，也认为对炎症性肠病（IBD）有积极作用。作为管理功能性肠病患者的一种方法，目前欧洲部分国家已经将它用于 IBS 的一线治疗。

从近年的临床证据看，相对其他饮食方案，低 FODMAP 饮食对改善便秘型的肠易激综合征的作用并不显著[31]，但对腹泻型肠易激则效果明显[32]。

表 10.1 列举了一些高 FODMAPs 食品和低 FODMAPs 食品：

表 10.1　高低 FODMAPs 食物表

	高 FODMAP 食品	低 FODMAP 食品
蔬菜	菜花、芦笋、洋葱、大蒜、豌豆、荷兰豆、朝鲜蓟	茄子、白菜、青椒、红萝卜、黄瓜、青豆、西葫芦、生菜、西红柿、土豆
水果	苹果、苹果汁、樱桃、干果、梨、芒果、油桃、桃子、李子	哈密瓜、草莓、奇异果、菠萝、橙子、柑橘、葡萄
乳制品	牛奶、蛋挞、奶油、炼奶、冰淇凌、豆奶、酸奶	杏仁奶、无乳糖牛奶、金文必奶酪、菲达奶酪、硬奶酪
蛋白质	大部分豆类，某些腌制过的肉类	鸡蛋、硬豆腐、肉类、海鲜、天贝（Tempeh）
谷物	小麦、大麦、黑麦制品，包括面包、面条、饼干等	玉米片、藜麦、米粉、米糕、无麸质面包、面包，大米、燕麦
糖、甜味剂和甜食	高果糖玉米糖浆、蜂蜜、添加甜味剂的食品	黑巧克力、枫糖浆、蔗糖
坚果和种子	开心果、腰果	夏威夷果、杏仁、花生、南瓜子、核桃

来源：Monash University（https://www.monashfodmap.com/about-fodmap-and-ibs/）

低发漫饮食改善肠道症状

FODMAP 食物为什么加剧肠易激症状？尽管已经有不少人类临床和 MRI 影像检查研究探讨过，但至今机制尚不清楚。普遍认为可能有 3 个原因：小肠水分增加、大肠发酵生成过度的氢和甲烷和肠道菌群改变[33]。当高 FODMAP 食物不被小肠吸收，会在小肠积聚大量水分，而到了大肠会增加粪便体积和增加大肠菌群发酵产生大量的氢和甲烷，也会导致不同的肠道菌群改变，对于肠道组织敏感的人，容易造成腹痛、腹泻、胀气和放屁等症状。但这些机制在临床研究中证据并不一致。

FODMAP 饮食中，果糖和乳糖不耐受被较多关注。有病例对照组研究比较过不同肠道问题的患者[34]对发漫食物的乳糖和果糖的代谢障碍的比例。健康对照组中代谢果糖和乳糖困难的人分别为 34% 和 18%，低于大部分肠道问题的患者。IBS 不属于肠道炎症，肠道炎症包括之前介绍过的乳糜泻，还有炎症性肠病（IBD），包括克罗恩病（CD）和溃疡性结肠炎（UC）。克罗恩病患者在果糖和乳糖吸收困难的人比例最高，其次是溃疡性结肠炎患者，肠易激等功能性肠道障碍患者也有较高比例出现果糖和乳糖吸收困难。而乳果糖氢呼气测试是诊断小肠细菌过度生长（SIBO）的其中一个简易方法，有趣的是按此测出竟然是健康受试者的 SIBO 比例最高，所有肠道问题患者都有较低的 SIBO 比例。这跟 2019 年美国梅奥诊所发表在《自然》的发现一致，SIBO 可能只反映饮食中含较多的膳食纤维，不是健康问题的关键，关键是小肠菌群失衡（dysbiosis）而非小肠细菌的多少。

如何实施低 FODMAP

实行低 FODMAP 饮食包括三个阶段：剔除、再引入和维持[35]。

第一阶段是剔除（Restriction）：首先，你需要 2~8 周从饮食中剔除 FODMAP 含量高的食物。在这段时间内，你只能吃低 FODMAP 清单中的食物。莫纳什大学在 2016 年发表的研究论文[36]把剔除阶段再细分为从上而下和从下而上两种。从上而下，针对症状比较严重的患者，排除所有 FODMAP 食物；而从下而上则针对症状较为轻微的患者，从只剔除部分 FODMAP 食物开始，效果不佳再逐一增加排除食物的种类。

第二阶段是再引入（Provocation Test/Reintroduction）：重新逐一引入高 FODMAP 的食物，如果 IBS 病征重新出现，便需要再停止有关的食物，以便对每种 FODMAP 食物的耐受度进行评估。

第三阶段是个性化维持（Personalization）：通过剔除后重新引入的方法，对每一种 FODMAP 食物的耐受度有所了解后，不同人便有不同的持续饮食清单，什么能吃什么不能吃。有些人可以恢复大部分正常的饮食，只需限制个别高 FODMAP 的食物。

必须注意的是，低 FODMAP 饮食的剔除阶段不是制订作为长期的饮食方案，在 2019 年的一篇论文中，莫纳什大学附属医院临床医生指出[37]，有部分患者觉得低 FODMAP 饮食的效果太好了，病症缓解后都不想重新引入高 FODMAP 的食物。但因为 FODMAP 食物中，很多都是对身体或肠道有益的食物，永久剔除所有 FODMAP 食物会对身体的健康造成很大的影响。

不同的 FODMAP 食物对肠道菌群有不同影响[38]，所以不能长期停留在低 FODMAP 饮食的第一阶段，必须重新引进对肠道健康友好、含丰富膳食纤维的 FODMAP 食物。

2020 年发表的系统性回顾纳入了 15 个关于低 FODMAP 饮食和膳食纤维的饮食干预研究[39]。低 FODMAP 饮食一般缺少膳食纤维，而膳食纤维很多时都是益生元，可以改善肠道菌群失衡。低 FODMAP 饮食导致益生菌包括双歧杆菌和多种跟健康肠道有关的菌种减少，但剔除 FODMAP 食物在改善某些肠道症状上却有显著效果，特别是对腹泻有关的 IBS。而膳食纤维则增加双歧杆菌等益生菌，对改善便秘有关的功能性肠道失衡和便秘有关的 IBS 有帮助。两个看似背道而驰的饮食方案对肠道健康有帮助。我们至今还不清楚究竟低 FODMAP 饮食在短期内减少了健康的肠道菌群造成的肠道菌群失衡是否可以恢复。

肠道炎症有帮助吗？

低 FODMAP 饮食可以改善肠道的症状，但对降低炎症的证据不是很强。

在 2020 年意大利发表的对照组临床研究中[40]，20 名腹泻型肠易激患者实行 90 日个性化的低 FODMAP 饮食干预，试验期后患者 IBS 症状改善，他们可以消退炎症的脂肪比例改善，前列腺素 E2（PGE2）也显著降低了，其他炎症标志物 CRP 等轻微减少但没有达到统计学意义。但这些炎症指标的改善不一定来自低 FODMAP 饮食本身，因为干预组受试者期间使用橄榄油取代其他植物油，腰围缩小了 4cm，BMI 值降低 1.2，这些体脂和体重改善就可能降低了上述的炎症标志物。

在 2017 年的交叉临床试验中[41]，20 名腹泻型肠易激患者进行 3 周的低 FODMAP 饮食后，受试者交叉接受多聚果糖的测试。结果发现 3 周的低 FODMAP 饮食可以改善肠易激症状，而维持低 FODMAP 的受试者比引入低聚果糖的受试者，症状改善更显著，试验期后多种炎症标志物都显著降低，但改善炎症的短链脂肪酸却也同样降低，肠道中双歧杆菌等益生菌也减少了，所以低 FODMAP 饮食改善症状是显著的，但降低炎症的证据并不一致。

低 FODMAP 饮食虽然没有证据可以治疗炎症性肠病，但由于 IBS 和炎症性肠病（IBD）都是肠道问题，而 IBD 患者很多时同样有肠易激的症状，所以近年有使用低 FODMAP 饮食在 IBD 的患者身上。2021 年意大利发表的一项干预研究[42] 以 20 名腹泻型肠易激患者作为研究对象，受试者进行 12 周的低 FODMAP 饮食干预，试验期后受试者的肠漏得到改善，脂多糖 LPS 减少，这可能是肠漏减少的结果，而炎症标志物也减少，可能是因为 LPS 减少的结果，但也可能因为体重 BMI 值（-1.2）和内脏脂肪（腰围 -3.9cm）减少的结果。背道而驰的是抑制炎症标志物 IL-10 也减少了。低 FODMAP 饮食对 IBD 患者的炎症的影响并不一致。

在 2020 年英国发表的随机对照组临床研究中[43]，分组后对 27 名静止期的炎症性肠病患者实行 4 周低 FODMAP 饮食，这些炎症性肠病患者包括克罗恩病（CD）和溃疡性结肠炎（UC）的患者。另外 27 名炎症性肠病患者作为对照组，试验期后 52% 的实行低 FODMAP 饮食的患者表示自己的肠易激症状改善了，而且生活质量也得到改善，对照组则只有 16% 表示改善。IBS 量表显示只有 UC 患者改善 IBS 症状，而 CD 患者无效。分析受试者的粪便样本，发现实行 4 周低 FODMAP 饮食后，受试者的多种对肠道有益的双歧杆菌减少，炎症标志物显示干预组受试者的炎症并没有改善。所以对炎症性肠病患者，低 FODMAP 饮食可以改善肠道症状，但不能改善炎症。

2020 年的系统性回顾纳入了 4 个对炎症性肠病患者进行低 FODMAP 饮食的随机对照组临床研究[44]，发现当中只有 2 个显示低 FODMAP 饮食改善了炎症性肠病患者的生活质量，而进行低 FODMAP 饮食并不能减少患者的炎症标志物包括 CRP 和致炎症的免疫 T 细胞，所以低 FODMAP 饮食不能改善炎症性肠病患者的炎症。

力推低 FODMAP 饮食的莫纳什大学的学者都承认低 FODMAP 饮食对改善肠道炎症的证据不足[45]，使用低 FODMAP 饮食可能可以改善部分克罗恩病患者的肠道症状，但长远可能冲击患者的肠道菌群健康，而且炎症性肠病患者都容易缺乏营养，剔除饮食包括低 FODMAP 饮食都容易造成进一步缺乏微量营养，所以炎症性肠病患者实行低 FODMAP 饮食有一定风险。

从循证角度分析至今的临床证据，虽然发现低 FODMAP 饮食的确可以改善炎症性肠病患者的肠道症状，但患者应该尽量减少忌口的饮食以保证摄入足够的营养和维持健康的肠道菌群，所以低 FODMAP 饮食并不适合所有炎症性肠病患者，起码需要个性化处理[46]。

低 FODMAP 饮食的弊端 – 如何改良？

低 FODMAP 饮食有几个弊端：

1. 低 FODMAP 饮食是剔除饮食，只能短期剔除有关食物，让肠道可以休养生息。跟所有忌口或剔除饮食方案类似，只能算"不在伤口上撒盐"，可以改善症状，但没有改善肠道菌群的治本作用；

2. 如果"贪恋"低 FODMAP 饮食的治标效果，不进行第二步的重新引入不同的高 FODMAP 食物种类，大量研究已经证明因为低 FODMAP 饮食一般都缺乏膳食纤维，会导致肠道菌群失衡，造成长远的健康隐患；

3. 低 FODMAP 饮食没有严格限制蔗糖等精制碳水化合物的摄入，也许低 FODMAP 的重点是改善大肠有关的腹泻症状为主，而蔗糖等精制碳水化合物则加速小肠细菌失衡[47]，不加思考地进行低FODMAP饮食并摄入大量的精制碳水化合物，可能会顾此失彼，肠漏也可能加剧，促使更严重的肠道和免疫系统的健康问题；

4. 低FODMAP饮食也没有对脂肪有什么限制，欧米伽3和橄榄油改善肠道环境，缓解身体炎症，过多的欧米伽6和饱和脂肪长远加剧炎症，只关注FODMAP的多少并不足够；

5. 正确实施低FODMAP饮食较为复杂，需要最少的食物限制达到最佳的效果，而且需要平衡短期症状的改善和长期健康的维持的食物组合，一般要求接受过有关培训的营养师全程参与，自行进行低FODMAP饮食出错的机会很大。

近年有研究探讨如何改良低FODMAP饮食，甚至完全不使用低FODMAP的饮食，同样可以有效改善肠易激综合征。

重新引入高FODMAP：走完3期的低FODMAP饮食，也就是重新引入个别高FODMAP饮食，研究发现并没有对患者的症状造成太大的影响[48]。2020年的一项前瞻性研究[49]跟踪了受试者接近2年时间，41名完成整个试验的IBS患者首先实行8周的低FODMAP饮食（T1），接着重新引入不同的FODMAP食物组别（T2），之后受试者继续执行个性化的剔除部分FODMAP饮食6到24个月（T3）。大部分患者在进行了8周的低FODMAP饮食后，IBS症状都有改善，而且大部分改善的患者效果可以维持到T3期。该研究的受试者有受过FODMAP培训的营养师指导，刻意在低FODMAP饮食中选择了高膳食纤维的食物，而且微量营养并没有低于受试者之前的饮食结构。该研究证明在设计和规划都很好的短期低FODMAP饮食，配合不同高FODMAP饮食的重新引入，可以在接近2年的时间改善IBS患者的症状。

膳食纤维配合低FODMAP：在2021年莫纳什大学发表的随机对照组交叉临床试验中[50]，26名IBS患者分别交叉进行3个增加不同膳食纤维的低FODMAP饮食干预，每种饮食干预为期14天，之后有7天洗脱期，膳食纤维分别是每天23g，33g（甘蔗渣）和45g（甘蔗渣和抗性淀粉），在三种低FODMAP饮食干预后，受试者的IBS症状都有显著改善，三种饮食的改善效果并没有显著分别，但补充甘蔗渣的膳食纤维的低 FODMAP 饮食，受试者的排便改善，而再增加抗性淀粉并没有额外的症状上的帮助。

地中海式低 FODMAP：有大量的研究证据证明地中海饮食可以降低炎症[51-54]。地中海饮食强调蔬菜、水果、全谷物、鱼类、橄榄油和坚果，当中虽然有部分是高 FODMAP 食物，例如全谷物中的全麦制品，坚果中的开心果、腰果，水果中的油桃、樱桃等，但也有不少食物跟低 FODMAP 饮食没有冲突，例如全谷物中的糙米饭和燕麦，坚果中的核桃、鱼类和橄榄油等。2022 年希腊发表了一份文献回顾发现合并低 FODMAP 饮食和地中海饮食可以同时改善 IBS 的症状和降低身体炎症[55]。但至今没有临床研究合并两种饮食作为干预手段，既然低 FODMAP 饮食和地中海饮食的确有重叠的地方，没有理由不可以把饮食放在两者同样都提倡的部分。很多人可能担心低 FODMAP 饮食已经对饮食有很多限制，把地中海饮食加进来，会不会更难实施和坚持？但我们细心看一下，低 FODMAP 饮食是剔除饮食，是忌口式的饮食，属于"防守型"饮食，是治标不治本的饮食；而地中海饮食是可以长期持续进行的健康饮食，属于"进取型"饮食，目标不只在消除病征，而在整体健康的康复。所以地中海饮食中要求你不吃精制碳水化合物，不是忌口，而是精制碳水化合物对健康无益，本来就不宜食用，要求你多吃蔬果，因为这是世界卫生组织和各地专家的共识，每天 5 份蔬果是基本健康的需要，所以把忌口饮食的低 FODMAP 饮食合并追求健康的地中海饮食，的确可能持续改善健康。

补充益生菌的低 FODMAP：在 2020 年英国发表的对照组临床研究中[56]，95 名 IBS 患者进行 4 周的饮食干预，分组后分别进行低 FODMAP 饮食或普通饮食，但都补充益生菌和低 FODMAP 加上补充益生菌（Visbiome，前身为 VSL#3）的饮食。在 4 周试验期后，无论是否补充益生菌，实行低 FODMAP 饮食的受试者的 IBS 症状都有改善，而补充了益生菌并不影响 IBS 症状改善的结果，但增加了受试者肠道中包括乳杆菌和双歧杆菌等益生菌，降低了低 FODMAP 饮食对肠道菌群造成的冲击。我国学者在 2022 年发表的一篇荟萃分析[57]纳入了 76 个对照组临床研究，一共 8000 多名受试者，发现使用益生菌改善 IBS 症状比低 FODMAP 饮食得到更强的研究证据支持，低 FODMAP 饮食在改善 IBS 的腹痛效果最为明显，但对改善整体 IBS 症状效果其实一般。益生菌中，单独使用乳杆菌或乳杆菌和双歧杆菌组合的效果可能是最好的。

只补充膳食纤维：其实低 FODMAP 饮食对改善便秘型的 IBS 作用相对有限，但增加饮食中的膳食纤维可以改善便秘型 IBS[58]。对照组临床研究发现，使用车前子壳等可溶性膳食纤维可以显著改善 IBS 症状[59]。2020 年一篇研究论文[60]纳入了 18 个荟萃分析，发现增加膳食纤维的确可以改善便秘，有助减肥和改善 IBS。日本肠胃病学会在 2021 年发表的循证临床指南[61]建议医生鼓励 IBS 患者使用膳食纤维改善症状，证据强度为 A 级，也就是证据最强的饮食方案，而低 FODMAP 饮食只归类到证据强度 B 级的剔除饮食方案中，该学会认为低 FODMAP 饮食至今还没有明显的治疗好处。

只减少蔗糖和淀粉：其实饮食调整改善 IBS 症状不一定需要低 FODMAP 饮食，低糖低淀粉类食物可能已经足以改善 IBS。在 2021 年瑞典发表的一项对照组临床试验中[62]，分组后对 80 名 IBS 患者进行 4 周减少糖和淀粉类食物的临床试验，试验期后这些低糖低淀粉饮食组中 74% 的患者的 IBS 症状都显著改善。干预组受试者在试验期每天摄入的蔗糖和淀粉分别平均为 5.4g 和 22g，对照组则分别有 20g 和 82g，干预组的总碳水摄入只有对照组的一半不到。

剔除饮食需要谨慎

进行剔除饮食，无论是无麸质饮食，还是无奶制品饮食，又或是低发漫饮食，都需要谨慎进行，不能盲目应用。

2022 年的一项动物实验[63]发现无麸质饮食造成肠道菌群失衡，麸质食物本身是益生元，增加短链脂肪酸，无论是否麸质不耐受，进行无麸质饮食，都会减少肠道菌群的多样性，减少短链脂肪酸，造成肠道菌群失衡的环境。人类病例对照组研究[64]同样发现进行无麸质饮食改变了肠道菌群平衡，减少了有助改善炎症的短链脂肪酸。

很多学者都反对盲目剔除麸质饮食，美国乳糜泻基金会的观点可以代表"反对派"的意见，该会认为对于乳糜泻患者，麸质是"有毒"的，但对于没有乳糜泻但却盲目剔除麸质则同样是"致命"的[65]。

美国哥伦比亚大学、德克萨斯州大学等研究团队都分别发表过研究论文，反对非乳糜泻患者进行无麸质饮食，认为没有强的医学证据证明无麸质饮食对其他自身免疫系统疾病有帮助，盲目进行无麸质饮食弊大于利[66-68]。

奶制品含有钙和其他大量的微量营养，奶制品是 DASH 得舒饮食的核心组成部分，可以降低血压和改善高尿酸，流行病学研究发现奶制品可以改善健康，如果没有奶类不耐受而长期剔除奶制品，对健康并不有益。

长期进行低发漫饮食会缺乏膳食纤维，导致肠道中的益生菌包括双歧杆菌的减少，抑制炎症的短链脂肪酸也会减少，不利改善身体炎症，如果低发漫饮食中没有设计好，严重缺乏膳食纤维的话，便秘也可能出现，进一步搞乱肠道环境，便秘因为增加了大肠的转运时间，增加代谢蛋白质的肠道菌群，也增加了包括硫化氢等导致肠道炎症的代谢物。

剔除了不耐受的食物，可能为暂时改善身体炎症提供了缓解炎症的机会，但一般很少人可以单单通过忌口就从炎症性疾病中康复。2020 年的研究归纳了多个无麸质饮食干预多种自身免疫系统的研究，发现除了乳糜泻或血清中有对麸质的抗体的患者，没有证据证明无麸质饮食可以显著改善自身免疫系统疾病患者的病情[69]。同年另一项对自闭症的文献回顾[70]发现在进行无麸质无奶制品饮食的 9 项临床研究中，5 项没有帮助，4 项有部分改善。实行了多年无麸质饮食的乳糜泻患者，尽管表面上的症状消失，但活检小肠绒毛发现没有患者有真正康复[71]，非乳糜泻麸质不耐受患者，在多年无麸质饮食后，还有 65% 患者出现不同的肠道内症状（腹泻、便秘、胀气）和超过 70% 患者有肠道外症状（疲倦、关节炎、脑雾）[72]。而 2021 年对低发漫饮食的荟萃分析[73]发现在 12 个临床研究中，低发漫饮食改善肠易激综合征的效果是中度到显著，是忌口饮食中在特定症状上可能最好的。也许剔除饮食只是不在伤口上撒盐，可以避开症状，但一般无益于康复。只有进行健康的饮食，炎症才有机会缓解。

♩ 本章小结

1. 忌口是剔除饮食，让身体从炎症中暂时走出来，找出是否对个别食物不耐受的简单方法。当中以麸质食物、牛奶为最大概率不耐受食物，其次是鸡蛋特别是蛋清、大豆和豆制品。通过重新引入，我们可以逐一发现身体对这些食物是否不耐受。

2. 对于部分人，不耐受的食物在身体炎症改善后是可以重新进入餐单的。

3. 低 FODMAP 饮食是忌口式的剔除饮食，只可能改善症状，没有证据发现可以治疗症状以外的健康问题，例如炎症。低 FODMAP 饮食只有证据证明可以改善肠易激综合征 IBS，没有证据证明可以改善炎症性肠病在 IBS 症状之外的症状和炎症，炎症性肠病患者实行低 FODMAP 饮食可能使得肠道菌群失衡加剧；

4. 剔除不耐受的 FODMAP 食物，"剔除阶段"只有 2 到 8 周左右的时间，之后需要重新引入不同食物种类，最终找到"忌口"最少的个人化饮食方案，一定不能长期剔除所有健康食物或 FODMAP 的食物，以免对肠道菌群平衡造成巨大伤害；

5. 剔除部分食物或 FODMAP 食物后，可以配合地中海饮食中的元素，例如橄榄油、糙米等全谷类、核桃等坚果和含丰富欧米伽 3 的鱼类，这样可以使得肠道菌群失衡的风险降到最低；

6. 临床研究发现蔗糖和高淀粉饮食虽然可能是低 FODMAP，但减少后已经足以改善 IBS 症状；

7. 总体而言，剔除饮食特别是低 FODMAP 饮食近年虽然增加了临床证据，但忌口饮食包括无麸质饮食和低 FODMAP 饮食，已经证明可以导致肠道菌群失衡，所以实施需谨慎，需要了解剔除的目的是为了重新引入，而不是只为了症状消失，因为长期剔除含膳食纤维的健康食物或长期摄入含蔗糖的食物可能引致更严重的健康问题。

第十一章
生酮饮食

2022 年澳洲悉尼大学进行了一项新的临床研究[1]，让肌肉骨骼疼痛患者首先把饮食中的加工食物，例如培根香肠等剔除，之后开始随机分配了部分受试者进行低碳水、高脂肪的生酮饮食，在 12 周的试验期后，不吃加工食物改善了患者的关节疼痛，但进行生酮饮食的受试者，疼痛减少更多，而且血液检查受试者的炎症标志物，也证明他们的炎症改善更多，生酮饮食的受试者的抑郁和焦虑感也大幅降低。很多人理解生酮饮食只是减肥的饮食方法，其实也有很多研究证明生酮饮食近年在炎症相关方面的改善作用。

宏量营养包括碳水化合物、蛋白质和脂肪。传统的营养学的"食物宝塔"（国外称为"食物金字塔"）或近年的 MyPlate 提倡能量来源主要来自谷物等碳水化合物，其次来自蛋白质，最后小部分的卡路里来自脂肪，而且最好是植物脂肪例如植物油。但从近 20 年的研究证据看，这个食物金字塔并非放之四海而皆准，不考虑不同人不同的健康需要，不考虑宏量营养的质量只考虑比例，跟循证饮食以临床证据为饮食根据的原则并不符。碳水化合物中的糖和精制碳水化合物对健康不利，欧米伽 3 脂肪酸和含多酚的橄榄油可以改善健康，所以不提宏量营养的种类和质量是把问题过度简化。

我们已经知道精制碳水化合物导致身体炎症，但除了以全谷类取代精制碳水化合物外，我们还有别的选择，增加好的脂肪的比例同样有研究证据证明可以改善健康。而减少碳水和增加脂肪的饮食称为"生酮饮食"（Ketogenic Diet）。

生酮饮食是一种包括非常低的碳水化合物和高脂肪的饮食结构，它在同等卡路里（isocaloric）下，改变了宏量营养组合和比例，以脂肪为主要供能。生酮饮食起源于 20 世纪 30 年代，当时普遍应用于小儿癫痫治疗上，到了 20 世纪 60 年代，生酮饮食开始用于治疗肥胖症和糖尿病，阿特金斯医生把生酮饮食推到一个高峰，后来随着阿特金斯过世，生酮饮食受到质疑，一直到近 10 年又重新回到医生和人们的视线。生酮饮食除了用于治疗癫痫症外，它在快速减肥、治疗糖尿病、改善大脑健康和调整运动表现等方面中也越来越受到重视。

能产生酮体的饮食跟"生酮饮食"并不一样，生酮是身体从使用葡萄糖功能转换到氧化脂肪功能的状态，前提是碳水化合物低于20~50g，蛋白质不过量导致糖异生（主要影响生酮前期），脂肪的多少不是关键。但生酮饮食一般在低碳水化合物的基础上，保持卡路里大致上不变，通过增加脂肪补充碳水化合物减少的宏量营养。临床试验下的生酮饮食，虽然没有一个统一的标准，但下面营养组合是临床试验中较为认可的生酮宏量营养组合：

碳水化合物：<= 50g/ 天

蛋白质：1~1.5g×目标体重 / 天

脂肪占能量 > 80%

非淀粉类蔬菜不限量

生酮饮食的理论

动物包括人体细胞都需要"腺苷三磷酸"（ATP）作为能量"货币"支持身体的各种活动，而 ATP 是细胞内的线粒体（mitochondria）产生的，产生 ATP 的过程称为线粒体的呼吸（mitochondria respiration），当中通过无数条电子传递的"生产线"产生氢质子最终驱动 ATP 合成。上述 ATP 合成的过程称为线粒体耦联（coupling）。线粒体内这些电子传递生产线从我们出生开始就不停运作，过程中难免漏出电子，形成自由基（线粒体自由基，简称 mtROS），mtROS 对细胞造成氧化应激，幸好细胞内自带清除这些自由基的抗氧化物，包括谷胱甘肽和抗氧化酶等。过量的自由基对细胞是有毒物质，但少量自由基对细胞则是个调节信号，低浓度 mtROS 诱导抗氧化酶表达，提高细胞的抗氧化能力。所以适量的 mtROS 对身体有益，这就是自由基介导"低毒兴奋效应"（mitohormesis）。

低碳水化合物高脂肪饮食，细胞能量来源从代谢葡萄糖转化为氧化脂肪，对线粒体造成氧化应激压力，增加 mtROS，启动线粒体低毒兴奋效应。动物实验证实了这一点[2]，喂大鼠高脂肪、低碳水的生酮饮食，第一天后大鼠线粒体内

的自由基 "过氧化氢" 大幅增加，显示氧化应激反应出现，在生酮饮食第三天后，细胞的氧化谷胱甘肽开始增加，显示氧化应激反应在加速消耗细胞内的抗氧化物，但第七天开始，细胞的抗氧化信号开始启动，到第三周，大鼠的线粒体中自由基降低到低于原先的水平，证明生酮饮食启动了大鼠的氧化应激信号后，细胞内的抗氧化物大量增加，最终把细胞的氧化应激降低到比原来更低的水平。

ATP 合成的过程称为线粒体耦联，相反当电子传递与 ATP 合成脱节就叫线粒体解耦联（decoupling）。线粒体的解耦联通过 "解耦联蛋白"（UCP）完成，增加膳食中的脂肪也增加解耦联蛋白中的 UCP2 和 UPC3 的表达，这也是增加膳食脂肪的生酮饮食的重要作用，增加线粒体的解耦联导致线粒体呼吸活动增加，但减少线粒体产生的能量 ATP（部分变为热释放消耗了），从而降低了 ATP 的产生效率。线粒体解耦联可以减少细胞的自由基的数量和氧化损伤，也减少胰岛素的分泌。

生酮饮食限制碳水摄入，同时启动线粒体的另一修复机制：自噬（autophagy）。自噬指细胞通过选择性清除多余或损伤的细胞组织或线粒体的过程，从而提高细胞或线粒体的质量。在应激状态下，包括节食的营养应激下，细胞需要循环再用受损的线粒体，同时清理大量细胞废物，进一步提升线粒体的质量。自噬可以减少自由基和细胞的氧化应激，达到减少炎症的效果。

综合而言，生酮饮食通过低毒兴奋效应、解耦联、自噬等多个机制减轻身体特别是线粒体的炎症压力。

生酮饮食对多种炎症引起的疾病有帮助

糖尿病：生酮饮食可以改善糖尿病[3]。2019 年，我国 19 家知名医院的专家联合发表对 2 型糖尿病的专家共识[4]，推荐 "生酮" 饮食作为治疗手段，该共识强调欧米伽 3 脂肪酸，还有牛油果和橄榄油等健康脂肪，补充膳食纤维的生酮饮食而不是一般减肥使用的饱和脂肪。在 2008 年的一项临床研究中[5]，糖尿病患者进行低碳生酮饮食，在 24 周试验期后，受试者的中期血糖指标——糖化血红蛋白（HbA1c）降低了，体重降低 11.1kg，有 95.2% 受试者可以减少使用降血糖药物。而反映胰岛素抵抗的 HOMA-IR 指数也降低了 37.3%。在 2014 年加州大学旧金山分校的临床研究中 [6]，糖尿病受试者实行生酮饮食 3 个月后，40% 受试者可以减少使用降血糖药物，糖化血红蛋白 HbA1c 显著降低，从 6.6% 降低到 6.1%。

多囊卵巢综合征：多囊卵巢综合征（PCOS）是常见的女性内分泌失调的慢性病，特征为雄激素过多、经期紊乱或闭经、排卵障碍导致不孕、多囊卵巢病变，其他常见症状包括毛发多、痤疮及肥胖和糖代谢异常等。在 2005 年的一项临床研究中 [7]，5 名肥胖的多囊患者进行了 24 周的生酮饮食，试验期后受试者的体重降低了 12%，雄激素睾酮减少 22%，促黄体生成激素（LH）/促卵泡生成激素（FSH）比例降低 36%，空腹胰岛素减少 54%，当中 2 名受试者之前都有怀孕困难，期间竟然成功怀孕了。在 2020 年的临床研究中 [8]，14 名肥胖的 PCOS 患者连续 12 周实施地中海式的生酮饮食。试验期后，血糖、胰岛素敏感度、血脂、睾酮、DHEA、雌激素等性激素指标都改善了。首都医科大学世纪坛医院在 2021 年发表的临床研究 [9] 对 18 名 PCOS 患者连续 12 周实施生酮饮食，试验期后受试者的脂肪肝、血糖、体重和经期紊乱显著改善。

代谢障碍：2007 年已经有临床研究 [10] 证明高脂肪、低碳水饮食可以改善脂肪肝。肥胖受试者进行低碳水的生酮饮食，6 个月试验期后受试者的体重平均降低了 12.8kg，脂肪肝显著改善。在 2015 年意大利发表的另一项干预研究中 [11]，377 名高血压受试者接受为期一年的饮食干预试验，受试者食用低碳生酮饮食（起始：蛋白质 1.2~1.5g/kg，低 GI 蔬菜，微量元素，欧米伽 3 脂肪酸和橄榄油，之后最终过渡到 12 个月后的地中海饮食）。研究发现，受试者的收缩压和舒张压分别在 3 个月后减少了 10.5mmHg 和 2.2mgHg，之后保持到试验结束。其他包括腰围、体重、体脂、血糖耐量等代谢性指标都在试验开始后 4 到 12 周显著改善。

精神健康：生酮饮食对改善多种精神健康问题有帮助。双相情感障碍（BD）是精神情绪上的"钟摆"，患者兼具躁狂发作、抑郁两方面表现。2021 年斯坦福大学发表的一项研究论文 [12] 解析了生酮饮食对 BD 的帮助，包括促进线粒体的生物发生（biogenesis）、增加酮体作为另类能量来源、减少自由基、增加中枢神经的 GABA 和减少过多的谷氨酸等。在 2013 年的病例研究中[13]，BD 患者进行生酮饮食并维持生酮状态连续 3 年，他们的情绪可以保持正常，改善程度超过药物，患者对生酮饮食没有不适应，也都没有出现明显的不良反应。生酮饮食也可以改善情绪和抑郁症[14]。在 2019 年的一项研究调查中[15]，85.5% 的抑郁症患者表示生酮饮食可以稳定他们情绪，56.4% 的患者表示可以减少病情复发。生酮饮食也可以减少强迫症患者中枢神经的谷氨酸，改善病情[16]。生酮饮食对阿尔兹海默症也有帮助[17]。

神经退行性疾病：生酮饮食产生的酮体对神经系统有保护作用[18]，促使神经细胞的自噬，减少了损伤的线粒体产生的自由基，也清除了在中枢神经积累的无用蛋白片段，防止了神经退行性疾病的发生。

肠易激综合征：在 2010 年的临床研究中[19]，13 位腹泻型肠易激综合征（IBS-D）患者参与饮食干预试验，首两周是"标准饮食"，55% 碳水、30% 脂肪和 15% 蛋白质，之后 4 周是干预饮食，4% 碳水、51% 脂肪和 45% 蛋白质。在 6 周试验期后，77% 的受试者的症状有改善，排便平均次数从一天 2.6 次降低到 1.4 次的正常水平，排便时腹泻和腹痛都减少。低碳生酮饮食对改善 IBS-D 的生活质量、腹痛、排便习惯都有帮助。

炎症性肠病：在 2016 年的一项病例研究中[20]，14 岁的男孩患有炎症性肠病（IBS）中的克罗恩病（CD），在 2 年治疗期间使用 10 多种药物和营养素，当中多种糖皮质醇和生物制剂（阿达木单抗）全都无效。在进行生酮饮食 10 个月后患者痊愈，通过影像和血液检查证明肠道炎症消失。

肌萎缩性侧束硬化症（ALS）：ALS 是难以治愈的神经退行性疾病，但橄榄油为主的生酮饮食，其中不但酮体对神经元有保护作用，橄榄油的多酚类抗氧化物可以改善 ALS 的氧化应激反应，有助治疗 ALS[21]。

偏头痛：在 2014 年一项临床试验中[22]，45 名肥胖的偏头痛患者进行 1 个月的生酮饮食，之后 2 个月逐步恢复正常饮食，然后持续到 6 个月后。受试者在实行生酮饮食一个月后，头疼次数从每个月的 2.91 次减少到 0.71 次，头疼天数从 5.11 天减少到 0.91 天。但当受试者逐步恢复正常饮食（碳水化合物占 50%），头疼次数又逐步增加到 2 个月后的每个月 2.6 次，然后最终回到 6 个月后的 2.16 次。而头疼天数在 6 个月后是 2.78 天，比干预前大幅减少，但比进行生酮饮食期间的高。生酮饮食通过改善线粒体的能量代谢能力，减轻了神经系统的炎症。

生酮饮食的弊端

临床研究发现，尽管实行一个月的生酮饮食，已经足以影响肠道菌群，导致对健康有益的短链脂肪酸大幅减少[23]，就算补充益生菌都不能逆转减少了的菌群多样性[24]。也有临床研究发现生酮饮食增加包括 CRP 等炎症标志物[25]。

纽约大学医学院指出生酮饮食对饮食的限制太多，极低碳水的饮食并不容易长期坚持。而且实行生酮饮食，并不能吃足够的水果、全谷物和豆类等健康食物，而且过多脂肪特别是饱和脂肪，对长远的健康是重大风险。[26]

其实生酮饮食不需要减少非淀粉类蔬菜，但部分人进行纯肉生酮饮食，大幅减少了蔬菜和膳食纤维。减少膳食纤维可能造成便秘等肠道问题，2015 年加拿大的一项系统性回顾[27]发现每增加 1g 的膳食纤维可以减少 1.8% 便秘症状，男性每天 38g、女性每天 25g 的膳食纤维有助减少便秘。也有研究发现[28]，每摄入 1000 卡路里就需要配 14g 的膳食纤维，女性如果一天摄入 2000 卡路里的话，也就需要 28g 膳食纤维，跟上述加拿大的研究建议吻合。饮食中缺乏膳食纤维不但增加便秘，而且增加胃酸反流、高血糖、十二指肠溃疡等疾病风险。

减少膳食纤维影响肠道菌群平衡，而增加脂肪同样影响肠道菌群。在 2019 年的一项临床研究中[29]，217 名年轻健康的受试者接受 6 个月的饮食干预，分别食用 3 种同等热量但不同脂肪比例的饮食组合，在试验期后高脂食物组的受试者的短链脂肪酸减少最为严重，而且细菌代谢物 LPS 增加，炎症指标在恶化。高脂肪饮食对受试者的肠道菌群不友好，增加炎症风险。

在 2019 年的另一项研究中[30]，患癫痫症的儿童在接受 3 个月的生酮饮食治疗后，他们大部分的癫痫症状得到改善，而且这些孩子的认知能力都有进步，但他们肠道中的益生菌大幅减少，包括代谢膳食纤维的益生菌也减少了。也有对青春期女性癫痫患者的研究发现[23]，进行 6 个月生酮饮食治疗，虽然对症状有显著改善，但实行到 12 个月后，剩下继续生酮饮食的患者有 45% 出现月经不调，更有 30% 的患者出现闭经症状。

　　长期进行高脂肪生酮饮食对炎症和身体的影响，研究资料有限。希望获得生酮饮食对改善炎症和身体健康的帮助，但又希望减少生酮饮食可能导致的负面影响，其中最关键的一点是不要减少非淀粉类蔬菜的摄入，其实在很多生酮饮食有关的临床试验中，非淀粉的蔬菜都是无限量供应的，因为非淀粉类蔬菜虽然也是碳水化合物，但并不会影响血糖，充足的膳食纤维的生酮饮食是营养生酮的关键之一。而脂肪的选择，是生酮饮食的另一个关键点。

脂肪的选择

　　脂肪在生酮饮食中非常重要，它不但是能量来源，还能有效促使身体产生酮体，不同脂肪对炎症的影响并不一样。所谓不健康生酮（dirty keto）是不顾脂肪的来源，大口吃肥肉，只要能保持身体在生酮状态下就不顾身体的炎症和其他营养指标，不健康生酮的确还是可以在短时间内达到减肥的效果，但长时间后对身体炎症造成的影响是难以评估的。通过生酮饮食改善健康，营养生酮（nutritional keto）才是应该追求的目标，当中除了需要补充在生酮状态下，身体可能缺少的微量营养和多酚类抗氧化物之外，脂肪的选择是至关重要的。

　　2014 年的一项临床研究[31] 将 90 名脂肪肝患者分成 3 组，分别食用 6 个月不同植物脂肪来源的饮食，包括以橄榄油、芥花籽油和红花籽油（混合了小量大豆油）为脂肪来源的食物，在试验期后，只有橄榄油和芥花籽油的两组改善了脂肪肝，红花籽油没有效果。

　　椰子油中含有的中链饱和脂肪酸（MCT），有人认为是对身体有益的脂肪酸，但这也不是绝对的，作用是因人而异，我们在下一章会再介绍椰子油对健康的影响。这里需要指出的是，脂肪对不同基因携带者的作用和风险可能不一样，例如 ApoE4 基因携带者，就算被认为较为健康的 MCT 脂肪都可能增加炎症，在 2012 年发表的一项临床研究中[32]，44 名 ApoE3/E3（阿尔兹海默症风险最低）的受试者和 44 名 ApoE3/E4（中度风险）的受试者接受饮食干预，分别使用低脂食物、高饱和脂肪食物和高欧米伽 3（DHA 为主）的食物，结果是 DHA 脂肪饮食和低脂肪饮食对两组受试者的炎症指标都有改善，但添加了饱和脂肪，尽管也同时添加了抗炎症的 DHA，ApoE3/E4 组受试者，包括 CRP 的炎症指标都变差了，占了人口比例 25% 的 ApoE3/E4 基因携带者，对脂肪的种类易感，只能使用更健康的脂肪。

椰子油特别是初榨椰子油对身体的炎症压力没有动物源的饱和脂肪大。但对于部分易感基因携带者，椰子油和 MCT 油不一定适宜长期使用，长期使用椰子油和 MCT 脂肪可能增加有关人群的炎症，特别是增加阿尔兹海默症的风险[33]。

酮体由肝脏合成，MCT 跟长链脂肪酸的代谢路径不同，MCT 可以直接经门静脉直接到达肝脏，增加酮体生成的效率，但椰子油的主要成分为月桂酸，虽然也被定义为中链脂肪酸，但代谢路径跟其他两种 MCT——辛酸和癸酸不一样。2019 年的临床试验[34]比较了 3 种中链脂肪酸产生酮体的效果。9 名受试者在早餐后之后 4 小时分别补充 20mL 的辛酸、癸酸和月桂酸，结果发现 8 碳长度的辛酸比 10 碳的癸酸产生的酮体多 3 倍，而比占椰子油一半的月桂酸多 6 倍的酮体。

在 2020 年的一项交叉临床试验中[35]，15 名年龄在 65~73 岁的健康受试者进行了 6 次试验，测试了 MCT 油、椰子油、对照组的葵花籽油，然后 16 小时断食或中间添加了葡萄糖阻断了断食等不同情况。MCT 油（辛酸）在生酮效果是最强排第一的，就算中间加了葡萄糖在生酮效果上还是 6 组中第一和第二（辛酸 + 椰子油），都比没有葡萄糖的椰子油产生更多的酮体，加了糖的椰子油产生的酮体是最少的，比没有葡萄糖的葵花籽油少。该研究证明 MCT 油但不包括椰子油，是最好的外源酮体，可以对碳水化合物有更高的容忍度，让受试者仍然保持生酮状态。

特级初榨橄榄油在减轻炎症的压力上也优于其他单不饱和脂肪，在近年的研究中已经得到证实，所以在生酮饮食作为减轻炎症的手段中，高质量的橄榄油可能是其中一种最安全又达到减轻炎症的膳食脂肪来源。除了橄榄油，欧米伽 3 为主要成分的鱼油同样是健康的脂肪来源，动物实验发现无论植物油生酮还是靠鱼油进行的生酮饮食，都可以改善胰岛素抵抗，但只有通过欧米伽 3 丰富的鱼油饮食，小鼠才可以降低身体炎症[36]。

类似的结论在临床研究上也得到证实[37]，34 名受试者分成橄榄油生酮饮食组和添加了欧米伽 3 的饮食组。两组受试者在 4 周低碳生酮饮食后，体重和体脂都减少了，但欧米伽 3 饮食组的炎症指标改善更为明显。从研究可以看出，生酮饮食本身可以改善代谢性指标，但增加欧米伽 3 脂肪可以更显著地降低炎症。

近年的临床研究都倾向使用更健康的生酮方式，地中海式生酮（KEMEPHY protocol）是强调橄榄油、坚果、牛油果等脂肪来源的生酮饮食，额外补充多酚类抗氧化物尝试抵消生酮饮食中缺乏水果的弊端，地中海式生酮是近年临床研究采用的主要生酮方案。2015 年的对照组临床研究把这种健康的生酮方式再推上一层，比较增加欧米伽 3 脂肪酸和普通的地中海式生酮饮食的影响[38]。在 4 周的饮食干预后，两组生酮饮食受试者都成功减肥，也同样改善血脂，所以从表面上看，两组生酮饮食受试者都有效果。但进一步看细节，发现添加了欧米伽 3 脂肪酸的受试者在降低炎症标志物上更为显著，证明使用欧米伽 3 比没有欧米伽 3 的地中海式生酮，在抗炎效果上更为显著，而反映胰岛素抵抗的 HOMA-IR 指数上，没有欧米伽 3 的生酮饮食受试者只改善了 34.4%，添加欧米伽 3 的改善了 56.8%。该研究证明了在生酮饮食上使用健康的脂肪的重要性。

低碳生酮饮食也并不意味着一定需要吃大量的肉类和脂肪，临床研究也发现素食者进行 6 个月的素食低碳生酮是可以的，而且效果不错，体重减少了 6.9kg，主要通过增加坚果和豆类蛋白质，减少碳水化合物[39]。

不增加脂肪，而是增加蛋白质包括植物蛋白也可以另类生酮。有临床研究比对了增加乳清蛋白、豆类蛋白或动物蛋白，脂肪主要使用橄榄油作为脂肪来源，进行脂肪增加不多的低碳生酮饮食[40]，也可以在 45 天内降低 6.5% 体重，缩小腰围，降低空腹血糖和改善胰岛素抵抗。而且通过增加豆类蛋白的受试者，肠道菌群的改变较增加动物蛋白的受试者更为健康。

外源酮体和微量营养

生酮饮食通过酮体作为线粒体的信号，达到减少炎症的作用。2017 年的一项研究发现[41]人体进入生酮后产生的酮体"β - 羟基丁酸"（BHB）是生酮饮食中起到减轻炎症效果的关键物质。在精神健康问题方面，BHB 能使中枢神经的小胶质细胞（microglial）增加分支（ramification），缓解中枢神经的炎症。由于血脑屏障的阻挡，血液中的免疫细胞和抗体是无法穿过健康的血脑屏障的，小胶质细胞是中枢神经的主要免疫细胞，负责维护中枢神经的健康。小胶质细胞的形态和特征有点像阿米巴变形虫，当它处于放松状态下，它会分支出很多的"触须"，而细胞中间部分会变小，显得非常放松，但一旦被唤起（activated），例如遇到外物、细菌或它们的代谢物 LPS 等，小胶质细胞会绷紧，不再分支，处于备战状态，也就是炎症状态。BHB 也可以逆转小胶质细胞的炎症状态，使小胶质细胞再分支和放松，所以生酮有助中枢神经抗炎。

2019 年发表的一项研究[42]发现补充外源酮体同样可以促使身体进入生酮状态，跟低碳高脂肪饮食的效果类似，也就是碳水化合物不需要减少到最低水平，通过补充外源酮体 BHB，同样可以收获生酮饮食一样的抗炎效果。外源酮体包括 BHB 酯（BHB ester）和 BHB 盐（BHB salts），例如 BHB 钙、BHB 钠等，都可以增加血液中酮体的水平。

就算食用高质量的全食物的生酮饮食，一样可能出现微量营养缺乏的现象[43]。营养生酮，需要补充微量元素，包括维生素 D、钠、钾、钙、镁、锌、硒等。生酮饮食很容易导致缺钠和缺钾，而补充深绿色蔬菜、坚果和蘑菇类食物则可以有助补充钾。叶子菜也可以有助补充镁。但对于大部分进行营养生酮的人群，在饮食以外补充各种营养素可能是较为安全的降低生酮饮食副作用的有效方法。

◗ 本章小结

1. 高脂肪、低碳水的生酮饮食，如果在保证微量营养的情况下，对减轻炎症有不错的效果，特别对糖尿病、多囊卵巢综合征、精神健康、炎症性肠病等效果明显；

2. 在生酮饮食下，如果不能补充足够的膳食纤维，会影响到肠道菌群平衡，造成不少的副作用。而毫不计较脂肪来源的 dirty keto，对减轻身体炎症不一定有益，甚至可能有害；

3. 特级初榨橄榄油，加上欧米伽 3 脂肪酸等，再适量补充多酚类抗氧化物，是近年临床研究使用较多的地中海式生酮，是最安全健康的营养生酮饮食；

4. 适量使用 MCT 油和外源 BHB 酮体，也可以帮助身体快速进入或保持生酮状态。

第十二章
椰子油是否健康

2020 年美国明尼苏达大学发表了一个病例，一名 66 岁的 2 型糖尿病患者，日常除了使用二甲双胍外，还需要注射胰岛素控制血糖，但在服用每天 1g 的初榨椰汁油后，患者的血糖显著降低，甚至出现低血糖反应，之后该名患者使用的胰岛素可以逐步降低剂量，3 个月后反映中期血糖指标的糖化血红蛋白（HbA1c）从 6.4% 下降到 6.2%[1]。椰子油改善糖尿病的作用在动物实验中也得到证实[2]。

椰子油是最具争议性的脂肪，近年关于椰子油是健康食用油的问题，支持者与反对者都有。大部分功能医学医生支持椰子油是健康的食用油，但主流医学并不赞同。反对食用椰子油的观点一般视之为饱和脂肪的一种，椰子油含饱和脂肪，在日常饮食中应该少于 10% 的卡路里占比，否则增加心血管病风险。美国心脏协会（AHA）并不鼓励使用椰子油[3]，建议用不饱和脂肪取代饱和脂肪，AHA 认为椰子油同样是饱和脂肪，临床研究发现椰子油增加 LDL 低密度胆固醇，所以不能多吃。

支持椰子油能够改善健康的，除了生酮饮食追随者外，也包括功能医学专家，最知名的可能是马克海曼（Mark Hyman）医生，他是美国著名综合医疗机构克利夫兰医学中心功能医学中心前总监[4-5]，功能医学的观点一般认为饮食中的饱和脂肪不增加血液中的饱和脂肪，糖和精制碳水化合物才是血液中饱和脂肪的来源，椰子油含有的是中链脂肪酸，代谢路径跟长链饱和脂肪不一样，增加对健康有益的高密度胆固醇（HDL），而且椰子油的热稳定性使得它不容易氧化，适合加热，还可以降低身体炎症，降低心血管病风险。而且椰子油可以抗菌，有助改善肠道菌群失衡的情况。

究竟椰子油是跟其他长链饱和脂肪（LCT）一样？还是健康的中链脂肪酸（medium chain fatty acid，简称 MCT）？表 12.1 是椰子油和从椰子提炼的

MCT 油的脂肪组成比较。椰子油有一半的脂肪是 12 碳的月桂酸，而提纯的 MCT 油基本上没有月桂酸，都是 8 碳和 10 碳的脂肪酸[6]。

表 12.1　椰子油和 MCT 油的比较

脂肪酸碳链长度和结构		椰子油	MCT 油
短链	丁酸 4:0（% 总脂肪）	0	0
	己酸 6:0（% 总脂肪）	1	<2
中链	辛酸 8:0（% 总脂肪）	9	50–80
	癸酸 10:0（% 总脂肪）	7	20–50
	月桂酸 12:0（% 总脂肪）	47	<3
长链	豆蔻酸 14:0（% 总脂肪）	16.5	<1
	棕榈酸 16:0（% 总脂肪）	7.5	0
	硬脂酸 18:0（% 总脂肪）	3	0
	油酸 18:1 cis（% 总脂肪）	6.4	0
	反油酸 18:1 trans（% 总脂肪）	0	0
	亚油酸 18:2（% 总脂肪）	1.5	0
	总饱和脂肪（% 总脂肪）	92	100
	甘油三酯分子量	638	512
	物理特性	室温固体状态	液体状态

脂肪酸中，只有长链脂肪酸需要乳糜微粒作为载体，经过淋巴再进入血液循环系统，最后到达肝脏代谢。短链脂肪酸和中链脂肪酸是直接从小肠经由门静脉运送到肝脏，不需要载脂蛋白作为载体。所以长链和中链脂肪两者有不同的代谢途径。

月桂酸虽然被定义为中链脂肪酸，但它在肠道的吸收跟长链饱和脂肪类似，只有 30% 的月桂酸是经过门静脉直接到达肝脏，其余约 70% 还是经过淋巴血液系统，而长链饱和脂肪例如硬脂酸，则超过 95% 经过乳糜微粒打包到淋巴进入血液循环系统[6]，而且在不同饮食中，月桂酸经过门静脉吸收的比例是不同的，一餐中不同脂肪组合影响月桂酸经过门静脉 / 乳糜微粒吸收比例，但可以肯定的是，椰子油含量最多的月桂酸的吸收并不会跟其他 MCT 脂肪一样，所以说椰子油含有的都是中链脂肪酸，都是健康的脂肪，这个说法是不准确的。

当脂肪酸形成甘油三酯，MCT 的甘油三酯是 24 碳 ~30 碳（3 个脂肪酸分子），而椰子油形成的甘油三酯只有 4%~16% 属于这个碳长度。MCT 甘油三酯的分子量（molecular weight）是 512，而椰子油甘油三酯的分子量是 638，

MCT 甘油三酯因为分子量较低，有利胰脂肪酶的直接分解，所以 MCT 甘油三酯可以快速被胰脂肪酶水解代谢，而椰子油的甘油三酯不能。

月桂酸是不是 MCT？这个是有争议的，从碳链长度算，月桂酸属于中链脂肪，是最靠近 LCT 的中链脂肪酸，所以人为的定义看，月桂酸是 MCT。但从人体代谢途径看，12 碳长度的月桂酸跟 8 碳和 10 碳长度的 MCT 脂肪不一样，月桂酸更接近 LCT，所以哈佛大学并不认为月桂酸是 MCT，认为不能把 MCT 对健康的益处套用到椰子油身上。[7]

椰子油跟心血管病

流行病学研究发现在传统饮食中使用椰子油不会增加心血管病风险。2016 年的一项文献回顾[8] 包括了 8 个干预临床研究和 13 个观察性研究，结论是传统饮食中的椰子油没有增加心血管疾病风险，但研究人员补充，这个结论不能引申到西式饮食中添加椰子油也可以得到同样的结论。理由很简单，在椰子油的传统饮食文化中，使用更多的是非工业化生产来源的冷榨椰子油，同时椰子油会取代其他脂肪和精制碳水化合物的饮食，这样跟在西式饮食中大量地精炼椰子油，煎炸食物和精制碳水化合物的饮食组合，结果可能就不一样。

在 2011 年的交叉临床试验中[9]，45 名健康受试者进行 3 个 5 周的饮食干预试验，测试棕榈油、椰子油和特级初榨橄榄油对血脂的影响，结果发现只有橄榄油可以显著降低低密度胆固醇（LDL），椰子油不能。

在 2018 年的交叉临床试验中[10]，25 名平均 45 岁的受试者分别连续 4 周，每天吃含 54g 的玉米油或椰子油的松饼，在试验期后，吃了椰子油的受试者的 LDL 增加 4%，而玉米油则降低了 LDL 约 2.7%。

在 2018 年剑桥大学团队发表的对照组研究中[11]，96 名年龄在 50~75 岁的健康受试者分为三组接受试验，第 1 组是橄榄油，第 2 组是黄油，第 3 组是椰子油，他们在 4 周中每天摄入 50g 的不同种类的油。试验期后黄油组受试者的 LDL 增加最多（+0.38mmol/L），而橄榄油和椰子油组的 LDL 都没有显著变化，而且黄油组受试者增加了甘油三酯/HDL 比例，橄榄油和椰子油组受试者都没有显著影响这个比例。从这项研究看，同属饱和脂肪的黄油和椰子油，前者对心血管病的风险有更大的影响。

印度进行过一个长期的对照组临床研究[12]，以 200 名患有心血管病但病情稳定的受试者作为研究对象，他们被分成两组，一组使用椰子油（精炼）作为日常煮食油，另一组使用葵花籽油，试验期维持了 2 年时间，之后评估这些受试者的血脂和其他健康指标，发现两组受试者没有明显分别，他们在 2 年间都没有出现因为心血管疾病导致的死亡事件，他们在试验期间也没有需要增加使用降血脂的他汀类药物，证明椰子油没有增加心血管病风险。但该研究也没有发现精炼椰子油跟欧米伽 6 较多的葵花籽油比较，可以降低身体炎症。

2015 的一项纵向研究[13] 以 116 名心血管病患者作为研究对象，该研究分为两期，第一期 3 个月，所有受试者都进行营养干预。经过第一期试验后，受试者的体重、腰围、BMI、血糖指标、胰岛素抵抗等指标都有改善，之后受试者分为两组，椰子油组在饮食中添加特级初榨椰子油（extra virgin coconut oil），对照组只进行健康饮食，在为期 3 个月的第二期试验后，椰子油组的受试者健康的 HDL（高密度胆固醇）显著提升了（3.1 mg/dL），腰围缩小 2.1cm（–2%），体重和血压都改善了。研究的结论是特级初榨椰子油可能有助缩小腰围和提高 HDL。

从研究证据看，椰子油并没有增加心血管病风险，但的确增加被认为是危险的 LDL，你的医生见到 LDL 超标，有耐心的请你回家注意饮食和增加锻炼，也有的就简单粗暴给你他汀药物了。虽然 LDL 也有分密度高低和颗粒大小，是否造成健康隐患取决于它是否氧化，但从实际情况考虑，如果你需要谨遵医嘱的话，你就不能长期大量食用椰子油，否则你需要在他汀类药物和椰子油中做选择了。椰子油不是也增加好的胆固醇 HDL 吗？对不起，近年临床研究的确发现只增加 HDL 不会降低心血管疾病风险，这也是美国心脏协会反对椰子油的理据之一，而事实的确不能单看 HDL 的数量，需要看 HDL 的功能和颗粒大小。

认知障碍

大脑的重量只占我们身体重量的 2%，但却占了我们 25% 胆固醇含量，心血管不想要过量的胆固醇，但我们的大脑不能缺少胆固醇，胆固醇的代谢对神经退行性疾病关系重大，中枢神经的胆固醇代谢影响阿尔兹海默症的发病风险[14]。已经证明跟阿尔兹海默症的风险直接相关的 ApoE4 基因段，同时也跟影响中枢神经的胆固醇代谢异常有关[15]。

2018 年的前瞻性研究[16]以 44 名阿尔兹海默症（AD）患者作为研究对象，受试者都需要进行健康饮食（地中海饮食），而干预组在不改变卡路里的饮食上，增加补充了椰子油。在 21 天的试验期后，干预组受试者的认知功能有改善，包括情景记忆、时间定位和语义记忆等。

健康的大脑需要胆固醇，但心脏健康一般被认为不应该摄入过多的胆固醇，他汀类药物也在努力降低胆固醇。椰子油在预防阿尔兹海默症和其他认知退化疾病上有一定证据。

糖尿病

1992 已经有人类临床实验，发现 MCT 油可以改善血糖和胰岛素敏感度[17]。4 名 2 型糖尿病患者和 6 名血糖正常的受试者进行了 2 个 5 天交叉临床试验，他们进食 40% 脂肪比例的饮食，其中 5 天由 MCT 构成，另外 5 天由 LCT 构成。MCT 比 LCT 可以改善餐后血糖稳态，减少了餐后血糖 45%，糖尿病受试者的胰岛素敏感度提升 30%，非糖尿病受试者提升 17%，但空腹血糖和胰岛素敏感度没有改变。MCT 的饮食可以改善血糖代谢，特别对糖尿病患者，MCT 可以增加胰岛素清除血糖的效果（insulin-mediated glucose disposal）。但这是 MCT 油的临床研究，不代表椰子油也一样可以应用。

2018 年的临床研究[18]将 75 名肥胖的女性受试者分 4 组进行减少卡路里的饮食试验，分别每天补充 6g 不同食物油，椰子油的一组受试者，在 8 周试验期后血糖降低最为显著，下降了 25mg/dL，糖化血红蛋白（HbA1c）减少了 0.86%，体重和腰围也是 4 组受试者中改善最多的，研究分析了原因，发现椰子油组受试者的卡路里摄入量减少了 613kcal（主要减少了碳水化合物），是各组受试者中减少最多的，提示椰子油比其他脂肪增加更多的餍足感（satiety），令受试者减少进食。椰子油中的多酚类抗氧化物对改善血糖稳态也有帮助。

但同样是 2018 年的临床实验[19]，15 名同样是肥胖的女性受试者，在进行交叉临床试验，比较 25mL 初榨椰子油和同剂量的橄榄油的功效，没有发现椰子油可以改善血糖和增加饱腹感。所以椰子油对血糖的改善作用并没有一致的结论，我们对椰子油改善糖尿病的机制和作用还需要更多的临床研究证实。

抗菌作用

椰子油和当中不同的脂肪酸都有抑菌或杀菌的作用。其中对脂性物包裹的细菌，椰子油可以瓦解它们的细胞壁。椰子油对细菌和真菌有抑制作用，包括变形杆菌、大肠杆菌、枯草芽孢杆菌等[20]。

椰子油有一半成分为月桂酸，月桂酸有杀菌的作用[21]。月桂酸在椰子油的脂肪酸中，对艰难梭菌的抑制作用最为显著，其次是椰子油中的辛酸（caprylic acid，8 碳）和癸酸（capric acid，10 碳）对艰难梭菌同样有不同程度的抑制作用，当椰子油的剂量够大，可以破坏艰难梭菌的细胞壁[22]。

月桂酸的衍生物"月桂酸甘油酯"（monolaurin）同样有抑菌的作用，合并月桂酸一起能对金黄葡萄球菌有显著的杀菌作用[23]。

动物实验发现，肠道有念珠菌大量定殖的小鼠，在增加椰子油的饮食后，显著减少了念珠菌，研究人员认为类似的抑制念珠菌的效果，在人体中也可能类似，是非药类减少肠道真菌的有效手段[24]。动物实验也发现初榨椰子油可以增加小鼠肠道的益生菌数量[25]。但也有动物实验比较了椰子油和橄榄油，发现当脂肪占比达到 60% 卡路里来源时，椰子油增加肠道炎症和坏菌比例，而橄榄油则可以减少炎症和增加肠道益生菌的比例，降低大肠癌的风险[26]。

椰子油对改善肠道菌群的试验在人类临床研究中只找到一项，在 2021 年的双盲对照组临床试验中[27]，肥胖的女性受试者分别每天补充 25mL 的不同脂肪，包括大豆油、橄榄油和椰子油，在 9 周试验期后，受试者的肠道菌群没有显著变化，血液中的 LPS 没有分别。所以在低剂量下补充椰子油，改善肠道菌群的作用并不明显。

那提纯了椰子油含有的个别脂肪酸的作用又如何？的确有不少保健品使用了椰子油的提纯或衍生物，例如月桂酸甘油酯（monolaurin）和辛酸（carylic acid），这些都是被功能医学医生建议作为治疗肠漏或小肠细菌、真菌过度生长的营养素。2019 年的文献回顾[28] 归纳了所有关于月桂酸甘油酯的研究论文，发现它在体外和动物实验都有效果，但在人类临床研究上，只有 3 个外用的干预研究，至今没有任何临床研究证明口服月桂酸甘油酯有效果。

　　从体外研究和动物实验看，椰子油和当中的脂肪酸例如月桂酸等，都有不同程度的抑菌作用，在肠道中效果虽然并不一致，但在适当剂量下可以改善肠道菌群平衡。但至今椰子油在人类临床研究的证据依然缺乏。

椰子油的质量

　　动物实验比较了单不饱和脂肪含量多的芥末油（mustard oil）和椰子油在高果糖饮食导致的代谢健康问题下的影响[29]。这些高血糖的大鼠在添加了热氧化后的芥末油和椰子油的饮食 30 周后，身体的氧化应激增加，炎症标志物显著上升，身体的内源抗氧化物谷胱甘肽和"超氧化物歧化酶"（SOD）显著减少，跟大肠癌有关联性的 TBARS（"硫代巴比妥酸反应物"是脂质过氧化标志物）显著增加，显示大肠出现严重的炎症，两种油比较，芥末油的问题更严重，但热氧化后的椰子油同样导致炎症和增加大肠癌风险。

　　很多人选择椰子油的其中一个原因是觉得椰子油比较热稳定，适合作为煮食的油。在加热后的稳定性上[30]，椰子油的稳定性最好的，但对于健康而言，更重要的是究竟有多少有害物质，橄榄油是加热后最安全的，产生的极性化合物和反式脂肪最少，其次才是椰子油。

　　影响食用油的热稳定性的因素是多维度的，除了饱和度高的油较为稳定之外，油中含越多的多酚类抗氧化物，油在加热后产生的极性化合物就越少[31]。如果做个比喻，油中抗氧化物是"保镖"，在高温下这些抗氧化物先"死"了一地，但保护了油的本身，减少了油的氧化变质。那不同油的抗氧化物有多少呢？研究发现初榨椰子油（virgin coconut oil）比市场一般买到的精炼椰子油，多酚类抗氧化物高 7 倍，因为精炼过程会把多酚类物质都清除了[32]。橄榄油优于多种其他食用油[33]。但值得注意的是，橄榄油有 36 种不同的多酚类抗氧化物[34]，而椰子油只有 6 种[35]。椰子油（包括初榨椰子油）不是最佳多酚类抗氧化物的来源。

◢ 本章小结

1. 椰子油含有中链饱和脂肪，所以它的代谢途径跟一般的长链饱和脂肪不完全一样，但椰子油一半为月桂酸，跟碳 8 和碳 10 的中链脂肪酸又不一样，说椰子油是 MCT 油是不准确的；

2. 椰子油增加低密度胆固醇 LDL，但同时增加高密度胆固醇 HDL，美国心脏协会不认为增加 HDL 可以抵消升高了 LDL 对心血管病增加的风险，所以不建议过多使用椰子油；

3. 椰子油的热稳定性比一般植物油佳，加热后的极性化合物也较少，但仍多于特级初榨橄榄油，因为尽管橄榄油的饱和度不如椰子油，但有极多的多酚类抗氧化物，保护了橄榄油不容易出现过氧化；

4. 椰子油的质量，跟其他所有植物油类似，取决于是否精炼，精炼过程提高了烟点但减少了当中的多酚类抗氧化物，降低了油的质量和健康价值，初榨椰子油的质量优于一般没有标注的精炼椰子油；

5. 有研究显示椰子油特别是初榨椰子油可以改善胰岛素抵抗和降低血糖反应，但证据不太一致；

6. 椰子油和当中的衍生物在体外试验被证明有抗菌效果，但至今没有人类临床证据。

第十三章

红 肉

世界卫生组织属下的"国际癌症研究机构"（IARC）在 2015 年指出加工肉类是 1 级致癌物（抽烟、甲醛同样属于 1 级致癌物），而没有加工的红肉也是"很可能的致癌物"，定为 2A 级，比加工肉类低一级，意思是已经有很强的证据证明红肉致癌，但这些证据还不足以定论。美国心脏协会、美国癌症研究学会都建议一周吃的红肉不超过 500g[1-2]，哈佛大学公共卫生学院建议大家把吃红肉跟吃龙虾一样，是偶尔为之的美食，不应该经常作为主要食物。[3] 为什么大家都在针对红肉，究竟基于什么科学依据呢？ 我们在这一章介绍近年关于红肉跟健康的科学证据。

红肉一般指来自哺乳类动物的肉类，我国的膳食指南称之为"畜肉"，因为我们日常吃的哺乳类动物就是牛、猪、羊等牲畜，而白肉则泛指其他非哺乳类动物的肉类，包括鱼类和禽类等肉类。

欧美各国的饮食指南都建议减少红肉的摄入量，我国的膳食指南建议食用的禽畜类肉每周在 300~500g，差不多每天 40~75g 之间，没有明确区分"禽"和"畜"的比例，但有指出我国居民吃畜肉太多，建议优先选择禽肉和鱼肉，也有建议减少烟熏肉类或国外一般称为加工肉类的食品，因为这些加工过的肉类含有害物质，增加某些肿瘤风险，应该少吃或不吃[4]。

减少红肉的饮食建议最早源于几十年前开始对于饱和脂肪跟心血管病有关联性的顾虑。当年明尼苏达大学教授安塞基斯（Ancel Keys）牵头了 7 国大型流行病学研究，发现饱和脂肪跟心血管病有关联性。该研究影响了之后多年的研究方向，把饮食往植物性脂肪方向引导，导致有一段时期大众盲目崇尚植物脂肪，间接促使过量的反式脂肪取代饱和脂肪进入大众的餐单。现在都已经知道反式脂肪虽然是植物脂肪但不利健康。也有越来越多的研究证明脂肪不是心血管病的罪魁祸首，糖和精制碳水化合物才是。但错误的反面不一定就是正确，糖和精制碳水化合物比饱和脂肪造成更大的健康问题，不代表饱和脂肪无罪，饱和脂肪取代精制碳水化合物可以降低血压和不增加胆固醇[5-6]，不代表红肉不增加炎症和其他健康问题，尽管瘦的红肉没有多少脂肪，但仍存在不少受到诟病的物质。

流行病学研究发现红肉不利健康

多年来实在太多流行病学研究发现红肉，特别是加工肉类，增加死亡风险，包括心血管病风险。只说饱和脂肪不增加风险是没有用的，我们吃的是一整块的红肉，当中很多物质影响健康。这一节先回顾近年的流行病学研究，因为流行病学研究对于全食物对健康的影响有重要的参考意义。

1988 年的一项长期的前瞻性研究跟踪了 2.7 万人群样本一共 20 年时间[7]，发现肉吃得多的人全因死亡率、患心血管病和糖尿病的风险都增加。但这个研究没有区分红肉或白肉。日本发表的 5 万多人的前瞻性队列研究[8]则发现适量的红肉和白肉都跟心血管病死亡率无关。一开始不同的研究结论就不一致了。

2003 年的研究论文把红肉和白肉区分开，纳入人数更多[9]，包括了 6 个欧美国家的前瞻性研究，发现素食和吃白肉人群的全因死亡率比吃红肉的较低。2021 年意大利发表的一项荟萃分析也把白肉区分开[10]，包括了 22 个前瞻性队列研究，发现多吃白肉跟全因死亡率有反向关系，可轻微降低死亡率风险 5%。

这个世纪开始，流行病学研究的矛头开始指向红肉，也包括加工类肉类。2004 年一项调研了 3.7 万人 8.8 年时间的前瞻性研究[11]调整了各项干扰因素（体重，卡路里摄入量，运动，喝酒，抽烟，家庭病史……），仍然发现摄入红肉较多增加 28% 患上糖尿病风险，而一周吃培根香肠这些加工肉类超过 4 次的，糖尿病风险增加 43%。

在 2008 年世界癌症研究基金会和美国癌症研究院发表的专家报告[12]指出西方国家发生的癌症 1/3 是跟饮食、营养和运动因素有关的，当中红肉是十大跟癌症有关联性的因素之一。该专家报告意见是减少红肉、避开加工肉类以降低癌症风险。

2009 年美国国立癌症学会发表的研究 [13] 分析了 50 万名 50~71 岁的人群样本，在 10 年的随访期间有近 4.8 万名男性和 2.3 万名女性死亡，分析他们的饮食结构，发现红肉增加 36% 死亡率，加工肉类增加 16% 死亡率。红肉同时增加癌症和心血管病死亡风险的概率分别为 22% 和 27%，而加工肉类增加癌症和心血管病死亡风险的概率分别为 20% 和 9%。

哈佛大学研究团队在 2012 年发表的前瞻性队列研究 [14] 分析了 2 个队列研究的数据，一共 12 万人群样本，这些人在基线都没有心血管病或癌症，但期间有 5910 人死于心血管病，9464 人死于癌症，分析这些人的饮食结构，发现每天每增加一份的加工肉类或红肉，分别增加 13% 和 20% 死亡率。当用其他食物，包括禽类、鱼类、坚果、豆类、低脂牛奶和全谷类等，取代红肉，死亡率降低 7%~19%。研究的结论是红肉增加全因死亡率、心血管病和癌症的死亡率。

2014 年哈佛大学的团队发表了另一项关于红肉的横断研究 [15] 分析了 3690 人的血液样本，发现红肉的摄入量跟血液中炎症标志物 CRP 和中期血糖标志物 HbA1c 有正向关性，多吃红肉增加炎症和糖尿病风险，而禽类，鱼类，豆类和坚果等蛋白质来源，则跟较低的炎症标志物有关联性。

但流行病学研究是关联性研究 [16]，不是所有都发现红肉增加死亡率，例如瑞士在 2013 年的研究，样本人群不算太多但也有 1.7 万，在 14 年间有 3683 人死亡，其中有 1554 人死于心血管病，没有发现红肉或白肉的摄入跟全因死亡率或心血管病死亡率有关。

2013 欧洲癌症和营养前瞻性调查（EPIC）研究是一项大型的流行病学研究 [17]，包括 44.8 万人群样本，在研究期间死亡案例有 2.6 万人，发现吃红肉增加 14% 全因死亡率，而加工肉类增加 44% 死亡风险，但吃肉的人一般少吃蔬菜和抽烟，调整了这些干扰因素后，红肉并不增加死亡率，只有加工肉类增加风险。该研究还发现不吃红肉或吃得很少的，死亡率风险比适量吃红肉的要高。

从多年来流行病学研究的证据指出红肉跟慢性病、心血管疾病、炎症和癌症有相关性，虽然没有相关性的证据也有，但对于红肉增加癌症和心血管疾病的关系，流行病学研究的证据已经比较一致，当中最差的是加工肉类，但红肉不能证明是"无辜"的 [18]。

红肉不利健康的多条路径

究竟红肉有什么机制增加癌症和心血管病的风险呢？ 2010 年美国国立卫生研究院（NIH）的癌症分院发表了一项大型前瞻性研究[19]，跟踪了 30 万人 7 年时间，当中出现了 2719 个大肠癌病例。发现红肉无论是否是加工肉类都跟大肠癌的发病风险有正向关性，但白肉则没有。

多环胺类：高温烹饪肉类，包括煎、炒、炸、烤等，都会产生多环胺类（HCA）化学物质，烟熏肉类会产生多环芳烃（PAH）。美国国立卫生研究院发现 HCA 和 PAH 增加 19% 大肠癌风险[19]。HCA 和 PAH 可以损伤细胞 DNA，可能增加致癌风险。温度越高（超过 150 摄氏度），加热时间越长，多环胺类产生越多，全熟的牛排比 8 成或 6 成熟的牛排，含有更多的多环胺类物质。流行病学研究的确发现 HCA 跟癌症有关联性，但也有大型前瞻性研究在本来最直接的大肠癌发病中，没有找到关联性[20]，所以 HCA 跟癌症的关联性证据并不是很一致。高温产生的 HCA 和 PAH 等致癌物不是红肉的专属，烤鸡烤鱼等同样产生 HCA，烟熏禽肉鱼肉也会产生 PAH，但白肉跟癌症和炎症没有红肉一样的关联性[18]。

亚硝酸盐：红肉是可能致癌物，培根香肠等加工肉类才被列为致癌物，美国国立卫生研究院发现加工肉类增加 16% 大肠癌风险[19]，因为加工肉类的亚硝酸等化学物会在人体形成亚硝基化合物 NOC，而 NOC 造成细胞 DNA 损伤，的确致癌和增加身体炎症。临床研究也发现不但是加工肉类，吃红肉也增加 NOC[21]。但流行病学研究没有发现 NOC 跟癌症有很大关系，例如在对上海女性人群 7 万多人的为期 11 年前瞻性研究中[22]，连最直接的大肠癌都找不到关联性。胃癌、膀胱癌、食道癌都没有找到较强的关系[23-25]。

血红铁素：红肉的红色很大程度来自当中的血红素铁（高铁血色原），过多的铁造成氧化应激，增加 DNA 损伤的风险，流行病学研究和动物实验都支持铁过量增加大肠癌的风险[26-27]，美国国立卫生研究院发现血红铁素增加 13% 大肠癌风险[19]。但膳食来源的血红铁素的致癌性应该局限于肠道，因为血液中有血液结合素（hemopexin），对从肠道中进入血液的血红铁素有高亲和力，能快速中和其铁毒性，而且血铁红素跟心血管病没有明显关系，当然血红素铁影响肠道菌群的平衡，间接导致炎症的发生，但现今除了大肠癌，可能也包括食道癌之外，没有发现血红铁素跟其他癌症有很强的关联性[18]。

饱和脂肪：多年来基于心血管病的流行病学研究目标都锁定在饱和脂肪上，但近年的研究已经为饱和脂肪"平反"。2020年的系统性回顾[28]指出从减少心血管病的角度考虑，减少饱和脂肪并不能降低有关风险，因为碳水化合物会增加血液中内源饱和脂肪的浓度。2019年的4周短期临床试验也发现吃白肉跟红肉对血脂指标没有分别[29]。而且红肉的饱和脂肪可能比奶类和椰子油等的饱和脂肪更少，所以纯粹说饱和脂肪不能解析红肉的致炎性和致癌性。但饱和脂肪的确可以启动炎症的细胞信号（TLR4），过多膳食中的饱和脂肪也会直接（通过胎球蛋白A，FetA）或间接（通过LPS脂多糖）造成身体炎症。

氧化三甲胺：氧化三甲胺（trimethylamine-N-oxide，TMAO）水平升高与心血管病有相关性。红肉含有较多的左旋肉碱，例如每100g的红肉含100mg的左旋肉碱，而鸡肉和鳕鱼只有5mg，肠道菌群会代谢左旋肉碱为中间体TMA，而TMA到达肝脏会转化为TMAO[18]。TMAO增加血管内壁细胞的炎症，影响血小板功能，增加血栓形成风险，增加动脉粥样硬化风险。苏州大学的团队的一项荟萃分析[30]发现TMAO水平高，全因死亡率和心血管病发生率都较高。但TMAO跟心血管病和其他疾病的因果关系并不是很清楚。干预研究发现补充左旋肉碱，增加肾病透析患者的TMAO同时改善患者的心血管功能[31]。也有干预研究发现补充左旋肉碱可以降低急性心肌梗死后的死亡率[32]。肠道菌群影响对左旋肉碱的代谢，以素食为主的人群，TMAO较少，反映少量红肉摄入，不会显著增加TMAO[33-34]。TMAO对健康的影响不确定，而红肉也不是唯一增加TMAO的食物，吃鱼改善健康但深海鱼也有TMAO，鸡蛋、奶类中的胆碱的代谢物也是TMAO，没有发现鸡蛋和鱼肉等有像红肉一样的跟心血管病的关联性。

上述都是多年来科学家发现饮食中的红肉可能导致炎症、心血管病和癌症的路径，但都没有得到很好的临床研究证据，很多路径都不是红肉专属，高温加热鸡肉和鱼肉也有HCA，加工肉类的添加剂也不限于红肉，也有加工的白肉和非肉类，还有这里没有提的"晚期糖基化终末产物"（AGEs）致癌物也可以在碳水化合物中存在，所以上述理论虽然都可能是红肉造成可能健康影响的路径，红肉的确也可能通过多路径影响我们的健康，但这些理论并不完整。近年科学家们找到一个更能解析红肉对健康影响的"元凶"——N- 羟乙酰神经氨酸。

N- 羟乙酰神经氨酸

近年科学家才发现，红肉中有一种唾液酸糖分子，在大多数哺乳动物的细胞表面都存在，然而人类和少数哺乳类动物却没有。当我们吃红肉时，这种唾液酸糖分子会掺入人体细胞，免疫系统会将其识别为外来威胁，适应性免疫系统会产生抗体，攻击人体这些带有"异种"唾液酸的细胞，身体的慢性炎症便出现。

动物包括人类细胞膜上覆盖有多种称之为聚糖（glycans）的糖分子，在动物细胞膜上的一种重要 N- 聚糖分子称为唾液酸（sialic acid），当中有 2 个亚型，分别为人体可以合成的"N- 乙酰神经氨酸"（Neu5Ac）和人体不能合成只存在于大部分动物细胞的"N- 羟乙酰神经氨酸"（Neu5Gc）。人类在进化过程中丧失了转化 Neu5Ac（CMAH 酶基因）为 Neu5Gc 的能力，但科学家却发现人体细胞中有 Neu5Gc，这些聚糖分子在癌症、炎症有关疾病发生过程中有关键的作用。而我们细胞的表面存在这种人体（包括肠道菌群）不能合成的 Neu5Gc，唯一能解析的是这些 Neu5Gc 是来自我们日常的饮食[35]。

细菌、植物、无脊椎动物、禽类和鱼类等白肉都是不能产生 Neu5Gc 的[36-37]，但哺乳类动物，包括牛、羊、猪等我们日常的红肉含有大量的 Neu5Gc。动物的进化过程中，只有极小部分的哺乳类动物没有 Neu5Gc，连我们人类近亲黑猩猩和大猩猩都有，而在这些小数没有 Neu5Gc 哺乳类动物中，不是吃素的，就是吃鱼、吃昆虫、吃无脊椎动物的，它们的饮食中不会有 Neu5Gc，所以不会产生抗体和免疫反应。所以除了人类，暂时只找到雪貂和它的近亲是既没有 Neu5Gc 合成酶基因，又在食物中包含 Neu5Gc 的[38]。

人类没有的 Neu5Gc，成为人体异种自抗原（xeno-autoantigen），这是一个新词，从前只有异种抗原（xeno-antigen）指的是来自外物的抗原，而自抗原（autoantigen）指的是来自自身的抗原，一般是自身免疫系统疾病患者，例如桥本患者对自身的甲状腺组织错误识别为抗原，而产生例如 TPOAb（甲状腺过氧化物酶抗体）等自抗体。而"异种自抗原"指的是来自外来的抗原但却结合到自体细胞内，导致身体的免疫反应对自体细胞产生抗体－异种自抗体（xeno-autoantiboties），过多的异种自抗体导致身体慢性炎症，称为"Xenosialitis"，好像还没有译名，大概可以翻译为"异种唾液酸炎"。

早在 2008 年，科学家就开始关注 Neu5Gc 在癌症中的角色[39]。动物实验发现，当基因改变的小鼠跟人类一样不能合成 Neu5Gc 而进食了含 Neu5Gc 食物后，在这些小鼠注射 Neu5Gc 抗体，它们出现慢性炎症，出现肿瘤血管生成（angiogenesis），肿瘤加速生长，把带有 Neu5Gc 抗体的小鼠血清移植到其他小鼠，同样加速这些小鼠的癌细胞生长。但使用压抑炎症的药物后，对 Neu5Gc 的抗体没有减少，但抑制了肿瘤血管生成和肿瘤生长，证明对 Neu5Gc 的自抗体导致慢性炎症、减少炎症抑制癌症发生和癌细胞生长。

2015 年的动物实验[40]同样发现红肉的 Neu5Gc 可以增加炎症和致癌。我们膳食中长期有大量的 Neu5Gc 的话，患上癌症的风险增加 5 倍，其他跟炎症有关的疾病包括动脉粥样硬化、糖尿病等风险同样增加。当不能合成 Neu5Gc 的小鼠接触到红肉的 Neu5Gc，它们的免疫系统判断这为外来物质，产生对 Neu5Gc 的抗体，小鼠的慢性炎症就开始了，Neu5Gc 在小鼠肝脏聚集，它们出现肝癌的比例也增加。

2018 年包括哈佛大学和剑桥大学的团队发表的一项研究[41]分析了两个欧美流行病学研究的血液样本，发现血液中 Neu5Gc 的抗体总数越多，心血管病风险越大。Neu5Gc 的抗体数量跟婴童时代首次接触 Neu5Gc 时有关，也跟一生中累积接触 Neu5Gc 的数量有关。当婴童时代肠道菌群不理想，对 Neu5Gc 的抗体就会显著增加，而年龄越大，饮食中累计吃过的红肉分量越多，也会增加对 Neu5Gc 的抗体的数量。

也的确有研究发现[42]我们肠道中的共生菌可以结合膳食中红肉来源的 Neu5Gc 到细菌自己的细胞壁，当我们膳食中含有较多的长链脂肪酸时，结合了 Neu5Gc 的脂多糖 LPS 就会打包进了乳糜微粒，再进入人体的血液，刺激免疫系统导致 Neu5Gc 的抗体和炎症产生。那是否膳食中的红肉和脂肪越多，抗体和炎症就越严重呢？

2020 年法国和以色列学者发表的一项研究[43] 分析了 1.9 万多的人群样本，发现牛肉的摄入量越多，Neu5Gc 也多，而且跟血液中的 Neu5Gc 抗体（IgG）有正向关系。

2021 年发表的一项动物实验[44] 在人类基因类似的（不能合成 Neu5Gc）的小鼠中加入 Neu5Gc，再为小鼠准备美味的高脂食物，小鼠的动脉粥样硬化大幅增加，但从小鼠的饮食中没有 Neu5Gc 的饮食，尽管继续高脂肪饮食，小鼠的动脉粥样硬化大幅减少，研究的结论是 Neu5Ac 的饮食可以预防小鼠因为高脂肪饮食导致的动脉粥样硬化风险。

暂时没有关于类似上述动物实验的临床研究，但 2018 年的一项对照组临床试验[45] 用蛋白质丰富的大豆取代红肉，改善了受试者的炎症指标。75 名 2 型糖尿病患者分 3 组，红肉组受试者每周吃 2 份红肉，大豆组每周吃 3 杯分量的大豆，而普通豆类组则每周吃 3 杯分量的非大豆的豆类。8 周试验期后，只有大豆组的受试者的炎症指标显著改善，炎症标准物 CRP 在大豆组中显著降低。用大豆置换红肉可以降低糖尿病患者的氧化应激。

综合近年红肉和 Neu5Gc 的最新认识，Neu5Gc 是哺乳类动物肌肉细胞的异体抗原，无论是极少饱和脂肪的瘦的红肉，不高温加热不产生有害化学物质的红肉，还是没有加工添加剂的新鲜红肉，都有 Neu5Gc，都会刺激免疫系统，过多红肉无论如何都增加身体炎症和癌症风险。

Neu5Gc 和红肉对健康影响的研究还在进行中，还没有人类临床研究证明红肉吃多了，Neu5Gc 的抗体就增加，这需要日后进一步的发现，所以如果你觉得一切都需要铁板钉钉的证据才作出饮食改变的话，你没有必要减少红肉的摄入。但理论可以不完整，我们可能永远不会弄清楚每一种食物的不同物质对健康的影响，但当流行病学研究都有较为一致的证据时，尽管不太确定原因，还是不要跟自己的健康较劲，根据主流膳食指南，减少红肉的摄入可能可以减少我们健康风险。

应不应该吃红肉

2007 年有平行对照组临床研究探讨过红肉对身体的影响[46]，60 名健康的受试者，一半的人每天用 200g 的瘦红肉取代精制碳水化合物，两组受试者的卡路里不变，8 周试验期后，红肉取代精制碳水化合物的受试者并没有增加身体炎症的标志物。同一个研究团队也发现，用瘦红肉取代碳水化合物，8 周后可以降低血压（收缩压）[47]。

我国的疾控中心在 2016 年也对红肉进行过流行病学研究[48]，分析了 1991—2015 年的中国健康与营养调查的数据，包括了我国 15 省一共 303 个城市和乡镇，调整了干扰因素后，发现多吃瘦红肉的女性，高血压风险降低 32%，而男性则没有关联性。

美国国立卫生研究院的癌症分院在 2021 年发表了一项红肉的荟萃分析[49]，包括了 24 个临床干预研究，发现短期（16 周）增加红肉摄入，不会增加健康人群的血糖和炎症指标。

但 2018 年发表的另一项荟萃分析[50]包括了 66 个关于饮食的临床干预研究，一共 3500 多名的受试者，比较包括坚果、全谷物、精粮、含糖饮料、红肉、鱼类、蔬果、豆类、鸡蛋、奶类等。发现红肉在降低血压上，的确比精制碳水化合物更好，但在降低血压不及同样是蛋白质为主的豆类，在降低 CRP 炎症标志物上，红肉比精制碳水化合物好，但不如全谷类。这个研究的结论是基于临床干预研究的数据，所以参考价值可能比很多流行病学研究更有意义。对于人体代谢健康，红肉不是太差，但也不是很好。

肉类含有跟素食来源不同比重的微量营养，当中红肉也比白肉在某些地方更胜一筹。红肉中含有丰富的 B 族维生素，包括 B_1、B_2、B_3、B_{12} 等，红肉含的血红素铁比植物中的铁质更容易吸收，素食中的植物化学物例如植酸等都不同程度减少了矿物质的吸收，红肉中可以有效吸收锌、硒等[51]。红肉的氨基酸种类也非常丰富，在我国整体膳食以精制碳水化合物为主，摄入的蛋白质可能不足的情况下，特别对于老人，适量增加蛋白质，包括红肉，对改善整体健康可能有好处。

2012 年的临床研究发现 [52]，增加瘦红肉取代精制碳水化合物，跟白肉为主的得舒（DASH）饮食比较，同样可以改善高血脂受试者的各项血脂指标，效果跟 DASH 饮食相当。

增加膳食中蛋白质的比例，可以增加饱腹感，减少整体卡路里的摄入，对减少肥胖和因肥胖导致的健康问题都有好处。红肉是主要的蛋白质来源之一，适量增加红肉作为蛋白质来源对改善整体健康有帮助 [51]。

多少红肉视为适量呢？美国癌症研究学会和美国心脏协会建议一周少于 500g，也有饮食指南建议每天红肉不要超过 0.7 份，大概 50g 左右，但基于干预研究的荟萃分析，发现可以多于这个剂量，仍然不会增加心血管病风险，就算是每天 200g 的红肉，如果取代了精制碳水化合物，对血脂指标没有坏影响 [53]。但干预研究都是短期的，而且很多时只是针对单一健康指标，例如胆固醇。对一些慢性的健康影响，我们也需要参考流行病学研究的数据，2010 年哈佛大学发表的荟萃分析 [54] 包括了 20 个队列和病例对照组研究，一共 121 万人的样本，当中有 2.3 万个心血管病例，1 万个糖尿病病例，发现如果一天 100g 的红肉（非加工肉类），并不增加心血管病和糖尿病风险，但每天只需要 50g 的加工肉类就增加 42% 心血管病风险。综合而言，每周 500g 以内的红肉是适合的，增加到每天 100g 也可以。

⊏ 本章小结

1. 流行病学研究虽然正反两面的证据都有，但大量的研究证据是证明红肉不适宜过量，跟心血管病、炎症、代谢性疾病和癌症有正相关性；

2. 加工肉类或烟熏肉类比红肉造成的危害可能更大；

3. 红肉导致健康风险的理论是多路径的，而近年关于 N– 羟乙酰神经氨酸 Neu5Gc 刺激我们免疫系统，导致自抗体出现，引致身体慢性炎症，加速癌细胞生长的理论在动物实验中已经得到证实；

4. 还没有研究可以在人类临床中证明红肉吃多了，Neu5Gc 的抗体就增加，Neu5Gc 的理论有待进一步的发现；

5. Neu5Gc 的重要性：它是哺乳类动物肌肉细胞的异体抗原，无论是瘦的红肉，不高温加热不产生有害物质的红肉，还是没有加工添加剂的新鲜红肉，都有 Neu5Gc，都会刺激免疫系统，过多红肉无论如何都增加身体炎症和癌症风险；

6. 但红肉含有丰富蛋白质和微量营养，干预研究也证明红肉取代精制碳水化合物对健康各项指标的改善有帮助，所以适量食用红肉还是有利健康的，但加工肉类对健康的意义就没有适量一说，能不吃就不吃是最有利健康；

7. 降低身体炎症对预防因摄入红肉导致的慢性炎症和癌症风险有预防作用。

第十四章
节食和间歇性断食

在 2017 年的一项临床试验中[1]，40 名健康受试者分别吃肉丸或添加了大麦皮和豌豆纤维的肉丸，发现添加了膳食纤维的肉丸比普通肉丸多 11%~13% 饱腹感，之后受试者吃自助餐时，摄入的卡路里减少了 15%~17%。而另一项类似的临床研究[2] 比较在肉肠内添加麸皮和小麦粉的效果，发现添加麸皮比小麦粉增加更多的饱腹感。全谷物比精制碳水化合物提供更多的饱腹感，可以减少我们摄入的卡路里[3]。

当我们戒糖，把白米饭、面条等精制淀粉饮食减到最低，增加蔬果的摄入量，除非刻意进食大量的蛋白质或脂肪，否则我们都会自然进入"卡路里限制饮食"中。因为同样重量的精制碳水化合物的卡路里是蔬果的数倍，而且全谷物的膳食纤维和抗性淀粉含量较高，不容易被小肠快速吸收，所以如果每天吃 500~700g 的蔬果，当中仅仅是饱腹感已经直接导致卡路里的摄入大量减少。用全谷物取代精制碳水化合物，可以调节身体的饥饿素、多肽 YY、瘦素等影响饱腹感和食量的荷尔蒙，促使摄入的卡路里进一步减少。

过去数十年，大量的动物实验已经证实减少卡路里的摄入，但保证充足的微量营养，是延缓衰老和延长寿命的有效方法。我们人类由于寿命比大部分动物长，关于饮食和寿命的研究证据还是比较缺乏，关于卡路里限制的人类临床研究大多集中在减肥这个领域上，效果还是非常明显的，毕竟当摄入的卡路里少于消耗的卡路里，持续的缺口会促使体重和体脂减少。但越来越多关于限制卡路里的研究同时证明，对人类的"健康周期"（health span），也就是推迟了伴随着老化产生的代谢性疾病和认知退化等精神问题，作用不仅仅是通过降低体重体脂这么简单。

卡路里限制如何减轻炎症

肥胖是造成炎症的独立因素[4]。肥胖跟炎症的关系是多方面的，首先肥胖通过脂肪组织使得身体产生炎症，日积月累脂肪在肌肉、肝脏和血管，器官组织的免疫白细胞活跃起来，导致个别器官组织的慢性病，加剧胰岛素抵抗。免疫细胞和致炎症细胞因子引发胰脏炎症，加速糖尿病的发病。换个说法，炎症是连接肥胖和器官组织的慢性病的媒介。卡路里限制因为创造了身体代谢的卡路里缺口，有效减少肥胖，间接减少因为内脏脂肪增加造成的炎症。

除了因为减肥所以减少炎症压力外，节食或称"卡路里限制"（CR）饮食还通过细胞的信号机制促使炎症减少。"自噬"是细胞在营养压力下清除损坏的细胞组织循环再用的调节过程[5]。老化后的脂肪组织，不仅自噬功能受损，而且出现增加氧化应激和炎症[6]。身体细胞一直都在"生长"和"维护"两个模式之间寻找平衡，当营养充裕时，细胞处于生长模式，相反当营养缺乏，细胞退守到维护模式，循环再用现有的细胞资源，不能浪费。细胞感应营养是否充足的信号蛋白，包括 mTOR 和 AMPK 信号的蛋白。

节食通过影响两个细胞信号蛋白的活动达到减少炎症和延缓衰老的作用[7]。细胞的 mTOR 蛋白的活跃度越高，自噬活动就越弱；相反另一信号蛋白AMPK 是平衡营养供应和能量消耗的，当营养和消耗出现"入不敷支"时，AMPK 蛋白信号活动会上升，同样增加自噬活动。

但我们不一定需要每天节食[8]，间歇性断食同样可以达到节食的抗炎症效果。喂小鼠同样卡路里的食物，但集中到一天的 2 餐：早餐和晚餐，两餐之间不吃东西的时间成了每天的断食时段。间歇性断食的小鼠的自噬活动在多个器官组织和神经元中都得到加强，在小鼠身上证实了一天两餐的间歇性断食，不需要减少卡路里，同样可以通过启动自噬活动减少了小鼠的代谢性症状。

2019 年在《细胞》发表的研究论文[9]阐述了短期节食如何减少炎症发生。血液循环系统中的主要免疫细胞"单核细胞"（monocyte）受葡萄糖和蛋白质的调节，肝脏细胞有能量感应受体 AMPK，当食物提供的热量充足时，单核细胞也就供应充足，更容易造成系统性炎症，但当 AMPK 感应到能量不足时，会抑制骨髓的单核细胞的产生，身体的系统性炎症得以缓解。但这个调节机制并不会减弱免疫系统应付感染的能力，当感染发生，免疫系统仍然会快速反应产生炎症和一系列免疫反应。

而限制卡路里的饮食中，减少碳水化合物的摄入可能最有效。在 2016 年的一项临床研究中[10]，148 名肥胖的受试者接受为期一年的饮食干预，试验期后，进行低碳饮食的受试者除了成功减肥外，同时减少使人感觉饥饿的"饥饿素"（ghrelin），增加了使人感觉饱腹的"多肽 YY"（peptide YY）。饥饿素是胃部分泌的荷尔蒙，促使我们进食，而多肽 YY 是小肠后端以及大肠分泌的荷尔蒙，告诉我们已经吃饱暂时不需要再吃了。低碳饮食促使我们减少分泌饥饿素，而多肽 YY 分泌也比对照组多，显示在进行低碳水饮食 1 年后，比低脂肪食物组更有饱腹感，不容易感觉饥饿。12 个月后，低脂肪组体重减少了 1.5kg，而低碳水组减少了 5.3kg。低碳水组摄入的卡路里比低脂肪组更少，与上述影响人体饱腹感的两种荷尔蒙变化一致。低碳水饮食可以算是自然的卡路里限制饮食，因为在低碳水饮食中，不容易感觉饥饿，摄入的卡路里自然减少。

当我们进行节食减少了卡路里，脂肪也会减少，直接减轻了因为肥胖导致的炎症，但不仅仅如此，通过影响细胞的信号蛋白，减少了摄入的卡路里，也增加了细胞的自噬活动，降低了受损细胞组织（例如 DAMP）造成的炎症压力。每天节食或间歇性断食都有类似的效果，可以减轻炎症压力。而低碳水饮食通过改变人体跟饱腹感有关的荷尔蒙，使得卡路里限制饮食更容易进行。

关于卡路里限制的临床研究证据

至今历时最长的关于节食的临床试验是 2018 年在《细胞》子刊发表的[11]。34 名年轻健康体重正常的受试者接受为期 2 年，每天减少 15% 卡路里的节食试验。节食的受试者不但在试验期间体重降低了，而且身体的能量消耗也同时减少。例如睡眠时体温降低了，基础代谢也减慢了，意味着能量使用变得更有效率。受试者的自由基和其他炎症指标也同样减少，显示受试者的氧化应激和炎症都在改善和减轻。值得注意的是，炎症指标虽然在持续降低，但更多的炎症标志物在进入第二年的受试期，也就是体重稳定下来后，才显著降低，所以减少卡路里对健康的影响需要较长时间产生更大效果。该研究也推翻了之前一直认为卡路里限制只对肥胖人群有改善健康的作用，这次在年轻健康体重正常的受试者中，经过 2 年温和的节食，健康体重的人的炎症指标同样得到改善，他们身体的代谢效率提高，证明减少卡路里摄入在改善健康的作用，同样适用于年轻体重正常的人。

还有不少关于减少卡路里的节食对改善炎症和健康的临床研究。

炎症指标：2016 年 143 名受试者进行为期 2 年减少 25% 卡路里临床试验[12]，节食的受试者在两年间体重减轻了 10.4%，各种炎症指标都改善了，当中 CRP 和 TNF-α 比对照组分别低了 40% 和 50%。炎症减轻了，但受试者的免疫力并没有减弱，证明长期不缺微量营养，但适度限制卡路里可以在不影响免疫力的情况下显著并持续降低身体炎症，使得进行节食的人变得更健康。

肾病：肾小球超滤（glomerular hyperfiltration）加速肾功能减弱和增加肾病的发病风险。在 2017 年的一项临床研究中[13]，34 名肥胖受试者同时患有 2 型糖尿病和肾小球超滤症状，进行 6 个月减少 25% 卡路里的饮食干预，试验期后受试者的健康改善显著，包括肾小球过滤率的改善，基本上跟体重的降低成正比，所有代谢性指标和炎症指标，包括血压、心率、血糖、血脂、炎症指标、血管舒张素（angiotensin）等都显著改善。减少卡路里摄入，缓解了肾小球超滤病情，也提高了受试者的胰岛素敏感度，降低了心血管病风险。

糖尿病：在 2016 年的临床研究中[14]，47 名 2 型糖尿病患者分成 3 组接受试验，当中 2 组减少 25% 的卡路里，当中一组在每天中度碳水食物中，添加了可溶性膳食纤维，另一组实行更低比例碳水的饮食，但没有添加膳食纤维。结果显示 2 组减少卡路里的受试者在 8 周试验期后，炎症指标都显著下降，但只有添加了膳食纤维同时节食的受试者，减少了 TNF-α 这种炎症标志物。证明在减少卡路里的节食之余，增加膳食纤维对降低身体炎症的效果更为理想。

性功能障碍：肥胖和糖尿病跟性功能障碍关系密切。在 2011 年的一项临床试验中[15]，31 名肥胖的男性糖尿病患者接受 2 种不同的节食干预，分别是每天只进食 1000 卡路里的 CR 一组和只减少 600 卡路里的低碳水高蛋白 CR 二组。8 周后，CR 一组的体重和腰围减少了 10%，而 CR 二组则减少了 5%，两组受试者的血糖、勃起功能、性欲指数、前列腺功能指数等都显著改善，炎症标志物同样降低。试验持续了一年，期间受试者的各项指标都得到改善，并持续到试验结束。证明节食可以降低体重和快速改善男性的性功能，同时可以降低身体系统性炎症。

阿尔兹海默症：卡路里限制对艾尔兹海默症有帮助。胃旁路手术（RYGB）是一种改变肠道结构、关闭大部分胃功能的手术，所以可以理解为手术干预促使的卡路里限制。在 2012 年的一项前瞻性研究中[16]，15 名超级肥胖（BMI 52.1）的 2 型糖尿病患者在进行 RYGB 手术前和之后 6 个月分别接受了血液检查。手术后 6 个月，BMI 下降到 40，血糖和胰岛素抵抗也降低了，反映艾尔兹海默症风险的 β 淀粉样前体蛋白也减少了 36%，其他跟艾尔兹海默症有关的基因表达也同样降低了，炎症标志物都下降了。摄入过多的卡路里增加阿尔兹海默症的风险，减少卡路里摄入可以逆转肥胖引致的炎症，同时改善患者的大脑认知功能。

卡路里限制的简化版 – 间歇性断食

除了持续每天都节食，近年研究也证实间歇性断食（intermittent fasting）同样可以达到减少卡路里的抗炎效果。2019 年在《细胞》子刊发表的一项随机对照组研究[17]，找到 30 名因为个人原因已经进行隔日断食的受试者，之后再招募了 60 名志愿者，这 60 人再分成干预组进行另外 4 周的隔日断食和正常饮食的对照组。隔日断食是一天随便吃，另一天不吃，随便吃一天只能补偿断食那天减少了的部分卡路里，所以受试者的整体卡路里减少了 37%。只需 4 周，这些受试者的炎症和代谢性指标就开始改善，血压、胆固醇和其他心血管健康指标同样改善，而且持续 6 个月的受试者并没有出现任何副作用，骨质密度和白血球数量对照组没有差异。隔日断食的受试者对甲状腺荷尔蒙的敏感度增加了，之前的研究已经证明增加甲状腺素敏感度有助延缓衰老。

临床试验经常使用并证明有效的间歇性断食方法有 4 种[18]：

隔日断食：一天随意进食，另一天不吃。这种间歇性断食比较难以长期执行。可圈可点的地方是，有干预研究让受试者在进食的一天吃 200% 的卡路里，也就是把断食的一天的卡路里全补回来，结果受试者体重在试验完成后还是瘦了。

改良隔日断食：一天随意进食，另一天只在中午 2 小时内进食一餐，大概等于每日消耗卡路里的 25%。"改良隔日断食"的效果也不错，进行 4~16 周，体重可以减轻 3%~13%，到 24 周后，体重减轻 6%~11%。

5/2 天节食：一周内 5 天可以随意进食，2 天则需要限制摄入卡路里低于消耗量的 25%。临床饮研究显示，4 到 24 周的"5/2 天节食"，可减重 4%~8% 是妥妥的，而且体脂减少 9~13%。90% 以上受试者顺利完成节食。

限时的间歇性断食：每天都可以进食，但每天必须大概 14 小时连续断食。一般断食时间段为晚餐到早餐时段，也包括穆斯林的斋戒月的白天断食。"限时的间歇性断食"并没有限制卡路里的摄入量，只需要每天保持一段较长时间不进食就足够。临床研究显示实施限时的间歇性断食 1 到 4 个月，可以降低体重 2%~3%，但更重要的是，晚上感觉饥饿减少，睡眠改善。

间歇性断食通过降低炎症减轻各种疾病病情的临床研究有不少。

乳腺癌：2016 年的前瞻性研究[19]跟踪了 2400 多名乳腺癌患者 10 多年时间，晚上间歇性断食超过 13 小时的受试者，乳腺癌复发的风险降低。延长晚上间歇性断食的时间是简单有效的非药类方法降低乳腺癌复发的方法。

心血管病风险：穆斯林的斋戒月是为期 30 天的间歇性断食，从日出到日落不能进食，是作为研究间歇性断食对健康作用的好机会。2012 的一项研究[20]选取 50 名进行斋戒断食的受试者，在断食前接受血液检查，比对 3 周和 1 个月后的血液炎症标志物，发现多种致炎症细胞因子在断食期间和之后都比断食前要低，血压在断食后同样较低。间歇性断食通过抑制致炎症细胞因子的产生，减轻炎症和减少体脂，也减少血液中免疫白细胞的数量。

类风湿性关节炎：在 2020 年一项前瞻性研究中[21-22]，56 名类风湿性关节炎和脊椎关节炎患者在斋戒月进行间歇性断食。在进行断食后风湿病情量表显示病情变轻了，断食可以抑制致炎症细胞因子，降低身体的系统性炎症。回顾之前关于断食和风湿性炎症的研究，基本上得到的共识是，对于大部分类风湿性关节炎的患者，间歇性断食都可以显著减轻病情。

哮喘：在 2006 年的一项临床研究中[23]，10 名肥胖的哮喘患者接受 8 周的改良隔日断食试验，一天随便吃，隔天饮食减少 20% 卡路里。当中 9 名受试者能坚持完成试验，平均瘦了 8%。而在开始限制饮食的 2 周后，哮喘病征已经显著舒缓，最大呼气流量（PEF）同样显著提升，这些改善持续到试验结束。受试者的氧化应激标志物下降"惊人"，而反映炎症的标志物也同时降低了。隔日的卡路里限制饮食对改善哮喘的效果是快速而持续的。

饱腹感

无论是节食还是间歇性断食，最大的障碍是怎样才可以抗饿。通过调整饮食的种类，在同样卡路里下可以增加饱腹感，使得我们更能抗饿。

饱腹感（satiety）是我们一餐跟另一餐之间这段时间的进食欲望，例如午餐后我们饱腹感会到达一个顶峰点，随着时间推移饱腹感会不断降低，如果当中没有零食或下午茶点的话，到晚餐前会到达低谷底，然后吃晚餐后饱腹感又会重新回到高位。类似但不同的另一个概念是餍足感（satiation），餍足是在一餐中我们需要吃多少才感觉"满足"，餍足使我们停止进食。有不同因素影响餍足，包括食物是否可口等。但同一个人对同一种食物的饱腹感会影响餍足。

饱腹感影响我们长期摄入的卡路里，这不但影响我们减肥，也影响我们的健康。人体调节进食和饱腹感的机制非常复杂，除了不同的荷尔蒙参与其中，这些荷尔蒙在不同的器官上都有受体，也有不同的反馈机制。胃肠道分泌的抑制食欲荷尔蒙（anorexigenic hormones）包括胆囊收缩素、胰高血糖素样肽 -1 和多肽 YY 等，而促食欲荷尔蒙（orexigenic hormone）则以胃饥饿素为主，这些荷尔蒙在中枢神经（主要为下丘脑）和交感神经都有受体[24]。

血糖和胰岛素：血糖水平是传统解析我们为什么进食的因素，有所谓"恒糖理论"（glucostatic hypothesis），也就是血糖低了就要吃，但恒糖理论没法解析其实人体的血糖水平都是受到严格管控的，怎么就又想食呢？近年随着更多的胃肠道荷尔蒙的发现，血糖作为饱腹感的调节信号已经不能完全解析饱腹感。但调节血糖的胰岛素在下丘脑则有受体，对直接压抑食欲或通过影响瘦素间接压抑食欲都有作用[25]。

胆囊收缩素：胆囊收缩素（CCK）是由肠道分泌增加饱腹感的和减少进食的胃肠道荷尔蒙。当小肠的肠道内分泌细胞感应到脂肪食物，会分泌 CCK，促使胆囊排空分泌胆汁，有助消化脂肪。但 CCK 在迷走神经（vagal nerve）和结神经节（nodose ganglia）也有受体，促使饱腹感的增加，从而减少进食[26]。

胰高血糖素和 GLP-1：胰高血糖素（glucagon）是伴随胰岛素由胰脏的胰岛 α 细胞分泌的一种激素，会增加饱腹感。胰高血糖素样肽 -1（GLP-1）则是肠道后端的回肠和大肠前端的 L 细胞分泌的，GLP-1 增加饱腹感。两种荷尔蒙都在进食后增加分泌，都有抑制进食的作用，而当中 GLP-1 由于分泌在肠道后端所以会滞后，在餐后数小时还会抑制进食。GLP-1 受体激动剂近年有被利用作为减肥和降糖药。

多肽 YY：多肽 YY（PYY）同样为肠道后端回肠和大肠产生的荷尔蒙，增加饱腹感，减少进食。也是由于肠道后端分泌，对进食的反应自然同样是滞后，在餐后数小时后仍然保持较高浓度，PYY 是压抑下一餐进食的主要肠道荷尔蒙。

饥饿素：胃饥饿素（ghrelin）由胃部分泌，作用跟上述几种胃肠道荷尔蒙是相反的，当饥饿素到达中枢神经的下丘脑，会促使我们进食。

瘦素：瘦素（leptin）主要并非由胃肠道分泌，是由身体脂肪组织分泌的荷尔蒙，脂肪细胞越多越是肥胖的人，分泌的瘦素就越多。瘦素本来是调节人体能量稳态的荷尔蒙，但瘦素需要载体才可以通过血脑屏障，中枢神经受体受到瘦素刺激，会促使我们减少进食，如果一切运作正常，越是肥胖的人，瘦素分泌越多，应该就吃得越少。很可惜现今发现有所谓的瘦素抵抗（leptin resistance），也就是在肥胖人士身上的确发现瘦素很高，但中枢神经对瘦素的敏感度却降低了。

蛋白质增加饱腹感

3 种宏量营养中，蛋白质在同样卡路里下，比脂肪和碳水化合物的饱腹感更强。增加食物组合中蛋白质的比例，可以提供更大的饱腹感[27]。

在 2005 年的临床研究中[28]，19 名受试者连续 2 周进食同样卡路里和同样碳水化合物比例（50%），但分别是高蛋白（30% 蛋白质，20% 脂肪）和高脂肪（15% 蛋白质，35% 脂肪）食物，结果显示高蛋白饮食可以增加饱腹感，而且受试者每天平均减少了 441 卡路里摄入。高蛋白饮食可能增加中枢神经对瘦素（leptin）的敏感度，所以增加了受试者的饱腹感。

蛋白质增加抑制食欲荷尔蒙（anorexigenic hormones）的分泌，包括 CCK，GLP-1，多肽 YY 等。在 2013 年发表的一项交叉临床试验中[29]，25 名平均 30 岁的健康受试者，分 3 天分别进食同等卡路里的无蛋白、中蛋白和高蛋白的食物，餐后 4 小时抽血检查，发现受试者多种抑制食欲荷尔蒙的增加，跟蛋白质的剂量有正向关系，高蛋白组的 GLP-1 增加了 20%，多肽 YY 增加了 14%，而胰高血糖素增加了 116%，高蛋白饮食增加整体饱腹感 19%，高蛋白饮食摄入的卡路里比无蛋白饮食少 26%。

2018 年丹麦哥本哈根大学发表的一项交叉组临床试验[30] 让 35 名健康受试者分别在 4 天中，每天吃同样卡路里、同样宏量营养比例，但不同的蛋白质来源的食物，第一种是肉类添加了膳食纤维，第二种是豆类蛋白，第三种是鸡蛋但添加了豌豆来源的膳食纤维，第四种是鸡蛋没有纤维。在吃完干预食物后，受试者都可以享用一份不限量的肉酱意大利面，看看大家究竟有多饿能吃多少面。结果发现，如果蛋白质和其他宏量营养的卡路里分量和比例是一样的话，无论肉类、豆类或鸡蛋蛋白提供的饱腹感都是没有分别的，所有蛋白质都可以增加同样的饱腹感。

2020 年丹麦发表的临床研究[31] 以 28 名糖尿病患者作为研究对象，让他们连续 6 周吃高蛋白低碳水的饮食（30% 碳水，30% 脂肪，40% 蛋白质），对照组则是普通饮食（50% 碳水，17% 脂肪，33% 蛋白质），24 小时持续监测血糖的结果显示血糖降低了 13%，而餐后血糖则降低了 60%，增加饱腹感的胰高血糖素增加了 235%，受试者自我评分也觉得饱腹感增加了 18%。

抗性淀粉 / 膳食纤维

除了增加蛋白质外，调整碳水化合物的"质量"，也可以在保持健康的前提下，提供饱腹感。升糖指数（GI）低的抗性淀粉饱腹感强，2003 年就有研究发

现 [32] 食用抗性淀粉可以延缓饥饿感，减少卡路里的摄入，低 GI 的抗性淀粉食物可以帮助减肥。GI 高的食物，饱腹感维持较短，2003 年的一项研究发现只能维持约一小时 [33]。GI 低的抗性淀粉含量高的食物，饱腹感可以持续更长时间，约 2~3 小时。

2013 年的一项临床研究 [34] 解析了为何抗性淀粉可以提供较强的饱腹感。12 名年龄在 18~35 岁的肥胖男性进行交叉临床试验，分别食用低 GI 的抗性淀粉和高 GI 的精制碳水化合物。进食精制碳水化合物后，受试者的血糖升高比低 GI 的抗性淀粉高出 2.4 倍，进食高 GI 食物 4 小时后血糖则比进食抗性淀粉低，饥饿感更强烈，通过 MRI 影像扫描发现此时大脑的右伏隔核（nucleus accumbens）开始活跃，延伸到嗅觉区（olfactory area），促使受试者继续进食。进食精制碳水化合物 1~2 小时后，血糖瞬间降下来，饿的感觉随之而来，刺激中枢神经的奖赏机制，使我们又再想吃。

2015 年的一项交叉临床试验 [35] 让受试者食用 4 种不同的食物，的确发现只有含膳食纤维的全麦意大利面，相对普通意大利面等，能让受试者在餐后血糖持续保持高位，减少了受试者进食下一餐的需要。

2018 年另一项临床试验 [36] 同样用全麦意面跟普通意面比较，受试者在吃完全麦意面的 4~8 小时后，都比吃普通意面有更大的饱腹感，再吃的欲望降低。血液检查发现，吃全麦意面后的餐后血糖波动没有普通意面的大，GLP-1 两组分别不大，但全麦食物后增加饥饿感的饿素较少，增加饱腹感的多肽 YY 却较多。

生活习惯影响饱腹感

一边工作一边吃饭对饱腹感有影响吗？2019 年的交叉临床试验 [37] 以 43 名健康的受试者作为研究对象，让受试者分别安静地自己吃披萨，或一边在电脑上工作一边吃同样的披萨，两种情况比较，受试者进食量没有分别，但同时工作和吃饭的受试者不但压力较大，之后的饱腹感显著较低。"工作餐"可以影响餐后饱腹感。

压力和睡眠质量也影响饱腹感，压力荷尔蒙包括皮质醇。库欣综合征

（Cushing syndrome，CD）的特征是皮质醇分泌过多，2015 年的一项前瞻性研究[38] 以 30 名库欣综合征患者作为研究对象，分别在手术前和手术一年半后，也就是病情完全缓解后，让患者吃同样的食物组合。患者在皮质醇降低到正常水平后，饱腹感显著增加，吃得下的食物减少了。

在 2013 年加拿大的一项研究中[39]，75 名肥胖受试者通过睡眠质量量表和睡眠时长等比对他们的饱腹感自评指数，发现每天睡眠时间短的受试者，饱腹感指数较低。在 2017 年的交叉组临床试验中[40]，受试者被限制睡眠时间，包括推迟睡眠、提早起床和减少睡眠时间等。发现减少睡眠时间和被逼早起都增加了受试者的食欲。

吃东西时多咬几下原来也提高饱腹感，2015 年发表的荟萃分析[41] 包括了17 项临床研究，发现在口腔咬食物时，肠道分泌的抑制饮食荷尔蒙会增加，多咀嚼食物可以延长餐后的饱腹感，可以减少卡路里的摄入。咀嚼降低饥饿和进食的食物，原因是通过改变肠道荷尔蒙的分泌增加了饱腹感。

喝酒让我们吃得更多，但抽烟会抑制食欲。2019 年的荟萃分析[42] 包括了22 个研究一共 701 名受试者，发现喝酒增加食欲和增加受试者摄入的卡路里，就算喝适量的酒都会导致增加食量。2019 年宾夕法尼亚大学发表的文献回顾[43] 发现抽烟和不抽烟青少年的 BMI 都差不多，但成人烟民一般吃的食物更不健康，BMI 却比非烟民更低，戒烟后 BMI 反而平均增加 4.67，反映吸烟可能有抑制食欲的作用，脑部影像分析发现抽烟和进食时大脑活动区有重叠的地方，这些地方掌管我们的学习、记忆、驱动力和奖赏机制。从现今对抽烟和戒烟的研究看，虽然戒烟对身体健康有很大益处，但戒烟后的确需要刻意控制食量，否则一不留神就容易吃多了。

最后当然不能不谈运动与饱腹感的关系，但这是个大题目，这里只能从简。从短期的运动效果看，每当我们进行中强度带氧运动时（峰值摄氧量 VO2 peak>60%），大部分肠道抑制食欲的荷尔蒙（PYY，GLP-1 等）都增加，而饿素等则减少分泌，增加我们运动时期的饱腹感，但运动后很快就恢复正常。带氧运动增加饱腹感在多个临床研究得到证实[44]。运动对饱腹感的长期效果就没有太统一的结论了，有临床研究发现经常运动会增加食欲，有些却发现减少食欲，但研究发现运动的长期效果对瘦素和胰岛素的分泌有明显的影响，瘦素的分泌减少了，而胰岛素的分泌有研究也发现减少，降低糖尿病风险。运动对食欲的影响也有性别之分，长期运动的女性比男性更容易吃多，结果是干扰了运动对女性减肥的帮助。但无论男女，都可能会增加进食补偿约 30% 运动消耗的卡路里 [45-46]。整体而言，运动可以创造卡路里缺口，可以改善身体除了体重外的健康指标，所以虽然运动对饱腹感的研究结论并不一致，不影响我们多做运动对身体有益的结论 [44]。

◤ 本章小结

1. 现代饮食中宏量营养过剩，过多的卡路里不但导致肥胖，也引致炎症的发生；

2. 能量过剩同时影响细胞信号，减少细胞自我修复的自噬机制，促使更多的免疫细胞进入血液循环系统，增加致炎症细胞因子，直接加剧炎症。

3. 适度减少卡路里可以逆转炎症，改善多种跟炎症有关的疾病。

4. 除了每天节食之外，不同类型的间歇性断食同样可以达到类似的节食健康效果，减轻身体的系统性炎症。

5. 不同的食物和生活习惯影响胃肠道分泌不同的促进和抑制进食的荷尔蒙，也就是与我们的饱腹感相关。高蛋白质的食物比脂肪和碳水化合物提供更大饱腹感，膳食纤维较多，包括全谷类和蔬果都提供较高的饱腹感。

6. 睡眠不足、压力等生活习惯都减少饱腹感，咀嚼增加饱腹感，可以减少卡路里的摄入。喝酒促使我们吃得更多，而戒烟后需要特别注意控制卡路里，否则戒烟可能促使过度的卡路里摄入。

7. 运动特别是带氧运动的短期效应是增加饱腹感，长期效果则会造成卡路里补偿效应影响减肥效果，但运动对健康整体有益。

第十五章
时间营养学

　　"朝三暮四"这个成语现在是形容一个人反复无常，但其实这个成语故事出自《庄子·齐物论》，说战国时宋国有人养了一只猴子，一直早上给猴子四颗橡栗，晚上给三颗，但猴子不满，之后改成早上给三颗，晚上给四颗，猴子就变得很高兴了。这个故事其实假设了只要一天吃同样卡路里的食物（7颗橡栗），早上吃多少和晚上吃多少都是一样的，但近年的临床研究发现并非如此，朝三暮四，跟朝四暮三对身体的代谢影响并不一样，这就是"时间营养学"（chrononutrition），要关注饮食时间、昼夜节律跟代谢性疾病的相互关系。

　　一天中进食的时间，不同国家地区的文化差异很大。我们习惯的午餐时间一般在11点半到1点之间，而欧美国家一般在1点到2点，12点半午餐算是早的了，而南欧和南美洲国家，午饭时间更晚，一般14点开始。从时间营养学的角度，午餐的时间可能影响较少，但午餐时间跟晚餐时间是挂钩的，午饭晚了晚餐自然也推迟，而晚餐时间对健康的影响较大。我们习惯的5点半到7点的晚饭时间，欧美国家更习惯7点到8点半（开始时间），而南欧和西班牙语系南美（巴西除外）国家在午饭后有较长休息时间，一般下班都已经20点了，晚饭在21点开始是早的，22点开始是"正常"的。

　　如果午餐和晚餐是时间差异，总得要吃的话，早餐的差异性更大，因为并不是所有人都吃早餐，一项对不同国家不同年龄段人群的统计，青少年吃早餐的比例无论在任何国家都是最低的，儿童和老人吃早餐则最为普遍，而美国人整体吃早餐文化比较薄弱[1]。但我国儿童青少年整体吃早餐文化跟国外比较属于偏上水平。我们还是喜欢吃早餐的[2]。

餐后代谢

　　我们日常饮食，一日吃3餐是大部分人的饮食习惯。但普遍的饮食习惯也可能是造成代谢性疾病和炎症的重要诱因。在一餐包括精制碳水化合物、脂肪和蛋白质的正餐后，健康人群的血糖峰值在餐后 1 小时到达，然后逐渐在之后的 2 小时回到空腹状态[3-4]。胰岛素的峰值同样在餐后 1 小时到达，然后在之后 4 小时逐步下降[5]。

血液中甘油三酯跟血糖并不同步，一般在餐后 3 到 5 小时到达峰值，然后剩下的 50% 需要 6 小时后才能回到空腹状态[3]。当我们吃完一餐后，在"正常"时间再吃第二餐，也就是 5 小时左右，血糖的峰值比第一餐更高，但跟第一餐出现时间差不多，却需要更长的时间才能恢复到空腹状态。甘油三酯在第二餐后，不会像第一餐这么快到达峰值，需要在第二餐后 5 小时才到达峰值[5-7]。

就算我们一天只吃 2 餐，甘油三酯可能持续升高达 12 小时，如果一天 3 餐的话，甘油三酯跟胰岛素和血糖会一直到凌晨 2 点还是高于空腹状态[8]。也有研究显示，一天"正常"的三餐，甘油三酯会持续 16 小时高于正常水平。我们大部分时间都在"餐后"状态，意味着在大部分时间我们都在脂肪生成状态（lipogenic state），根本没有时间利用脂肪作为产生能量的底物，结果脂肪在不断累积的过程中，造成肥胖和代谢性疾病[5]。

基于餐后血糖和甘油三酯的动态分析，延长不进食时间比"正常"的一日三餐进食习惯，更有利于减少体重、体脂和改善身体的代谢性指标。这是我们在上一章介绍的"时间"歇性断食的理论基础。

人体生物钟

大脑中的下丘脑维持着人体的总生物钟，称为视交叉上核（SCN）。而人体大部分细胞器官都维持各自的子生物钟（peripheral clock）。SCN 从瞳孔接收光信息，维持 24 小时的昼夜节律，SCN 通过神经系统（自主神经，autonomic nerve）、荷尔蒙系统（下丘脑 - 垂体，hypothalamo-pituitary）等的信号（例如乙酰胆碱、褪黑素、皮质醇等）跟其他细胞器官的子生物钟沟通和同步。细胞中 2 个转录因子 CLOCK 和 BMAL1 启动细胞内不同的生物钟基因的表达，这些生物钟相关的基因影响细胞和器官各自的生理反应，包括新陈代谢的不同器官的功能[9]。

　　总生物钟 SCN 主要通过光线作出反应，器官细胞的子生物钟主要通过饮食和身体运动调整。饮食中包括食物种类、卡路里和进食时间等都在影响细胞子生物钟，这些饮食和运动因素称为"授时因子"（zeitgebers）。授时因子有些会推迟，有些又会加快大脑总生物钟的时间，但更多的作用在于影响周围器官的子生物钟，大脑和器官的生物钟出现时差时，称为"相位偏差"（phase-shift），例如在晚上总生物钟是在夜间的时间信号，但你却吃一大顿夜宵，身体消化和饱腹荷尔蒙的分泌则是白天才应该出现的生物钟信号。正常生活节奏下，总生物钟接收光信号后，会影响身体细胞器官的功能，而细胞器官则对进食和运动做出反应[10]。

　　当摄入的能量多于消耗的能量，过剩的能量就会以脂肪的形式在人体储存起来。我们一天的能量消耗称为"每日总能量消耗"（total daily energy expenditure，TDEE），由三种能量消耗方式组成。"静息代谢率"又称基础代谢率，就是我们躺着啥都不干都要消耗的能量（呼吸也消耗能量）；"运动热效应"是我们走路、锻炼等消耗的能量；而"食物热效应"是我们咬烂食物，分泌胃酸和消化酶，吸收这些营养所消耗的能量。

　　TDEE = RMR + TEPA + TEF

　　当摄入的能量多于消耗的能量，过剩的能量就会被储存起来，主要以脂肪的形式。这是所谓的卡路里平衡理论。虽然卡路里平衡理论有不少"BUG"，例如摄入是否等于吸收，能量消耗跟卡路里摄入不是毫无相关等等，但理论的方向是没有问题的，摄入的卡路里比消耗的多就会增加体重，的确在流行病学研究和干预研究得到证实，这里就不纠结这些 BUG 了。

　　卡路里摄入 − TDEE = 能量储存（主要为体脂增加）

　　假设我们摄入的卡路里和每天运动的消耗（TEPA）不变，我们有多少脂肪积累就取决于我们的静息代谢率和食物热效应，两者都跟我们的生物钟有关，也就与我们一天中何时吃有关。

　　人体的昼夜节律协同维持身体不同生理功能，包括睡眠、活动、消化和代谢。例如昼夜节律影响细胞能量辅酶 NAD+ 在不同时间的供应，不同细胞器官在一天中不同时间的能量消耗和宏量营养的平衡都不一样，静息代谢率在一天中 17 到 18 点到达峰值，而在凌晨 5 点到达谷底。食物热效应是指因进食引起的能量消耗的增加，TEF 则在上午大于下午和晚上，而且晚上人体的胰岛素敏感度比白天差。[11] 同样宏量营养比例的一餐，晚上有更多的卡路里被转化为脂肪储存，跟晚上较低的静息代谢率有关；上午对碳水化合物的氧化代谢率较高，晚上则脂肪的氧化代谢率更高。从 TEF 的角度出发，如果早上吃多了，因为 TEF 较高，能量作为脂肪在体内积累减少，相反如果晚上吃多了，更多被储存起来，更容易造成肥胖。干预研究发现 TEF，也就是进食导致的能量消耗，在上午是晚上的 2.5 倍[12]。

进食的时间和宏量营养的比例都影响身体的子生物钟。例如脂肪影响胆汁和胆囊收缩素的分泌，而碳水化合物影响胰岛素，食物的分量则影响多肽 YY、饿素等，这些都是影响子生物钟的重要信号。动物实验发现，当限制小鼠（晚间活动的动物）的进食时间只在白天时，小鼠的多个生物钟有关基因的表达出现变化。而人体试验也发现，当进食时间推后 5 小时（相位偏差），部分生物钟有关基因表达改变较多，另一部分则影响较少。有些器官例如肝脏变化最明显，有些例如脂肪细胞和肌肉细胞只做出局部改变，而总生物钟主要根据光线调整，所以由总生物钟支配的包括褪黑素和皮质醇的分泌受影响较少。当总生物钟和子生物钟两者不同步，身体不同的荷尔蒙和神经递质不能协调，代谢混乱便出现[9]。

在一天中同样的能量摄入下，头重（早餐）尾轻（晚餐）更符合人体生物钟的运作逻辑，可以减少代谢性疾病的发生。而生物钟理论解析了为什么夜班工作增加心血管病和代谢性疾病风险，为什么夜班工作者不在晚上进食可以有助缓解身体的代谢压力。

由于晚间休息时人体代谢减慢，当早餐吃得多晚餐吃得少时，进食时间和人体代谢率同步；但晚餐吃太晚，此时是人体消化有关荷尔蒙分泌减少的时段，在睡觉前食物的代谢还没有结束，就容易造成荷尔蒙混乱。当不吃东西的时间从后半天延长到醒来的早上，饮食不但同步昼夜节律，同时有助减少胰岛素分泌，促进身体代谢脂肪和改善体脂指标[8,13]。

不吃早餐健康还是不健康?

流行病学研究包括美国、日本、伊朗、韩国、意大利、法国等都有发现不吃早餐跟代谢性疾病风险有关[14-19]。从表面证据看,不吃早餐可能并不健康。也有横断研究,分析了 300 名 17~22 岁的女性受试者[20],发现吃早餐比不吃早餐,女性生理周期的规律性较为稳定。但不吃早餐对健康的关联性研究,有不少干扰因素,包括夜班工作人群和过多卡路里在晚上摄入等。

日本把不吃早餐和迟吃晚餐的因素分开分析[15],发现不吃早餐其实跟肥胖和代谢性疾病没有关系。生活习惯上,可能很多时因为下班晚,迟了吃晚餐,也许整个作息时间,包括睡眠时间和起床时间都推迟了,成为不吃早餐跟肥胖关系的干扰因素。区分开不吃早餐和迟吃晚餐 2 个因素后,一半不吃早餐的人群的 BMI 在正常范围,但迟吃晚餐人群则 100% 属于超重肥胖。所以问题可能更多在于晚餐吃得太晚,搞乱了生物钟,而不是不吃早餐。分析了日本的 4 年医疗保险的索偿事件,发现不吃早餐的人看医生次数更少,而且代谢性疾病也更少[21]。中国疾病预防控制中心,基于营养与健康所的数据,也发现吃早餐的儿童出现肥胖的比例反而比不吃早餐的孩子显著较多[22]。

流行病学研究只能提供提示,我们还需要看临床干预研究。糖尿病患者的临床试验发现不吃早餐影响糖尿病患者的胰岛素敏感度和餐后血糖[23]。对健康受试者的临床研究发现,不吃早餐同样可能会影响血糖稳态[24]。但只有在不吃早餐加上缺乏活动的生活习惯下,不正常的血糖波动才增加[25]。2019 年的交叉组临床试验发现当不吃早餐时,延长晚上到白天不吃东西的时间,再配合运动,可以创造更大的卡路里缺口有助减肥[26]。而且如果你一直都没有吃早餐的习惯,可能也没有必要改变习惯。在 2017 年的随机对照组临床试验中[27],当没有吃早餐习惯的女性受试者突然开始吃早餐,4 周后体重增加了 0.7kg,而且 70% 都是体脂。主要原因来自每天平均增加的 266 卡路里,而且大部分都是碳水。

当不吃早餐作为间歇性断食的一部分时,不吃早餐变得对改善健康更有帮助[28]。在 2018 年的临床研究中[29],23 名肥胖受试者连续 12 周没有限制卡路里摄入，但都不吃早餐，把进食时间控制在 10 点到 18 点的 8 小时内，在试验期后受试者的血压（收缩压）下降了 7mmHg，体重也轻微下降。所以如果把不进食时间拉长，不吃早餐可能也是有益的。

2020 年伊利诺伊大学在《细胞》子刊发表的对照组临床研究把限时的断食减少到极短的时段[30]，肥胖受试者分别接受每天只有 4 小时（15 点~19 点）或 6 小时（13 点~19 点）进食时间的试验，所以两组都是不吃早餐的。在 8 周的试验期后，两种限时的断食方法对改善体重有一定帮助，都减了 3% 的体重。从减肥效果看,4 小时进食跟之前多项研究探讨的 10 小时进食时间的断食比较，减肥效果已经差不多，可能就不用这么辛苦了。但除了减肥，胰岛素抵抗和氧化应激在两种断食方法中都有改善。

早餐怎样吃

那早餐怎样吃才健康？ 流行病学研究发现增加早餐中的膳食纤维跟代谢性疾病有反向关系[31]。理论和临床研究也有支持，当中以著名的"第二餐效应"（second meal effect）最为有指导性。第二餐效应是多伦多大学 Jenkins 博士在 1988 年首次提出的理论，原版理论是关于晚餐作为第一餐，影响下一天早上第二餐的血糖和胰岛素分泌。当第一餐吃了低升糖指数（GI）食物后，不但晚餐后的血糖和胰岛素分泌较低，连带第二天早餐后的血糖和胰岛素的分泌也更低，接着研究发现，无论第一餐吃什么，只要吃，第二餐的血糖和胰岛素分泌都较低[8]。

当第二餐效应的理论应用在早餐上，临床研究发现，如果比较 3 组受试者，吃低 GI 食物的早餐、高 GI 食物的早餐和完全不吃早餐，当吃了任何的早餐时，午餐的餐后血糖和胰岛素分泌都会比午餐作为第一次（不吃早餐）较低，所以从全天血糖和胰岛素分泌的角度出发，最佳方法并不是不吃早餐，而是吃一顿低 GI 的早餐[32-33]。临床研究发现[34]，因为第二餐效应，吃豆制品为主的低 GI 早餐，比不吃早餐和吃高 GI 早餐，在午餐后的血糖升幅最小，而且两餐的血糖总量跟不吃早餐相当。也就是吃低 GI 早餐，相对不吃早餐，可以不影响两餐叠加的血糖总量，但提高了身体吸收的微量营养（多了早餐的营养），这样看来可能更划算。

具体吃什么早餐好？在 2015 年的一项对照组临床研究中 [35]，28 名健康但肥胖的青少年受试者，连续 12 周分别食用普通蛋白的早餐（13g 蛋白质）和高蛋白（35g 蛋白质）早餐。试验期后，高蛋白早餐组受试者的 24 小时血糖波动较少，超出血糖上限的时间比普通蛋白组更少，餐后血糖波动也较低。高质量的高蛋白早餐，对改善肥胖青少年的血糖耐量更有效。

精制碳水化合物早餐 vs 蛋白质、脂肪、蔬果早餐

在 2018 年的一项干预研究中 [36]，29 名健康的老年人分别进食高脂肪（35% 碳水，20% 蛋白质，45% 脂肪）或高碳水（60% 碳水，20% 蛋白质，20% 脂肪）早餐，之后测量受试者的 24 小时的脂肪代谢和血糖指标，发现早餐吃高脂肪食物，受试者 24 小时内对脂肪的氧化代谢增加，减少脂肪的积累，高脂低碳早餐可能对改善代谢性疾病有帮助。

高碳水燕麦早餐 vs 高脂肪（牛排、鸡蛋、坚果）早餐

在 2019 年的一项对照组临床研究中 [37]，23 名肥胖糖尿病患者接受干预试验，午餐和晚餐一样，但一餐早餐是低碳高脂（少于 10% 卡路里来自碳水），另一餐是普通宏量营养均衡的早餐（55% 碳水，30% 脂肪，15% 蛋白质）。低碳早餐的食物主要为菠菜、鸡蛋、芝士、奶油；均衡早餐食物组成主要为燕麦、水果（香蕉、蓝莓）、南瓜子和酸奶。低碳早餐后，血糖升高较少，之后的午餐和晚餐后也没有出现血糖异常，但均衡的早餐后，血糖上升较大，而且是三餐之中血糖峰值最高的。研究的结论是，改变早餐的食物组合、减少碳水化合物对糖尿病患者控制血糖可能有帮助。

低碳水饮食会不会影响我们脑力表现？2014 年的一项系统性回顾研究 [38] 发现早餐中的升糖负荷（GL）越低，也就是精制碳水化合物和碳水总量较低，对认知能力（包括记忆、集中力、推理、学习、语言、数学）有帮助。但 2016 年的另一项系统性回顾研究发现 [39]，虽然血糖耐量出现问题的人群低 GL 早餐的确有助改善餐后的认知能力，但对于健康人群，并没有一致的结论。

早餐对体力和耐力的影响又如何？2019 年的干预研究发现不吃早餐 [40]，尽管午餐随便吃，也会影响下午需要体力的运动的表现。在 2020 年另一项干

预研究中 [41]，这次测试对象是单车运动员，同样发现不吃早餐，尽管把卡路里和同样比例的宏量营养在午餐补回去，也影响下午的运动表现，平均成绩差了 3%。

也许正如 2019 年瑞士的一篇研究论文的结论一样，我们很难只分析早餐的组合对健康的影响，尽量平衡一天中所有饮食的卡路里和营养，这可能是更重要的 [42]。

减少早餐的精制碳水化合物，无论增加高质量的蛋白、脂肪还是膳食纤维，都对改善健康有帮助 [43]。对于减少碳水对短期认知能力的影响，研究结论并不一致，而不吃碳水的早餐，尽管午餐随便吃，下午的体力耐力、表现都有一定影响。

头重尾轻的饮食 – 一天的卡路里如何分配

2013 年以色列特拉维夫大学发表的一项临床试验 [44] 将 93 名肥胖的代谢障碍受试者分成两组进行节食减肥，总卡路里每天都控制在 1400 卡，当中早餐组的三餐摄入的卡路里更多分配在早餐（三餐卡路里：700cal，500cal，200cal），而晚餐组则更多卡路里在晚餐（三餐卡路里：200cal，500cal，700cal）。在 12 周试验期后，两组受试者的代谢指标都改善了，但早餐组体重减少比晚餐组多 2.5 倍，代谢指标改善也更为显著。把卡路里集中在早餐而不是晚餐，不但对减肥更有效，而且对改善肥胖和代谢性症状更有效。

意大利也进行过类似的临床研究 [45]，42 名肥胖的受试者进行 3 个月的地中海式节食试验，每天创造了大概 600 卡路里缺口。早餐组受试者在上午到中午摄入大概 70% 卡路里，晚餐摄入余下 30% 的卡路里；晚餐组受试者则反过来，上午到中午只摄入 55% 卡路里，晚餐摄入 45% 卡路里。3 个月试验期后，两组受试者的血压和血脂都有改善，但早餐组的胰岛素敏感度改善更多，体重和腰围都减少更多。在上午摄入卡路里较多可以更有效地降低体脂和改善胰岛素抵抗。

在 2019 年澳洲发表的一项交叉组临床试验中 [46]，15 名平均年龄在 55 岁的肥胖的 2 型糖尿病受试者分别进行两个 7 天的限时间歇性断食，早餐组进食时间是 8 点到 17 点，晚餐组进食时间是 12 点到 21 点，进食时间都是 9 小时，也就是断食 15 小时。试验期后两组受试者的胰岛素抵抗都改善了。研究人员认为限时的间歇性断食时，选择不吃早餐，还是不吃晚餐，可以有一定弹性。但空腹血糖平均值只有在早餐组（不吃晚餐）得到改善，所以虽然两种限时断食方法都对代谢性指标有帮助，但把卡路里集中到上午，选择不吃晚餐比不吃早餐的帮助更大[8]。

晚餐吃太晚或晚餐的卡路里太多都增加健康风险。2020 年 22 名健康受试者参与了 2 个 4 周的临床试验[47]，他们每天吃的食物含的卡路里都维持在 2000 卡路里，分别是其中 4 周在中午后不再吃，也就是不吃晚餐，另一个 4 周期间，受试者只能吃晚餐而且必须在晚上 8 点后进食。在试验期后，晚间进食时受试者的腰围增加了 1.13cm，体重增加了 0.8kg，受试者的中期血糖指标——糖化血红蛋白在晚餐和血压进食时也显著上升，显示受试者在晚间进食时代谢指标变差。

河北医科大学在 2022 年的临床试验也有类似的发现[48]，当肥胖的受试者不吃晚餐但吃早餐，也就是一天的卡路里在上午摄入时，相对于不吃早餐把卡路里集中在下午摄入，受试者的血压、血糖、空腹胰岛素等都显著降低，显示不吃晚餐改善了受试者的各项代谢指标。

在 2022 年美国发表的一项对照组临床研究中[49]，90 名超级肥胖的受试者参与了为期 14 周的临床试验，他们除了控制卡路里节食之外，分成不吃晚餐干预组（下午 3 点后不吃）和正常 3 餐的对照组，在试验期后不吃晚餐的干预组体重比对照组减少多 2.3kg，相等于 214 卡路里，而且不吃晚餐的干预组的血压、情绪和疲倦等改善比对照组更为显著。

从临床研究我们发现，当一天的卡路里不减少，吃早餐比不吃早餐好，早餐吃多比晚餐吃多好。但当不吃早餐的卡路里减少并不完全在之后的两餐中全数补回来的话，不吃早餐并没有太明显的好与不好。如果限时的间歇性断食，延长不进食时间，不吃早餐或不吃晚餐都对代谢性指标则有帮助。而减少晚餐的卡路里对健康有很大帮助。

夜班 / 熬夜如何吃

大量的流行病学研究发现倒班工作跟身体代谢性疾病有关联性，包括心脏病、糖尿病、癌症等，对女性可能伤害更大，2019 年加拿大对 8 万多名女性护士的流行病学研究发现轮班对女性造成健康隐患，增加这些女性在 45 岁之前过早停经的风险[50]。日夜轮班影响人体昼夜节律，也会增加心血管病和糖尿病风险。

临床研究也发现轮班对健康造成隐患，2016 年日本发表的研究[51] 对象同样是轮班的医疗工作者，30 名健康的女性接受血压检查，发现受试者在夜班后血压（舒张压）的波动显著增加，而血压升高对身体都会有很大的危害。尤其是舒张压增高，提示血管硬化风险增加。夜班造成的舒张压波动导致早期动脉粥样硬化症状，增加患心血管病的风险。

除了增加心血管病风险，日夜轮班工作也增加糖尿病风险。2016 年哈佛医学院的临床研究[52] 让受试者在 3 天模拟上夜班的作息时间，发现在模拟夜班工作的情况下，餐后血糖水平增加 6%，夜班增加了受试者的胰岛素抵抗。因为夜班改变了昼夜节律，影响了血糖耐量，解析了为什么流行病学研究都发现上夜班的人患糖尿病的风险较高。

那因工作需要无法避免轮班的人群怎样可以降低风险？ 身体感应昼夜节律，除了通过光线，也通过进食时间和运动感应日夜。正常的生活只有在日间进食，晚间是不会吃东西的，当晚间吃东西，胰岛素、胆汁和一系列的荷尔蒙都会在不应该分泌的时间点出现，是导致代谢性疾病出现的其中一个关键原因。在 2017 年发表的一项对照组干预研究中[53]，同样模拟夜班工作情况，受试者分成夜间进食和夜间不进食两组，研究发现血糖耐量降低只有在夜间吃东西时才会出现，研究认为当夜班时不进食，可以减少代谢疾病的风险。

夜班和熬夜增加身体代谢风险，但不在熬夜时吃东西，可以降低因为熬夜带来的健康风险。

熬夜为什么会多吃

熬夜导致身体出现应激反应，容易造成熬夜时更能吃，而且吃的都是不健康的食物，只有控制住自己的口，才能降低健康风险。无论因为工作或个人生活习惯原因需要熬夜，都会增加身体的应激反应[54-55]。伦敦大学 UCL 分析了需要轮班的航空公司机组人员的作息时间，发现在同样睡眠时长下，轮班时这些机组人员不但整天的皮质醇都处于高位，而且比其他轮班班次的时候更为疲倦。主要原因是轮班搞乱了人体的昼夜节律，而皮质醇的升高显示身体处于应激的压力状态[56]。

韩国分析了需要轮班的消防员，同样发现他们的皮质醇分泌出现混乱，显示应激反应增加[57]。压力或应激反应会影响饮食行为，不但容易吃多，而且使人倾向吃不健康的食物，包括高糖、高脂肪、咸脆的食物。尽管你知道你不饿，也知道不应该吃这些食物，但压力会影响你的脑部反应，而吃了这些垃圾食物后，你会感觉满足，这些垃圾食物仿佛有意识或无意识地平复你的心情，减轻你的压力，你会合理化这些进食行为[58]。但为什么会这样呢？

这种因为压力应激而多吃垃圾食品的行为，跟中枢神经的多巴胺奖赏机制有关[59]。压力造成皮质醇的分泌，跟人体主宰压力的 HPA 轴有关，皮质醇会促使进食更高卡路里的食物，而这些食物会启动中枢神经的多巴胺的奖赏回路，也就是成瘾机制，刺激内源鸦片类物质的分泌，这是个自然的保护机制，减少对 HPA 轴造成的应激反应。

熬夜颠倒了人体的昼夜节律，当生物钟告诉我们该睡觉时还醒着，对 HPA 轴造成巨大的压力，皮质醇显著上升[60]。2016 年韩国发表的横断研究[61]对首尔上夜班的护士的饮食习惯作出统计分析，也发现上夜班的护士经常夜间吃零食，部分原因是因为工作压力，而且倾向不吃早餐，也就是夜间工作时想吃，下班早上就不想吃了。

夜班不但影响夜间的饮食倾向，也同时影响上完夜班的饮食习惯。2017 年的一项前瞻性研究[62]将 34 名轮班工作的男性作为研究对象，比较了这些人在上夜班缺乏睡眠的情况下和上白班时晚上正常睡眠的情况下的状态。当晚间工作时焦虑感越大，早上下班时的饥饿感就越低，也就越不想吃东西，实际在上完晚班后不想吃早餐，而且连吃午餐的快感都降低。

临床研究发现，当同时是夜班环境下，在半夜吃一顿丰富的夜宵，下班后注意力显著降低，在模拟下班驾驶回家的测试中增加交通意外的风险。所以在熬夜时吃夜宵不但增加代谢疾病风险，也会增加开车时交通意外的风险[63]。也有临床研究比较了熬夜时不吃东西、吃大餐和吃小量零食的不同场景[64-65]，发现熬夜时吃大餐影响认知能力，而不吃东西或只吃小量零食时受试者的认知力和专注力都较强。

不吃晚餐如何不饿

大众很多时候觉得晚餐吃少了就不抗饿，甚至担心睡不着。我们这里先简单重温一下调节人体饥饿感和饱腹感的几种肠道荷尔蒙。胃肠道分泌的抑制食欲荷尔蒙（anorexigenic hormones）包括胆囊收缩素、胰高血糖素样肽 -1 和多肽 YY 等，而促食欲荷尔蒙（orexigenic hormone）则以胃饥饿素为主，这些荷尔蒙在中枢神经和交感神经都有受体，而中枢随机掌管食欲的主要为下丘脑，我们下面重点介绍几种。

胰高血糖素样肽 -1（GLP-1）是肠道后端的回肠和大肠前端的 L 细胞分泌的，GLP-1 增加饱腹感。多肽 YY（PYY）同样为肠道后端回肠和大肠产生的荷尔蒙，增加饱腹感，减少进食。也是由于肠道后端分泌，对进食的反应自然同样是滞后，在餐后数小时后仍然保持较高浓度，PYY 是压抑下一餐进食的主要肠道荷尔蒙。饥饿素（ghrelin）由胃部分泌，作用跟上述两种胃肠道荷尔蒙是相反的，当饥饿素到达中枢神经的下丘脑，会促使我们进食。瘦素（leptin）并非由胃肠道分泌，是由身体脂肪组织分泌的荷尔蒙，脂肪细胞越多越是肥胖的人，分泌的瘦素就越多，理论上瘦素可以减少进食，很可惜现今发现有所谓瘦素抵抗（leptin resistance），也就是在肥胖人士身上的确发现瘦素很高，但中枢神经对瘦素的敏感度却降低了。

2019 年美国阿拉巴马大学的团队进行了一项有意思的交叉临床研究[66]，他们招募了 11 名肥胖的受试者，分别进行了 2 个 4 天的同样卡路里（大概 2200

卡路里）饮食干预试验，让受试者在其中一个 4 天间不吃晚餐，把进食的时间控制在早上 8 点到下午 2 点这 6 小时里，另外的 4 天是正常的上午 8 点到晚上 8 点的进食时间，然后比较受试者在两个饮食试验中的代谢指标和胃肠道荷尔蒙分泌的情况。出乎所料，在不吃晚餐的 4 天间，这些受试者的饿素都更低，而且全天更为平均，而饱腹感有关的荷尔蒙包括多肽 YY 和 GLP-1 都整体更高。受试者在不吃晚餐后，整天平均更能抗饿，而且降低了食欲和摄入的卡路里。如果把重点放到晚上，饱腹感的多肽 YY 和 GLP-1 比吃晚餐的增加了大概 20%，饿素增加降低了 10%，显示身体的荷尔蒙在协助身体在晚间抗饿。主观饥饿感，不吃晚餐时全天在 8 点前都显著高于吃晚餐的 4 天，但在晚间 11 点左右主观饥饿感的确显著较高。

上文提到以色列特拉维夫大学的临床试验[44]把一天的同等的卡路里分别分配更多在早上时，受试者全天每个时段的饿素都更高，多了 40%，饱腹感的多肽 YY 都更低，少了 25%。所以当一天摄入的卡路里不变，但早餐多吃晚餐少吃时，受试者一天 24 小时都更抗饿，食欲也更低。

2014 年美国西北大学的一项研究统计了 59 名受试者 7 天的进食时间跟摄入的卡路里的关系[67]，发现晚餐吃得越晚，全天摄入的卡路里就越高。

◢ 本章小结

1. 时间营养学是关于进食时间和食物类型对健康的影响。人体的昼夜节律是人体的生物钟。中枢神经的总生物钟受光线影响，而器官和细胞组织的子生物钟则受饮食时间和种类等影响。当生活习惯的昼夜节律导致人体的中枢神经的生物钟和器官组织的子生物钟不同步，代谢健康的风险就会增加。

2. 日常生活中，不吃早餐所减少的卡路里，只有部分在午餐中会补回来，一天中整体的卡路里摄入会减少，此时不吃早餐并不会对健康不利。在限时的间歇性断食时不吃早餐，整体代谢指标可以改善。但不吃或减少晚餐的间歇性断食比不吃早餐的间歇性断食对代谢指标更有帮助；

3. 除了糖尿病患者不适宜不吃早餐，健康的人稍微推迟早餐达到延长不进食时长，可能比完全不吃早餐对代谢性指标帮助更大。

4. 无论代谢性疾病患者或健康的人，吃低 GI 早餐，减少精制碳水化合物的早餐，可以改善一整天的餐后血糖。高膳食纤维、高健康蛋白、高健康脂肪、少精制碳水化合物的早餐有利健康；

5. 在一天同等卡路里下，不吃晚餐把卡路里集中在上午，可以有助改善体重、体脂和降低身体的代谢障碍风险；

6. 对于大部分人可能很难做到不吃晚餐，但晚餐少吃点，全天包括睡前的饱腹感都比卡路里集中在晚上更抗饿，而且同样可以改善体重、体脂和代谢健康；

7. 晚餐吃少点，全天摄入的卡路里也会更容易降低，对改善健康一举多得；

8. 熬夜和上晚班不要吃东西，一定要吃也只能意思意思吃点健康零食。

第十六章
抗营养素

2017 年美国的一本畅销书《饮食的悖论》，作者是心脏科医生冈德里，他认为我们所有人都不应该吃谷物和含凝集素的素食，因为凝集素对所有人都有害。他的观点是基于过去 20 年原始饮食的理论。"原始饮食"（Paleo Diet）提倡的饮食法则部分的确对健康有好处，但我认为原始饮食活在一个童话故事中，特别是关于抗营养素这个事情。

我把这个"童话故事"按自己的方法重新演绎了：故事的起源是几十万年前，动物王国跟植物王国的战争，植物王国节节败退，最终被动物王国的统治者——人类收服了，大部分植物都变成农业社会里人类的"奴隶"——餐桌上的食物。但有些植物心底里并没有屈服，为了让它们后代能继续繁衍，几个"坏人"包括谷类、小麦、豆类、茄类等，在子孙的基因施了"毒咒"——植物的种子中加入了各种抗营养素，不让动物和人类消化和吸收，而且为了复仇，还要在肠道中破坏人类的健康。童话故事的一大特点，是角色忠奸分明，我们这个故事中，含有抗营养素的植物一定是坏的，人类一定不能吃……原始饮食的故事中虽然没有白雪公主和毒苹果，却有毒的土豆、毒的豆子…………

原始饮食主张跟随我们原始人祖先的饮食习惯，吃"全食物"（whole food）而不是加工食品，肉类以捕捞的鱼类、草饲牛、羊肉类为主，最好到附近农场购买而不是购自大型商超，吃有机的蔬菜和水果，食用橄榄油和欧米伽 3 脂肪酸，实施这些饮食倡议虽然较为困难，但对身体健康的确有好处[1-2]。但原始饮食中提出需要避开所有抗营养素的食物，争议性较大，究竟完全避开全谷类、豆类和茄类食物，是否就对减轻炎症最有帮助，是否利大于弊呢？

全谷物（whole grains）、豆类（legumes）和茄科类（nightshade）都含有丰富的微量营养和抗氧化物，在大众普遍认知都把这类食物归类为健康食物。但在"原始饮食"中，全谷类、豆类和茄类是需要剔除在餐单外，因为这些食物含有"抗营养素"(anti-nutrient),可以直接引致肠漏的物质,容易导致身体炎症。这些抗营养素包括凝集素、皂苷、植物雌激素、和植酸等。

全谷物、豆类和植物凝集素

植物凝集素(Phytohemagglutinin 或 lectin)简称 PHA,可以保护植物特别是植物种子免被病原菌或真菌入侵。凝集素是植物中的一种糖结合蛋白。凝集素跟碳水化合物的结合有"特异性",也就是一种凝集素可能对一种碳水化合物有亲和力,但对另一种没有。

人体细胞的细胞膜表面有糖蛋白受体,作为免疫系统识别自身细胞的作用。糖蛋白是一种糖链跟蛋白质相连的复合物。不同的凝集素跟身体不同器官组织的糖蛋白有不同的亲和度,一旦粘附到有关细胞,免疫系统会识别为抗原,引起免疫系统的炎症反应。

凝集素在植物的种子类含量最多,谷物和豆类都是种子类,所以都含有凝集素。凝集素在生的腰豆(kidney bean)中最多,其次是蚕豆和"菜豆"(Phaseolus vulgaris),菜豆就是四季豆或油豆等豆类。我国每年约 40% 的植物源食物中毒,都是跟豆类有关。其中腰豆毒性最高,只需要吃 4 到 5 颗生腰豆就可能出现中毒反应[3]。中毒的反应包括恶心、呕吐、腹泻等症状[4]。2004 到 2013 年间,我国一共发生 124 起因为吃了没有完全煮熟的豆类中毒事件,中毒人数一共 7526 人。加热可以让凝集素的活性降低,煎炒 18 分钟以上或 100 度水煮 10 分钟以上,可以完全消除腰豆的凝集素毒性[5]。

凝集素也容易造成肠壁细胞损伤导致肠漏。凝集素可以抵抗消化并且大部分完整地随粪便排出体外。动物实验发现喂食含有凝集素的小鼠,小鼠肠道内的大肠杆菌会更多,造成肠道菌群失衡,活性的凝集素会损害小肠的绒毛细胞,穿过肠道屏障进入血液循环,刺激免疫系统[6]。

凝集素听起来很可怕,大量的活性凝集素无疑对人体有害,但在日常饮食中,活性凝集素并不会大量出现。正如上文所说,加热特别是在沸水中可以降解凝集素的活性,凝集素是水溶性,而且一般集中在谷物和豆类的表面,所以浸泡在水中可以减少凝集素。人体也能产生部分消化酶可以帮助降解膳食中的凝集素[7]。我们上文也看到，不同种类的凝集素对身体不同器官的影响不一样，对于已经有肠漏和肠道炎症的人，对凝集素的敏感度会相对较高，但含有凝集素的食物一般同样含有大量膳食纤维，对保护肠道和维持肠道菌群都有帮助。凝集素本身也是抗氧化物，可以保护细胞不受自由基的伤害，也可以减少碳水化合物的吸收，降低血糖和胰岛素。临床前研究也有证明凝集素可以促进肠道细胞的生长。

以最为诟病的小麦含的"麦胚凝集素"（WGA）为例[8]，面粉的加工方法、食物的烹煮方法和时间对膳食中含有的活性 WGA 有很大影响。把食物加热可以大大降低 WGA 的活性，在 65℃以上，WGA 出现转捩点，高于这个温度 10 分钟，WGA 大幅减少。2004 年的研究测量了意大利面的 WGA 含量[9]，发现生的意大利面都检查不到任何 WGA，何解？因为在意大利面的加工制作过程中，面粉已经经过高温加热，所以尽管是"生"的意大利面，也不再含有 WGA。研究人员认为，就算含有 WGA，在烹饪中的温度也足以消灭所有的 WGA。

上文提到凝集素伤害肠道细胞，但也有研究支持凝集素对肠道"善良"的一面。在患者全胃肠外营养（TPN）的时候，肠黏膜功能改变，肠道细胞萎缩。动物实验证明，凝集素可以促使肠壁细胞的生长，减少因为 TPN 诱发的肠黏膜功能改变[10]。

凝集素也可以抑制癌细胞的生长，2011 年已经有研究显示凝集素可以抑制肺癌细胞的生长[11]。2013 年的研究[12]指出凝集素可以促使细胞的自噬，抑制癌细胞的生长。2018 年另一项研究[13]阐释了凝集素可以激活免疫 T 细胞，有针对性地对癌细胞发起攻击。

指出凝集素对健康构成问题的研究都是临床前研究和动物实验，而动物实验使用的剂量较高，而也有大量的研究指出含凝集素的全谷类食物对身体有益。所以除了易感基因例如乳糜泻患者，普通人不需要减少含有包括 WGA 等凝集素的食物[8]。

也许哈佛大学的看法可以作为关于凝集素食物的小结。含有凝集素的全谷类、豆类和坚果食物，含有大量的维生素 B、膳食纤维、矿物质和蛋白质。大量的研究已经证明这些食物可以降低心血管病、糖尿病，对降低体重有帮助。

食用这些含有凝集素的食物是利大于弊。

茄类的皂苷和糖生物碱

皂苷（saponin）的化学结构包括一个或多个水溶性碳水化合物侧链和脂溶性的核心，所以皂苷是天然的"洗洁精"，可以融合脂质和水溶性物质，也因此使得皂苷对胆固醇等脂类有较强的亲和性，由于细胞膜都含有胆固醇，当皂苷接触到细胞的胆固醇时，容易损害细胞的完整性，造成生物毒性[14]。谷物、豆类和茄科植物中都含有皂苷。皂苷中被研究较多的是糖苷生物碱（Glycoalkaloids）[15]，茄科植物（nightshade，或学名 Solanaceae）包括茄子、土豆、番茄和灯笼椒等，都含有糖苷生物碱。

糖苷生物碱超出一定剂量会产生毒性。糖苷生物碱之所以带有毒性，原因是它干扰了人体的胆碱神经系统（acetylcholine），病征表现为头疼、疲倦、呕吐、腹痛、恶心和腹泻[16]。

以土豆为例，当中比较常见的糖苷生物碱为龙葵素（solanine），但正常土豆每公斤含的龙葵素只有 12~20mg，但当土豆变绿后，每公斤含龙葵素就增加 20 倍到 250~280mg。剂量上每公斤体重食用 2~5mg 就可能出现中毒，也就是说体重 70kg 的人，140~350mg 的龙葵素就可能引发中毒。但在临床试验上，每公斤体重服用 1.25mg 的龙葵素（土豆泥中），在 4 小时后已经出现恶心和呕吐症状[16]。

由于土豆皮中的龙葵素含量最高，把土豆去皮、切开已经可以减少 20%~58% 的龙葵素，但龙葵素非常热稳定，单单加热不能有效去除龙葵素的毒性，但水煮去皮后的土豆，可以减少 39%~44% 龙葵素，油炸则可以去除 77%~94% 的龙葵素[16]。近年由于知识的普及，因为龙葵素中毒和死亡的案例已经不多。据统计，以土豆为主食的英国，在 1865 年到 1983 年间，英国因为糖苷生物碱中毒的案例有 2000 宗，当中死亡人数只有 30 例，所以大家不需要过度忧虑。

尽管没有达到中毒的剂量，皂苷也会容易导致肠漏。皂苷可以在肠壁细胞的细胞膜中产生孔，让肠内的各种物质进入肠壁细胞，不同种类的皂苷造成细胞孔的大小、数量和稳定性都不一样，结果可能是好的，例如让有益的矿物质等营养素进入细胞后，细胞膜自我修复。但也可能最终造成细胞死亡。尽管皂苷在肠壁细胞造成的小孔是暂时性没有导致细胞死亡，也可能导致细胞主动吸收营养的能力下降，特别是碳水化合物的糖类。当通过肠壁细胞的糖类减少，留在肠道让细菌代谢的糖类便增加，干扰了肠道菌群的平衡。不但如此，皂苷本身也促进某些细菌的生长，皂苷可以使得 6 种不同的大肠杆菌在多种抗生素存在的情况下仍然大幅增加[17]。但最新的研究也显示，由于皂苷可以降解细菌的细胞壁，对多种细菌都有抑制的作用，特别是金黄色葡萄球菌（S.aureus）等病原菌[18]。皂苷也有强大的抗真菌效果[19]。所以皂苷对某些细菌有促进作用，也对某些细菌和真菌有抑制作用，对肠道菌群的影响还不能确定。

膳食中的长链脂肪酸在肠道中会被打包到乳糜微粒（chylomicrons），通过淋巴进入血液循环系统。皂苷可以阻碍膳食中的脂肪进入乳糜微粒，等于阻碍了脂肪在肠道的吸收。这样一方面影响了膳食中脂溶性营养素的吸收，但另一方面，皂苷通过减少脂肪吸收减少了血液中的胆固醇，而且也可能减少粘附在乳糜微粒的内毒素 LPS 进入血液循环系统，刺激免疫系统导致的炎症。所以皂苷在肠道中的作用，不完全是坏的影响。

临床前试验证实皂苷具有抗炎症和降胆固醇的作用。皂苷通过抑制免疫细胞分泌多种炎症介质和本身的抗氧化作用，发挥抗炎症的作用。茄类食物的皂苷一般跟膳食纤维一起，两者协同能够阻止胆固醇的吸收，同时通过纤维粘附胆固醇，增加胆固醇从粪便排出[20]。

近年的研究发现皂苷具有抗癌、抗炎症、抗病毒、抗真菌、抗寄生虫和降低胆固醇等作用。综合而言，我们日常食用到的皂苷一般并不构成毒性，也不对人体造成伤害[21]。

尽管原始饮食倡导者反对大众食用含有皂苷的茄类食物，但至今没有临床试验证明茄类食物对人体造成伤害、加剧炎症或有关疾病，反而越来越多的研究针对利用皂苷的特性作为抗癌、降胆固醇、降血糖和抗炎症的应用。

大豆制品和异黄酮

异黄酮（isolflavone）是黄酮类化合物，是植物中的一种多酚类抗氧化物质，分子结构与雌激素相似，因此异黄酮又称植物雌激素（phytoestrogen）。在日常饮食中，大豆异黄酮可能是我们最普遍摄入的异黄酮物质。大豆异黄酮当中，最具活性的包括金雀异黄素（genistein）和黄豆苷元（daidzein）。

对于异黄酮的"指控"，主要基于它的植物雌激素特征，人体不同器官细胞组织都有雌激素受体，而雌激素跟女性患上自身免疫系统疾病的关联性很高，所以原始饮食中，不鼓励自身免疫系统疾病患者食用豆制品等含有异黄酮的食物。也有指控豆制品使得多种自身免疫系统疾病的病情恶化。

2014 年日本大阪城市大学发表的一项研究[22] 比对了 126 名溃疡性结肠炎患者跟非患者的饮食，发现在确诊 1 个月前食用较多大豆异黄酮食物，溃疡性结肠炎风险增加 2.8 倍，在确诊前一年的饮食中，食用较多大豆异黄酮食物的人风险增加 2 倍，而如果单单统计女性患者，风险则增加 4.7 倍，男性增加的风险并不明显。研究的结论是膳食中的异黄酮跟女性患者的溃疡性结肠炎有关联性。

但同样是肠道疾病，肠易激综合征的临床研究[23] 并没有发现大豆异黄酮对肠易激综合征有坏的影响，相反患者在连续数周服用异黄酮后，病情有所舒缓。2020 年发表的一项文献回顾[24] 分析了近 10 年众多异黄酮跟肠道健康的研究后，该研究的结论是异黄酮可以改善肠漏，减少肠道炎症，可以改善肠道溃疡和炎症等病征，所以使用大豆异黄酮作为肠道疾病的改善手段是证据充足的。

多项研究表明补充异黄酮可以减轻炎症，降低过敏性鼻炎发病率，缓解慢性阻塞性肺疾病，改善哮喘患者的肺部功能，使哮喘症状得到控制。

过敏性鼻炎：2005 年日本学者发表的横断研究[25] 包括了 1000 多名女性，发现膳食中含有大豆异黄酮较多的受试者，跟降低过敏性鼻炎风险有关联性。临床前实验发现[26] 大豆异黄酮具有抗炎症作用，可以抑制免疫系统对过敏原的免疫反应，膳食中添加大豆异黄酮可以抑制小鼠鼻腔对过敏原的免疫反应。

哮喘：在 2019 年发表的一项临床研究分析中[27]，265 名哮喘患者在之前的一项随机对照组临床研究接受了异黄酮的干预试验，研究把该临床研究的受试者按易感基因（PAI-1）分类，发现异黄酮对治疗携带易感基因的哮喘患者有显著效果，减少患者使用的糖皮质醇药物，也降低了4倍严重的哮喘发病风险。

红斑狼疮：动物实验发现[28]异黄酮可以减轻系统性红斑狼疮的病情。喂食患红斑狼疮小鼠异黄酮，反映红斑狼疮病情严重程度的自抗体减少，致炎症细胞因子IFN-γ同样减少，干预组小鼠生存时间更长。异黄酮不但不会使红斑狼疮恶化，反而可以减轻小鼠的红斑狼疮病情。

炎症反应：动物实验证实异黄酮对减轻炎症有显著作用[29]，注射了内毒素LPS的小鼠，炎症增加，肝脏的抗氧化物谷胱甘肽下降，但喂食异黄酮的小鼠没有出现同样现象，而且分析小鼠的小肠细胞，发现异黄酮通过调节致炎症细胞因子分泌，压抑了炎症反应。

慢性阻塞性肺病：2016的一项临床试验[30]让34名慢性阻塞性肺病（COPD）患者分组测试服用异黄酮（金雀异黄素）的效果，结果显示服用异黄酮的COPD患者，致炎症细胞因子TNF-α显著降低，异黄酮对治疗慢性阻塞性肺病有帮助。

桥本甲状腺炎：2016年的一项对桥本甲状腺患者的临床试验中[31]，218名患者连续一个月服用了异黄酮（金雀异黄素），血液分析发现受试者的甲状腺素T4和Ft4增加，TSH减少，反映甲状腺功能改善。桥本自抗体TPOAb和TgAb减少，致炎症细胞因IL-2也降低，异黄酮对改善甲状腺功能和减轻自身免疫系统反应有帮助。

异黄酮因为能作为雌激素受体的配体，可能对某些自身免疫系统疾病有不良的影响，特别是有易感基因的人群，但对于其他人，包括自身免疫系统疾病患者，异黄酮作为抗氧化物，对减轻各种自身免疫系统疾病都有帮助，特别是过敏性疾病，例如哮喘、鼻炎和COPD等。所以异黄酮是利弊各有的物质，而豆制品对大豆没有不耐受的人群，是健康食品，不应该被剔除在食物清单以外。

植酸

植酸（phytic acid）又称六磷酸肌醇，简称 IP6，是植物储存磷的形式，谷物、豆类、坚果等植物源食物含有较高的植酸。植酸被认为是"抗营养素"，原因是植酸对矿物质等微量元素和蛋白质的螯合作用，使得这些营养难以被肠道吸收。植酸一般以植酸盐例如肌醇六磷酸钙镁（phytin）的形式，螯合了钙镁的形式存在，在谷物的外皮例如米糠中浓度最高，在豆类则主要在子叶也就是豆瓣中。

由于植酸含 6 个带负电的磷酸基团，因此对蛋白质和矿物质具有强烈的螯合能力。反刍动物和某些细菌有植酸酶，可以有效代谢植酸，人类一般没有植酸酶，所以难以利用植酸螯合的矿物质，而且植酸可以抑制消化系统的多种消化酶，降低食物中宏量营养的利用率。

植酸如何影响微量营养的吸收

植酸影响不同矿物质的吸收，食物中植酸和不同矿物质的摩尔比在一定程度上反映了对吸收的影响。素食中的植酸对锌和铁的吸收影响最大，钙和镁相对影响较少[32]。

流行病学研究没有发现膳食中的植酸对钙的吸收有显著影响[33]。担心缺钙很多是担心日后会出现骨质疏松，但 2012 年的研究发现多吃高植酸的食物反而改善骨质疏松[34]，研究分析了 157 名停经后的中年女性，以尿液排出的植酸衡量饮食中含植酸的剂量，发现饮食中植酸少的受试者，她们的骨质疏松（2%骨密度流失）情况严重，而且这些受试者出现骨折概率更高，研究的结论是高尿液植酸跟减少骨密度流失有关联性，高植酸饮食降低骨折风险，摄入植酸可能可以预防骨质疏松。2019 年的另一项研究[35] 以 212 名停经后中年女性作为研究对象，同样发现摄入较多植酸可以降低骨折风险，建议有骨质疏松风险的女性多吃含植酸的食物，包括坚果，豆类和全谷物。但解读上述研究需要谨慎，尿液高植酸，可以理解为膳食中有较多健康的食物，多吃这些食物可以降低骨质疏松风险，但不代表单独补充植酸有同样效果。

植酸也影响镁的吸收，有研究对受试者进行过交叉临床试验，让受试者吃

200g 的白面包，但一旦在面包中添加了植酸，镁的吸收就减少，而减少的量跟植酸的剂量有关，植酸越多，镁的吸收就越少[36]。但在精粮中添加植酸不是真实的饮食环境，在实际生活场景，植酸高的食物很多时都是镁含量高的，包括豆类如大豆、豆腐和黑豆等，坚果类如腰果，还有全谷物，包括糙米和燕麦等[37]。以米饭为例，蒸熟的白米饭每100g 含15mg 的镁，白米（平均代表值）含量是31mg，最精制的泰国香米含量只有7mg，而糙米含量是123mg[38]。当含植酸的糙米跟不含植酸的白米比较，人体从粗粮可以吸收到的镁还是远远高于精粮。

铁影响肠道中菌群稳态，而肠道菌群影响铁的吸收。人体的铁主要以血红素的形式存在，每天我们吸收和排出的铁大概在 2mg 左右，接近平衡状态。膳食来源的铁包括无机铁，血红素铁（heme）和铁蛋白（ferritin），无论何种形式的铁，大部分在十二指肠中吸收，但从饮食中摄入的铁一般只有15% 在这里被吸收，85% 的铁会到达大肠，视乎大肠的肠道环境和菌群平衡，大肠吸收铁的效率只有十二指肠的14%（因为大部分的铁都不被人体吸收）。过多的铁会增加身体的氧化应激，产生自由基，对细胞DNA、蛋白质和脂肪都造成氧化破坏，加速衰老和增加慢性病风险。肠道菌群影响肠壁细胞，包括小肠和大肠对铁的吸收和代谢，无菌小鼠在肠道中吸收铁的能力极低，动物实验也发现抗生素的使用严重减少铁的吸收[39]，饮食中过多的铁不但容易造成氧化应激和炎症，还会导致肠道菌群失衡，代谢铁的细菌中有大量有害菌，包括艰难梭菌、大肠杆菌和沙门氏菌等，而使用铁补充剂已经证明会增加沙门氏菌感染，婴儿进食强化铁的奶和饼干，减少双歧杆菌和乳杆菌等益生菌，增加肠道炎症标志物。血红素铁高的饮食减少肠道菌群的多样性，对健康弊大于利[40]。流行病学研究发现13% 的老人都是铁过量，增加老年人各种健康的风险[41]。所以我们在日常饮食中不是铁越多越好，适量是关键。肉类来源的血红素铁在补充铁质上比素食来源的非血红素铁更为有效。

植酸影响锌的吸收，而缺乏锌跟慢性病有关联性。流行病学研究发现，每5 个人中可能有 1 个缺乏锌[42]。有研究认为吃高膳食纤维的食物同样是高植酸的食物，会增加缺乏锌的风险[43]。但美国一项对 253 名 8 个月到 4 岁多孩子的研究，用同位素标记的锌，分析植酸对锌的吸收，发现植酸对这个年龄段的孩子的锌吸收没有明显的影响[44]。

也有研究测算过地中海饮食中，每天摄入的植酸剂量，发现高剂量的大概每天 1g，而低剂量的每天超过 650mg[45]。在 2012 年西班牙的一项研究中[46]，20 名 11~14 岁发育中的青少年作为研究对象，这些孩子的日常饮食为地中海式饮食，包括大量的蔬果和高植酸的全谷物，孩子饮食中的锌含量为 11.36mg，而吸收到的锌大概是 2.53mg，接近青春期人均需要的 3mg，研究进一步分析孩子的锌有关的标志物和生长指标，这些孩子一切都在正常范围内。

尽管有证据显示素食不一定缺乏锌，但文献回顾和荟萃分析的确发现素食者缺锌的风险较高[47-48]，保守起见，纯素食者通过补充剂降低锌缺乏风险可能是适当的。

增加矿物质的吸收

通过发酵、浸泡、发芽和烹煮可以不同程度增加植酸酶的活动减少植酸，而饮食中的不同配料也可以增加矿物质的吸收。

大米经发酵处理后，植酸降解率从 53% 变为 95%，发芽也激活植酸酶的活动使植酸降解率从 4% 变为 60%，并且发芽和发酵对大米中锌的溶解性没有显著影响[49]。发芽后糙米仍然可以食用，但植酸显著降低，如果不想糙米发芽，控制在适当温度的浸泡可以使得糙米在不发芽的状态下降解植酸，45℃下糙米不再发芽，在 40℃下发芽极度缓慢，这也是最适合浸泡糙米降解植酸的温度，在 30℃的温度下浸泡 2 天时间也可以吃到发芽但适合食用的低植酸米饭[50]。糙米在不同温度下浸泡不同时间后，植酸降解率在 87%~91%[51]。增加煮的时间，也可以有助降解植酸和释放、提高蔬菜中的微量元素的获得率[52]。

有机硫可以增加对铁和锌的吸收[53]，含有机硫丰富的洋葱和大蒜跟含植酸的谷物和豆类一起吃，可以显著增加当中铁和锌的吸收，每 10g 的谷物只需要 0.5g 的大蒜和 3g 的洋葱，就可以增加铁和锌分别 73% 和 159% 的吸收。

青柠汁可以增加谷物和豆类中 40% 的锌的吸收，而铁更可以增加 86%[54]。添加苹果醋等食用醋也可以降低植酸[55]。

维生素 C 可以增加肠道吸收非血红素铁，可能比补充铁更安全有效。一餐高植酸的饮食，只要 30~50mg 的维生素 C 就可以抵消植酸对铁吸收的影响 [56]，而一个大的橙子已经有约 100mg 的维生素 C。西兰花，番茄，红薯，彩椒等蔬菜都含有较多的维生素 C，跟糙米饭和豆类一起吃，可以抵消植酸对铁吸收的影响。

植酸酶可以降解植酸，释放植酸螯合的微量元素，2013 年的一项研究 [57] 比对素食者和非素食者的粪便，发现素食者的肠道菌群可以有效降解植酸，证明日常饮食影响肠道菌群，对植酸的代谢效果不一样。乳杆菌可以增加植酸酶的活动，有效降解植酸 [58]。

植酸如何改善健康

植酸虽然是"抗营养素"，但含植酸较高的食物差不多都是健康食物，而且近年也发现植酸本身对改善多种健康问题有帮助。

减少尿酸：在 2019 年的交叉临床试验中 [59]，48 名健康的受试者服用 600mg 的植酸，之后吃含有高嘌呤的食物，餐后检查血清尿酸值，发现植酸能显著降低受试者的血清尿酸值。在同年同一个研究团队的另一项双盲交叉临床试验中 [60]，31 名高尿酸血症患者补充植酸（每天 600mg×2），2 周的试验期后可以降低受试者的血清尿酸值。受试者的尿酸排出没有显著增加，植酸也不是通过减少内源尿酸的生成降低尿酸值，研究人员认为植酸是通过减少肠道中嘌呤的吸收，促使血清尿酸值降低。

预防和辅助治疗癌症：2021 年波兰学者发表的研究论文 [61] 解析了植酸和短链脂肪酸在癌症大肠细胞中可以导致癌细胞凋亡，而在健康的大肠细胞中可以保护细胞，避免出现炎症，有助保护大肠壁保持紧闭性，避免出现肠漏。所以全谷物含有植酸和膳食纤维（增加短链脂肪酸），可以预防大肠癌就不难理解了。植酸配合肌醇治疗癌症，近年有不错的进展。2019 年有病例研究显示，一名黑色素瘤患者拒绝了传统治疗方法，选择接受植酸治疗后病情得到缓解，3 年后的随访发现没有复发 [62]。对 22 名晚期大肠癌患者的临床试验 [63-64] 发现植酸配合肌醇可以作为化疗的辅助治疗手段。对 14 名乳癌患者的对照组研究 [65]，证明使用植酸加上肌醇再配合化疗，相对只接受化疗的受试者，无论生活质量和

活动能力都更好，植酸和肌醇作为辅助治疗可以减少化疗的副作用，改善患者的生活质量。

在分子生物学层面，植酸在抑制癌症有多个细胞信号路径，包括抑制癌细胞生长，抗肿瘤血管生成，促使癌细胞凋亡，抑制癌细胞扩散等[66]。植酸作为治疗或辅助治疗癌症的手段有多个好处，植酸是天然和安全的，对癌细胞有针对性，不会影响其他细胞，抑制癌细胞是通过多个不同路径的，而且可以跟化疗同时使用，在动物实验和临床使用上，至今没有发现副作用。但植酸在治疗癌症的证据暂时有限，有待进一步的临床试验证实[64]。

糖尿病：含有植酸的碳水化合物，可以降低食物的升糖指数，添加了植酸的面包减少淀粉的消化吸收[67]。人体试验也发现含有麦皮（wheat bran）的高植酸意大利面降低葡萄糖的吸收达 30%[68]。植酸主要通过抑制淀粉酶的作用，减少淀粉的消化和降低升糖指数，含高植酸的糙米和野米的升糖指数比白米要低[69]。而晚期糖基化终末产物（AGEs）在体内的积聚引发糖尿病等各种并发症，AGEs 改变蛋白质的结构使得细胞组织失去功能，对于糖尿病患者，血糖过高增加 AGEs 的产生和积累。铁离子（Fe^{3+}）是 AGEs 形成的辅助因子，植酸减少铁离子的产生，从而抑制 AGEs 的生成。在 2018 年的一项随机交叉临床试验中[70]，33 名 2 型糖尿病患者每天补充植酸（380mg×3 植酸钙镁），在 3 个月的试验期后，受试者的 AGEs 减少，而且反映受试者中期血糖的 HbA1c 指标改善。植酸可以预防 AGEs 产生和糖尿病引发的并发症。

肾结石：一项大型的前瞻性研究[71]跟踪了 9.6 万人 8 年时间，当中出现 1223 例肾结石病例，但饮食中含有较高植酸的人，肾结石风险降低 37%。

血管钙化：血管钙化增加心血管病风险，横断研究分析了 188 名年龄 68 岁以上的人[72]，发现尿液中植酸越高（饮食中植酸较多），血管钙化风险越低。增加含植酸的食物，有助预防心血管钙化的发生。

减少铁和重金属过量：过多的铁跟不同神经系统疾病都有关[73]，例如帕金森病跟铁代谢失衡，导致中枢神经铁过量有关。植酸可以螯合铁，对帕金森病有帮助[74]。植酸也可以螯合金属，清除重金属的能力很强[75]。研究发现植酸可以有效清除镉、铅、镍等重金属[76]。

📑 本章小结

1. 原始饮食强调警惕抗营养素，包括凝集素、皂苷、植物雌激素和植酸等，这些抗营养素的确在临床前研究中提示可能不利身体健康，但却缺乏人类临床研究的证据；

2. 抗营养素虽然影响微量营养的吸收，但含有抗营养素的食物，例如全谷物，豆类等，大多为微量营养含量高的食物，例如全谷类的矿物质含量可能是精粮的几倍到几十倍；

3. 在日常饮食中，发酵、浸泡、发芽和加热烹煮都可以有效增加植酸酶的活动，降解植酸释放矿物质，也令很多抗营养素失活，降低它们的作用；

4. 流行病学研究没有发现这些含抗营养素的食物，包括全谷物、蔬菜、豆类和茄科类食物增加健康风险，相反这些食物都含有丰富膳食纤维，多酚类抗氧化物，流行病学研究都发现可以降低疾病风险；

5. 人类临床研究也发现很多抗营养素可以作为辅助治疗糖尿病、心血管病和癌症等炎症有关疾病的物质；

6. 对于其他大部分人的饮食习惯，增加豆类、全谷物、坚果，或强调蔬果的地中海式饮食，在改善健康上已经有大量研究证据；

7. 童话故事毕竟跟现实有差距，多种抗营养素尽管有"坏"的一面，也有"好"的一面，而对于全谷类、豆类、茄类食物的健康指控，并没有充分的临床研究支持，不应该在日常饮食中剔除。

第十七章
膳食纤维改善便秘

帕金森病患者由于自主神经障碍或治疗用药的原因，60%~80% 患者都同时有便秘[1]。2021 年美国佛罗里达大学进行了一项小型的人类临床试验[2]，8 名便秘的帕金森病患者进行了 5 周增加蔬果和全谷物的地中海饮食后，便秘就显著改善了。地中海饮食中的蔬果和全谷类食物，都含有大量不同的膳食纤维，对改善便秘有好处。这一章是关于不同膳食纤维跟排便的关系。膳食纤维通过 3 个途径改善排便：

　　1. 粗颗粒的不溶性纤维磨刷大肠壁，促使肠壁分泌水分和黏液，增加粪便含水量。

　　2. 可溶性黏性膳食纤维，例如车前子壳，有较高的储水能力，增加粪便的水分。

　　3. 可溶性易发酵的非黏性纤维，例如菊粉等可以改善肠道菌群，增加短链脂肪酸和血清素等代谢物，改善肠道的能动性。

下面先看一下排便的原理。

排便的原理

粪便黏稠度（viscosity）和结肠能动性（motility）影响排便是否畅顺。

粪便粘稠度

粪便中的黏稠度越高，水分就越少，粪便含水量跟排便是否顺畅有关。

消化物从小肠进入大肠（盲肠）的时候，含水量一般超过 90%，在通过大肠的过程，消化物的水分逐渐减少，到达直肠形成正常粪便后含水量大概 75%。拉稀的液体粪便含水量较高大概 90%，软粪便含水量大概 77%，而干硬粪便含水量少于 72%。从干硬粪便的 72% 含水量到稀便的 90%，只相差了 18%，但黏稠度则相差了 240 倍[3]。

消化物在大肠停留的时间一般 24 小时以上，甚至可以达数天时间，而大肠吸收水分的能力非常强，留在大肠的时间越长，粪便的含水量就越少。对排便有帮助的膳食纤维除了可以保留水分外，还需要长时间不被大肠菌群代谢发酵，否则在大肠走着走着就没有了。所以在大肠近端已经被微生物代谢的膳食纤维，不能有效增加粪便在大肠末段的含水量。缺乏这些不被代谢的膳食纤维，粪便接触到肠壁黏液后，水分会被吸干，容易产生便秘。

保持粪便的水分，就可以降低粪便的黏稠度，使得粪便松软，增加粪便的体积，同时更容易排出。

结肠能动性

肠道压力／动力影响排便功能，肠道压力和动力异常会影响大便在肠道中停留时间，停留时间过短导致稀便或腹泻，停留时间过长导致便秘。

大肠的能动力，主要为"分节性压力"（segmental pressure），约占大肠动力的 95%，分节性压力并没有推进性，不能移动消化物，其作用主要为刺激搅拌消化物，协助大肠对消化物水分重吸收，同时吸收消化物的电解质（矿物质）。只有约 5% 的大肠压力是"推进性压力"（propagating pressure），帮助消化物在大肠中移动，最终通过肛门排出体外。

推进性压力有不同的波幅（强度）和频率。高强度压力频率低，低强度压力频率高。高强度肠道收缩压（HAPC）力可以大于 100mmHg，而低强度压力可以低于 10mmHg，相差超过 10 倍。推进速度可以从每秒少于 1cm 到每秒大于 10cm，视乎压力强度和粪便的黏度。

气体在肠道传送速度最快，一般只需要低强度高频次的压力，可以在 30 分钟内走完大肠全程，所以放屁一天大约可以有 14 次，而排泄物的黏度越低也就是水分越多，推进速度就越快。任何强度的压力都可以推进稀便，所以稀便走完大肠也只需要 1~2 小时，导致腹泻。而正常成型的粪便只有在高强度低频率的压力下才能推进，所以正常固体粪便需要一天以上才可以走完大肠的全程。如果粪便含水太少太硬而且体积小，就不容易排出了，只能在不经常出现的高强度肠道收缩压力才可以推动它们短距离前进，而这些高强度收缩压并不经常出现。

不溶性纤维如何改善排便

很多人误会不溶性纤维之所以改善排便，是因为这些膳食纤维可以储存水分，增加粪便的体积[4-6]。其实不溶性纤维并没有持水能力，但却的确可以增加粪便的水分和体积，因为不溶性纤维通过摩擦肠道黏膜，增加了粪便的水分和体积[7]。

动物实验发现，让无菌小鼠食用麦皮，小鼠的结肠转运时间加快，也就是加快了消化物变为粪便排出的时间。1988 年在《英国医学杂志》发表的交叉临床研究[8]，10 名健康受试者分别吃 37g 的麦皮和 15g 的塑料微颗粒（直径 <2mm），在 10 天的试验期间，吃了麦皮和塑料颗粒的受试者，排便次数都增加，结肠转运时间加快，而 15g 的塑料增加粪便重量 40g，塑料微粒也可以改善排便。1997 年的另一项交叉临床研究[9]也有类似发现，29 名受试者分别吃 27.1g 的粗麦皮和 24g 的塑料颗粒，发现麦皮加速了 25.8% 的肠道转运时间，而塑料颗粒加速了 21.2%，粪便体积两者都显著增加，但只有麦皮增加了粪便的含水量。研究发现只要颗粒大小跟麦皮差不多，比较粗糙的塑料都可以改善排便，但平滑的或过小的颗粒就不能改善排便[10]。

交叉临床试验也发现[11]，比较同样的麦皮，但不同的颗粒大小，粗颗粒的麦皮改善排便，增加粪便体积和含水量，而磨得更小的麦皮并不能改善排便。

可溶性膳食纤维

可溶性膳食纤维可以再细分为黏性纤维（viscous fiber），遇水时会形成浓稠的胶状，和非黏性纤维（non viscous fiber），不会生成胶状物。可溶性膳食纤维，除了多聚糖类之外，其他可溶性膳食纤维都是黏性纤维。

可溶性黏性纤维

车前子壳等可溶性黏性纤维较难被肠道菌群代谢，很大部分可以在大肠走完全程，过程可以吸入大量的水分，吸水膨胀后增加粪便的体积，同时软化粪便，使得粪便更容易排出[3]。

在一项对 170 名便秘受试者的双盲对照组临床研究中[12]，受试者分组后每天服用两次、每次 5.1g 的车前子壳，对照组则每天使用 100mg 的软化粪便药物"多库脂"（docusate），在 2 周的试验期间，车前子壳比药物更能软化粪便，增加排便频率，同时增加粪便体积和粪便含水量。

在 2015 年另一项双盲对照组临床研究中[13]，48 名便秘患者每天补充 10.5g 的车前子壳，在 4 周试验期后，58% 的受试者减少了腹痛，受试者的消化物的结肠转运时间从 75 小时改善到 64 小时，缩短了 11 小时，排便频率增加，粪便也软化了。

车前子壳等可溶性黏稠纤维，不会摩擦肠道黏膜，只会吸收水分，在腹泻患者中不但不会加重腹泻，而且可以让粪便成型，改善腹泻[14]。

对照组临床研究[15]比较了止泻药洛哌丁胺（loperamide）和车前子壳的组合，发现车前子壳组合可以改善腹泻，受试者本来一天 7 次排便，现今次数减少一半，整体效果优于止泻药。

临床研究也发现，车前子壳可以改善乳糖不耐受患者的腹泻，减慢肠道运转时间[16]。

在 2007 年一项为期 13 个月的临床研究中[17]，10 名活跃期的克罗恩病患者肠道功能性症状主要为腹泻腹痛，他们每天补充益生菌和 10g 的车前子壳。试验期后 70% 的患者腹泻和克罗恩病量表 CDAI 都有改善，当中 20% 可以停止糖皮质醇药物，另外有 40% 患者可以减药。

可溶性非黏性膳食纤维

可溶性非黏性膳食纤维跟黏性膳食纤维的最大差别是它容易被肠道细菌发酵。文献回顾分析了 15 个短期临床干预研究，使用可溶性非黏性膳食纤维，当中 14 个发现可溶性非黏性膳食纤维对排便没有短期直接的帮助[3]。而唯一显著有帮助的临床研究，连续 10 天使用了高剂量每天 20g 的聚葡萄糖（polydextrose），每克的膳食纤维只增加 2g 的粪便，效果也并不显著。临床研究也没有发现可溶性非黏性膳食纤维可以软化粪便。那使用可溶性非黏性膳食纤维能否改善排便次数？ 17 个不同的临床研究中，只有 3 个显示排便次数增加，但都需要使用每天 15~20g 的菊粉等可溶性膳食纤维，才能产生效果。也有临床研究使用小麦糊精（wheat dextrin），发现粪便反而变硬，排便频率

减少 [18-19]。

菊粉等可发酵的膳食纤维，由于快速被大肠菌群代谢，对增加粪便的水分、软化粪便等没有什么贡献，所以短期干预临床研究都没有发现易发酵的可溶性膳食纤维对改善便秘有帮助。但容易发酵的膳食纤维在发酵过程中会产生气体，这些气体会增加大肠中的管腔压力，增加排便。容易发酵的膳食纤维也改善肠道菌群，增加短链脂肪酸和血清素等代谢物，改善健康 [20]。

发酵可溶性膳食纤维产生的短链脂肪酸会经过肠壁，增加肠道的能动性，短链脂肪酸是大肠细胞的主要能量来源，可以增加肠道能动性，当肠道能动性增加，排便也可以改善。美国加州理工大学在《细胞》发表的一项动物实验 [21] 发现肠道中微生物产生的血清素可以通过肠道介导肠道细胞，增加肠道的能动力，改善排便。

南京医科大学在 2017 年发表的一项研究 [22] 将便秘患者粪便中的菌群移植到无菌小鼠，小鼠的结肠转运时间延长，排便减慢，肠道能动力减弱，同样出现排便困难。该研究证明肠道菌群影响肠道能动力，可以直接导致便秘。南京医科大学的团队的另一项动物实验 [23] 对小鼠使用抗生素后，发现小鼠的肠道菌群受影响，肠道能动力减弱，产生的血清素等代谢物减少，排便同样减少。

⌐ 本章小结

1. 饮食中的膳食纤维可以改善排便，包括便秘和腹泻；

2. 不溶性膳食纤维，可以通过摩擦肠壁增加粪便的含水量和体积，加速大肠运作速度，改善便秘；

3. 可溶性黏性膳食纤维，例如车前子壳，并不会摩擦肠壁增加肠道内的水分，但这些黏性膳食纤维可以增加粪便的持水性，对便秘患者而言，可以增加粪便的水分和体积，加快粪便排出，改善便秘。而对于腹泻的患者，肠道内多余的水分被黏性膳食纤维吸收了，可以缓解腹泻的压力；

4. 肠道能动力影响排便，短链脂肪酸是大肠细胞的主要能量来源。虽然可溶性膳食纤维没有改善排便的急性效果，但通过增加可发酵膳食纤维的细菌，代谢物短链脂肪酸可以改善肠道能动力，可发酵的膳食纤维有改善排便的慢性效果。

第十八章
滥用抗生素

　　抗生素是现代医学上伟大的成就之一，自从 1928 年英国人亚历山大弗莱明发现盘尼西林之后，抗生素拯救了无数人的生命，延长了人类平均寿命超过 20 年[1]。但也可能因为如此，我们忽略了抗生素同时伤害人体健康的另一面。

　　中国是全球最大抗生素生产和使用国。抗生素的使用，无论是正确使用还是错误使用，都对健康造成了一定的代价，所以抗生素的使用是"利害平衡"的关系，但可惜我们虽然知道了抗生素的用处，却对抗生素的局限和代价缺乏足够的认识，使得"利害平衡"的结果出错，以至于抗生素的错误使用和过量使用。

抗生素的代价

　　剑桥大学的研究团队在 2020 发表的研究论文指出了抗生素对身体造成伤害的不同途径[2]。不同的抗生素有不同的神经毒性、心脏毒性和肝毒性。过度使用抗生素也容易造成细菌抗药性，感染了抗药性的细菌会增加疾病风险，特别对免疫力较差的人。某些抗生素也存在线粒体毒性，会促使白细胞功能受损。部分人也会对抗生素产生过敏反应。但可能最重要的一点是抗生素搞乱肠道菌群平衡，由于肠道菌群跟健康的免疫系统关系密切，容易导致和加剧多种慢性病、自身免疫系统疾病和精神健康问题。

　　抗生素不能杀死所有细菌，在物竞天择的适应过程下，幸存的细菌会产生对抗生素的抗药性。对抗生素有抗药性的细菌单单在欧美国家在 2015 年就造成 5 万人死亡，因抗药性抗生素死亡人数预计在 2050 年会增加到 1000 万人[3]。

　　细胞内的线粒体是我们能量 ATP 的来源，当线粒体功能受损，身体不同器官包括脑功能都会受影响。线粒体自身维持唯一一套独立于细胞核 DNA 以外的基因组。其实线粒体的代谢路径跟细菌非常相近，在动物的进化过程中动物细胞与细菌共生，动物细胞包括人体细胞的线粒体来源于细菌是普遍被接受的理论。这就不难理解，针对细菌的抗生素同时可能损害线粒体功能[4]。线粒体功能受损是抗生素毒性导致人体器官受损的重要原因。多种抗生素干扰线粒体活动（复合体 I 和 III），增加线粒体的自由基，造成身体器官的氧化应激[2]。

　　抗生素选择性地杀死部分肠道细菌，而且对真菌无效，造成肠道菌群混乱，小肠细菌或真菌过度生长。孩子越早接触抗生素，日后出现各种健康问题的概率就越大。我们出生到成年，肠道菌群不断变化成熟，肠道细菌组合的个体差异在成年阶段最低，但菌群多样性却是最大的，随着年龄老去，多样性就开始减少。人体的免疫系统在出生后也是逐渐成熟的过程，童年时免疫系统对"外来"抗原，包括肠道菌群都有很高的包容度，但如果早年肠道菌群受到抗生素干扰变得混乱，免疫系统就会出现问题，日后对早年没有接触过的共生菌都会默认为"抗原"作出免疫反应，如果影响到适应性免疫系统，效果就可能跟打疫苗一样，适应性免疫细胞对抗原产生记忆，这些记忆可以维持数年甚至一生。婴童时代使用抗生素，导致免疫系统出现的某些变化，可能一生都无法改变或逆转[5]。

　　孩子过早接触抗生素有深远影响，那成年人呢？研究发现使用 7 天的抗生素（克林霉素）可以影响肠道菌群 2 年时间[6]。虽然也有研究发现在抗生素使用后 4 周，大部分肠道菌群可以回到之前类似的组合，但仍然有部分菌株在 6 个月后不能恢复到原来的状态[7]。

抗生素跟多种健康问题有关

　　我们很难对抗生素造成的健康问题进行对照组临床研究，因为这并不道德。但我们从流行病学研究和前瞻性研究已经发现抗生素的使用跟多种健康问题有紧密关联。

　　2015 年发表的对照组研究[8]分析了英国的一个大型流行病学研究的数据样本，当中 20 万名患抑郁症和 1.4 万多名患焦虑症患者，研究比较了他们跟健康对照组在使用抗生素的情况，发现使用过一个抗生素疗程抑郁症和焦虑症的风险增加 23%~25%，2~4 个抗生素疗程的风险增加 40%，5 个疗程以上的风险增加 56%。抗生素的使用跟抑郁症和焦虑症的风险成正比。

我们在第三章介绍过新西兰的一项临床研究，抗生素增加儿童长大后出现各种精神问题的风险[9]。研究跟踪了 342 名刚出生的孩子 2 年间服用抗生素的情况，之后在孩子 11 岁时再次跟踪他们的健康状况。发现在出生后 6 个月以前使用过抗生素的孩子，在 11 岁前出现 ADHD 多动症的风险是没有使用过的 4 倍！不但如此，6 个月前使用过抗生素的孩子，智力 IQ 显著低于其他组别孩子，而在 0~24 个月使用过抗生素的孩子，不但智力 IQ 低于没有使用过抗生素的孩子，而且在 11 岁前出现各种精神健康问题（多动、注意力不集中、冲动、认知较弱、焦虑、情绪问题）的概率都更高。这些风险概率，已经调整了各种干扰因素，包括家庭收入和是否母乳喂哺等因素。

2019 年加拿大学者发表的一项前瞻性队列研究[10]对使用抗生素和哮喘病例进行比对，研究人员分析了加拿大 BC 省的 2600 多名儿童，比对当中在 1 岁之前使用抗生素跟哮喘发病的关系。在 2000 年到 2014 年间，1~4 岁儿童出现哮喘的人数，每 1000 名儿童，减少了 7.1 例，到平均 20.2 例，下降了 26%。医生对该批儿童在 1 岁前时处方的抗生素数量也减少了，从每 1000 名儿童 1253.8 个处方下降到 489.1 个处方。仔细分析，服用过抗生素比没有服用过抗生素的儿童，出现哮喘的比例：没有服用过抗生素的是 5.2%，处方过 1 个的 8.1%，处方过 2 个的是 10.2%，处方过 3 个的 17.6%。所以在 5 岁前出现哮喘的风险跟 1 岁前处方的抗生素的剂量明显成正比，处方抗生素每增加 10%，患上哮喘的概率增加 24%。美国的回顾性研究也发现使用过抗生素的孩子患上哮喘和过敏性鼻炎的风险分别是没有使用过的孩子的 3.5 倍和 2.4 倍[11]。

多项研究发现婴童时代使用抗生素增加孩子长大后肥胖症的风险。2014 年美国发表的研究[12]包括了 6.4 万多名到过医院治疗的儿童样本，当中 69% 曾经在 2 岁前使用过抗生素，使用过抗生素的孩子出现肥胖症概率更高，使用过广谱抗生素的概率又再增加。2014 年加拿大也有类似的研究[13]，儿童在 1 岁前使用过抗生素，到 9 岁和 12 岁跟踪孩子的情况，也发现出现肥胖症的概率更高。

2019 年的一项研究[14]包括了超过 100 万名儿童样本，发现使用过抗生素的儿童比没有使用过的，出现食物过敏的风险增加40%。使用过抗生素的儿童更容易出现对奶类和其他食物过敏，使用抗生素次数多的相对风险也更高。使用过3次抗生素的儿童比没有使用过的对奶类过敏风险高78%，对其他食物过敏的风险高65%[15]。

怀孕期使用抗生素，增加孩子在1岁前出现食物过敏的风险2倍，也增加66%患上特应性皮炎的风险。孩子1岁前使用抗生素，增加173%在4岁前出现特应性皮炎的风险[16]。

上海科技大学在2020年对上海1.3万名儿童的研究[17]发现当中3000多名儿童在1岁前使用过抗生素，这些使用过抗生素的孩子都增加不同过敏性疾病的风险，肺炎风险增加44%，咳嗽风险增加46%，喘息风险增加44%，哮喘风险增加38%，食物过敏风险增加29%，过敏性鼻炎风险增加23%，一年内感冒概率增加3倍，干咳增加27%，特应性皮炎增加25%。1岁前接触抗生素对儿童的肺炎、哮喘、过敏等病症是个重大风险。

病例研究发现某些抗生素（氟喹诺酮类，例如莫西沙星）跟耳鸣可能有因果关系[18]。由于氟喹诺酮类抗生素的神经毒性，长期致残，导致主动脉破裂等的风险，极端情况只需要一剂已经足以产生毒性。美国FDA和欧洲药监局（EMA）警告医生除非其他药物尝试无效，不要对尿路感染，咽炎和支气管炎使用有关抗生素，因为风险大于帮助[19]。

使用抗生素对肠道和健康最具深远的影响，可能是造成小肠真菌过度生长（SIFO）。抗生素减少肠道中细菌数量，破坏了菌群平衡，而真菌不受抗生素的影响，有机会借机增殖。有临床研究对健康受试者测试过抗生素对肠道真菌的影响，30名受试者分别使用抗生素（左氧氟沙星，莫西沙星），8~10天之后分析粪便样本，发现肠道中念珠菌显著增加，停药后1周还是多于基线的念珠菌数量[20]。约25%找不出原因的消化疾病患者都存在SIFO，而最普遍的SIFO病症是胀气、消化不良、恶心、腹泻、放屁和打嗝等[21]。理论上可以使用抗真菌药治疗SIFO，但临床上根本没有把握可以清除肠道真菌，很多抗真菌药都有肝毒性，真菌可以形成生物被膜，在生物被膜的保护罩下抗真菌药无效[22]，而真菌可以从友善的酵母状态切换为狰狞的菌丝状态，在真丝状态真菌牢牢地植根于肠道难以清除，真菌在恶劣不适合增殖的环境还有假死的冬眠状态，当环境"改善"例如精制碳水化合物食物经过肠道增，真菌便快速复活和增殖。使用抗生素和质子泵药物都是把这个"易请难送"的恶魔请到肠道的风险因素。严重的真菌感染（念珠菌血症，candidemia），尽管在针对性治疗情况下，死亡率仍高达 43%[23]。

抗生素处方过度

美国处方的抗生素 30% 是非必要的，导致每年过度处方了 4700 万剂抗生素。2015 年美国疾病预防控制中心推动"对付抗生素抗药性行动"，该行动定下目标，需要减少抗生素处方剂量 50%。

一般感冒不需要使用抗生素逐渐为大众认识。但感冒引起的急性支气管炎大众还是觉得需要吃抗生素加速康复速度。支气管炎的症状包括持续咳嗽，很多时是病毒而不是病菌引起，尽管有时在支气管炎患者身上发现病原细菌，抗生素对急性支气管炎也是没有帮助的[24-25]，美国疾病预防控制中心的临床指引不建议医生对急性支气管炎使用抗生素，而且说明非常清楚，当没有并发症，无论咳嗽多长时间都不应该使用抗生素，如果怀疑是百日咳（pertussis），指南补充这其实较少出现，应该在使用抗生素前确认什么细菌存在[26]。但在清晰的说明下，美国仍然有 60%~70% 的支气管炎被处方抗生素。美国疾病预防控制中心锁定感冒和支气管炎是抗生素过度使用的"重灾区"[27]。

喉咙发炎是另一个被认为需要使用抗生素的症状。荟萃分析包括了 26 个临床研究[28]，一共 1.2 万多名患者，发现抗生素只轻微改善症状，如果链球菌是病因，抗生素的作用较大，但整体抗生素的帮助非常有限，研究发现抗生素缩短康复时间不到一天，只有 16 小时。

抗生素对急性鼻窦炎也没有多少帮助。2008 年的荟萃分析[29]包括了 2500 多名患者样本，发现医生凭临床症状无法确认究竟哪个患者适合使用抗生素，研究的结论是尽管患者反映急性鼻窦炎症状已经持续 7~10 日，抗生素还是不应该使用。

2015 年山东大学发表的调查研究[30]访问了 188 名县级医院及以下的医疗

机构的医生，当中 83% 接受过抗生素使用的培训，而且大部分是在最近三年内接受有关的培训，只有 2% 的医生表示自己会给感冒病症的患者处方抗生素，87% 的医生表示尽管感冒患者坚持也会拒绝处方抗生素。但尽管如此，期间被诊断为只有感冒病症的 1590 病例，超过一半（55%）却被处方抗生素……而镇级医疗机构的医生（77%）比县级医院医生（44%）处方更多的抗生素。从这个调查我们可以看出"知易行难"的道理。

牙医也经常处方抗生素，2020 年中山大学第一附属医院[31]，通过问卷调查了 164 名广州的牙医，发现牙医对牙周炎、牙髓坏死和手术后预防感染上普遍处方抗生素（阿莫西林，甲硝哒唑）。牙医在牙髓坏死情况下使用了毫无帮助的抗生素，使用的剂量和时长很多都不对，也有在不需要抗生素的情况下处方抗生素。西班牙也有类似的发现，大部分牙医都过度处方抗生素，对于何时应该处方抗生素缺乏认知[32]。中东国家在 2020 年发表的回顾性队列研究[33]发现当地牙医处方的抗生素 27.8% 都是没有必要的。众多国家的研究学者对当地牙医错误和过度处方抗生素的问题都非常不满，当中可能土耳其措辞最直接，指出当地牙医随意（arbitrary）和没有必要地（unnecessary）处方抗生素，当地牙医选择使用抗生素普遍都是非理性的（irrational）。

老百姓滥用抗生素

世界卫生组织将"自我药疗"定义为消费者使用处方药物处理其自己意识到的不适或症状。中国老百姓普遍存在自我药疗的现象。国家卫生健康委员会（原卫生部）2009 年发布的调查数据显示我国新发病例未就诊者比例为37.6%，其中 70% 的未就诊患者通过自行服药或药店购药等方式对疾病进行治疗。其中自行使用抗生素是自我药疗不当的主要处方药[34]。

2021 年发表的一项荟萃分析[35]包括了 11 项横断研究一共 5000 多名来自包括印度、老挝、尼泊尔、巴基斯坦、斯里兰卡、也门、危地马拉、尼日利亚等发展中国家的人群样本，发现发展中国家的老百姓通过非处方途径自行使用抗生素作自我药疗的现象非常普遍，平均达到 78%，当中女性使用非处方抗生素是男性的 2 倍。

哈佛医学院等在 2020 年联合发表的一项研究[36]包括了我国 6 省一共 2800 多名大学生样本，当中 33.4% 自我诊断患感冒，这些人中有接近一半（48.8%）自行使用非处方来源抗生素"治疗"，而看医生的大学生中，25% 会给医生压力让医生处方抗生素，研究人员认为大学生对抗生素的认识不足导致抗生素滥用。研究同时认为，基于大学生比一般老百姓的教育水平高，而且年轻和更健康，普罗大众的抗生素滥用很可能更为严重。

伦敦大学和浙江大学在 2021 年发表的研究调查[37]统计了 3100 多名家长对孩子自行诊断感冒，当中 46% 让孩子使用非处方抗生素。因为感冒看医生的孩子，54.8% 被处方抗生素，又有 7.7% 看医生的家长要求医生处方抗生素，索要抗生素的近八成（79.4%）成功获得处方抗生素。

香港大学和浙江大学等在 2018 年发表的研究调查[38]对我国 6 个省区一共 1800 多名医学院学生的调查，当中 29% 在过去一个月出现小病，当中 27% 自行使用抗生素，21% 看医生，看医生的又有 58% 被处方抗生素。调查也发现，医学院学生中，15% 在过去一年自行使用抗生素作为"预防"发病的使用，另外 15% 的医学院学生主动要求医生处方抗生素。医学院学生有 64% 在自己宿舍留有抗生素"存货"，57% 会到药房买非处方抗生素。

医学院学生都抱怨药理学是信息过载的一门学科，而其中的抗生素章节更是"终极药理学记忆挑战"[39]。2020 年西班牙发表的系统性回顾[40]包括了 22 项研究，发现 41%~69% 的医学院学生认为抗生素对感冒等高频感染类疾病有帮助，虽然高年级的学生对抗生素过度处方的认知相对较多，但对抗生素的缺乏认识在不同年级的医学生都没有分别，研究人员认为我们将来的医生对高频感染类疾病（感冒）的认知不足，建议加强对医学院学生关于抗生素的培训。

▫ 本章小结

1. 抗生素并非万能，相反，很多大众认为使用抗生素的场景，抗生素都是无效或帮助甚微的；

2. 非必要不要使用抗生素，因为使用抗生素都有健康代价；

3. 不要非处方使用抗生素，不要自己到药房买抗生素，不要把上次剩下抗生素作为"家居必备"的保健药物；

4. 病毒感染例如感冒和一般咳嗽等，不需要使用抗生素，就算是细菌感染的某些疾病，例如咽炎，抗生素的帮助都是甚微，不值得付出使用抗生素的健康代价；

5. 不要要求医生处方抗生素，不要给医生压力；

6. 牙龈发炎等普通口腔问题，一般使用消毒漱口水，或休养几天等可能足以舒缓有关炎症，不需要为使用抗生素付出健康代价；

7. 每一次使用抗生素，无论正确使用还是误用，对肠道都是一次重大伤害，肠道菌群需要很长时间才有机会恢复，而且不一定能恢复。

第十九章
钠和盐

欧洲食品安全局的专家组在 2019 年发表的科学意见 [1] 参考了最新的研究，得出成人每天只需要 2g 的钠就足够，世界卫生组织（WHO）同样建议少于 2g 的钠 [2]，而美国心脏协会建议的是少于 2.3g，但进一步建议高风险成人都应该控制量在 1.5g 内视为理想摄入水平 [3]。可惜大部分人每天摄入大概 3.6~4.8g 的钠，严重超标。

天然食物中的钠来源只占我们每天摄入量的 21%，其余都是添加的钠，包括了盐和谷氨酸钠，也就是味精。钠盐含的钠大概是 40%，也就是 5g 的钠盐就等于 2g 的钠，而味精的谷氨酸钠大概含 13% 的钠。

世界卫生组织非常关注钠盐摄入的问题，官网上有关于盐的"辟谣"。包括：

1. 天气热的时候出汗多，需要增加盐的摄入？ 回答：其实汗水中流失的盐极其有限，潮湿炎热时你需要多喝水不是摄入更多的盐；

2. 海盐因为是天然的所以比精制盐更有益？ 回答：不论什么来源的盐，都对健康无益；

3. 无盐就没有味道啊？ 回答：人的味蕾可以适应，适应后更能享受食物中的天然味道；

4. 老人才需要限制盐？ 回答：所有年龄的人摄入过多的盐都会升高血压；

5. 摄入盐过少不利健康？ 回答：摄入盐不足实在太难了，日常食物处处都是盐。

我们的肾脏可以调节维持人体血压，但当钠摄入过量或排出不足，调节机制便失效。长期摄入过多的钠导致身体出现各种健康问题，过量的钠导致血管出现氧化应激，炎症和血管内部功能受损，称为血管毒性，过量的钠也证明会升高血压，增加心血管病风险 [4]。近年对钠的研究也发现，多年来认为钠的代谢排出只经过肾脏的理解是不完整的，肠道同样排出膳食中过量的钠，影响肠道菌群的平衡，干扰免疫系统，对自身免疫系统疾病可能不友好。

高血压

钠是细胞外液阳离子，有助维持身体的"液体稳态"（fluid homeostasis）。肾素 - 血管紧张素 - 醛固酮系统（renin-angiotensin-aldosterone，简称RAAS）是肾脏调节维持人体血压、水和电解质的调节机制，通过调节钠的排出控制细胞外液的量，同时调节血压。钠的排出受到严格控制，从而保持血清钠在正常水平。但当钠摄入过量或排出不足，RAAS调节系统便失效。

钠也介导免疫系统增加炎症导致高血压。钠盐通过骨髓细胞（myeloid）和免疫 T 细胞，分别影响先天性免疫系统和适应性免疫系统，导致身体炎症。"血管紧张素 II 抗体"（Ang II）是一种血管活性肽，促进肾脏对钠的再吸收，膳食中的盐过多，Ang II 会增加，导致骨髓细胞极化为促炎症的巨噬细胞 M1，释放大量的致炎症细胞因子，导致氧化应激损害血管的内皮细胞，最终导致高血压。高盐同样促使免疫 T 细胞极化为促炎症的 Th17 细胞，压抑消减炎症的Treg 细胞，增加身体炎症和氧化应激[5]。

膳食中的盐导致高血压，但不是所有高血压患者都对盐同样敏感，据研究统计，大概 50~60% 的高血压患者对盐敏感，也就是减少摄入盐分可以缓解这部分患者的高血压，而高龄人群对盐的敏感度会增加，有代谢性疾病和肥胖人群对盐的敏感度也同样增加。增加含钾丰富的蔬菜水果也可以更好平衡盐中的钠[6]。

Intersalt 是一项关于盐和血压的横断研究[7]，分析了 1 万人的尿液样本，发现盐的摄入越多，高血压的风险就越大，尿液排出的盐越多（反映盐的摄入量），血压就越高，而血压增加在中年人中相对年轻人更为显著，该研究的证据支持对大众建议减少摄入盐以降低血压水平。

大型干预研究（TOHP 研究）同样发现减少盐的摄入可以降低血压[8]，2000 多名在高血压临界点的受试者（舒张压 80~89mmHg）参与了减盐和生活习惯调整的干预研究，如果把减肥和其他生活习惯的效果分开考虑后，在 6 个月的减盐临床试验后，受试者血压中的舒张压平均降低了 0.9mmHg，收缩压降低了 1.7mmHg。

以蔬果和全谷物为主，减少红肉摄入的得舒（DASH）饮食是专为高血压设计的，如果实行 DASH 饮食，再把盐减到最低，这可能是降低血压最有效的方法[9]。研究人员对 412 名收缩压在 120~160 mmHg，舒张压在 80~95 mmHg 的亚高血压和高血压患者，进行 3 个 30 天的饮食干预试验，受试者分别进食不同钠盐含量的 DASH 饮食和普通饮食。试验期后，DASH 饮食（不减钠）可以降低血压（-6.6mmHg），而同样的 DASH 饮食（-4.9mmHg）或普通饮食（-8.3mmHg），减少钠盐的摄入同样可以降低血压，但降低血压最佳的饮食是低钠的 DASH 饮食（-11.5mmHg）。

重庆医科大学在 2021 年发表的一项临床研究[10-11]让 39 名高血压患者用低钠（钠 18%，钾 35%）盐替代普通钠盐，8 周后受试者的收缩压（-16mmHg）和舒张压（-5.5mmHg）都显著减少，受试者血液中的钠减少，而钾则增加。

所以高血压患者，只需要减少钠盐的摄入量，减少腌制或高钠加工食物例如培根、香肠、火腿等，都足以改善高血压。

心血管病

上文提到的大型干预研究 TOHP，研究人员之后跟踪了受试者 20 年的时间，在 2016 年哈佛医学院发表了跟进研究[12]，减盐干预组的受试者在 25 年间累计出现心血管事件风险降低 25%，而且盐的摄入跟全因死亡率是线性关系，摄入的盐越多，全因死亡率就越高，就是摄入的盐在低水平，盐还是增加全因死亡率。

2009 年发表的一项荟萃分析[13]包括了 13 个研究一共 17.7 万人的样本，当中有 1.1 万起心血管事件发生了，摄入盐较多会显著增加中风和心血管病风险。

2012 年迈阿密大学发表的一项队列研究[14]跟踪了 2600 多名年龄平均在 69 岁的人 10 年时间，期间出现了 235 起中风事件，发现每天摄入多于 4g 盐的，相对少于 1.5g 的人，出现中风的风险多 2.59 倍，而每增加 500mg 的盐摄入量，中风风险增加 17%。该研究一个可圈可点的地方是基线受试者都没有高血压，所以研究剔除了高血压导致中风的干扰因素，也的确发现期间中风事件跟高血压没有关联性，反映摄入盐的量是中风发生的独立风险因素。

2020 年的交叉临床研究[15]以 11 名血压正常的成年人作为研究对象，他们分别使用低钠（1.5g），高钠（5.5g），含有芝士和没有芝士的膳食，试验期分为 4 个 8 天。比对了不同饮食对"血管内皮依赖性舒张功能"（EDD）的影响，EDD 反映血管的健康，EDD 的功能障碍一般出现在高血压之前。研究人员发现高钠食物影响 EDD 的功能，降低了血管对胆碱（副交感神经）的舒张敏感度，但低钠饮食却不影响，但含奶制品芝士的饮食可以减少氧化应激反应，抵消高钠食物对 EDD 的影响，降低高血压的风险。研究的结论是包括奶制品，特别是芝士在高钠饮食中，可以对血管有保护作用。

慢性肾脏病

在 2020 年，美国国家肾脏基金会（NKF）肾病预后质量倡议（KDOQI）发布《KDOQI 慢性肾病营养临床实践指南 2020 更新版》，建议慢性肾脏病（CKD）的 3~5 期患者，应该把钠的摄入量控制在少于 2.3g 的水平[4]。

2012 年的队列研究[16]包括了 1770 名需要透析的末期 CKD 患者，发现患者的钠摄入量越高，需要透析的频率也越高，而且跟患者较高死亡率有关联性。

2016 年的前瞻性研究[17]包括 3900 多名 CKD 2~4 期患者，同样发现钠摄入多跟 CKD 的病情进展有关联性，CKD 病情进展定义为末期 CKD 和肾小球滤过率（eGFR）退化 50%，钠摄入高于 4.48g，对比摄入少于 2.68g 的，病情进展风险增加 54%，全因死亡率增加 45%。

在 2017 年的临床研究中[18]，荷兰 4 家医院的 138 名中度肾功能退化的患者作为研究对象，67 名干预组受试者接受了减钠饮食的培训后，在干预期的 3 个月内成功减少了钠的摄入量（-0.69g），试验期后，干预组受试者除了血压降低外，尿蛋白也减少了。2020 年同样的荷兰学者对 4 家医院 CKD 的 1~4 期患者进行的对照组临床研究[19]，也发现培训患者减钠饮食的 3 个月期间，患者摄入的钠减少了，血压也降低了，但试验结束后的 6 个月跟进期后，患者的钠摄入量回到原来水平，患者的血压也回到干预前水平。研究结果令人失望，

CKD 患者无法坚持低钠饮食。

总结控盐饮食跟 CKD 的关系[20]，2021 年发表的荟萃分析包括了 21 个临床研究，一共近 1200 名受试者，结论是有非常强的证据显示，控盐饮食可以降低早期 CKD 患者的血压和白蛋白（减少 36%），如果患者能坚持长期进行控盐饮食，患者可以显著减慢 CKD 病情进展和降低心血管病风险。所以对于 CKD 患者，控盐饮食毫无悬念，但贵在坚持。

胃癌

流行病学研究发现高钠饮食跟胃癌有很大关联性。2004 年日本国立癌症研究中心发表的前瞻性研究[21]包括了 3.9 万名 40~59 岁的人群样本，跟踪了这些人 11 年的时间，期间发生了 486 起确诊的胃癌事件，钠盐的摄入跟胃癌的发生率有剂量上的关系，盐摄入越多，胃癌发病风险也就越高，对高风险人群，限制盐和咸的食物是实际可以预防胃癌的策略。

韩国也有类似的对照组病例研究[22]，当地 2 家医院的 440 个胃癌病例，对照 485 名健康人群，发现吃面条和饺子较多的，跟胃癌发病有关联性，研究发现韩国的面条和饺子都是高钠的，多吃面条和饺子这些加工食品等于摄入较高的钠，研究人员建议减少吃面条和饺子这些高钠的加工食品。

意大利学者发表的一项荟萃分析[23]包括了 10 个队列研究，一共 26.8 万的人群样本，发现高钠饮食增加 68% 胃癌发病风险，而且有剂量关系，钠摄入越多，胃癌风险就越大。

葡萄牙学者做了一个分析[24]，用 1990 年全世界各国的钠摄入量跟 2010 年胃癌关系算出了"人群归因危险度"（population attributable factor），推算了 2030 年中国和东亚国家仍然是因为钠盐摄入过多导致的胃癌高发的国家。

自身免疫系统疾病

2018 年包括美国国立卫生研究院、柏林健康研究院、麻省理工学院等 20 多所高校和研究机构的研究人员共同在《自然》发表一项研究[25]，证明膳食中的盐改变我们的肠道菌群，通过影响免疫细胞的成熟转化，增加免疫系统相关疾病的风险。该研究从动物实验开始，发现高盐饮食减少了小鼠肠道的乳杆菌，促使免疫 T 细胞往促炎症的 Th17 细胞转化，而补充乳杆菌可以保护小鼠减少 Th17 的细胞转化。研究接着进行了一个先导性临床研究，让健康受试者进行14天的高盐饮食，同样发现高盐食物（6g一天）减少受试者肠道乳杆菌，增加 Th17 细胞的转化，同时增加受试者的血压。

盐影响免疫系统，钠直接促使免疫 T 细胞（CD4+）往 Th17 致炎症细胞转化，钠也影响肠道菌群，减少肠道中的乳杆菌，减少抑制炎症的短链脂肪酸的产生，短链脂肪酸抑制 Th17 的转化，肠道菌群的改变进一步促使 Th17 的增加。Th17 与多种自身免疫系统疾病的病情发展有关系，包括类风湿性关节炎、红斑狼疮、克罗恩病、多发性硬化症和银屑病[26]。

2015 年的纵向研究[27]以 8 名健康受试者作为研究对象，他们连续约 7 个月分别每天摄入不同分量的盐（12g，9g，6g），试验期后发现，摄入较多盐的受试者，血液中的免疫单核细胞显著较多（12g 的盐），而且多种致炎症细胞因子也增加。高盐饮食会导致过度的免疫反应，破坏免疫稳态，而减少盐的饮食，可以改善免疫系统。

2015 年的队列研究[28]包括了 1.8 万多的人群样本，当中包括 392 名类风湿性关节炎（RA）患者，发现高钠摄入的人群，RA 发病风险更高。2017 年的病例对照组研究[29]比较了 24 名 RA 患者和健康对照组，也发现 RA 患者摄入的钠比对照组更高。2015 年的另一项病例对照组研究[30]没有发现所有钠的摄入量跟 RA 的发病有关联性，但发现吸烟人群摄入钠较多，增加 RA 的发病风险。2016 年另一项瑞典学者的研究同样发现吸烟加上高钠增加 RA 发病风险[31]。

2015 年的观察性研究[32]跟踪了 70 名多发性硬化症（MS）患者 2 年，发现患者摄入的钠跟病情严重程度有关，中度的钠摄入比较低量的患者，风险增加 2.75 倍，高钠摄入量增加 3.95 倍。研究的结论是摄入高钠跟 MS 的临床病情活跃度有关联性，风险增加 2.26 倍。

钠摄入过少也会导致健康问题，包括增加钙镁的流失[33]。严重缺钠可能导致脑水肿[34]。但正如世界卫生组织的意见，现代饮食中钠是无处不在，缺乏盐的概率是很低的，大家都需要控盐和减钠。

♪ 本章小结

1. 盐和加工食品都含有大量的钠，钠的摄入过多导致身体不同的健康问题。

2. 钠的摄入量不应该超过 2~2.3g（5~5.75g 的盐），包括味精和加工食品中含的钠；

3. 控盐改善高血压效果非常直接明显；

4. 降低钠的摄入，不仅降低血压，本身是独立因素降低心血管病风险；

5. 慢性肾脏病患者降低钠的摄入，不但改善高血压，同样可以减少尿蛋白，延缓病情进展；

6. 钠的摄入跟胃癌的发病有关联性；

7. 钠的摄入可能跟多种自身免疫系统疾病有关，自身免疫系统疾病患者摄入钠需要谨慎。

第二十章
坚 果

吃零食也可以越吃越瘦，但可能仅限于坚果。100 多名肥胖的女性受试者在 2014 年进行了一项节食临床试验[1]，她们分了两组，每天摄入的卡路里都减少了 30%，但其中一组添加了每天 50g 的杏仁（又称扁桃仁）。在 3 个月的试验期后，两组受试者的体重都减低了，没有吃坚果的一组受试者的腰围缩小了 4cm（-3.6%），而每天吃杏仁的受试者，腰围竟然缩小了 12.4cm（-11.6%）！吃零食还可以改善身材，可能只有坚果可以。已经有研究发现，适量吃坚果不会增加体重，但可以缩小腰围和减少体脂[2-4]。

坚果对改善健康有好处，得到不少流行病学和临床研究的支持，也有临床指南建议把坚果加到餐单上，但坚果种类繁多，含有大量的脂肪，究竟是否健康呢？

"坚果"主要为树上长的果皮坚硬的种子，包括杏仁（扁桃仁）、核桃、开心果、腰果、巴西坚果（鲍鱼果）、榛子和碧根果（美国山核桃）等，但有时也包括豆科植物例如花生。

树坚果的卡路里都差不多，一小包大概 28g 的坚果含 150~200 卡路里不等，看起来不少，但干预临床研究没有发现吃坚果会增加体重，反而可以降低胆固醇和甘油三酯，主要原因可能因为坚果卡路里的生物有效性（bioaccessibility），吃进去多少跟吸收多少是两回事，由于坚果的结构，人体吸收坚果的卡路里较少，所以很多时候不能按含多少卡路里算出吸收了多少卡路里，以杏仁为例，以理论卡路里（Atwater factors）推算人体吸收，高估大概 32% 卡路里的吸收[5]。另外的原因是坚果含多酚类、维生素 E 和其他抗氧化物和营养素，对缓解炎症和降低体脂都有帮助。[6]

每 100g 的坚果含 3~6g 的蛋白质，1~3g 的膳食纤维。但脂肪占坚果的比例是最高的，超过 60% 的卡路里都是脂肪，除了核桃和松子以外，其他大部分坚果的脂肪最多为单不饱和脂肪[6]。关于健康的脂肪分布，不同的数据差异较大，所以只作简单参考，看完本篇的临床研究后，你也会发觉这些脂肪分布对选择吃什么坚果跟健康没有太大指导意义，例如巴西坚果，脂肪分布不突出，但它含丰富的硒，所以有很好的抗氧化能力，核桃含较少的单不饱和脂肪，看似不太理想的脂肪分布，但抗衰老能力很强，而且大部分临床干预研究都没有发现坚果吃多了会胖。

不同坚果的多酚含量略有差距，但基本上一致（表 20.1）[7]。

表 20.1　不同坚果的多酚含量

坚果多酚含量（mg GAE/100 g）	美国农业部	Phenol-Explorer
杏仁	418	287
巴西坚果	310	244
腰果	269	233
榛子	835	687
夏威夷果	156	126
碧根果	2016	1816
松子仁	68	58
开心果	1657	1420
核桃	1556	1576

2017 年苏州大学学者发表的一项流行病学研究[8]包括了 18 个前瞻性研究，一共 8 万多人的样本，发现吃坚果减少 19% 全因死亡率，但不是简单的线性关系，一次吃 12g，每周吃 3 次，这个剂量之上死亡率就没有再降低了，所以坚果可以减少死亡率，但不需要吃很多已经可以达到效果。2020 年同济医学院附属医院发表的荟萃分析包括了 33 个研究一共 5 万个癌症病例，发现吃树坚果（不包括花生）的量跟患上癌症的风险有反向关系，每增加 20g 的树坚果，患癌症风险降低 10%[9]。

但必须提示的是，部分人会对树坚果和花生过敏，人数还不少，不同国家和年龄段的统计会有不同，但对树坚果过敏的人约 0.05%~4.9%，花生过敏的约 0.5%~3%，跟其他食物的过敏不同的地方，对坚果过敏很多时候不会因为随着年龄增加而消失。过敏是身体免疫系统急性反应，可能导致严重急性过敏性反应（Anaphylaxis）。是否过敏可以通过检查免疫球蛋白 E（IgE）确定，皮肤检测（SPT）或血液检查两个途径都可以。坚果间的交叉过敏非常普遍，34%对花生过敏患者可能对其他坚果过敏，树坚果之间的交叉过敏的比例可能更高[10]。如果对任何一种坚果过敏，吃没有吃过的另一种坚果，都需要谨慎，除了避开过敏的坚果，没有很好的其他办法了。

心血管病

吃脂肪多的坚果，降低胆固醇，这对很多人都算是"反常识"的，这就是人类临床研究证据的重要之处。2017 年美国塔夫茨大学医学院发表的一项荟萃分析[11]包括了 61 项关于树坚果的临床研究，一共 2500 多名受试者样本，发现树坚果可以降低总胆固醇 4.7 mg/dL、低密度胆固醇 4.8 mg/dL、甘油三酯 2.2 mg/dL，而每天吃超过 60g 的坚果的效果较为明显。吃哪种坚果的种类不是太重要，但吃足够坚果却是重要的。

2018 年发表的大型地中海饮食干预临床研究 PREDIMED[12]，7000 多名心血管病高风险受试者，在平均 4.8 年间进行地中海饮食干预时期中，每天添加了 30g 的坚果（15g 核桃，7.5g 榛子，7.5% 杏仁），相对于只实行低脂饮食的对照组，每天实行地中海饮食并添加坚果的受试者，减少了 28% 的心梗、中风和因心血管病死亡风险。

在 2015 年的临床试验中[13]，60 名血脂偏高但健康的受试者接受改变生活习惯的干预试验，当中一半的受试者每天额外添加 40g 的开心果。3 个月的试验期后，只进行生活习惯干预的一组受试者，他们的身体没有什么改善，但吃开心果的一组，他们反映健康的高密度胆固醇显著增加了，而且低密度胆固醇减少了，空腹血糖也改善了，血流介导的舒张功能也提升了，反映血管僵硬度有改善。吃开心果不但改善血糖和血脂，还可以改善血管僵硬度和血管内皮功能，同时降低糖尿病和心血管疾病的风险。

2015 年在《美国心脏协会杂志》发表的一项临床研究也发现同样卡路里和宏量营养比例的零食，杏仁取代了松饼可以降低低密度胆固醇的水平，改善胆固醇比例，减少内脏脂肪，可以预防心血管病的发生[14]。

肥胖与内脏脂肪

尽管坚果含大量的脂肪，但流行病学研究支持多吃坚果，不但不会增加内脏脂肪，反而减少了内脏脂肪。为期 3 年的临床研究中，没有发现吃坚果增加的卡路里对体重有影响[15]。增加坚果的饮食跟腰围的缩小有相关性[16]，荟萃分析更发现坚果吃的多的人，腹部肥胖的风险可以降低 58%[17]。

其他临床研究有类似发现。2021 年一项荟萃分析[18]包括了 105 个临床试验，一共 6000 多名受试者，发现坚果对体重没有影响，既不会把你吃胖，也不会让你吃瘦。但增加某些坚果的饮食可以减少内脏脂肪，缩小腰围。坚果中，杏仁对减腰围的效果最为显著，而且也有临床研究发现杏仁可以降低体重。而且对肥胖和心血管病患者，坚果可以显著缩小腰围。

2020 年发表的另一项荟萃分析[19]包括了 28 个全都是关于杏仁的临床研究，发现吃杏仁可以减肥和缩小腰围，体重平均减少 0.38kg，体脂减少 0.58kg。但腰围只缩小 0.6cm，效果不算显著。

血糖稳态

2013 年的一项临床研究[20]把 137 名有糖尿病风险的受试者分成多组接受试验，分别在正餐时吃点杏仁或不吃杏仁，零食时段吃杏仁等。在 4 周的试验期后，正餐中添加了杏仁的人，餐后血糖降低，但最佳效果的还是吃杏仁作为零食，可以增加饱腹感，减少全天摄入的卡路里，而且增加了受试者的维生素 E 水平，但受试者的体重并没有因为每天增加了 250 卡路里而增加。

对于已经患有糖尿病的人，吃开心果可能有益。在 2014 年的临床试验中[21]，48 名糖尿病患者接受 12 周的干预试验，每天吃 25g 的开心果，代表中期血糖水平的 HbA1c 减少了 0.4%，空腹血糖减少 16 mg/d。开心果可以改善糖尿病患者的血糖、血压和炎症指标。

再看一下糖尿病患者吃了另一种坚果核桃之后的情况。55 名肥胖的糖尿病患者接受为期一年的临床试验[22]，所有受试者都被建议进行低脂肪饮食，但干预组添加每天 30g 的核桃，两组受试者的体重在一年试验期后都降低了 1~2kg，而且效果都在试验后第 3 个月已经出现，但只有吃核桃的人，改善了胰岛素敏感度，降低了糖尿病风险。

抗衰老

当我们关注如何使用外用护肤品"抗衰老"，或者花大钱买补充剂之余，我们可能应该先吃点坚果。

人的衰老标志物有多个，其中之一是细胞染色体的"尾巴"– 端粒（telomere），而计算白细胞端粒（leukocyte telomere）是其中一个老化指标，细胞的端粒在人的老化过程中不断缩短，短到一定程度，细胞不能再分裂，只有死亡。端粒越短，意味着你距离死亡的日子可能越来越近了。2018 年发表的一个临床研究[23] 对我们了解衰老有重要的启示，因为这是一个干预研究，而且持续 2 年之久。研究人员招募了 149 名健康的老年人，年龄介于 63~79 岁，当中 80 名在两年时间内每天的卡路里摄入有 15% 来自核桃，对照组的老人的饮食则随意。在研究的开始时，两组受试者的白细胞端粒的基线数值都经过检查，用来比对 2 年后的情况。结果发现啥都不干的对照组，白细胞端粒从基线的 7.36kb 缩短到 7.06kb，减少了 4.1%，而每天有幸免费吃核桃的干预组，白细胞端粒从基线的 7.064，到了 2 年后的 7.074，轻微差异可能只是统计上偏差，基本上没有缩短。每天吃核桃可以减慢老化。

核桃跟其他坚果的主要分别在于它含有较多的多不饱和脂肪，当中 n-6/n-3 比例是 4∶1，对于高于这个比例的人群，核桃提供的植物源 n-3 脂肪酸，可以有效平衡 n-6/n-3 的比例[24]。

坚果也可以改善老化有关的认知退化，但对没有出现大脑退化的人，坚果不能改善认知能力。在 2020 年同样以核桃作为干预手段、同样为期两年的大型临床干预研究中[25]，708 名 63~79 岁的健康老年人作为研究对象，干预组每天 15% 的卡路里来自核桃，试验期后，通过 MRI 脑部扫描发现，在使用短期记忆时，部分对照组受试者需要更大的努力，也就是脑部效率在对照组中降低了。每天吃核桃可能可以延迟高风险的老年人的认知退化。

另一项研究有类似的发现，2016 年发表的临床试验[26] 以 31 名平均 77.7 岁轻度认知障碍（MCI）的老年人作为研究对象，受试者连续 6 个月每天补充 5g 的巴西坚果，试验期后他们血液中硒的水平显著提升，硒是人体的抗氧化物。受试者的语言能力流畅度和构建能力测试（Constructional Praxis）两项跟认知障碍的指标都显著改善。

BDNF（脑源性神经营养因子）是神经营养素，我们可以理解 BDNF 是脑细胞的肥料加保护剂，可以促进脑细胞生长和保护脑细胞受到氧化应激时有更强的抵御能力，在实验室把 BDNF 添加到神经元中，在显微镜下可以看到细胞的突触会伸长，增加细胞间的联系，BDNF 的减少跟老化有关的认知退化和抑郁症都有显著关联性。西班牙拉斯帕尔马斯大学的研究人员，分析了 243 名年龄在 55 岁至 80 岁之间的抑郁症患者，这批受试者被随机分到三个饮食组之一：基本的低脂饮食、地中海饮食再额外补充初榨橄榄油或地中海饮食再额外增加每日 28g 一份的混合坚果：核桃、杏仁和榛子，受试者遵循他们的饮食方式 4 年，他们每 3 个月与有经验的营养师会面获得指导，在 3 年后研究人员比较了每个受试者的 BDNF 水平与他们开始试验前的水平，他们发现遵循地中海饮食的患者的 BDNF 水平高于仅吃低脂食物的患者。但那些实行地中海饮食并每天额外添加少量坚果的人，比其他人有显著更高水平的 BDNF，对在试验开始时已经出现抑郁症状的患者，BDNF 的增加更为显著，抑郁症状相应下降[27]。

抗衰老对于女士们可能更多在皮肤，在加州大学戴维斯分校在 2019 年发表的前瞻性对照组研究中[28]，28 名中年女性受试者连续 16 周每天 20% 的卡路里来自杏仁，试验期后发现受试者的皱纹显著减少。研究认为杏仁可能通过抗衰老作用减少皱纹。同一个研究团队在 2021 年发表另一项前瞻性对照组试验[29]，这次受试者是 56 名中年女性，在 24 试验期后，吃杏仁的干预组不但皱纹显著减少（-16%），而且皮肤变白了（-20%）。研究认为杏仁含有的维生素 E 和维生素 B3 都对减少皱纹和美白有帮助，但强调全食物有很多物质也可能有帮助，不能只注重个别维生素。需要注意的是两项研究的对象都是肤质类型（Fitzpatrick skin type）的 1 型和 2 型，也就是皮肤基底比较白的容易被晒黑晒伤的，所以对天生皮肤就黑的人，可能杏仁的美白效果和减皱纹效果不一定有用了。但美国加州大学洛杉矶分校也有对亚洲女性进行研究，同样发现吃杏仁可以保护亚洲女性的皮肤，减少紫外线的伤害[30]。

如果皮肤是女士们最关心的衰老指标，下面这个指标可能是男生们关心的了。2012 年美国加州大学洛杉矶分校的一项饮食干预试验[31]将 59 名 21~35 岁健康男性分到干预组，每天吃 75g 的核桃，12 周试验去后，他们的精子的活力（vitality）、运动性（motility）和形态学（morphology）都有显著改善，不吃坚果的对照组没有变化。在 2018 年另一项类似的研究中[32]，119 名年龄在 18 至 35 岁之间的健康男性随机分为两组，一组每天在正常饮食中加入 60g 混合坚果，而另一组没有改变他们的饮食。结果显示，坚果组的精子质量得到了改善：精子数量（count）、活力（vitality）、运动性（motility）和形态学（morphology）都有显著改善，分别提高了 14%、4%、6% 以及 1%。2019 年一项对 83 名健康男性的对照组干预试验[33]发现每天吃 60g 混合坚果，14 周后吃坚果的受试者表示自己的性高潮功能（orgasmic function）和性欲都得到显著提升。

炎症和氧化应激

在 2009 年一项交叉临床试验中[34]，受试者分别食用杏仁、核桃和没有坚果的一餐。研究发现无论是杏仁还是核桃，都可以增加受试者餐后的多酚浓度和抗氧化能力，两者比较则核桃增加的多酚类浓度在餐后更多更持久，但杏仁在抗氧化能力上比吃核桃更显著。

当坚果配合饮食调整之后，坚果可以降低炎症[35]。在 2013 年的交叉组临床研究中[36]，糖尿病患者连续 4 周每天都在饮食中添加了杏仁，大概占每天摄入的卡路里的 20%，在试验期后，他们的炎症标志物 CRP 减少 10.3%，TNF-α 减少 15.7%。含杏仁的饮食可以降低糖尿病患者的炎症和氧化应激。

2012 年一项有趣的交叉临床试验[37]比较了核桃和鱼肉对改善健康的作用。高脂肪鱼类含 DHA 和 EPA 为主的欧米伽 3 脂肪酸，而核桃含 ALA 为主的植物欧米伽 3 脂肪酸。连续 4 周每周 2 次每次 113g 的高脂肪鱼类，增加了血浆中 200% 的 EPA，900% 的 DHA。每天 42.5g 的核桃，增加了 140% 的 ALA。

除了杏仁，巴西坚果（俗称鲍鱼果）在改善炎症的效果可能最为明显，作用主要通过增加硒，而硒是谷胱甘肽还原酶（GPx）的合成主要成分，GPx 是细胞内的重要内源抗氧化酶。临床试验发现[38]，每天只需要吃一颗的巴西坚果，3 个月后肾功能受损的透析患者的硒和 GPx 都增加，氧化应激指标下降，HDL 也增加，而 LDL 减少，显示受试者的血脂得到显著改善。类似的结果在健康受试者也得到证实。交叉临床试验发现[39]，吃 20~50g 的巴西坚果显著降低炎症标志物。这个研究有一个可圈可点的地方，在吃过一次巴西坚果后，炎症指标物在之后的 24 小时候不断降低到最低点，之后慢慢上升，但在 30 天后，多项炎症指标物仍然低于基线水平。

在地中海饮食中添加坚果也可以降低炎症。在 2014 年的临床研究中[40]，164 心血管病高风险的受试者，其中一组被安排除了地中海饮食之外添加混合坚果，在 12 个月试验期后，吃坚果的受试者的炎症标志物都显著降低。

花生

上文的介绍都基于树坚果的研究，但最便宜和大众吃得最多的可能是花生这种豆类或称为地坚果（ground nut）。这一节就梳理关于花生的临床研究。整体来说，花生在改善健康的作用不及树坚果。

2014 年的前瞻性研究发现每天添加 46g 的花生或花生酱到"糖尿病餐"中，24 周后没有发现会改变受试者的体重、腰围、体脂和其他代谢指标，但可以使吃花生或花生酱的人，摄入更多的微量营养[41]。

在 2014 年另一项对照组临床研究中，同样的 4 周卡路里限制饮食，添加了花生的受试者，增加了身体脂肪氧化代谢，减少体脂量，但对降低体重和缩小腰围没有显著帮助[42]。

在 2015 年的随机交叉临床研究中，受试者不需要限制卡路里，干预组连续 12 周多吃高油酸含量的花生，虽然不至于增加体重，但也没有降低体重，也不能改善任何代谢性指标[43]。

在 2013 年的交叉组临床试验中，受试者分别吃添加了花生酱和花生的早餐。发现添加了花生酱，可以增加多肽 YY 等多种促饱腹感的胃肠道荷尔蒙，但吃花生时则不明显 [44]。

2018 年苏州大学发表的一项临床研究 [45] 比较了杏仁和花生对改善血糖的效果。25 名糖尿病受试者完成了 3 个月的试验，他们需要进行低碳饮食，部分受试者饮食中添加花生取代淀粉类食物，另一组受试者添加杏仁。试验期后，两组受试者的空腹血糖都改善了，中期血糖指标 HbA1c 两组都有改善，两组之间没有明显分别。所以杏仁和花生可以同样改善空腹血糖和餐后血糖。

从上述的研究可以看出，花生对健康的帮助有限，但也不至于对健康不利，如果在同等卡路里下，花生取代精制碳水化合物类食物，实行低碳饮食，则对改善血糖和代谢脂肪有帮助。

▫ 本章小结

1. 尽管坚果含大量的脂肪，但饮食中添加坚果对改善健康有好处；

2. 把其他高卡路里零食换成坚果，可以提供饱腹感，同时改善包括血糖、血脂等代谢指标；

3. 杏仁含大量的不同营养素和抗氧化物，是临床证据最多的对改善健康有帮助的坚果；

4. 核桃在抗衰老作用上效果显著；

5. 开心果在改善心血管指标上作用突出；

6. 巴西坚果通过提升硒的水平，增加谷胱甘肽还原酶活动，减少身体氧化应激；

7. 花生对改善健康的作用不太明显，但花生取代其他高卡路里饮食，对健康有益；

8. 吃坚果的分量上，由于坚果提供饱腹感，会减少其他卡路里的摄入，以临床研究的占 20% 每日卡路里算，大概 60g 的坚果一天取代其他卡路里是适当的，但 30g 一天已经足以改善很多健康指标。

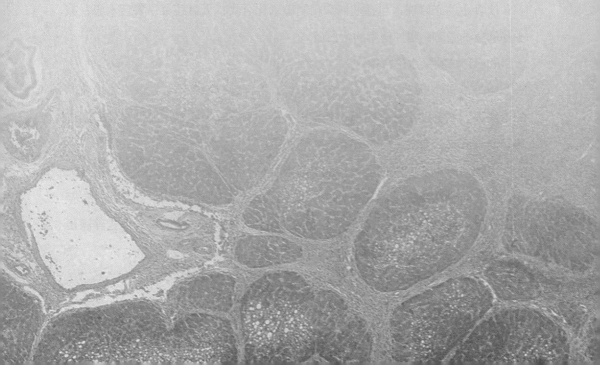

第四部分 ≫

饮食法则

第二十一章
饮食方案的必修课和选修课

本书介绍了通过饮食改善健康，降低炎症的研究证据。对于健康的人，这些饮食方式可能过度苛刻，但对于受炎症和慢性病缠身的人，通过健康饮食是重获健康的重要一步。

这一章我们把这些知识点归纳和汇总，成为我们实行循证抗炎饮食的不同途径。本书介绍过的不同饮食方式，部分可以称为"必修课"，因为临床研究告诉我们，如果我们希望改善炎症时，这些饮食方式必不可少。但在进行了"必修课"的饮食方式后，我们有不同的选择，这就是"选修课"，这些选修课中的饮食方式，包括地中海饮食、DASH 饮食、弹性素食、健康生酮饮食、限制卡路里饮食和限时的间歇性断食等。

饮食的"必修课"

饮食中的必修课，包括戒糖和精制碳水化合物；大量蔬菜；餐后水果；减少不健康的脂肪；增加健康的蛋白质。

戒糖和精制碳水化合物

糖是没有微量营养的卡路里，白米饭、白面包、面条等都是缺乏微量营养的卡路里。精制碳水化合物都是生糖指数高的食物，导致餐后血糖和胰岛素迅速升高，造成一天中更高的血糖总量和波幅。

慢性病或炎症性疾病患者，很多都同时有小肠细菌过度生长或小肠菌群失衡，小肠对于微生物是极其恶劣的环境，食物经过小肠的时间很短，而且营养只在小肠中间歇性供应，不能快速反应的微生物在小肠中没法有足够营养满足细菌代谢需要，接近胃部的近端小肠的 pH 值较低也就是酸性较高，大部分微生物都不适合在小肠生存，所以能在小肠能存活，导致小肠菌群失衡的都不是等闲之辈。小肠的微生物的基因分析发现它们更依赖糖类，而且可以在环境适合包括糖类丰富的时候快速增殖。所以糖和精制碳水化合物容易增加小肠菌群的失衡。小肠细菌真菌快速代谢发酵精制碳水化合物产生气体，最直观的是容易造成餐后胀气的现象，戒掉糖和精制碳水化合物后，很多人都可以减少了餐后胀气、胃食管反流等的症状。

过多的精制碳水化合物会导致脂质新生，不但增加脂肪肝和其他内脏脂肪，而且增加内源饱和脂肪，身体的脂肪细胞和组织积累。肝脏产生的饱和脂肪会刺激免疫系统的 TLR4 受体直接导致炎症，而脂肪细胞同样分泌致炎症细胞因子，都不利身体健康。

戒糖和精制碳水化合物后，本来小肠细菌过度生长的情况也可以得到改善，减少了小肠的微生物，会减少肠道中的细菌代谢物，包括当进入血液会刺激免疫系统的脂多糖 LPS。

戒糖和精制碳水化合物是改善代谢障碍和炎症有关疾病的重要饮食方向。

大量蔬菜

非淀粉类蔬菜，包括叶菜和花菜等，可以提供大量膳食纤维，特别是不溶性膳食纤维，对改善排便和肠道菌群有好处，而且蔬菜含有的硝酸盐可以有助舒张血管、降低血压，有机硫和植物色素都是很好的植物化学物，对改善不同健康有好处。

每一餐都应该有非淀粉类蔬菜，最好是在餐前先吃大概250g的叶菜开局，这可能是成年人的量，儿童可以按体重适量调整。先吃蔬菜一方面可以保证不会因为吃饱了其他食物，没有位置装下蔬菜，另一方面可以增加饱腹感，减少在之后继续吃时，摄入过多的卡路里。

蔬菜中的微量营养，部分例如维生素 C、维生素 B 等是水溶性和热不稳定，沙拉式的生吃方法是最好摄入这些营养素的食用方法。但也有例如番茄红素等营养素，在煮熟后更容易为人体吸收。而蔬菜中的矿物质，包括铁、镁、钙等，都不会因为加热而改变，有实验把蔬菜焚烧变为灰烬，当中的矿物质还是这么多。当把蔬菜煮熟，锁在膳食纤维中的矿物质反而更容易被人体吸收，增加矿物质的生物利用率，否则这些矿物质会有很大部分会随着膳食纤维在我们肠道走一圈，最后还是回到马桶里。所以适合生吃的蔬菜，例如所有我们可以出现在西餐沙拉上的蔬菜，都是可以生吃的。其他蔬菜可能更适合清炒，或蒸或煮，都是不错的食用方式。生和熟的吃蔬菜方式可以搭配使用，这样可能吸收到不同的营养素。

薯类根茎类等蔬菜都含有丰富的微量营养，膳食指南建议每天吃，但我有不同的意见。当淀粉类蔬菜取代精制碳水化合物，对健康的影响是正面的，但当全谷物取代精制碳水化合物，更多的研究证据证明可以改善健康。对于有代谢健康和炎症疾病的人，摄入过多根茎类含的简单淀粉并不利康复，所以这些淀粉类蔬菜虽然可以吃，但不适合每天吃，也不应该作为主食吃饱。作为点缀补充不同的微量营养时，淀粉类蔬菜还是不错的选择。

餐后水果

果糖的代谢路径跟葡萄糖不同，过多的果糖，例如含糖饮料中的高果糖浆含一半以上的果糖，对健康不利。水果含果糖，但不等同果糖。我们每一餐后都应该吃水果，这里强调餐后，但其实餐前，餐中和餐后都可以。餐前吃水果经常被使用作为食物的预负荷（preload），也就是"打底"，可以减少之后吃正餐摄入的卡路里。但无论餐前、餐中或餐后吃水果，跟在下午茶时段吃水果作为零食，最大的分别在于餐后的应激反应。我们只要吃就有餐后应激反应出现，导致多种致炎症细胞因子上升，餐后尿酸（内源抗氧化物）升高等。当水果和正餐一起，水果的多酚类抗氧化物可以有助降低餐后应激反应，而膳食纤维特别是可溶性黏性膳食纤维，可以减慢和减少正餐食物中的糖和脂肪的代谢吸收，这些都有助降低餐后的应激反应。如果水果作为独立的一餐零食，这个时段本来身体是没有餐后应激的，但因为水果也含有果糖和其他卡路里，平添了身体的氧化应激压力，单独吃水果同样会造成餐后应激反应，本来可以降低正餐应激反应的水果，作为零食却会导致过渡性的餐后应激反应。

无论吃什么水果，对健康都有一定帮助。但一般高糖高淀粉的水果，可能功不抵过，例如一个去皮的苹果，临床试验已经证明会增加餐后尿酸，但相反樱桃和柠檬则证明可以有效降低尿酸。苹果中有一半的膳食纤维和多酚类抗氧化物都在皮，对于不想吃苹果皮的人，从健康考虑最好是放弃苹果。其他高糖的水果，例如芒果，每天少量，可以通过多酚类抗氧化物的芒果苷，降低氧化应激改善皮肤老化，但当每天增加吃芒果，就出现反效果，包括皮肤老化会加剧。高糖水果一般都需要控制摄入量。

但部分高糖的水果也有自己不能被取代的作用，例如樱桃是改善尿酸最好的水果之一，石榴同样属于高糖，在抑制肠道真菌和改善肠道菌群的作用显著。熟的香蕉属于高糖，生的绿的香蕉含有大量的抗性淀粉，有助改善便秘。葡萄是高糖水果，连皮吃红葡萄或黑葡萄可以增加大量的多酚类抗氧化物。高糖水果改善健康的例子虽然很多，但当我们对个别水果不清楚不够了解时，多吃低糖低淀粉水果，例如浆果和核果等，总是没有错的。

减少不健康的脂肪

红烧肉或猪油拌饭，这些高饱和脂肪的食物不利健康，无论是肝脏产生的，还是食物来源的饱和脂肪，都会启动免疫系统的炎症反应。植物油可以降低胆固醇，但玉米油和大豆油等常用的食用油的成分都是以欧米伽 6 脂肪酸为主，过高的欧米伽 6 对欧米伽 3 脂肪酸比例不利身体的炎症。美国药监局认为含高油酸的食用油，例如橄榄油可以降低心血管病风险。亚麻籽油等含欧米伽 3 的油对健康有益，可惜不能加热，使用场景受限。

特级初榨橄榄油是最多研究证据证明可以改善健康的食用油。有人担心我们买到的橄榄油不是纯正的特级初榨橄榄油，与标签可能不符。但"不纯"的特级初榨橄榄油，很多时是被不良商家掺了普通的精炼橄榄油，或甚至菜籽油等其他高油酸的油。我们作为消费者，都应该寻找可靠的食物来源，但都不应该因为担心而放弃食用营养价值更高，对改善健康更有帮助的食物。

无论什么油，加热的一刻起就开始氧化，就算较为热稳定的饱和脂肪同样在加热后会出现氧化，同样会导致身体氧化应激。食用油的烟点不是选择食用油的好的参考指标，加热后油中的极性化学物和其他有害物质含量才是评定油的热稳定性的标准，特级初榨橄榄油证明加热后最稳定。

我们都应该减少甚至避开油炸食物，无论使用任何煮食油，加热后都会氧化，分别在于多还是少而已。无论多少，当这些氧化了的脂肪接触到我们的细胞，都会造成细胞膜的脂肪过氧化，进而损坏细胞的 DNA，增加炎症和癌症的风险。餐厅食店油炸用的那锅油，都是一天中不断加热循环再用的，经这些油炸过的食物，对身体健康造成隐患。

有人认为特级初榨橄榄油很好，每天喝几勺，但这并不适当。我们能买到的特级初榨橄榄油，都只是食品级，可以取代其他不太健康的油作为煮食或凉拌用，但不适宜"无中生有"当保健品使用，这样会平添了不必要的脂肪。大部分的脂肪都会把肠道中的细菌代谢物脂多糖 LPS 带到血液，刺激免疫系统产生炎症，所以我们都应该减少脂肪的摄入。唯一我们应该尽量增加的，是欧米伽 3 脂肪酸。

欧米伽 3 脂肪酸中的 DHA 和 EPA 可以消退炎症，植物来源的欧米伽 3 脂肪酸生物利用率极低，能最终转化为 DHA 的只有 5%，对于素食者，最好的 DHA 来源不是亚麻籽油，而是海藻油，当中含有较多的 DHA，缺点是没有多少的 EPA，但在改善炎症效果上，比亚麻籽油可能更胜一筹。如果不是素食者，多吃脂肪多的海鱼对改善健康有好处，例如鲭鱼、三文鱼和秋刀鱼等，都是较容易买到的欧米伽 3 丰富的鱼类。

增加健康蛋白质

我们没有太多谈到饮食中的蛋白质，在饮食跟慢性病和炎症的临床研究中，蛋白质有关的研究也是较少的，因为脂肪和碳水化合物的质量和相对比例，都证明对健康有不同的影响。蛋白质对慢性肾脏病患者的影响较大，慢性肾脏病是不能逆转的疾病，而膳食中的蛋白质会增加肾单位的负荷，所以需要降到最低，视乎肾脏病的严重程度，患者需要把饮食中的蛋白质降低到每公斤体重 0.55~0.8g。对于肾功能正常人群，根据世界卫生组织的建议，每公斤体重 0.8g 的蛋白质是最低要求，如果减少了精制碳水化合物和过多的脂肪，蛋白质的卡路里可能适宜稍作增加，每公斤体重 1.0~1.5g 的全食物来源的蛋白质是适合的。

含欧米伽 3 丰富的鱼类不但提供健康的脂肪，也是健康的蛋白质的来源。其他鱼类海鲜、禽肉等都属于白肉，也是不错的蛋白质来源。大豆制品含有丰富的植物蛋白，杂豆类含的蛋白质比大豆略少，但也是不错的植物蛋白来源，而且还有膳食纤维和抗性淀粉，传统观念认为植物蛋白含有的氨基酸不完整，不是"优质"蛋白，但豆类蛋白和全谷类的蛋白是互补的植物蛋白，配合一起吃，植物蛋白都可以是"优质"蛋白。红肉含有更容易吸收的铁和素食缺乏的B12等微量营养，但红肉含有多种的不利人体健康的物质，所以不宜经常食用。

鸡蛋是不错的蛋白质来源，也可能是胆碱等微量营养的最佳获得途径，每天 1 个鸡蛋是健康的，有人担心鸡蛋含有过多的饱和脂肪，但临床研究发现一天 3 个以内都不会过量。如果我们担心饱和脂肪，应该减少红肉和动物脂肪，把额度留给每天 1 个以上但 3 个以下的鸡蛋，这样对改善健康更有帮助。

饮食中的"选修课"

需要忌口吗？

当使用抗生素后，或长期过多的精制碳水化合物和脂肪类食物，肠道菌群失衡出现后，我们会对不同的食物出现不耐受。此时暂时剔除最容易导致食物不耐受的麸质、牛奶甚至鸡蛋等，可能可以暂时让肠道得到休养生息的机会。但忌口饮食只能算不在伤口上撒盐，可以改善症状，但很多时不会有助康复。戒糖和精制碳水化合物、吃大量蔬果、用健康的脂肪取代氧化和导致炎症的过多脂肪，则可以改善肠道菌群，有助肠道修复。

各种忌口的饮食，包括无麸质饮食、无奶制品饮食、低发漫饮食，都只适合短期实施，因为剔除的含麸质食物一般都是微量营养丰富的食物，奶制品特别是无糖酸奶提供丰富的营养，而发漫食物差不多都是膳食纤维丰富的食物。在剔除了这些食物一段时间后，必须进行重新引入的过程。当经过健康饮食的调整后，肠道菌群恢复平衡后，很多之前不耐受的食物，又重新可以吃了，所以不要因为担心就放弃进行重新引入不耐受食物的过程。

忌口麸质豆制品等，跟戒糖和精制碳水化合物、不吃油炸食物并不一样。含麸质的全麦制品、含奶类的无糖酸奶，还有含可发酵膳食纤维的发漫食物，本身都是健康食物，对改善慢性病和降低身体炎症有益。但糖、精制碳水化合物、加热氧化的脂肪，本身对健康没有任何好处，剔除这些不健康的食物并非仅仅是"忌口"，而是"本该如此"的健康饮食的一部分。

增加全谷物

在戒糖和精制碳水化合物后，可以用全谷物取代。全谷物包括所有"带皮"的谷物或类谷物，糙米、小米、燕麦、全麦、全黑麦、全荞麦、藜麦等。虽然所有全谷物，当取代了精制碳水化合物，对健康都有好处，但全谷物中膳食纤维也有分别，例如燕麦的膳食纤维是 12%，真正的全麦全黑麦面包等是 6%~10%，糙米是 3%，小米是 2%。白米是 0。一周中搭配不同种类的全谷物可以吸收不同的营养，但尽量增加膳食纤维含量更高比例的全谷物，对需要快速改善健康的人，可能是更好的策略。

有几种健康的饮食方式，都在饮食"必修课"之上增加全谷物作为"选修课"：

DASH 饮食

DASH 或得舒饮食，强调全谷物取代精制碳水化合物，大量的蔬菜水果、白肉和瘦肉为主，增加低脂奶制品。在降低血压和降低尿酸的效果上非常显著。

地中海饮食

地中海饮食跟得舒饮食非常接近，分别在于得舒饮食强调低脂，而地中海饮食强调脂肪从橄榄油中获取，多吃坚果。得舒饮食鼓励吃鱼等白肉，而地中海饮食包括大量欧米伽 3 丰富的高脂肪海鱼。地中海饮食近年在大量临床研究中证明可以改善不同的健康问题，对降低炎症、改善慢性病和精神健康都有好处。

弹性素食

虽然规划好的素食都是健康饮食，但素食者需要补充 B12 和 DHA，EPA 等主要来自动物的营养素。而且素食较为难以坚持，弹性素食则是以素食为主，肉食为辅，在改善健康上的效果上也非常不错。

健康生酮的饮食

在饮食"必修课"后，有人选择增加脂肪实行生酮饮食。生酮饮食在改善糖尿病、多囊卵巢综合征、精神健康和某些肠道炎症问题上效果都不错，而且可以更快出效果。

坊间的胡乱生酮（dirty keto），大口吃肥肉，缺乏膳食纤维的生酮饮食，可以在短时间内得到减肥的效果，但长远搞乱肠道菌群，增加身体的炎症。大家不妨注意在公众号中从前不断强调纯肉生酮，的确成功快速减肥的人，有几个可以撑过几年?

健康生酮同样需要吃大量的非淀粉类蔬菜,低糖低淀粉水果,脂肪来源是欧米伽 3 丰富的鱼类、MCT 中链饱和脂肪,橄榄油等,而且为了补偿缺乏足够水果的弊端,需要额外补充不同的多酚类抗氧化物的胶囊营养素,还可能需要使用外源酮体等维持身体在生酮状态。

健康生酮是非常昂贵和难以维持的,如果希望通过健康生酮快速改善健康的,可以实行 6~12 个月的健康生酮,之后转换为其他更容易坚持的健康饮食,例如地中海饮食,这样可能对大部分人都是更能坚持的饮食方式。

限制卡路里饮食

在饮食"必修课"后,除了增加全谷物采用得舒饮食、地中海饮食或弹性素食,或增加脂肪的卡路里进行生酮饮食之外,也可以不额外增加全谷物或脂肪类的卡路里,自然进入卡路里限制饮食。

在没有精制碳水化合物又没有全谷物时,碳水化合物主要来自蔬菜水果,卡路里则更多来自健康的脂肪和蛋白质,身体可能徘徊在轻度生酮状态,但却不需要像生酮饮食一样增加大量脂肪。

减少卡路里的摄入不但有助减肥和减少体脂,相较高脂肪生酮饮食,因为不限制水果,在补偿了碳水化合物的宏量营养之余,也增加多酚类抗氧化物和膳食纤维,对降低身体炎症也有好处。

限制卡路里饮食一般配合限时的间歇性断食,温和的间歇性断食只需要提早晚餐,然后不吃夜宵就可以了。例如 6 点吃完晚餐,第二天 8 点吃早餐,断食时间达到 14 个小时,已经不错,不一定需要追求断食时间达到 16 小时以上。道理跟我们开始锻炼一样,能每天动起来,例如每天饭后散步 40 分钟,又或在上下班时少坐 2 个地铁站多走路,已经可以改善健康,不一定需要每天跑 10 公里才能达到改善健康的效果,当然如果增加锻炼的强度和时间,延长断食的时间,那就更好,但我们不应该因为担心做得不够好而不开始,每天 14 小时的断食时间已经有不错的降低炎症的效果。

一天三餐头重尾轻的饮食法则,也就是把卡路里往上午倾斜,晚餐早吃而且少吃,在摄入同样卡路里的情况下,对改善健康也更有好处。

♪ 本章小结

1. 对于改善健康，几个饮食习惯是必须的，也就是戒糖和精制碳水化合物，吃大量的蔬菜，餐后吃水果，减少不健康的脂肪和增加健康的蛋白质；

2. 糖和精制碳水化合物都是缺乏微量营养的卡路里，而且容易造成小肠菌群失衡和血糖波动，不利健康；

3. 大量非淀粉类蔬菜可以增加膳食纤维和微量营养，而且增加饱腹感，减少卡路里的摄入；

4. 很多水果当适量吃都对健康有益，选择跟正餐一起吃水果可以降低餐后过渡性的应激反应，而一般低糖和低淀粉的水果对改善健康的效果更好；

5. 高温加热过的脂肪，特别是重复加热的油，增加身体的氧化应激，我们尽量不要吃油炸食物。多酚类丰富的食用油在加热后更稳定，可以降低极性化合物的出现；

6. 含丰富欧米伽 3 的鱼类除了增加健康的脂肪外，也提供健康的蛋白质，其他鱼类海鲜和禽肉也是不错的动物蛋白质来源，红肉则需要控制不要过多，大豆制品，杂豆类，如果配合全谷类也是优质蛋白的组合；

7. 部分人对有些食物出现不耐受，可以暂时剔除有关食物，但如果剔除的都是健康食物，必须在剔除一段时间后重新引入；

8. 增加全谷物的摄入，包括进行得舒饮食、地中海饮食或弹性素食，都有证据证明改善不同的健康问题；

9. 生酮饮食在改善个别健康问题的效果可能更快更好，但长期实行生酮饮食有一定风险，需要增加膳食纤维，多酚类抗氧化物，而且必须选择健康的脂肪，包括欧米伽 3 脂肪酸和 MCT 油等。健康生酮不但成本高，而且难以坚持，在实行一段时间后，适合过渡到地中海饮食或其他更容易坚持的饮食方式，继续改善健康；

10. 戒糖和精制碳水化合物，但不想增加大量脂肪和全谷物时，自然进入限制卡路里饮食，多吃水果可以提供健康的碳水化合物，同时增加膳食纤维和多酚类抗氧化物，对改善健康有好处。

参考文献

前　言　参考文献

[1] Gladyshev, T. V., & Gladyshev, V. N. (2016). A Disease or Not a Disease? Aging As a Pathology. *Trends in molecular medicine*, 22(12), 995–996. https://doi.org/10.1016/j.molme

[2] Lin, Wei-Ting & Huang, Hsiao-Ling & Huang, Meng-Chuan & Chan, Te-Fu & Ciou, S-Y & Lee, C-Y & Chiu, Y-W & Duh, Tsai-Hui & Lin, P-L & Wang, T-N & Liu, T-Y & Lee, C-H. (2012). Effects on uric acid, body mass index and blood pressure in adolescents of consuming beverages sweetened with high-fructose corn syrup. *International journal of obesity* (2005). 10.1038/ijo.2012.121.

[3] Zhou, H., Ma, Z. F., Lu, Y., Du, Y., Shao, J., Wang, L., Wu, Q., Pan, B., Zhu, W., Zhao, Q., & Wei, H. (2020). Elevated serum uric acid, hyperuricaemia and dietary patterns among adolescents in mainland China. *Journal of pediatric endocrinology & metabolism: JPEM*, 33(4), 487–493. https://doi.org/10.1515/jpem-20

[4] Sczepanik, F., Grossi, M. L., Casati, M., Goldberg, M., Glogauer, M., Fine, N., & Tenenbaum, H. C. (2020). Periodontitis is an inflammatory disease of oxidative stress: We should treat it that way. *Periodontology 2000*, 84(1), 45–68. https://doi.org/10.1111/prd.12342

[5] Han, Y., Cheng, B., Guo, Y., Wang, Q., Yang, N., & Lin, P. (2021). A Low-Carbohydrate Diet Realizes Medication Withdrawal: A Possible Opportunity for Effective Glycemic Control. *Frontiers in endocrinology*, 12, 779636. https://doi.org/10.3389/fendo.2021.779636

[6] Micha, R., Shulkin, M. L., Peñalvo, J. L., Khatibzadeh, S., Singh, G. M., Rao, M., Fahimi, S., Powles, J., & Mozaffarian, D. (2017). Etiologic effects and optimal intakes of foods and nutrients for risk of cardiovascular diseases and diabetes: Systematic reviews and meta-analyses from the Nutrition and Chronic Diseases Expert Group (NutriCoDE). *PloS one*, 12(4), e0175149. https://doi.org/10.1371/journal.pone.0175149

[7] Downer, S., Berkowitz, S. A., Harlan, T. S., Olstad, D. L., & Mozaffarian, D. (2020). Food is medicine: actions to integrate food and nutrition into healthcare. *BMJ (Clinical research ed.)*, 369, m2482. https://doi.org/10.1136/bmj.m2482

[8] Devries, S., Dalen, J. E., Eisenberg, D. M., Maizes, V., Ornish, D., Prasad, A., Sierpina, V., Weil, A. T., & Willett, W. (2014). A deficiency of nutrition education in medical training. *The American journal of medicine*, 127(9), 804–806. https://doi.org/10.1016/j.amjmed.2014.04.003

[9] Vetter, M. L., Herring, S. J., Sood, M., Shah, N. R., & Kalet, A. L. (2008). What do resident physicians know about nutrition? An evaluation of attitudes, self-perceived proficiency and knowledge. *Journal of the American College of Nutrition*, 27(2), 287–298. https://doi.org/10.1080/07315724.2008.10719702

[10] Crowley, J., Ball, L., & Hiddink, G. J. (2019). Nutrition in medical education: a systematic review. *The Lancet. Planetary health*, 3(9), e379–e389. https://doi.org/10.1016/S2542-5196(19)30171-8

第一章　参考文献

[1] Dewsbury, D., DeDonder, K. D., Rezac, D. J., & Cernicchiaro, N. (2019). A complete cross-over design evaluating canine acceptance of Carprieve® and Rimadyl® carprofen chewable tablets in healthy dogs. *BMC veterinary research*, 15(1), 394. https://doi.org/10.1186/s12917-019-2124-1

[2] Smith, G. K., Paster, E. R., Powers, M. Y., Lawler, D. F., Biery, D. N., Shofer, F. S., McKelvie, P. J., & Kealy, R. D. (2006). Lifelong diet restriction and radiographic evidence of osteoarthritis of the hip joint in dogs. *Journal of the American Veterinary Medical Association*, 229(5), 690–693. https://doi.org/10.2460/javma.229.5.690

[3] Messier, S. P., Mihalko, S. L., Legault, C., Miller, G. D., Nicklas, B. J., DeVita, P., Beavers, D. P., Hunter, D. J., Lyles, M. F., Eckstein, F., Williamson, J. D., Carr, J. J., Guermazi, A., & Loeser, R. F. (2013). Effects of intensive diet and exercise on knee joint loads, inflammation, and clinical outcomes among overweight and obese adults with knee osteoarthritis: the IDEA randomized clinical trial. *JAMA*, 310(12), 1263–1273. https://doi.org/10.1001/jama.2013.277669

[4] Schell, J., Scofield, R. H., Barrett, J. R., Kurien, B. T., Betts, N., Lyons, T. J., Zhao, Y. D., & Basu, A. (2017). Strawberries Improve Pain and Inflammation in Obese Adults with Radiographic Evidence of Knee Osteoarthritis. *Nutrients*, 9(9), 949.

https://doi.org/10.3390/nu9090949

[5] Robinson, W. H., Lepus, C. M., Wang, Q., Raghu, H., Mao, R., Lindstrom, T. M., & Sokolove, J. (2016). Low-grade inflammation as a key mediator of the pathogenesis of osteoarthritis. *Nature reviews. Rheumatology*, 12(10), 580–592. https://doi.org/10.1038/nrrheum.2016.136

[6] Bennett, J. M., Reeves, G., Billman, G. E., & Sturmberg, J. P. (2018). Inflammation-Nature's Way to Efficiently Respond to All Types of Challenges: Implications for Understanding and Managing "the Epidemic" of Chronic Diseases. *Frontiers in medicine*, 5, 316. https://doi.org/10.3389/fmed.2018.00316

[7] Furman, D., Campisi, J., Verdin, E., Carrera-Bastos, P., Targ, S., Franceschi, C., Ferrucci, L., Gilroy, D. W., Fasano, A., Miller, G. W., Miller, A. H., Mantovani, A., Weyand, C. M., Barzilai, N., Goronzy, J. J., Rando, T. A., Effros, R. B., Lucia, A., Kleinstreuer, N., & Slavich, G. M. (2019). Chronic inflammation in the etiology of disease across the life span. *Nature medicine*, 25(12), 1822–1832. https://doi.org/10.1038/s41591-019-0675-0

[8] Pahwa, R., Goyal, A., & Jialal, I. (2021). *Chronic Inflammation*. In StatPearls. StatPearls Publishing.

[9] Furman, D., Campisi, J., Verdin, E., Carrera-Bastos, P., Targ, S., Franceschi, C., Ferrucci, L., Gilroy, D. W., Fasano, A., Miller, G. W., Miller, A. H., Mantovani, A., Weyand, C. M., Barzilai, N., Goronzy, J. J., Rando, T. A., Effros, R. B., Lucia, A., Kleinstreuer, N., & Slavich, G. M. (2019). Chronic inflammation in the etiology of disease across the life span. *Nature medicine*, 25(12), 1822–1832. https://doi.org/10.1038/s41591-019-0675-0

[10] Medzhitov R. (2010). Inflammation 2010: new adventures of an old flame. *Cell*, 140(6), 771–776. https://doi.org/10.1016/j.cell.2010.03.006

[11] Ricordi, C., Garcia-Contreras, M., & Farnetti, S. (2015). Diet and Inflammation: Possible Effects on Immunity, Chronic Diseases, and Life Span. *Journal of the American College of Nutrition*, 34 Suppl 1, 10–13. https://doi.org/10.1080/07315724.2015.1080101

[12] Rea, I. M., Gibson, D. S., McGilligan, V., McNerlan, S. E., Alexander, H. D., & Ross, O. A. (2018). Age and Age-Related Diseases: Role of Inflammation Triggers and Cytokines. *Frontiers in immunology*, 9, 586. https://doi.org/10.3389/fimmu.2018.00586

[13] Yang, J., Wise, L., & Fukuchi, K. I. (2020). TLR4 Cross-Talk With NLRP3 Inflammasome and Complement Signaling Pathways in Alzheimer's Disease. *Frontiers in immunology*, 11, 724. https://doi.org/10.3389/fimmu.2020.00724

[14] Busso, N., & So, A. (2010). Mechanisms of inflammation in gout. *Arthritis research & therapy*, 12(2), 206. https://doi.org/10.1186/ar2952

[15] Medzhitov R. (2010). Inflammation 2010: new adventures of an old flame. *Cell*, 140(6), 771–776. https://doi.org/10.1016/j.cell.2010.03.006

[16] Zhou, L., Feng, J. T., Zhang, L., & Kuang, Y. (2017). Clinical significance of serum total oxidant/antioxidant status for the disease activity in active rheumatoid arthritis. *International journal of clinical and experimental pathology*, 10(8), 8895–8900.

[17] Tom O'Bryan (2018), *You can fix your brain*. New York: Rodale Books

[18] Daniel Steinberg et al., Beyond Cholesterol, April 6, 1989, *N Engl J Med 1989*; 320:915-924 DOI: 10.1056/NEJM198904063201407

[19] Marco N. Diaz et al., Antioxidants and Atherosclerotic Heart Disease, August 7, 1997, *N Engl J Med 1997*; 337:408-416 DOI: 10.1056/NEJM199708073370607

[20] Chistiakov, D. A., Melnichenko, A. A., Orekhov, A. N., & Bobryshev, Y. V. (2017). How do macrophages sense modified low-density lipoproteins?. *International journal of cardiology*, 230, 232–240. https://doi.org/10.1016/j.ijcard.2016.12.164

[21] Geovanini, G. R., & Libby, P. (2018). Atherosclerosis and inflammation: overview and updates. *Clinical science* (London, England: 1979), 132(12), 1243–1252. https://doi.org/10.1042/CS20180306

[22] Kay, J., Thadhani, E., Samson, L., & Engelward, B. (2019). Inflammation-induced DNA damage, mutations and cancer. *DNA repair*, 83, 102673. https://doi.org/10.1016/j.dnarep.2019.102673

[23] Kolb, R., Sutterwala, F. S., & Zhang, W. (2016). Obesity and cancer: inflammation bridges the two. *Current opinion in pharmacology*, 29, 77–89. https://doi.org/10.1016/j.coph.2016.07.005

[24] Pikarsky, E., Porat, R. M., Stein, I., Abramovitch, R., Amit, S., Kasem, S., Gutkovich-Pyest, E., Urieli-Shoval, S., Galun, E., & Ben-Neriah, Y. (2004). NF-kappaB functions as a tumour promoter in inflammation-associated cancer. *Nature*, 431(7007), 461–466. https://doi.org/10.1038/nature02924

[25] Coussens, L. M., & Werb, Z. (2002). Inflammation and cancer. *Nature*, 420(6917), 860–867. https://doi.org/10.1038/

nature01322

[26] Mobasheri A, Trumble TN, Byron CR. Editorial: One Step at a Time: Advances in Osteoarthritis. *Front Vet Sci*. 2021 Jul 16;8:727477. doi: 10.3389/fvets.2021.727477. PMID: 34336985; PMCID: PMC8322576.

[27] Thomas, M. J., Wood, L., Selfe, J., & Peat, G. (2010). Anterior knee pain in younger adults as a precursor to subsequent patellofemoral osteoarthritis: a systematic review. *BMC musculoskeletal disorders*, 11, 201. https://doi. org/10.1186/1471-2474-11-201

[28] Felson D. T. (1993). The course of osteoarthritis and factors that affect it. *Rheumatic diseases clinics of North America*, 19(3), 607–615.

[29] Loeser, R. F., Collins, J. A., & Diekman, B. O. (2016). Ageing and the pathogenesis of osteoarthritis. *Nature reviews. Rheumatology*, 12(7), 412–420. https://doi.org/10.1038/nrrheum.2016.65

[30] Zheng, L., Zhang, Z., Sheng, P., & Mobasheri, A. (2021). The role of metabolism in chondrocyte dysfunction and the progression of osteoarthritis. *Ageing research reviews*, 66, 101249. https://doi.org/10.1016/j.arr.2020.101249

[31] Calders, P., & Van Ginckel, A. (2018). Presence of comorbidities and prognosis of clinical symptoms in knee and/or hip osteoarthritis: A systematic review and meta-analysis. *Seminars in arthritis and rheumatism*, 47(6), 805–813. https:// doi.org/10.1016/j.semarthrit.2017.10.016

[32] Kapoor, M., Martel-Pelletier, J., Lajeunesse, D., Pelletier, J. P., & Fahmi, H. (2011). Role of proinflammatory cytokines in the pathophysiology of osteoarthritis. *Nature reviews. Rheumatology*, 7(1), 33–42. https://doi.org/10.1038/ nrrheum.2010.196

[33] Zheng, L., Zhang, Z., Sheng, P., & Mobasheri, A. (2021). The role of metabolism in chondrocyte dysfunction and the progression of osteoarthritis. *Ageing research reviews*, 66, 101249. https://doi.org/10.1016/j.arr.2020.101249

[34] Menarim, B. C., Gillis, K. H., Oliver, A., Ngo, Y., Werre, S. R., Barrett, S. H., Rodgerson, D. H., & Dahlgren, L. A. (2020). Macrophage Activation in the Synovium of Healthy and Osteoarthritic Equine Joints. *Frontiers in veterinary science*, 7, 568756. https://doi.org/10.3389/fvets.2020.568756

[35] Sczepanik, F., Grossi, M. L., Casati, M., Goldberg, M., Glogauer, M., Fine, N., & Tenenbaum, H. C. (2020). Periodontitis is an inflammatory disease of oxidative stress: We should treat it that way. *Periodontology 2000*, 84(1), 45–68. https:// doi.org/10.1111/prd.12342

[36] Jepsen, S., Caton, J. G., Albandar, J. M., Bissada, N. F., Bouchard, P., Cortellini, P., Demirel, K., de Sanctis, M., Ercoli, C., Fan, J., Geurs, N. C., Hughes, F. J., Jin, L., Kantarci, A., Lalla, E., Madianos, P. N., Matthews, D., McGuire, M. K., Mills, M. P., Preshaw, P. M., ... Yamazaki, K. (2018). Periodontal manifestations of systemic diseases and developmental and acquired conditions: Consensus report of workgroup 3 of the 2017 World Workshop on the Classification of Periodontal and Peri-Implant Diseases and Conditions. *Journal of periodontology*, 89 Suppl 1, S237–S248. https://doi. org/10.1002/JPER.17-0733

[37] Machado, V., Botelho, J., Viana, J., Pereira, P., Lopes, L. B., Proença, L., Delgado, A. S., & Mendes, J. J. (2021). Association between Dietary Inflammatory Index and Periodontitis: A Cross-Sectional and Mediation Analysis. *Nutrients*, 13(4), 1194. https://doi.org/10.3390/nu13041194

[38] Woelber, J. P., Bremer, K., Vach, K., König, D., Hellwig, E., Ratka-Krüger, P., Al-Ahmad, A., & Tennert, C. (2016). An oral health optimized diet can reduce gingival and periodontal inflammation in humans - a randomized controlled pilot study. *BMC oral health*, 17(1), 28. https://doi.org/10.1186/s12903-016-0257-1

[39] Sheweita, S. A., & Khoshhal, K. I. (2007). Calcium metabolism and oxidative stress in bone fractures: role of antioxidants. *Current drug metabolism*, 8(5), 519–525. https://doi.org/10.2174/138920007780866852

[40] Rao, L., & Rao, A. (2015). Oxidative Stress and Antioxidants in the Risk of Osteoporosis — Role of Phytochemical Antioxidants Lycopene and Polyphenol-containing Nutritional Supplements. In A. V. Rao, & L. G. Rao (Eds.), Phytochemicals - Isolation, Characterisation and Role in Human Health. *IntechOpen*. https://doi.org/10.5772/60446

[41] Pacifici, R & Brown, C & Puscheck, Elizabeth & Friedrich, E & Slatopolsky, Eduardo & Maggio, D & McCracken, R & Avioli, L. (1991). The effect of surgical menopause and estrogen replacement on cytokine release from human blood monocyte. *Proceedings of the National Academy of Sciences of the United States of America*. 88. 5134-8. 10.1073/ pnas.88.12.5134..

[42] Pasco J, Henry M, Wilkinson L, Nicholson G, Schneider H, Kotowicz M.(2006), Antioxidant vitamin supplements and markers of bone turnover in a community sample of nonsmoking women. *J Womens Health (Larchmt)*. 2006;15:295– 300.

[43] Melhus H, Michaëlsson K, Holmberg L, Wolk A, Ljunghall S.(1999), Smoking, antioxidant vitamins, and the risk of hip

fracture. *J Bone Miner Res*. 1999;14:129–135.

[44] Yano K, Heilbrun LK, Wasnich RD, Hankin JH, Vogel JM. (1985),The relationship between diet and bone mineral content of multiple skeletal sites in elderly Japanese-American men and women living in Hawaii. *Am J Clin Nutr*. 1985;42:877–888.

[45] Hernandez-Avila M, Stampher MJ, Ravnikar VA, et al.(1993), Caffeine and other predictors of bone mineral density among pre- and peri-menopausal women. *Epidemiology*. 1993; 4:128–134.

[46] Michaëlsson K, Holmberg L,Mallmin H,Wolk A, Bergström R, Ljunghall S.(1995), Diet, bone mass and osteocalcin: a crosssectional study. *Calcif Tissue Int*. 1995;57:86–93.

[47] New, Susan. (2003). Intake of fruit and vegetables: Implications for bone health. *The Proceedings of the Nutrition Society*. 62. 889-99. 10.1079/PNS2003310.

[48] Lister, Carolyn & Skinner, Margot & Hunter, D.. (2007). Fruits, vegetables and their phytochemicals for bone and joint health. *Current Topics in Nutraceutical Research*. 5. 67-82.

[49] Mackinnon, E & Rao, Venket & Josse, R & Rao, Leticia. (2011). Supplementation with the antioxidant lycopene significantly decreases oxidative stress parameters and the bone resorption marker N-telopeptide of type I collagen in postmenopausal women. *Osteoporosis international: a journal established as result of cooperation between the European Foundation for Osteoporosis and the National Osteoporosis Foundation of the USA*. 22. 1091-101. 10.1007/s00198-010-1308-0.

[50] Hooshmand, Shirin & Chai, Sheau & Saadat, Raz & Payton, Mark & Brummel-Smith, Kenneth & Arjmandi, Bahram. (2011). Comparative effects of dried plum and dried apple on bone in postmenopausal women. *The British journal of nutrition*. 106. 923-30. 10.1017/S000711451100119X. 01]

[51] Arjmandi, Bahram & Johnson, Sarah & Pourafshar, Shirin & Navaei, Negin & George, Kelli & Hooshmand, Shirin & Chai, Sheau & Akhavan, Neda. (2017). Bone-Protective Effects of Dried Plum in Postmenopausal Women: Efficacy and Possible Mechanisms. *Nutrients*. 9. 496. 10.3390/nu9050496.

[52] Hooshmand, Shirin & Kern, M. & Metti, D. & Shamloufard, Pouneh & Chai, S. & Johnson, Sarah & Payton, Mark & Arjmandi, Bahram. (2016). The effect of two doses of dried plum on bone density and bone biomarkers in osteopenic postmenopausal women: a randomized, controlled trial. *Osteoporosis International*. 27. 10.1007/s00198-016-3524-8.

[53] Wallace, Taylor. (2017). Dried Plums, Prunes and Bone Health: A Comprehensive Review. *Nutrients*. 9. 401. 10.3390/nu9040401.

[54] Jonas, J. B., Aung, T., Bourne, R. R., Bron, A. M., Ritch, R., & Panda-Jonas, S. (2017). Glaucoma. Lancet *(London, England)*, 390(10108), 2183–2193. https://doi.org/10.1016/S0140-6736(17)31469-1

[55] 张婷；李龙；宋凡；.(2019). 青光眼发病机理——筛板变形研究进展 . 力学学报 , 9-20.

[56] Labkovich, M., Jacobs, E. B., Bhargava, S., Pasquale, L. R., & Ritch, R. (2020). Ginkgo Biloba Extract in Ophthalmic and Systemic Disease, With a Focus on Normal-Tension Glaucoma. *Asia-Pacific journal of ophthalmology (Philadelphia, Pa.)*, 9(3), 215–225. https://doi.org/10.1097/APO.000

[57] Chen, H., Cho, K. S., Vu, T., Shen, C. H., Kaur, M., Chen, G., Mathew, R., McHam, M. L., Fazelat, A., Lashkari, K., Au, N., Tse, J., Li, Y., Yu, H., Yang, L., Stein-Streilein, J., Ma, C., Woolf, C. J., Whary, M. T., Jager, M. J., … Chen, D. F. (2018). Commensal microflora-induced T cell responses mediate progressive neurodegeneration in glaucoma. *Nature communications*, 9(1), 3209.https://doi.org/10.1038/s41467-

[58] Tang, J., Tang, Y., Yi, I., & Chen, D. F. (2020). The role of commensal microflora-induced T cell responses in glaucoma neurodegeneration. *Progress in brain research*, 256(1), 79–97. https://doi.org/10.1016/bs.pbr.

[59] Perez, C. I., Singh, K., & Lin, S. (2019). Relationship of lifestyle, exercise, and nutrition with glaucoma. *Current opinion in ophthalmology*, 30(2), 82–88. https://doi.org/10.1097/ICU.0000000000000553

[60] Fujiwara, K., Yasuda, M., Ninomiya, T., Hata, J., Hashimoto, S., Yoshitomi, T., Kiyohara, Y., & Ishibashi, T. (2015). Insulin Resistance Is a Risk Factor for Increased Intraocular Pressure: The Hisayama Study. *Investigative ophthalmology & visual science*, 56(13), 7983–7987. https://doi.org/10.1167/iovs.15-16766

[61] Chun, Y. H., Han, K., Park, S. H., Park, K. M., Yim, H. W., Lee, W. C., Park, Y. G., & Park, Y. M. (2015). Insulin resistance is associated with intraocular pressure elevation in a non-obese Korean population. PloS one, 10(1), e112929. https://doi.org/10.1371/journal.pone.0112929

[62] Song, B. J., Aiello, L. P., & Pasquale, L. R. (2016). Presence and Risk Factors for Glaucoma in Patients with Diabetes. *Current diabetes reports*, 16(12), 124. https://doi.org/10.1007/s11892-016-0815-6

[63] Jee, D., Huang, S., Kang, S., & Park, S. (2020). Polygenetic-Risk Scores for A Glaucoma Risk Interact with Blood Pressure,

Glucose Control, and Carbohydrate Intake. *Nutrients*, 12(11), 3282. https://doi.org/10.3390/nu12113282

[64] Cao, L., Graham, S. L., & Pilowsky, P. M. (2018). Carbohydrate ingestion induces differential autonomic dysregulation in normal-tension glaucoma and primary open angle glaucoma. *PloS one*, 13(6), e0198432. https://doi.org/10.1371/journal.pone.0198432

[65] Ramdas W. D. (2018). The relation between dietary intake and glaucoma: a systematic review. *Acta ophthalmologica*, 96(6), 550–556. https://doi.org/10.1111/aos.13662

[66] Giaconi, J. A., Yu, F., Stone, K. L., Pedula, K. L., Ensrud, K. E., Cauley, J. A., Hochberg, M. C., Coleman, A. L., & Study of Osteoporotic Fractures Research Group (2012). The association of consumption of fruits/vegetables with decreased risk of glaucoma among older African-American women in the study of osteoporotic fractures. *American journal of ophthalmology*, 154(4), 635–644. https://doi.org/10.1016/j.ajo.2012.03.048

[67] Hanyuda, A., Rosner, B. A., Wiggs, J. L., Willett, W. C., Tsubota, K., Pasquale, L. R., & Kang, J. H. (2020). Low-carbohydrate-diet scores and the risk of primary open-angle glaucoma: data from three US cohorts. *Eye (London, England)*, 34(8), 1465–1475. https://doi.org/10.1038/s41433-020-0820-5

[68] Kang, J. H., Willett, W. C., Rosner, B. A., Buys, E., Wiggs, J. L., & Pasquale, L. R. (2016). Association of Dietary Nitrate Intake With Primary Open-Angle Glaucoma: A Prospective Analysis From the Nurses' Health Study and Health Professionals Follow-up Study. *JAMA ophthalmology*, 134(3), 294–303. https://doi.org/10.1001/jamaoph

[69] Hilliard, A., Mendonca, P., Russell, T. D., & Soliman, K. (2020). The Protective Effects of Flavonoids in Cataract Formation through the Activation of Nrf2 and the Inhibition of MMP-9. *Nutrients*, 12(12), 3651. https://doi.org/10.3390/nu12123651

[70] Ahmad, A., & Ahsan, H. (2020). Biomarkers of inflammation and oxidative stress in ophthalmic disorders. *Journal of immunoassay & immunochemistry*, 41(3), 257–271. https://doi.org/10.1080/15321819.2020.1726774

[71] Lim JC, Caballero Arredondo M, Braakhuis AJ, Donaldson PJ. Vitamin C and the Lens: New Insights into Delaying the Onset of Cataract. *Nutrients*. 2020 Oct 14;12(10):3142. doi: 10.3390/nu12103142. PMID: 33066702; PMCID: PMC7602486.

[72] Galland L. (2010). Diet and inflammation. *Nutrition in clinical practice: official publication of the American Society for Parenteral and Enteral Nutrition*, 25(6), 634–640. https://doi.org/10.1177/0884533610385703

[73] Metsios, G. S., Moe, R. H., & Kitas, G. D. (2020). Exercise and inflammation. Best practice & research. *Clinical rheumatology*, 34(2), 101504. https://doi.org/10.1016/j.berh.2020.101504

[74] Rom, O., Avezov, K., Aizenbud, D., & Reznick, A. Z. (2013). Cigarette smoking and inflammation revisited. *Respiratory physiology & neurobiology*, 187(1), 5–10. https://doi.org/10.1016/j.resp.2013.01.013

[75] Bishehsari, F., Magno, E., Swanson, G., Desai, V., Voigt, R. M., Forsyth, C. B., & Keshavarzian, A. (2017). Alcohol and Gut-Derived Inflammation. *Alcohol research: current reviews*, 38(2), 163–171.

第二章　参考文献

[1] Thevaranjan, N., Puchta, A., Schulz, C., Naidoo, A., Szamosi, J. C., Verschoor, C. P., Loukov, D., Schenck, L. P., Jury, J., Foley, K. P., Schertzer, J. D., Larché, M. J., Davidson, D. J., Verdú, E. F., Surette, M. G., & Bowdish, D. (2017). Age-Associated Microbial Dysbiosis Promotes Intestinal Permeability, Systemic Inflammation, and Macrophage Dysfunction. *Cell host & microbe*, 21(4), 455–466.e4. https://doi.org/10.1016/j.chom.2017.03.002

[2] Mittal, M., Siddiqui, M. R., Tran, K., Reddy, S. P., & Malik, A. B. (2014). Reactive oxygen species in inflammation and tissue injury. *Antioxidants & redox signaling*, 20(7), 1126–1167. https://doi.org/10.1089/ars.2012.5149

[3] Flohé, L., Brigelius-Flohé, R., Saliou, C., Traber, M. G., & Packer, L. (1997). Redox regulation of NF-kappa B activation. *Free radical biology & medicine*, 22(6), 1115–1126. https://doi.org/10.1016/s0891-5849(96)00501-1

[4] Zhou, R., Yazdi, A. S., Menu, P., & Tschopp, J. (2011). A role for mitochondria in NLRP3 inflammasome activation. *Nature*, 469(7329), 221–225. https://doi.org/10.1038/nature09663

[5] Schroder, K., & Tschopp, J. (2010). The inflammasomes. *Cell*, 140(6), 821–832. https://doi.org/10.1016/j.cell.2010.01.040

[6] Shimada, K., Crother, T. R., Karlin, J., Dagvadorj, J., Chiba, N., Chen, S., Ramanujan, V. K., Wolf, A. J., Vergnes, L., Ojcius, D. M., Rentsendorj, A., Vargas, M., Guerrero, C., Wang, Y., Fitzgerald, K. A., Underhill, D. M., Town, T., & Arditi, M. (2012). Oxidized mitochondrial DNA activates the NLRP3 inflammasome during apoptosis. *Immunity*, 36(3), 401–414. https://doi.org/10.1016/j.immuni.2012.01.009

[7] Fukai, T., & Ushio-Fukai, M. (2020). Cross-Talk between NADPH Oxidase and Mitochondria: Role in ROS Signaling and

Angiogenesis. *Cells*, 9(8), 1849. https://doi.org/10.3390/cells9081849

[8] Eisenstein M. (2022). Does the human lifespan have a limit?. *Nature*, 601(7893), S2–S4. https://doi.org/10.1038/d41586-

[9] The 2012 Ageing Report, European Commission

[10] Brown G. C. (2015). Living too long: the current focus of medical research on increasing the quantity, rather than the quality, of life is damaging our health and harming the economy. *EMBO reports*, 16(2), 137–141. https://doi.org/10.15252/embr.201439518

[11] https://apps.who.int/gho/data/view.main.SDG2016LEXv?lang=en

[12] https://med.stanford.edu/news/all-news/2021/07/immune-system-clock-predicts-illness-and-mortality

[13] Sayed, N., Huang, Y., Nguyen, K., Krejciova-Rajaniemi, Z., Grawe, A. P., Gao, T., Tibshirani, R., Hastie, T., Alpert, A., Cui, L., Kuznetsova, T., Rosenberg-Hasson, Y., Ostan, R., Monti, D., Lehallier, B., Shen-Orr, S. S., Maecker, H. T., Dekker, C. L., Wyss-Coray, T., Franceschi, C., … Furman, D. (2021). An inflammatory aging clock (iAge) based on deep learning tracks multimorbidity, immunosenescence, frailty and cardiovascular aging. *Nature aging*, 1, 598–615. https://doi.org/10.1038/s43587-021-00082-y

[14] Hotamisligil G. S. (2017). Inflammation, metaflammation and immunometabolic disorders. *Nature*, 542(7640), 177–185. https://doi.org/10.1038/nature21363

[15] Devaraj S, Wang-Polagruto J, Polagruto J, Keen CL, Jialal I (2008) High-fat, energy-dense, fast-food-style breakfast results in an increase in oxidative stress in metabolic syndrome. *Metabolism* 57(6):867–870

[16] Cardona F, Tunez I, Tasset I, Montilla P, Collantes E, Tinahones FJ (2008) Fat overload aggravates oxidative stress in patients with the metabolic syndrome. *Eur J Clin Invest* 38(7):510–515

[17] Straub, R. H., Cutolo, M., Buttgereit, F., & Pongratz, G. (2010). Energy regulation and neuroendocrine-immune control in chronic inflammatory diseases. *Journal of internal medicine*, 267(6), 543–560. https://doi.org/10.1111/j.1365-2796.2010.02218.x

[18] Alvarez-Curto, E., & Milligan, G. (2016). Metabolism meets immunity: The role of free fatty acid receptors in the immune system. *Biochemical pharmacology*, 114, 3–13. https://doi.org/10.1016/j.bcp.2016.03.017

[19] Calder, P. C., Dimitriadis, G., & Newsholme, P. (2007). Glucose metabolism in lymphoid and inflammatory cells and tissues. *Current opinion in clinical nutrition and metabolic care*, 10(4), 531–540. https://doi.org/10.1097/MCO.0b013e3281e72ad4

[20] Tomé D. (2021). Amino acid metabolism and signalling pathways: potential targets in the control of infection and immunity. *European journal of clinical nutrition*, 75(9), 1319–1327. https://doi.org/10.1038/s41430-021-00943-0

[21] Hew, J. J., Parungao, R. J., Mooney, C. P., Smyth, J. K., Kim, S., Tsai, K. H., Shi, H., Chong, C., Chan, R., Attia, B., Nicholls, C., Li, Z., Solon-Biet, S. M., Le Couteur, D. G., Simpson, S. J., Jeschke, M. G., Maitz, P. K., & Wang, Y. (2021). Low-protein diet accelerates wound healing in mice post-acute injury. *Burns & trauma*, 9, tkab010. https://doi.org/10.1093/burnst/tkab010

[22] Meessen, E., Warmbrunn, M. V., Nieuwdorp, M., & Soeters, M. R. (2019). Human Postprandial Nutrient Metabolism and Low-Grade Inflammation: A Narrative Review. *Nutrients*, 11(12), 3000. https://doi.org/10.3390/nu11123000

[23] Christ, A., & Latz, E. (2019). The Western lifestyle has lasting effects on metaflammation. Nature reviews. *Immunology*, 19(5), 267–268. https://doi.org/10.1038/s41577-019-0156-1

[24] Christ, A., & Latz, E. (2019). The Western lifestyle has lasting effects on metaflammation. Nature reviews. *Immunology*, 19(5), 267–268. https://doi.org/10.1038/s41577-019-0156-1

[25] Herieka, Mohammed & Erridge, Clett. (2014). High-fat meal induced postprandial inflammation. *Molecular nutrition & food research*. 58. 10.1002/mnfr.201300104.

[26] Piconi, Ludovica & Quagliaro, Lisa & Assaloni, Roberta & Da Ros, Roberto & Maier, Amabile & Zuodar, Gianni & Ceriello, Antonio. (2006). Constant and intermittent high glucose enhances endothelial cell apoptosis through mitochondrial superoxide overproduction. *Diabetes/metabolism research and reviews*. 22. 198-203. 10.1002/dmrr.613.

[27] de Vries, Marijke & Klop, Boudewijn & Janssen, Hans & Njo, Tjin & Westerman, Elsbeth & Castro Cabezas, Manuel. (2014). Postprandial Inflammation: Targeting Glucose and Lipids. *Advances in experimental medicine and biology*. 824. 161-170. 10.1007/978-3-319-07320-0_12.

[28] Deopurkar, Rupali & Ghanim, Husam & Friedman, Jay & Abuaysheh, Sanaa & Sia, Chang & Mohanty, Priya & Viswanathan, Prabhakar & Chaudhuri, Ajay & Dandona, Paresh. (2010). Differential Effects of Cream, Glucose, and Orange Juice on Inflammation, Endotoxin, and the Expression of Toll-Like Receptor-4 and Suppressor of Cytokine

Signaling-3. *Diabetes care*. 33. 991-7. 10.2337/dc09-1630.

[29] Wang, Leilei & Guo, Lixin & Zhang, Lina & Zhou, Yan & He, Qinghua & Zhang, Zheng & Wang, Meng. (2013). Effects of Glucose Load and Nateglinide Intervention on Endothelial Function and Oxidative Stress. *Journal of diabetes research*. 2013. 849295. 10.1155/2013/849295.

[30] Ngoc-Anh Le (February 25th 2020). Postprandial Triglycerides, Oxidative Stress, and Inflammation, Apolipoproteins, Triglycerides and Cholesterol, Viduranga Y. Waisundara and Miljana Z. Jovandaric, *IntechOpen*, DOI: 10.5772/intechopen.91303. Available from: https://www.intechopen.com/books/apolipoproteins-triglycerides-and-cholesterol/postprandial-triglycerides-oxidative-stress-and-inflammation

[31] Tam, C. S., Viardot, A., Clément, K., Tordjman, J., Tonks, K., Greenfield, J. R., Campbell, L. V., Samocha-Bonet, D., & Heilbronn, L. K. (2010). Short-term overfeeding may induce peripheral insulin resistance without altering subcutaneous adipose tissue macrophages in humans. *Diabetes*, 59(9), 2164–2170. https://doi.org/10.2337/db10-0162

[32] Ceriello, Antonio & Taboga, Claudio & Tonutti, Laura & Quagliaro, Lisa & Piconi, Ludovica & Bais, Bruno & Da Ros, Roberto & Motz, Enrico. (2002). Evidence for an Independent and Cumulative Effect of Postprandial Hypertriglyceridemia and Hyperglycemia on Endothelial Dysfunction and Oxidative Stress Generation Effects of Short- and Long-Term Simvastatin Treatment. *Circulation*. 106. 1211-8. 10.1161/01.CIR.0000027569.76671.A8.

[33] Engin A. (2017). The Pathogenesis of Obesity-Associated Adipose Tissue Inflammation. *Advances in experimental medicine and biology*, 960, 221–245. https://doi.org/10.1007/978-3-319-48382-5_9

[34] Russo, L., & Lumeng, C. N. (2018). Properties and functions of adipose tissue macrophages in obesity. *Immunology*, 155(4), 407–417. https://doi.org/10.1111/imm.13002

[35] Hotamisligil G. S. (2006). Inflammation and metabolic disorders. *Nature*, 444(7121), 860–867. https://doi.org/10.1038/nature05485

[36] Kern, P. A., Saghizadeh, M., Ong, J. M., Bosch, R. J., Deem, R., & Simsolo, R. B. (1995). The expression of tumor necrosis factor in human adipose tissue. Regulation by obesity, weight loss, and relationship to lipoprotein lipase. *The Journal of clinical investigation*, 95(5), 2111–2119. https://doi.org/10.1172/JCI117899

[37] Krogh-Madsen, R., Plomgaard, P., Møller, K., Mittendorfer, B., & Pedersen, B. K. (2006). Influence of TNF-alpha and IL-6 infusions on insulin sensitivity and expression of IL-18 in humans. American journal of physiology. *Endocrinology and metabolism*, 291(1), E108–E114. https://doi.org/10.1152/ajpendo.00471.2005

[38] Krogh-Madsen, R., Plomgaard, P., Keller, P., Keller, C., & Pedersen, B. K. (2004). Insulin stimulates interleukin-6 and tumor necrosis factor-alpha gene expression in human subcutaneous adipose tissue. American journal of physiology. *Endocrinology and metabolism*, 286(2), E234–E238. https://doi.org/10.1152/ajpendo.00274.2003

[39] Gonzalez-Gay, M. A., De Matias, J. M., Gonzalez-Juanatey, C., Garcia-Porrua, C., Sanchez-Andrade, A., Martin, J., & Llorca, J. (2006). Anti-tumor necrosis factor-alpha blockade improves insulin resistance in patients with rheumatoid arthritis. *Clinical and experimental rheumatology*, 24(1), 83–86.

[40] Ofei, F., Hurel, S., Newkirk, J., Sopwith, M., & Taylor, R. (1996). Effects of an engineered human anti-TNF-alpha antibody (CDP571) on insulin sensitivity and glycemic control in patients with NIDDM. *Diabetes*, 45(7), 881–885. https://doi.org/10.2337/diab.45.7.881

[41] Velikova, T. V., Kabakchieva, P. P., Assyov, Y. S., & Georgiev, T. A. (2021). Targeting Inflammatory Cytokines to Improve Type 2 Diabetes Control. *BioMed research international*, 2021, 7297419. https://doi.org/10.1155/2021/7297419

[42] Maynard, C., & Weinkove, D. (2018). The Gut Microbiota and Ageing. *Sub-cellular biochemistry*, 90, 351–371. https://doi.org/10.1007/978-981-13-2835-0_12

[43] Smith, P., Willemsen, D., Popkes, M., Metge, F., Gandiwa, E., Reichard, M., & Valenzano, D. R. (2017). Regulation of life span by the gut microbiota in the short-lived African turquoise killifish. *eLife*, 6, e27014. https://doi.org/10.7554/eLife.27014

[44] Han, V. X., Patel, S., Jones, H. F., Nielsen, T. C., Mohammad, S. S., Hofer, M. J., Gold, W., Brilot, F., Lain, S. J., Nassar, N., & Dale, R. C. (2021). Maternal acute and chronic inflammation in pregnancy is associated with common neurodevelopmental disorders: a systematic review. *Translational psychiatry*, 11(1), 71. https://doi.org/10.1038/s41398-021-01198-w

[45] Han, V. X., Jones, H. F., Patel, S., Mohammad, S. S., Hofer, M. J., Alshammery, S., Maple-Brown, E., Gold, W., Brilot, F., & Dale, R. C. (2022). Emerging evidence of Toll-like receptors as a putative pathway linking maternal inflammation and neurodevelopmental disorders in human offspring: A systematic review. *Brain, behavior, and immunity*, 99, 91–105. https://doi.org/10.1016/j.bbi.2

[46] Pahwa, R., Goyal, A., & Jialal, I. (2021). *Chronic Inflammation*. In StatPearls. StatPearls Publishing.

[47] Yasir M, Goyal A, Sonthalia S. *Corticosteroid Adverse Effects*. [Updated 2021 Jul 8]. In: StatPearls [Internet]. Treasure Island (FL): StatPearls Publishing; 2022 Jan-

[48] Dykman, T. R., Gluck, O. S., Murphy, W. A., Hahn, T. J., & Hahn, B. H. (1985). Evaluation of factors associated with glucocorticoid-induced osteopenia in patients with rheumatic diseases. *Arthritis and rheumatism*, 28(4), 361–368. https://doi.org/10.1002/art.1780280402

[49] Weinstein R. S. (2012). Glucocorticoid-induced osteoporosis and osteonecrosis. *Endocrinology and metabolism clinics of North America*, 41(3), 595–611. https://doi.org/10.1016/j.ecl.2012.04.004

[50] Satny, M., Hubacek, J. A., & Vrablik, M. (2021). Statins and Inflammation. *Current atherosclerosis reports*, 23(12), 80. https://doi.org/10.1007/s11883-021-00977-6

[51] Pinal-Fernandez, I., Casal-Dominguez, M., & Mammen, A. L. (2018). Statins: pros and cons. *Medicina clinica*, 150(10), 398–402. https://doi.org/10.1016/j.medcli.2017.11.030

[52] Bharath, L. P., & Nikolajczyk, B. S. (2021). The intersection of metformin and inflammation. American journal of physiology. *Cell physiology*, 320(5), C873–C879. https://doi.org/10.1152/ajpcell.00604.2020

[53] Qu, R. N., & Qu, W. (2019). Metformin inhibits LPS-induced inflammatory response in VSMCs by regulating TLR4 and PPAR-γ. *European review for medical and pharmacological sciences*, 23(11), 4988–4995. https://doi.org/10.26355/eurrev_201906_18090

[54] Han, Y., Yuan, F., Deng, C., He, F., Zhang, Y., Shen, H., Chen, Z., & Qian, L. (2019). Metformin decreases LPS-induced inflammatory response in rabbit annulus fibrosus stem/progenitor cells by blocking HMGB1 release. *Aging*, 11(22), 10252–10265. https://doi.org/10.18632/aging.102453

[55] Zhou, C., Peng, B., Qin, Z., Zhu, W., & Guo, C. (2021). Metformin attenuates LPS-induced neuronal injury and cognitive impairments by blocking NF-κB pathway. *BMC neuroscience*, 22(1), 73. https://doi.org/10.1186/s12868-021-00678-5

[56] Galland L. (2010). Diet and inflammation. *Nutrition in clinical practice: official publication of the American Society for Parenteral and Enteral Nutrition*, 25(6), 634–640. https://doi.org/10.1177/0884533610385703

[57] Metsios, G. S., Moe, R. H., & Kitas, G. D. (2020). Exercise and inflammation. Best practice & research. Clinical rheumatology, 34(2), 101504. https://doi.org/10.1016/j.berh.2020.101504

[58] Rom, O., Avezov, K., Aizenbud, D., & Reznick, A. Z. (2013). Cigarette smoking and inflammation revisited. *Respiratory physiology & neurobiology*, 187(1), 5–10. https://doi.org/10.1016/j.resp.2013.01.013

[59] Bishehsari, F., Magno, E., Swanson, G., Desai, V., Voigt, R. M., Forsyth, C. B., & Keshavarzian, A. (2017). Alcohol and Gut-Derived Inflammation. *Alcohol research: current reviews*, 38(2), 163–171.

第三章　参考文献

[1] Epstein, L. H., Valoski, A., Wing, R. R., & McCurley, J. (1990). Ten-year follow-up of behavioral, family-based treatment for obese children. *JAMA*, 264(19), 2519–2523.

[2] Dietert, Rodney & Dietert, Janice. (2012). The Completed Self: An Immunological View of the Human-Microbiome Superorganism and Risk of Chronic Diseases. *Entropy*. 14. 2036-2065. 10.3390/e14112036.

[3] Niewiem, M., & Grzybowska-Chlebowczyk, U. (2022). Intestinal Barrier Permeability in Allergic Diseases. *Nutrients*, 14(9), 1893. https://doi.org/10.3390/nu14091893

[4] Heiman, M. L., & Greenway, F. L. (2016). A healthy gastrointestinal microbiome is dependent on dietary diversity. *Molecular metabolism*, 5(5), 317–320. https://doi.org/10.1016/j.molmet.2016.02.005

[5] Malesza, I. J., Malesza, M., Walkowiak, J., Mussin, N., Walkowiak, D., Aringazina, R., Bartkowiak-Wieczorek, J., & Mądry, E. (2021). High-Fat, Western-Style Diet, Systemic Inflammation, and Gut Microbiota: A Narrative Review. *Cells*, 10(11), 3164. https://doi.org/10.3390/cells10113164

[6] Sarubbo, F., Cavallucci, V., & Pani, G. (2022). The Influence of Gut Microbiota on Neurogenesis: Evidence and Hopes. *Cells*, 11(3), 382. https://doi.org/10.3390/cells11030382

[7] Fasano, A., Not, T., Wang, W., Uzzau, S., Berti, I., Tommasini, A., & Goldblum, S. E. (2000). Zonulin, a newly discovered modulator of intestinal permeability, and its expression in coeliac disease. *Lancet (London, England)*, 355(9214), 1518–1519. https://doi.org/10.1016/S0140-6736(00)02169-3

[8] Sapone, A., de Magistris, L., Pietzak, M., Clemente, M. G., Tripathi, A., Cucca, F., Lampis, R., Kryszak, D., Cartenì, M., Generoso, M., Iafusco, D., Prisco, F., Laghi, F., Riegler, G., Carratu, R., Counts, D., & Fasano, A. (2006). Zonulin

upregulation is associated with increased gut permeability in subjects with type 1 diabetes and their relatives. *Diabetes*, 55(5), 1443–1449. https://doi.org/10.2337/db05-1593

[9] Buhner, S., Buning, C., Genschel, J., Kling, K., Herrmann, D., Dignass, A., Kuechler, I., Krueger, S., Schmidt, H. H., & Lochs, H. (2006). Genetic basis for increased intestinal permeability in families with Crohn's disease: role of CARD15 3020insC mutation?. *Gut*, 55(3), 342–347. https://doi.org/10.1136/gut.2005.065557

[10] Camara-Lemarroy, C. R., Silva, C., Greenfield, J., Liu, W. Q., Metz, L. M., & Yong, V. W. (2020). Biomarkers of intestinal barrier function in multiple sclerosis are associated with disease activity. *Multiple sclerosis (Houndmills, Basingstoke, England)*, 26(11), 1340–1350. https://doi.org/10.1177/1352458519863133

[11] Ciccia, F., Guggino, G., Rizzo, A., Alessandro, R., Luchetti, M. M., Milling, S., Saieva, L., Cypers, H., Stampone, T., Di Benedetto, P., Gabrielli, A., Fasano, A., Elewaut, D., & Triolo, G. (2017). Dysbiosis and zonulin upregulation alter gut epithelial and vascular barriers in patients with ankylosing spondylitis. *Annals of the rheumatic diseases*, 76(6), 1123–1132. https://doi.org/10.1136/annrheumdis-2016-210000

[12] Zhang, D., Zhang, L., Zheng, Y., Yue, F., Russell, R. D., & Zeng, Y. (2014). Circulating zonulin levels in newly diagnosed Chinese type 2 diabetes patients. *Diabetes research and clinical practice*, 106(2), 312–318. https://doi.org/10.1016/j.diabres.2014.08.017

[13] Moreno-Navarrete, J. M., Sabater, M., Ortega, F., Ricart, W., & Fernández-Real, J. M. (2012). Circulating zonulin, a marker of intestinal permeability, is increased in association with obesity-associated insulin resistance. *PloS one*, 7(5), e37160. https://doi.org/10.1371/journal.pone.0037160

[14] Esnafoglu, E., Cırrık, S., Ayyıldız, S. N., Erdil, A., Ertürk, E. Y., Dağlı, A., & Noyan, T. (2017). Increased Serum Zonulin Levels as an Intestinal Permeability Marker in Autistic Subjects. *The Journal of pediatrics*, 188, 240–244. https://doi.org/10.1016/j.jpeds.2017.04.004

[15] Maes, M., Sirivichayakul, S., Kanchanatawan, B., & Vodjani, A. (2019). Upregulation of the Intestinal Paracellular Pathway with Breakdown of Tight and Adherens Junctions in Deficit Schizophrenia. *Molecular neurobiology*, 56(10), 7056–7073. https://doi.org/10.1007/s12035-019-1578-2

[16] Stevens, B. R., Goel, R., Seungbum, K., Richards, E. M., Holbert, R. C., Pepine, C. J., & Raizada, M. K. (2018). Increased human intestinal barrier permeability plasma biomarkers zonulin and FABP2 correlated with plasma LPS and altered gut microbiome in anxiety or depression. *Gut*, 67(8), 1555–1557. https://doi.org/10.1136/gutjnl-2017-314759

[17] Skardelly, M., Armbruster, F. P., Meixensberger, J., & Hilbig, H. (2009). Expression of Zonulin, c-kit, and Glial Fibrillary Acidic Protein in Human Gliomas. *Translational oncology*, 2(3), 117–120. https://doi.org/10.1593/tlo.09115

[18] Wang, X., Li, M. M., Niu, Y., Zhang, X., Yin, J. B., Zhao, C. J., & Wang, R. T. (2019). Serum Zonulin in HBV-Associated Chronic Hepatitis, Liver Cirrhosis, and Hepatocellular Carcinoma. *Disease markers*, 2019, 5945721. https://doi.org/10.1155/2019/5945721

[19] Järvinen, K. M., Konstantinou, G. N., Pilapil, M., Arrieta, M. C., Noone, S., Sampson, H. A., Meddings, J., & Nowak-Węgrzyn, A. (2013). Intestinal permeability in children with food allergy on specific elimination diets. *Pediatric allergy and immunology: official publication of the European Society of Pediatric Allergy and Immunology*, 24(6), 589–595. https://doi.org/10.1111/pai.12106

[20] Camilleri M. (2019). Leaky gut: mechanisms, measurement and clinical implications in humans. *Gut*, 68(8), 1516–1526. https://doi.org/10.1136/gutjnl-2019-318427

[21] https://www.health.harvard.edu/blog/leaky-gut-what-is-it-and-what-does-it-mean-for-you-2017092212451

[22] https://my.clevelandclinic.org/health/diseases/22724-leaky-gut-syndrome

[23] Axe J., *Eat Dirt*. 2016. New York: Harper Collins

[24] Di Tommaso, N., Gasbarrini, A., & Ponziani, F. R. (2021). Intestinal Barrier in Human Health and Disease. *International journal of environmental research and public health*, 18(23), 12836. https://doi.org/10.3390/ijerph182312836

[25] Fasano, Alessio. (2011). Leaky Gut and Autoimmune Diseases. *Clinical reviews in allergy & immunology*. 42. 71-8. 10.1007/s12016-011-8291-x.

[26] Fasano, Alessio. (2011). Leaky Gut and Autoimmune Diseases. *Clinical reviews in allergy & immunology*. 42. 71-8. 10.1007/s12016-011-8291-x.

[27] Molina-Infante, J., Santolaria, S., Sanders, D. S., & Fernández-Bañares, F. (2015). Systematic review: noncoeliac gluten sensitivity. *Alimentary pharmacology & therapeutics*, 41(9), 807–820. https://doi.org/10.1111/apt.131

[28] Rohr, M. W., Narasimhulu, C. A., Rudeski-Rohr, T. A., & Parthasarathy, S. (2020). Negative Effects of a High-Fat Diet on Intestinal Permeability: A Review. *Advances in nutrition (Bethesda, Md.)*, 11(1), 77–91. https://doi.org/10.1093/

advances/nmz061

[29] Bowser, S. M., McMillan, R. P., Boutagy, N. E., Tarpey, M. D., Smithson, A. T., Osterberg, K. L., Neilson, A. P., Davy, B. M., Davy, K. P., & Hulver, M. W. (2020). Serum endotoxin, gut permeability and skeletal muscle metabolic adaptations following a short term high fat diet in humans. *Metabolism: clinical and experimental*, 103, 154041. https://doi.org/10.1016/j.metabol.2019.154041

[30] Binienda, A., Twardowska, A., Makaro, A., & Salaga, M. (2020). Dietary Carbohydrates and Lipids in the Pathogenesis of Leaky Gut Syndrome: An Overview. *International journal of molecular sciences*, 21(21), 8368. https://doi.org/10.3390/ijms21218368

[31] Zhang, X., Monnoye, M., Mariadassou, M., Beguet-Crespel, F., Lapaque, N., Heberden, C., & Douard, V. (2021). Glucose but Not Fructose Alters the Intestinal Paracellular Permeability in Association With Gut Inflammation and Dysbiosis in Mice. *Frontiers in immunology*, 12, 742584. https://doi.org/10.3389/fimmu.2021.742584

[32] Kuzma, J. N., Cromer, G., Hagman, D. K., Breymeyer, K. L., Roth, C. L., Foster-Schubert, K. E., Holte, S. E., Weigle, D. S., & Kratz, M. (2016). No differential effect of beverages sweetened with fructose, high-fructose corn syrup, or glucose on systemic or adipose tissue inflammation in normal-weight to obese adults: a randomized controlled trial. *The American journal of clinical nutrition*, 104(2), 306–314. https://doi.org/10.3945/ajcn.115.129650

[33] Horton, F., Wright, J., Smith, L., Hinton, P. J., & Robertson, M. D. (2014). Increased intestinal permeability to oral chromium (51 Cr)-EDTA in human Type 2 diabetes. *Diabetic medicine: a journal of the British Diabetic Association*, 31(5), 559–563. https://doi.org/10.1111/dme.12360

[34] Ruscio M., *Healthy Gut, Healthy You*, 2018. Las Vagas: The Ruscio Institute

[35] Dziewiecka, H., Buttar, H. S., Kasperska, A., Ostapiuk-Karolczuk, J., Domagalska, M., Cichoń, J., & Skarpańska-Stejnborn, A. (2022). Physical activity induced alterations of gut microbiota in humans: a systematic review. *BMC sports science, medicine & rehabilitation*, 14(1), 122. https://doi.org/10.1186/s13102-022-00513-2

[36] Karl, J. P., Margolis, L. M., Madslien, E. H., Murphy, N. E., Castellani, J. W., Gundersen, Y., Hoke, A. V., Levangie, M. W., Kumar, R., Chakraborty, N., Gautam, A., Hammamieh, R., Martini, S., Montain, S. J., & Pasiakos, S. M. (2017). Changes in intestinal microbiota composition and metabolism coincide with increased intestinal permeability in young adults under prolonged physiological stress. American journal of physiology. *Gastrointestinal and liver physiology*, 312(6), G559–G571. https://doi.org/10.1152/ajpgi.00066.2017

[37] Wang, Y., Tong, J., Chang, B., Wang, B., Zhang, D., & Wang, B. (2014). Effects of alcohol on intestinal epithelial barrier permeability and expression of tight junction-associated proteins. *Molecular medicine reports*, 9(6), 2352–2356. https://doi.org/10.3892/mmr.2014.2126

[38] Elamin, E., Masclee, A., Troost, F., Pieters, H. J., Keszthelyi, D., Aleksa, K., Dekker, J., & Jonkers, D. (2014). Ethanol impairs intestinal barrier function in humans through mitogen activated protein kinase signaling: a combined in vivo and in vitro approach. *PloS one*, 9(9), e107421. https://doi.org/10.1371/journal.pone.0107421

[39] Bjarnason, I., & Takeuchi, K. (2009). Intestinal permeability in the pathogenesis of NSAID-induced enteropathy. *Journal of gastroenterology*, 44 Suppl 19, 23–29. https://doi.org/10.1007/s00535-008-2266-6

[40] Ran, Y., Fukui, H., Xu, X., Wang, X., Ebisutani, N., Tanaka, Y., Maeda, A., Makizaki, Y., Ohno, H., Kondo, T., Kono, T., Tozawa, K., Tomita, T., Oshima, T., & Miwa, H. (2020). Alteration of Colonic Mucosal Permeability during Antibiotic-Induced Dysbiosis. *International journal of molecular sciences*, 21(17), 6108. https://doi.org/10.3390/ijms21176108

[41] Al Dera, H., Alrafaei, B., Al Tamimi, M. I., Alfawaz, H. A., Bhat, R. S., Soliman, D. A., Abuaish, S., & El-Ansary, A. (2021). Leaky gut biomarkers in casein- and gluten-rich diet fed rat model of autism. *Translational neuroscience*, 12(1), 601–610. https://doi.org/10.1515/tnsci-2020-0207

[42] Kristjánsson, G., Venge, P., & Hällgren, R. (2007). Mucosal reactivity to cow's milk protein in coeliac disease. *Clinical and experimental immunology*, 147(3), 449–455. https://doi.org/10.1111/j.1365-2249.2007.03298.x

[43] Laatikainen, R., Salmenkari, H., Sibakov, T., Vapaatalo, H., & Turpeinen, A. (2020). Randomised Controlled Trial: Partial Hydrolysation of Casein Protein in Milk Decreases Gastrointestinal Symptoms in Subjects with Functional Gastrointestinal Disorders. *Nutrients*, 12(7), 2140. https://doi.org/10.3390/nu12072140

[44] Lange, K. W., Hauser, J., & Reissmann, A. (2015). Gluten-free and casein-free diets in the therapy of autism. *Current opinion in clinical nutrition and metabolic care*, 18(6), 572–575. https://doi.org/10.1097/MCO.0000000000000228

[45] Küçükosmanoğlu, E., Özen, E., Eltan, S. B., Özkars, M. Y., & Keskin, Ö. (2018). Most children who are allergic to cow's milk tolerate yogurt. *The Journal of international medical research*, 46(12), 5099–5106. https://doi.org/10.1177/0300060518790430

[46] Panaro, Maria Antonietta & Gagliardi, N & Saponaro, Concetta & Calvello, Rosa & Mitolo, V & Cianciulli, Antonia. (2010). Toll-like Receptor 4 Mediates LPS-Induced Release of Nitric Oxide and Tumor Necrosis Factor-α by Embryonal Cardiomyocytes: Biological Significance and Clinical Implications in Human Pathology. *Current pharmaceutical design*. 16. 766-74. 10.2174/138161210790883624.

[47] Schietroma, Mario & Pessia, Beatrice & Carlei, Francesco & Amicucci, Gianfranco. (2016). Septic Complications After Pancreatoduodenectomy for Pancreatic Adenocarcinoma: Are Increased Gut Permeability and Inflammatory Serum Markers Responsible?. *Pancreas*. 45. e47-e48. 10.1097/MPA.0000000000000683.

[48] Ghoshal, Sarbani & Witta, Jassir & Zhong, Jian & de Villiers, Willem & Eckhardt, Erik. (2008). Chylomicrons promote intestinal absorption of lipopolysaccharides. *Journal of lipid research*. 50. 90-7. 10.1194/jlr.M800156-JLR200.

[49] Fasano A. (2020). All disease begins in the (leaky) gut: role of zonulin-mediated gut permeability in the pathogenesis of some chronic inflammatory diseases. *F1000Research*, 9, F1000 Faculty Rev-69. https://doi.org/10.12688/f1000research.20510.1

[50] Mosca A, Leclerc M, Hugot JP. Gut Microbiota Diversity and Human Diseases: Should We Reintroduce Key Predators in Our Ecosystem? *Front Microbiol*. 2016 Mar 31;7:455. doi: 10.3389/fmicb.2016.00455. PMID: 27065999; PMCID: PMC4815357.

[51] https://bio.libretexts.org/Bookshelves/Ecology/Biodiversity_(Bynum)/7%3A_Alpha_Beta_and_Gamma_Diversity

[52] Simpson, C. A., Mu, A., Haslam, N., Schwartz, O. S., & Simmons, J. G. (2020). Feeling down? A systematic review of the gut microbiota in anxiety/depression and irritable bowel syndrome. *Journal of affective disorders*, 266, 429–446. https://doi.org/10.1016/j.jad.2020.01.124

[53] Laitinen K, Mokkala K. Overall Dietary Quality Relates to Gut Microbiota Diversity and Abundance. *Int J Mol Sci*. 2019 Apr 13;20(8):1835. doi: 10.3390/ijms20081835. PMID: 31013927; PMCID: PMC6515207.

[54] Weiss, G. A., & Hennet, T. (2017). Mechanisms and consequences of intestinal dysbiosis. *Cellular and molecular life sciences: CMLS*, 74(16), 2959–2977. https://doi.org/10.1007/s00018-017-2509-x

[55] Kriss, M., Hazleton, K. Z., Nusbacher, N. M., Martin, C. G., & Lozupone, C. A. (2018). Low diversity gut microbiota dysbiosis: drivers, functional implications and recovery. *Current opinion in microbiology*, 44, 34–40. https://doi.org/10.1016/j.mib.2018.07.003

[56] Zmora, N., Suez, J., & Elinav, E. (2019). You are what you eat: diet, health and the gut microbiota. Nature reviews. *Gastroenterology & hepatology*, 16(1), 35–56. https://doi.org/10.1038/s41575-018-0061-2

[57] Leeming, E. R., Johnson, A. J., Spector, T. D., & Le Roy, C. I. (2019). Effect of Diet on the Gut Microbiota: Rethinking Intervention Duration. *Nutrients*, 11(12), 2862. https://doi.org/10.3390/nu11122862

[58] Jiménez, E., Fernández, L., Marín, M. L., Martín, R., Odriozola, J. M., Nueno-Palop, C., Narbad, A., Olivares, M., Xaus, J., & Rodríguez, J. M. (2005). Isolation of commensal bacteria from umbilical cord blood of healthy neonates born by cesarean section. *Current microbiology*, 51(4), 270–274. https://doi.org/10.1007/s00284-005-0020-3

[59] Jiménez, E., Marín, M. L., Martín, R., Odriozola, J. M., Olivares, M., Xaus, J., Fernández, L., & Rodríguez, J. M. (2008). Is meconium from healthy newborns actually sterile?. *Research in microbiology*, 159(3), 187–193. https://doi.org/10.1016/j.resmic.2007.12.007

[60] Satokari, R., Grönroos, T., Laitinen, K., Salminen, S., & Isolauri, E. (2009). Bifidobacterium and Lactobacillus DNA in the human placenta. *Letters in applied microbiology*, 48(1), 8–12. https://doi.org/10.1111/j.1472-765X.2008.02475.x

[61] Collado, M. C., Isolauri, E., Laitinen, K., & Salminen, S. (2008). Distinct composition of gut microbiota during pregnancy in overweight and normal-weight women. *The American journal of clinical nutrition*, 88(4), 894–899. https://doi.org/10.1093/ajcn/88.4.894

[62] Collado, M. C., Isolauri, E., Laitinen, K., & Salminen, S. (2010). Effect of mother's weight on infant's microbiota acquisition, composition, and activity during early infancy: a prospective follow-up study initiated in early pregnancy. *The American journal of clinical nutrition*, 92(5), 1023–1030. https://doi.org/10.3945/ajcn.2010.29877

[63] Grönlund, M. M., Grześkowiak, Ł., Isolauri, E., & Salminen, S. (2011). Influence of mother's intestinal microbiota on gut colonization in the infant. *Gut microbes*, 2(4), 227–233. https://doi.org/10.4161/gmic.2.4.16799

[64] Luoto, R., Kalliomäki, M., Laitinen, K., & Isolauri, E. (2010). The impact of perinatal probiotic intervention on the development of overweight and obesity: follow-up study from birth to 10 years. *International journal of obesity* (2005), 34(10), 1531–1537. https://doi.org/10.1038/ijo.2010.50

[65] Luoto, R., Laitinen, K., Nermes, M., & Isolauri, E. (2010). Impact of maternal probiotic-supplemented dietary counselling on pregnancy outcome and prenatal and postnatal growth: a double-blind, placebo-controlled study. *The*

British journal of nutrition, 103(12), 1792–1799. https://doi.org/10.1017/S0007114509993898

[66] Jönsson, J., Renault, K. M., García-Calzón, S., Perfilyev, A., Estampador, A. C., Nørgaard, K., Lind, M. V., Vaag, A., Hjort, L., Michaelsen, K. F., Carlsen, E. M., Franks, P. W., & Ling, C. (2021). Lifestyle Intervention in Pregnant Women With Obesity Impacts Cord Blood DNA Methylation, Which Associates With Body Composition in the Offspring. *Diabetes*, 70(4), 854–866. https://doi.org/10.2337/db20-0487

[67] Metzler, S., Frei, R., Schmaußer-Hechfellner, E., von Mutius, E., Pekkanen, J., Karvonen, A. M., Kirjavainen, P. V., Dalphin, J. C., Divaret-Chauveau, A., Riedler, J., Lauener, R., Roduit, C., & PASTURE/EFRAIM study group (2019). Association between antibiotic treatment during pregnancy and infancy and the development of allergic diseases. *Pediatric allergy and immunology: official publication of the European Society of Pediatric Allergy and Immunology*, 30(4), 423–433. https://doi.org/10.1111/pai.13039

[68] Dominguez-Bello, M. G., Costello, E. K., Contreras, M., Magris, M., Hidalgo, G., Fierer, N., & Knight, R. (2010). Delivery mode shapes the acquisition and structure of the initial microbiota across multiple body habitats in newborns. *Proceedings of the National Academy of Sciences of the United States of America*, 107(26), 11971–11975. https://doi.org/10.1073/pnas.1002601107

[69] Neu, J., & Rushing, J. (2011). Cesarean versus vaginal delivery: long-term infant outcomes and the hygiene hypothesis. *Clinics in perinatology*, 38(2), 321–331. https://doi.org/10.1016/j.clp.2011.03.008

[70] Penders, J., Thijs, C., Vink, C., Stelma, F. F., Snijders, B., Kummeling, I., van den Brandt, P. A., & Stobberingh, E. E. (2006). Factors influencing the composition of the intestinal microbiota in early infancy. *Pediatrics*, 118(2), 511–521. https://doi.org/10.1542/peds.2005-2824

[71] Decker, E., Engelmann, G., Findeisen, A., Gerner, P., Laass, M., Ney, D., Posovszky, C., Hoy, L., & Hornef, M. W. (2010). Cesarean delivery is associated with celiac disease but not inflammatory bowel disease in children. *Pediatrics*, 125(6), e1433–e1440. https://doi.org/10.1542/peds.2009-2260

[72] Jacquot, A., Neveu, D., Aujoulat, F., Mercier, G., Marchandin, H., Jumas-Bilak, E., & Picaud, J. C. (2011). Dynamics and clinical evolution of bacterial gut microflora in extremely premature patients. *The Journal of pediatrics*, 158(3), 390–396. https://doi.org/10.1016/j.jpeds.2010.09.007

[73] Jayasinghe T. N., Vatanen T., Chiavaroli V., Jayan S., McKenzie E. J., Adriaenssens E., et al. . (2020). Differences in Compositions of Gut Bacterial Populations and Bacteriophages in 5-11 Year-Olds Born Preterm Compared to Full Term. *Front. Cell Infect. Microbiol.* 10, 276. 10.3389/fcimb.2020.00276

[74] Simmonds, L. A., Sullivan, T. R., Skubisz, M., Middleton, P. F., Best, K. P., Yelland, L. N., Quinlivan, J., Zhou, S. J., Liu, G., McPhee, A. J., Gibson, R. A., & Makrides, M. (2020). Omega-3 fatty acid supplementation in pregnancy-baseline omega-3 status and early preterm birth: exploratory analysis of a randomised controlled trial. *BJOG: an international journal of obstetrics and gynaecology*, 127(8), 975–981. https://doi.org/10.1111/1471-0528.16168

[75] Carlson, S. E., Gajewski, B. J., Valentine, C. J., Kerling, E. H., Weiner, C. P., Cackovic, M., Buhimschi, C. S., Rogers, L. K., Sands, S. A., Brown, A. R., Mudaranthakam, D. P., Crawford, S. A., & DeFranco, E. A. (2021). Higher dose docosahexaenoic acid supplementation during pregnancy and early preterm birth: A randomised, double-blind, adaptive-design superiority trial. *EClinicalMedicine*, 36, 100905. https://doi.org/10.1016/j.eclinm.2021.100905

[76] 吴光驰 .(2014). 维生素 D 缺乏离我们有多远 . 中国妇幼卫生杂志 ,76-79

[77] Lian, R. H., Qi, P. A., Yuan, T., Yan, P. J., Qiu, W. W., Wei, Y., Hu, Y. G., Yang, K. H., & Yi, B. (2021). Systematic review and meta-analysis of vitamin D deficiency in different pregnancy on preterm birth: Deficiency in middle pregnancy might be at risk. *Medicine*, 100(24), e26303. https://doi.org/10.1097/MD.0000000000026303

[78] Hu, Y., Wang, R., Mao, D., Chen, J., Li, M., Li, W., Yang, Y., Zhao, L., Zhang, J., Piao, J., Yang, X., & Yang, L. (2021). Vitamin D Nutritional Status of Chinese Pregnant Women, Comparing the Chinese National Nutrition Surveillance (CNHS) 2015-2017 with CNHS 2010-2012. *Nutrients*, 13(7), 2237. https://doi.org/10.3390/nu13072237

[79] Shorey-Kendrick, L. E., McEvoy, C. T., Ferguson, B., Burchard, J., Park, B. S., Gao, L., Vuylsteke, B. H., Milner, K. F., Morris, C. D., & Spindel, E. R. (2017). Vitamin C Prevents Offspring DNA Methylation Changes Associated with Maternal Smoking in Pregnancy. *American journal of respiratory and critical care medicine*, 196(6), 745–755. https://doi.org/10.1164/rccm.201610-2141OC

[80] Amin, A. F., Shaaban, O. M., & Bediawy, M. A. (2008). N-acetyl cysteine for treatment of recurrent unexplained pregnancy loss. *Reproductive biomedicine online*, 17(5), 722–726. https://doi.org/10.1016/s1472-6483(10)60322-7

[81] Xu, Y., Nisenblat, V., Lu, C., Li, R., Qiao, J., Zhen, X., & Wang, S. (2018). Pretreatment with coenzyme Q10 improves ovarian response and embryo quality in low-prognosis young women with decreased ovarian reserve: a randomized

controlled trial. *Reproductive biology and endocrinology: RB&E*, 16(1), 29. https://doi.org/10.1186/s12958-018-0343-0

[82] Terán, E., Racines-Orbe, M., Toapanta, J., Valdivieso, L., Vega, Z., Vivero, S., Moya, W., Chedraui, P., & Pérez-López, F. R. (2011). Maternal plasma and amniotic fluid coenzyme Q10 levels in preterm and term gestations: a pilot study. *Archives of gynecology and obstetrics*, 283 Suppl 1, 67–71. https://doi.org/10.1007/s00404-011-1894-x

[83] Aaltonen, J., Ojala, T., Laitinen, K., Poussa, T., Ozanne, S., & Isolauri, E. (2011). Impact of maternal diet during pregnancy and breastfeeding on infant metabolic programming: a prospective randomized controlled study. *European journal of clinical nutrition*, 65(1), 10–19. https://doi.org/10.1038/ejcn.2010.225

[84] Owen, C. G., Martin, R. M., Whincup, P. H., Smith, G. D., & Cook, D. G. (2006). Does breastfeeding influence risk of type 2 diabetes in later life? A quantitative analysis of published evidence. *The American journal of clinical nutrition*, 84(5), 1043–1054. https://doi.org/10.1093/ajcn/84.5.1043

[85] Owen, C. G., Whincup, P. H., Kaye, S. J., Martin, R. M., Davey Smith, G., Cook, D. G., Bergstrom, E., Black, S., Wadsworth, M. E., Fall, C. H., Freudenheim, J. L., Nie, J., Huxley, R. R., Kolacek, S., Leeson, C. P., Pearce, M. S., Raitakari, O. T., Lisinen, I., Viikari, J. S., Ravelli, A. C., ... Williams, S. M. (2008). Does initial breastfeeding lead to lower blood cholesterol in adult life? A quantitative review of the evidence. *The American journal of clinical nutrition*, 88(2), 305–314. https://doi.org/10.1093/ajcn/88.2.305

[86] Owen, C. G., Whincup, P. H., & Cook, D. G. (2011). Breast-feeding and cardiovascular risk factors and outcomes in later life: evidence from epidemiological studies. *The Proceedings of the Nutrition Society*, 70(4), 478–484. https://doi.org/10.1017/S0029665111000590

[87] Owen, C. G., Whincup, P. H., & Cook, D. G. (2011). Breast-feeding and cardiovascular risk factors and outcomes in later life: evidence from epidemiological studies. *The Proceedings of the Nutrition Society*, 70(4), 478–484. https://doi.org/10.1017/S0029665111000590

[88] Coppa, G. V., Zampini, L., Galeazzi, T., & Gabrielli, O. (2006). Prebiotics in human milk: a review. *Digestive and liver disease: official journal of the Italian Society of Gastroenterology and the Italian Association for the Study of the Liver*, 38 Suppl 2, S291–S294. https://doi.org/10.1016/S1590-8658(07)60013-9

[89] Martín, R., Heilig, H. G., Zoetendal, E. G., Jiménez, E., Fernández, L., Smidt, H., & Rodríguez, J. M. (2007). Cultivation-independent assessment of the bacterial diversity of breast milk among healthy women. *Research in microbiology*, 158(1), 31–37. https://doi.org/10.1016/j.resmic.2006.11.004

[90] Martín, R., Jiménez, E., Heilig, H., Fernández, L., Marín, M. L., Zoetendal, E. G., & Rodríguez, J. M. (2009). Isolation of bifidobacteria from breast milk and assessment of the bifidobacterial population by PCR-denaturing gradient gel electrophoresis and quantitative real-time PCR. *Applied and environmental microbiology*, 75(4), 965–969. https://doi.org/10.1128/AEM.02063-08

[91] Collado, M. C., Delgado, S., Maldonado, A., & Rodríguez, J. M. (2009). Assessment of the bacterial diversity of breast milk of healthy women by quantitative real-time PCR. *Letters in applied microbiology*, 48(5), 523–528. https://doi.org/10.1111/j.1472-765X.2009.02567.x

[92] Makino, H., Kushiro, A., Ishikawa, E., Muylaert, D., Kubota, H., Sakai, T., Oishi, K., Martin, R., Ben Amor, K., Oozeer, R., Knol, J., & Tanaka, R. (2011). Transmission of intestinal Bifidobacterium longum subsp. longum strains from mother to infant, determined by multilocus sequencing typing and amplified fragment length polymorphism. *Applied and environmental microbiology*, 77(19), 6788–6793. https://doi.org/10.1128/AEM.05346-11

[93] Marques, T. M., Wall, R., Ross, R. P., Fitzgerald, G. F., Ryan, C. A., & Stanton, C. (2010). Programming infant gut microbiota: influence of dietary and environmental factors. *Current opinion in biotechnology*, 21(2), 149–156. https://doi.org/10.1016/j.copbio.2010.03.020

[94] Marcobal A., Barboza M., Froehlich J. W., Block D. E., German J. M., Lebrilla C. B., et al. . (2010). Consumption of human milk oligosaccharides by gut-related microbes. J. Agric. *Food Chem.* 58 (9), 5334–5340. 10.1021/jf9044205

[95] Le Huërou-Luron, I., Blat, S., & Boudry, G. (2010). Breast- v. formula-feeding: impacts on the digestive tract and immediate and long-term health effects. *Nutrition research reviews*, 23(1), 23–36. https://doi.org/10.1017/S0954422410000065

[96] Tamburini, Sabrina & Clemente, Jose. (2017). Gut microbiota: Neonatal gut microbiota induces lung immunity against pneumonia. *Nature Reviews Gastroenterology & Hepatology*. 14. 10.1038/nrgastro.2017.34.

[97] Shao, Y., Forster, S. C., Tsaliki, E., Vervier, K., Strang, A., Simpson, N., Kumar, N., Stares, M. D., Rodger, A., Brocklehurst, P., Field, N., & Lawley, T. D. (2019). Stunted microbiota and opportunistic pathogen colonization in caesarean-section birth. *Nature*, 574(7776), 117–121. https://doi.org/10.1038/s41586-019-1560-1

[98] Savino, F., Roana, J., Mandras, N., Tarasco, V., Locatelli, E., & Tullio, V. (2011). Faecal microbiota in breast-fed infants after antibiotic therapy. *Acta paediatrica (Oslo, Norway: 1992)*, 100(1), 75–78. https://doi.org/10.1111/j.1651-2227.2010.01988.x

[99] Penders, J., Stobberingh, E. E., Thijs, C., Adams, H., Vink, C., van Ree, R., & van den Brandt, P. A. (2006). Molecular fingerprinting of the intestinal microbiota of infants in whom atopic eczema was or was not developing. *Clinical and experimental allergy: journal of the British Society for Allergy and Clinical Immunology*, 36(12), 1602–1608. https://doi.org/10.1111/j.1365-2222.2006.02599.x

[100] Slykerman, R. F., Coomarasamy, C., Wickens, K., Thompson, J., Stanley, T. V., Barthow, C., Kang, J., Crane, J., & Mitchell, E. A. (2019). Exposure to antibiotics in the first 24 months of life and neurocognitive outcomes at 11 years of age. *Psychopharmacology*, 236(5), 1573–1582. https://doi.org/10.1007/s00213-019-05216-0

[101] Patrick, D. M., Sbihi, H., Dai, D., Al Mamun, A., Rasali, D., Rose, C., Marra, F., Boutin, R., Petersen, C., Stiemsma, L. T., Winsor, G. L., Brinkman, F., Kozyrskyj, A. L., Azad, M. B., Becker, A. B., Mandhane, P. J., Moraes, T. J., Sears, M. R., Subbarao, P., Finlay, B. B., ... Turvey, S. E. (2020). Decreasing antibiotic use, the gut microbiota, and asthma incidence in children: evidence from population-based and prospective cohort studies. The Lancet. Respiratory medicine, S2213-2600(20)30052-7. *Advance online publication*. https://doi.org/10.1016/S2213-2600(20)30052-7

[102] Ni, J., Friedman, H., Boyd, B. C., McGurn, A., Babinski, P., Markossian, T., & Dugas, L. R. (2019). Early antibiotic exposure and development of asthma and allergic rhinitis in childhood. *BMC pediatrics*, 19(1), 225. https://doi.org/10.1186/s12887-019-1594-4

[103] Bailey, Charles & Forrest, Christopher & Zhang, Peixin & Richards, Thomas & Livshits, Alice & DeRusso, Patricia. (2014). Association of Antibiotics in Infancy With Early Childhood Obesity. *JAMA pediatrics*. 168. 10.1001/jamapediatrics.2014.1539.

[104] Azad, Meghan & Bridgman, Sarah & Becker, A.B. & Kozyrskyj, Anita. (2014). Infant antibiotic exposure and the development of childhood overweight and central adiposity. *International journal of obesity* (2005). 38. 10.1038/ijo.2014.119.

[105] Li, M., Lu, Z. K., Amrol, D. J., Mann, J. R., Hardin, J. W., Yuan, J., Cox, C. L., & Love, B. L. (2019). Antibiotic Exposure and the Risk of Food Allergy: Evidence in the US Medicaid Pediatric Population. The journal of allergy and clinical immunology. *In practice*, 7(2), 492–499. https://doi.org/10.1016/j.jaip.2018.09.036

[106] Hirsch, A. G., Pollak, J., Glass, T. A., Poulsen, M. N., Bailey-Davis, L., Mowery, J., & Schwartz, B. S. (2017). Early-life antibiotic use and subsequent diagnosis of food allergy and allergic diseases. *Clinical and experimental allergy: journal of the British Society for Allergy and Clinical Immunology*, 47(2), 236–244. https://doi.org/10.1111/cea.12807

[107] Zou, Z., Liu, W., Huang, C., Sun, C., & Zhang, J. (2020). First-Year Antibiotics Exposure in Relation to Childhood Asthma, Allergies, and Airway Illnesses. *International journal of environmental research and public health*, 17(16), 5700. https://doi.org/10.3390/ijerph1

[108] Gensollen, T., Iyer, S. S., Kasper, D. L., & Blumberg, R. S. (2016). How colonization by microbiota in early life shapes the immune system. *Science* (New York, N.Y.), 352(6285), 539–544. https://doi.org/10.1126/science.aad9378

[109] Gueimonde, M., Sakata, S., Kalliomäki, M., Isolauri, E., Benno, Y., & Salminen, S. (2006). Effect of maternal consumption of lactobacillus GG on transfer and establishment of fecal bifidobacterial microbiota in neonates. *Journal of pediatric gastroenterology and nutrition*, 42(2), 166–170. https://doi.org/10.1097/01.mpg.0000189346.25172.fd

[110] Schultz, M., Göttl, C., Young, R. J., Iwen, P., & Vanderhoof, J. A. (2004). Administration of oral probiotic bacteria to pregnant women causes temporary infantile colonization. *Journal of pediatric gastroenterology and nutrition*, 38(3), 293–297. https://doi.org/10.1097/00005176-200403000-00012

[111] Kalliomäki, M., Salminen, S., Arvilommi, H., Kero, P., Koskinen, P., & Isolauri, E. (2001). Probiotics in primary prevention of atopic disease: a randomised placebo-controlled trial. *Lancet (London, England)*, 357(9262), 1076–1079. https://doi.org/10.1016/S0140-6736(00)04259-8

[112] Niers, L., Martín, R., Rijkers, G., Sengers, F., Timmerman, H., van Uden, N., Smidt, H., Kimpen, J., & Hoekstra, M. (2009). The effects of selected probiotic strains on the development of eczema (the PandA study). *Allergy*, 64(9), 1349–1358. https://doi.org/10.1111/j.1398-9995.2009.02021.x20(5), 430–437. https://doi.org/10.1111/j.1399-3038.2009.00745.x

[113] Boyle, R. J., Ismail, I. H., Kivivuori, S., Licciardi, P. V., Robins-Browne, R. M., Mah, L. J., Axelrad, C., Moore, S., Donath, S., Carlin, J. B., Lahtinen, S. J., & Tang, M. L. (2011). Lactobacillus GG treatment during pregnancy for the prevention of eczema: a randomized controlled trial. *Allergy*, 66(4), 509–516. https://doi.org/10.1111/j.1398-9995.2010.02507.x

[114] Kopp, M. V., Hennemuth, I., Heinzmann, A., & Urbanek, R. (2008). Randomized, double-blind, placebo-controlled trial of probiotics for primary prevention: no clinical effects of Lactobacillus GG supplementation. *Pediatrics*, 121(4), e850–e856. https://doi.org/10.1542/peds.2007-1492

[115] Fallani, M., Amarri, S., Uusijarvi, A., Adam, R., Khanna, S., Aguilera, M., Gil, A., Vieites, J. M., Norin, E., Young, D., Scott, J. A., Doré, J., Edwards, C. A., & The Infabio Team (2011). Determinants of the human infant intestinal microbiota after the introduction of first complementary foods in infant samples from five European centres. *Microbiology (Reading, England)*, 157(Pt 5), 1385–1392. https://doi.org/10.1099/mic.0.042143-0

[116] De Filippo, C., Cavalieri, D., Di Paola, M., Ramazzotti, M., Poullet, J. B., Massart, S., Collini, S., Pieraccini, G., & Lionetti, P. (2010). Impact of diet in shaping gut microbiota revealed by a comparative study in children from Europe and rural Africa. *Proceedings of the National Academy of Sciences of the United States of America*, 107(33), 14691–14696. https://doi.org/10.1073/pnas.100596310

[117] Bergström, A., Skov, T. H., Bahl, M. I., Roager, H. M., Christensen, L. B., Ejlerskov, K. T., Mølgaard, C., Michaelsen, K. F., & Licht, T. R. (2014). Establishment of intestinal microbiota during early life: a longitudinal, explorative study of a large cohort of Danish infants. *Applied and environmental microbiology*, 80(9), 2889–2900. https://doi.org/10.1128/AEM.00342-14

[118] Derrien, M., Alvarez, A. S., & de Vos, W. M. (2019). The Gut Microbiota in the First Decade of Life. *Trends in microbiology*, 27(12), 997–1010. https://doi.org/10.1016/j.tim.2019.08.001

[119] Zhong, H., Penders, J., Shi, Z., Ren, H., Cai, K., Fang, C., Ding, Q., Thijs, C., Blaak, E. E., Stehouwer, C., Xu, X., Yang, H., Wang, J., Wang, J., Jonkers, D., Masclee, A., Brix, S., Li, J., Arts, I., & Kristiansen, K. (2019). Impact of early events and lifestyle on the gut microbiota and metabolic phenotypes in young school-age children. *Microbiome*, 7(1), 2. https://doi.org/10.1186/s40168-018-0608-z

[120] Ruggles, K. V., Wang, J., Volkova, A., Contreras, M., Noya-Alarcon, O., Lander, O., Caballero, H., & Dominguez-Bello, M. G. (2018). Changes in the Gut Microbiota of Urban Subjects during an Immersion in the Traditional Diet and Lifestyle of a Rainforest Village. *mSphere*, 3(4), e00193-18. https://doi.org/10.1128/mSphere.00193-18

[121] Lahti, L., Salonen, A., Kekkonen, R. A., Salojärvi, J., Jalanka-Tuovinen, J., Palva, A., Orešič, M., & de Vos, W. M. (2013). Associations between the human intestinal microbiota, Lactobacillus rhamnosus GG and serum lipids indicated by integrated analysis of high-throughput profiling data. *PeerJ*, 1, e32. https://doi.org/10.7717/peerj.32

[122] Burns, A. M., Zitt, M. A., Rowe, C. C., Langkamp-Henken, B., Mai, V., Nieves, C., Jr, Ukhanova, M., Christman, M. C., & Dahl, W. J. (2016). Diet quality improves for parents and children when almonds are incorporated into their daily diet: a randomized, crossover study. *Nutrition research (New York, N.Y.)*, 36(1), 80–89. https://doi.org/10.1016/j.nutres.2015.11.004

[123] Korpela, K., Salonen, A., Virta, L. J., Kekkonen, R. A., Forslund, K., Bork, P., & de Vos, W. M. (2016). Intestinal microbiome is related to lifetime antibiotic use in Finnish pre-school children. *Nature communications*, 7, 10410. https://doi.org/10.1038/ncomms10410

[124] Korpela, K., Salonen, A., Virta, L. J., Kumpu, M., Kekkonen, R. A., & de Vos, W. M. (2016). Lactobacillus rhamnosus GG Intake Modifies Preschool Children's Intestinal Microbiota, Alleviates Penicillin-Associated Changes, and Reduces Antibiotic Use. *PloS one*, 11(4), e0154012. https://doi.org/10.1371/journal.pone.0154012

[125] Soldi, S., Vasileiadis, S., Lohner, S., Uggeri, F., Puglisi, E., Molinari, P., Donner, E., Sieland, C., Decsi, T., Sailer, M., & Theis, S. (2019). Prebiotic supplementation over a cold season and during antibiotic treatment specifically modulates the gut microbiota composition of 3-6 year-old children. *Beneficial microbes*, 10(3), 253–263. https://doi.org/10.3920/BM2018.0116

[126] Brown, K., DeCoffe, D., Molcan, E., & Gibson, D. L. (2012). Diet-induced dysbiosis of the intestinal microbiota and the effects on immunity and disease. *Nutrients*, 4(8), 1095–1119. https://doi.org/10.3390/nu4081095

[127] David, L. A., Maurice, C. F., Carmody, R. N., Gootenberg, D. B., Button, J. E., Wolfe, B. E., Ling, A. V., Devlin, A. S., Varma, Y., Fischbach, M. A., Biddinger, S. B., Dutton, R. J., & Turnbaugh, P. J. (2014). Diet rapidly and reproducibly alters the human gut microbiome. *Nature*, 505(7484), 559–563. https://doi.org/10.1038/nature12820

[128] Feng, Z., Long, W., Hao, B., Ding, D., Ma, X., Zhao, L., & Pang, X. (2017). A human stool-derived Bilophila wadsworthia strain caused systemic inflammation in specific-pathogen-free mice. *Gut pathogens*, 9, 59. https://doi.org/10.1186/s13099-017-0208-7

[129] Olson, C. A., Iñiguez, A. J., Yang, G. E., Fang, P., Pronovost, G. N., Jameson, K. G., Rendon, T. K., Paramo, J., Barlow, J. T., Ismagilov, R. F., & Hsiao, E. Y. (2021). Alterations in the gut microbiota contribute to cognitive impairment

induced by the ketogenic diet and hypoxia. *Cell host & microbe*, 29(9), 1378–1392.e6. https://doi.org/10.1016/j.chom.2021.07.004

[130] Franco-de-Moraes, A. C., de Almeida-Pititto, B., da Rocha Fernandes, G., Gomes, E. P., da Costa Pereira, A., & Ferreira, S. (2017). Worse inflammatory profile in omnivores than in vegetarians associates with the gut microbiota composition. *Diabetology & metabolic syndrome*, 9, 62. https://doi.org/10.1186/s13098-017-0261-x

[131] Toribio-Mateas, M. A., Bester, A., & Klimenko, N. (2021). Impact of Plant-Based Meat Alternatives on the Gut Microbiota of Consumers: A Real-World Study. *Foods (Basel, Switzerland)*, 10(9), 2040. https://doi.org/10.3390/foods10092040

[132] Cotillard A, Cartier-Meheust A, Litwin NS, Chaumont S, Saccareau M, Lejzerowicz F, Tap J, Koutnikova H, Lopez DG, McDonald D, Song SJ, Knight R, Derrien M, Veiga P. A posteriori dietary patterns better explain variations of the gut microbiome than individual markers in the American Gut Project. *Am J Clin Nutr*. 2022 Feb 9;115(2):432-443. doi: 10.1093/ajcn/nqab332. PMID: 34617562; PMCID: PMC8827078.

[133] Moreno, L. A., Meyer, R., Donovan, S. M., Goulet, O., Haines, J., Kok, F. J., & Van't Veer, P. (2021). Perspective: Striking a Balance between Planetary and Human Health: Is There a Path Forward?. *Advances in nutrition (Bethesda, Md.)*, 13(2), 355–375. Advance online publication. https://doi.org/10.1093/advances/nmab139

[134] Santacruz, A., Marcos, A., Wärnberg, J., Martí, A., Martin-Matillas, M., Campoy, C., Moreno, L. A., Veiga, O., Redondo-Figuero, C., Garagorri, J. M., Azcona, C., Delgado, M., García-Fuentes, M., Collado, M. C., Sanz, Y., & EVASYON Study Group (2009). Interplay between weight loss and gut microbiota composition in overweight adolescents. *Obesity (Silver Spring, Md.)*, 17(10), 1906–1915. https://doi.org/10.1038/oby.2009.112

[135] Troy EB, Kasper DL. Beneficial effects of Bacteroides fragilis polysaccharides on the immune system. *Front Biosci (Landmark Ed)*. 2010 Jan 1;15(1):25-34. doi: 10.2741/3603. PMID: 20036803; PMCID: PMC2995369.

[136] Ruiz, Alicia & Cerdó, Tomás & Jáuregui, Ruy & Pieper, Dietmar & Marcos, Ascensión & Clemente, Alfonso & Garcia, Federico & Margolles, Abelardo & Ferrer, Manuel & Campoy, Cristina & Suarez, Antonio. (2017). One-year calorie restriction impacts gut microbial composition but not its metabolic performance in obese adolescents: Gut microbiota responses to calorie restriction in obese. *Environmental Microbiology*. 19. 1536-1551. 10.1111/1462-2920.13713.

[137] Alili, R., Belda, E., Fabre, O., Pelloux, V., Giordano, N., Legrand, R., Bel Lassen, P., Swartz, T. D., Zucker, J. D., & Clément, K. (2021). Characterization of the Gut Microbiota in Individuals with Overweight or Obesity during a Real-World Weight Loss Dietary Program: A Focus on the Bacteroides 2 Enterotype. *Biomedicines*, 10(1), 16. https://doi.org/10.3390/biomedicines10010016

[138] Sbierski-Kind, J., Grenkowitz, S., Schlickeiser, S., Sandforth, A., Friedrich, M., Kunkel, D., Glauben, R., Brachs, S., Mai, K., Thürmer, A., Radonić, A., Drechsel, O., Turnbaugh, P. J., Bisanz, J. E., Volk, H. D., Spranger, J., & von Schwartzenberg, R. J. (2022). Effects of caloric restriction on the gut microbiome are linked with immune senescence. *Microbiome*, 10(1), 57. https://doi.org/10.1186/s40168-022-01249-4

[139] Faits, T., Walker, M. E., Rodriguez-Morato, J., Meng, H., Gervis, J. E., Galluccio, J. M., Lichtenstein, A. H., Johnson, W. E., & Matthan, N. R. (2020). Exploring changes in the human gut microbiota and microbial-derived metabolites in response to diets enriched in simple, refined, or unrefined carbohydrate-containing foods: a post hoc analysis of a randomized clinical trial. *The American journal of clinical nutrition*, 112(6), 1631–1641. https://doi.org/10.1093/ajcn/nqaa254

[140] Bibbò, S., Ianiro, G., Giorgio, V., Scaldaferri, F., Masucci, L., Gasbarrini, A., & Cammarota, G. (2016). The role of diet on gut microbiota composition. *European review for medical and pharmacological sciences*, 20(22), 4742–4749.

[141] Zimmer, J., Lange, B., Frick, J. S., Sauer, H., Zimmermann, K., Schwiertz, A., Rusch, K., Klosterhalfen, S., & Enck, P. (2012). A vegan or vegetarian diet substantially alters the human colonic faecal microbiota. *European journal of clinical nutrition*, 66(1), 53–60. https://doi.org/10.1038/ejcn.2011.141

[142] Ghosh, S., Dai, C., Brown, K., Rajendiran, E., Makarenko, S., Baker, J., Ma, C., Halder, S., Montero, M., Ionescu, V. A., Klegeris, A., Vallance, B. A., & Gibson, D. L. (2011). Colonic microbiota alters host susceptibility to infectious colitis by modulating inflammation, redox status, and ion transporter gene expression. American journal of physiology. *Gastrointestinal and liver physiology*, 301(1), G39–G49. https://doi.org/10.1152/ajpgi.00509.2010

[143] Meslier, V., Laiola, M., Roager, H. M., De Filippis, F., Roume, H., Quinquis, B., Giacco, R., Mennella, I., Ferracane, R., Pons, N., Pasolli, E., Rivellese, A., Dragsted, L. O., Vitaglione, P., Ehrlich, S. D., & Ercolini, D. (2020). Mediterranean diet intervention in overweight and obese subjects lowers plasma cholesterol and causes changes in the gut microbiome and metabolome independently of energy intake. Gut, 69(7), 1258–1268. https://doi.org/10.1136/

gutjnl-2019-320438

[144] Klinder, A., Shen, Q., Heppel, S., Lovegrove, J. A., Rowland, I., & Tuohy, K. M. (2016). Impact of increasing fruit and vegetables and flavonoid intake on the human gut microbiota. *Food & function*, 7(4), 1788–1796. https://doi.org/10.1039/c5fo01096a

[145] Pendyala, S., Walker, J. M., & Holt, P. R. (2012). A high-fat diet is associated with endotoxemia that originates from the gut. *Gastroenterology*, 142(5), 1100–1101.e2. https://doi.org/10.1053/j.gastro.2012.01.034

[146] Duca, F. A., Sakar, Y., & Covasa, M. (2013). The modulatory role of high fat feeding on gastrointestinal signals in obesity. *The Journal of nutritional biochemistry*, 24(10), 1663–1677. https://doi.org/10.1016/j.jnutbio.2013.05.005

[147] Del Bo', C., Bernardi, S., Cherubini, A., Porrini, M., Gargari, G., Hidalgo-Liberona, N., González-Domínguez, R., Zamora-Ros, R., Peron, G., Marino, M., Gigliotti, L., Winterbone, M. S., Kirkup, B., Kroon, P. A., Andres-Lacueva, C., Guglielmetti, S., & Riso, P. (2021). A polyphenol-rich dietary pattern improves intestinal permeability, evaluated as serum zonulin levels, in older subjects: The MaPLE randomised controlled trial. *Clinical nutrition (Edinburgh, Scotland)*, 40(5), 3006–3018. https://doi.org/10.1016/j.clnu.2020.12.014

[148] Kaczmarek, J. L., Liu, X., Charron, C. S., Novotny, J. A., Jeffery, E. H., Seifried, H. E., Ross, S. A., Miller, M. J., Swanson, K. S., & Holscher, H. D. (2019). Broccoli consumption affects the human gastrointestinal microbiota. *The Journal of nutritional biochemistry*, 63, 27–34. https://doi.org/10.1016/j.jnutbio.2018.09.015

[149] Kellingray, L., Tapp, H. S., Saha, S., Doleman, J. F., Narbad, A., & Mithen, R. F. (2017). Consumption of a diet rich in Brassica vegetables is associated with a reduced abundance of sulphate-reducing bacteria: A randomised crossover study. *Molecular nutrition & food research*, 61(9), 1600992. https://doi.org/10.1002/mnfr.201600992

[150] Dordević, D., Jančíková, S., Vítězová, M., & Kushkevych, I. (2020). Hydrogen sulfide toxicity in the gut environment: Meta-analysis of sulfate-reducing and lactic acid bacteria in inflammatory processes. *Journal of advanced research*, 27, 55–69. https://doi.org/10.1016/j.jare.2020.03.003

[151] Tottey, W., Feria-Gervasio, D., Gaci, N., Laillet, B., Pujos, E., Martin, J. F., Sebedio, J. L., Sion, B., Jarrige, J. F., Alric, M., & Brugère, J. F. (2017). Colonic Transit Time Is a Driven Force of the Gut Microbiota Composition and Metabolism: In Vitro Evidence. *Journal of neurogastroenterology and motility*, 23(1), 124–134. https://doi.org/10.5056/jnm16042

[152] Roager, H. M., Hansen, L. B., Bahl, M. I., Frandsen, H. L., Carvalho, V., Gøbel, R. J., Dalgaard, M. D., Plichta, D. R., Sparholt, M. H., Vestergaard, H., Hansen, T., Sicheritz-Pontén, T., Nielsen, H. B., Pedersen, O., Lauritzen, L., Kristensen, M., Gupta, R., & Licht, T. R. (2016). Colonic transit time is related to bacterial metabolism and mucosal turnover in the gut. *Nature microbiology*, 1(9), 16093. https://doi.org/10.1038/nmicrobiol.2016.93

[153] Delzenne, N. M., Cani, P. D., Everard, A., Neyrinck, A. M., & Bindels, L. B. (2015). Gut microorganisms as promising targets for the management of type 2 diabetes. *Diabetologia*, 58(10), 2206–2217. https://doi.org/10.1007/s00125-015-3712-7

[154] Ojo, O., Feng, Q. Q., Ojo, O. O., & Wang, X. H. (2020). The Role of Dietary Fibre in Modulating Gut Microbiota Dysbiosis in Patients with Type 2 Diabetes: A Systematic Review and Meta-Analysis of Randomised Controlled Trials. *Nutrients*, 12(11), 3239. https://doi.org/10.3390/nu12113239

[155] Candela, M., Biagi, E., Soverini, M., Consolandi, C., Quercia, S., Severgnini, M., Peano, C., Turroni, S., Rampelli, S., Pozzilli, P., Pianesi, M., Fallucca, F., & Brigidi, P. (2016). Modulation of gut microbiota dysbioses in type 2 diabetic patients by macrobiotic Ma-Pi 2 diet. *The British journal of nutrition*, 116(1), 80–93. https://doi.org/10.1017/S0007114516001045

[156] Medina-Vera, I., Sanchez-Tapia, M., Noriega-López, L., Granados-Portillo, O., Guevara-Cruz, M., Flores-López, A., Avila-Nava, A., Fernández, M. L., Tovar, A. R., & Torres, N. (2019). A dietary intervention with functional foods reduces metabolic endotoxaemia and attenuates biochemical abnormalities by modifying faecal microbiota in people with type 2 diabetes. *Diabetes & metabolism*, 45(2), 122–131. https://doi.org/10.1016/j.diabet.2018.09.004

[157] Ojo, O., Wang, X. H., Ojo, O. O., & Adegboye, A. (2021). The Effects of Almonds on Gut Microbiota, Glycometabolism, and Inflammatory Markers in Patients with Type 2 Diabetes: A Systematic Review and Meta-Analysis of Randomised Controlled Trials. *Nutrients*, 13(10), 3377. https://doi.org/10.3390/nu13103377

[158] Zhao, L., Zhang, F., Ding, X., Wu, G., Lam, Y. Y., Wang, X., Fu, H., Xue, X., Lu, C., Ma, J., Yu, L., Xu, C., Ren, Z., Xu, Y., Xu, S., Shen, H., Zhu, X., Shi, Y., Shen, Q., Dong, W., … Zhang, C. (2018). Gut bacteria selectively promoted by dietary fibers alleviate type 2 diabetes. *Science (New York, N.Y.)*, 359(6380), 1151–1156. https://doi.org/10.1126/science

第四章　参考文献

[1] Conner, T. S., Brookie, K. L., Carr, A. C., Mainvil, L. A., & Vissers, M. C. (2017). Let them eat fruit! The effect of fruit and vegetable consumption on psychological well-being in young adults: A randomized controlled trial. *PloS one*, 12(2), e0171206. https://doi.org/10.1371/journal.pone.0171206

[2] 中国营养学会（2022），中国居民膳食指南（2022 版）[M]，北京：人民卫生出版社

[3] Mirmiran, P., Bahadoran, Z., Moslehi, N., Bastan, S., & Azizi, F. (2015). Colors of fruits and vegetables and 3-year changes of cardiometabolic risk factors in adults: Tehran lipid and glucose study. *European journal of clinical nutrition*, 69(11), 1215–1219. https://doi.org/10.1038/ejcn.2015.49

[4] 中国营养学会（2016），中国居民膳食指南（2016 版）[M]，北京：人民卫生出版社

[5] van der Avoort, C., Ten Haaf, D., Bongers, C., van Oorschot, F., Verdijk, L. B., van Loon, L., & Hopman, M. (2021). Increasing Nitrate-Rich Vegetable Intake Lowers Ambulatory Blood Pressure in (pre)Hypertensive Middle-Aged and Older Adults: A 12-Wk Randomized Controlled Trial. *The Journal of nutrition*, 151(9), 2667–2679. https://doi.org/10.1093/jn/nxab157

[6] López-González, L., Becerra-Tomás, N., Babio, N., Martínez-González, M. Á., Nishi, S. K., Corella, D., Goday, A., Romaguera, D., Vioque, J., Alonso-Gómez, Á. M., Wärnberg, J., Martínez, J. A., Serra-Majem, L., Estruch, R., Bernal-López, M. R., Lapetra, J., Pintó, X., Tur, J. A., López-Miranda, J., Bueno-Cavanillas, A., ... PREDIMED-Plus Investigators (2022). One-year changes in fruit and vegetable variety intake and cardiometabolic risk factors changes in a middle-aged Mediterranean population at high cardiovascular risk. *European journal of clinical* nutrition, 10.1038/s41430-022-01124-3. Advance online publication. https://doi.org/10.1038/s41430-022-01124-3

[7] Dolara, P., Bigagli, E., & Collins, A. (2012). Antioxidant vitamins and mineral supplementation, life span expansion and cancer incidence: a critical commentary. *European journal of nutrition*, 51(7), 769–781. https://doi.org/10.1007/s00394-012-0389-2

[8] Offringa, L. C., Stanton, M. V., Hauser, M. E., & Gardner, C. D. (2018). Fruits and Vegetables Versus Vegetables and Fruits: Rhyme and Reason for Word Order in Health Messages. *American journal of lifestyle medicine*, 13(3), 224–234. https://doi.org/10.1177/1559827618769605

[9] Sawicki, C. M., Lichtenstein, A. H., Rogers, G. T., Jacques, P. F., Ma, J., Saltzman, E., & McKeown, N. M. (2021). Comparison of Indices of Carbohydrate Quality and Food Sources of Dietary Fiber on Longitudinal Changes in Waist Circumference in the Framingham Offspring Cohort. *Nutrients*, 13(3), 997. https://doi.org/10.3390/nu13030997

[10] McRorie, J. W., Jr, & McKeown, N. M. (2017). Understanding the Physics of Functional Fibers in the Gastrointestinal Tract: An Evidence-Based Approach to Resolving Enduring Misconceptions about Insoluble and Soluble Fiber. *Journal of the Academy of Nutrition and Dietetics*, 117(2), 251–264. https://doi.org/10.1016/j.jand.

[11] El-Salhy, M., Ystad, S. O., Mazzawi, T., & Gundersen, D. (2017). Dietary fiber in irritable bowel syndrome (Review). International journal of molecular medicine, 40(3), 607–613. https://doi.org/10.3892/ijmm.20

[12]. Espinal-Ruiz, Mauricio & Parada, Fabián & Restrepo-Sánchez, Luz & Narvaez-Cuenca, Carlos-Eduardo & Mcclements, David. (2014). Impact of dietary fibers [methyl cellulose, chitosan, and pectin] on digestion of lipids under simulated gastrointestinal conditions. *Food Funct.*. 5. 10.1039/C4FO00615A.

[13] Cummings JH,HillMJ, JenkinsDJ, Pearson JR, Wiggins HS.(1976), Changes in fecal composition and colonic function due to cereal fiber. *AmJClin Nutr* 1976;29(12):1468–73.

[14] Pituch, A., Walkowiak, J., & Banaszkiewicz, A. (2013). Butyric acid in functional constipation. *Przeglad gastroenterologiczny*, 8(5), 295–298. https://doi.org/10.5114/pg.2013.38731

[15] Wang, Hong-Bo & Wang, Peng-Yuan & Wang, Guanxin & Wan, Yuan-Lian & Liu, Yu-Cun. (2012). Butyrate Enhances Intestinal Epithelial Barrier Function via Up-Regulation of Tight Junction Protein Claudin-1 Transcription. *Digestive diseases and sciences*. 57. 10.1007/s10620-012-2259-4.

[16] McLoughlin, Rebecca & Berthon, Bronwyn & Jensen, Megan & Baines, Katherine & Wood, Lisa. (2017). Short-chain fatty acids, prebiotics, synbiotics, and systemic inflammation: A systematic review and meta-analysis. *The American Journal of Clinical Nutrition*. 106. ajcn156265. 10.3945/ajcn.117.156265.

[17] De Filippis, Francesca & Pellegrini, Nicoletta & Vannini, Lucia & Jeffery, Ian & La Storia, Antonietta & Laghi, Luca & Serrazanetti, Diana & Di Cagno, Raffaella & Ferrocino, Ilario & Lazzi, Camilla & Turroni, Silvia & Cocolin, Luca & Brigidi, Patrizia & Neviani, Erasmo & Gobbetti, Marco & O'Toole, Paul & Ercolini, Danilo. (2016). High-level adherence

to a Mediterranean diet beneficially impacts the gut microbiota and associated metabolome. *Gut*. 65. 10.1136/gutjnl-2015-309957..

[18] Vanhoutvin, Steven & Troost, Freddy & Hamer, Henrike & Lindsey, Patrick & Koek, Ger & Jonkers, Daisy & Kodde, Andrea & Venema, Koen & Brummer, Robert-Jan. (2009). Butyrate-Induced Transcriptional Changes in Human Colonic Mucosa. *PloS one*. 4. e6759. 10.1371/journal.pone.0006759.

[19] Larsen, F. J., Ekblom, B., Sahlin, K., Lundberg, J. O., & Weitzberg, E. (2006). Effects of dietary nitrate on blood pressure in healthy volunteers. *The New England journal of medicine*, 355(26), 2792–2793. https://doi.org/10.1056/NEJMc062800

[20] Chirinos, J. A., & Zamani, P. (2016). The Nitrate-Nitrite-NO Pathway and Its Implications for Heart Failure and Preserved Ejection Fraction. *Current heart failure reports*, 13(1), 47–59. https://doi.org/10.1007/s11897-016-0277-9

[21] Hedayati, N., Bemani Naeini, M., Mohammadinejad, A., & Mohajeri, S. A. (2019). Beneficial effects of celery (Apium graveolens) on metabolic syndrome: A review of the existing evidences. *Phytotherapy research: PTR*, 33(12), 3040–3053. https://doi.org/10.1002/ptr.6492

[22] van der Avoort, C., Jonvik, K. L., Nyakayiru, J., van Loon, L., Hopman, M., & Verdijk, L. B. (2020). A Nitrate-Rich Vegetable Intervention Elevates Plasma Nitrate and Nitrite Concentrations and Reduces Blood Pressure in Healthy Young Adults. *Journal of the Academy of Nutrition and Dietetics*, 120(8), 1305–1317. https://doi.org/10.1016/j.jand.2020.02.014

[23] González-Soltero, R., Bailén, M., de Lucas, B., Ramírez-Goercke, M. I., Pareja-Galeano, H., & Larrosa, M. (2020). Role of Oral and Gut Microbiota in Dietary Nitrate Metabolism and Its Impact on Sports Performance. *Nutrients*, 12(12), 3611. https://doi.org/10.3390/nu12123611

[24] Jones, A. M., Vanhatalo, A., Seals, D. R., Rossman, M. J., Piknova, B., & Jonvik, K. L. (2021). Dietary Nitrate and Nitric Oxide Metabolism: Mouth, Circulation, Skeletal Muscle, and Exercise Performance. *Medicine and science in sports and exercise*, 53(2), 280–294. https://doi.org/10.1249/MSS.0000000000002470

[25] Joshipura, K., Muñoz-Torres, F., Fernández-Santiago, J., Patel, R. P., & Lopez-Candales, A. (2020). Over-the-counter mouthwash use, nitric oxide and hypertension risk. *Blood pressure*, 29(2), 103–112. https://doi.org/10.1080/08037051.2019.1680270

[26] Bartsch, H., Pignatelli, B., Calmels, S., & Ohshima, H. (1993). Inhibition of nitrosation. *Basic life sciences*, 61, 27–44. https://doi.org/10.1007/978-1-4615-2984-2_3

[27] Chang, J., Wang, M., Jian, Y., Zhang, F., Zhu, J., Wang, Q., & Sun, B. (2019). Health-promoting phytochemicals and antioxidant capacity in different organs from six varieties of Chinese kale. *Scientific reports*, 9(1), 20344. https://doi.org/10.1038/s41598-019-56671-w

[28] Ingenbleek, Y., & Kimura, H. (2013). Nutritional essentiality of sulfur in health and disease. *Nutrition reviews*, 71(7), 413–432. https://doi.org/10.1111/nure.12050

[29] Esteve M. (2020). Mechanisms Underlying Biological Effects of Cruciferous Glucosinolate-Derived Isothiocyanates/Indoles: A Focus on Metabolic Syndrome. *Frontiers in nutrition*, 7, 111. https://doi.org/10.3389/fnut.2020.00111

[30] Tian, S., Liu, X., Lei, P., Zhang, X., & Shan, Y. (2018). Microbiota: a mediator to transform glucosinolate precursors in cruciferous vegetables to the active isothiocyanates. *Journal of the science of food and* agriculture, 98(4), 1255–1260. https://doi.org/10.1002/jsfa.8654

[31] Bouranis, J. A., Beaver, L. M., & Ho, E. (2021). Metabolic Fate of Dietary Glucosinolates and Their Metabolites: A Role for the Microbiome. *Frontiers in nutrition*, 8, 748433. https://doi.org/10.3389/fnut.2021.748433

[32] Yagishita, Y., Fahey, J. W., Dinkova-Kostova, A. T., & Kensler, T. W. (2019). Broccoli or Sulforaphane: Is It the Source or Dose That Matters?. *Molecules (Basel, Switzerland)*, 24(19), 3593. https://doi.org/10.3390/molecules24193593

[33] Marino, M., Martini, D., Venturi, S., Tucci, M., Porrini, M., Riso, P., & Del Bo', C. (2021). An Overview of Registered Clinical Trials on Glucosinolates and Human Health: The Current Situation. *Frontiers in nutrition*, 8, 730906. https://doi.org/10.3389/fnut.2021.730906

[34] Vanduchova, A., Anzenbacher, P., & Anzenbacherova, E. (2019). Isothiocyanate from Broccoli, Sulforaphane, and Its Properties. *Journal of medicinal food*, 22(2), 121–126. https://doi.org/10.1089/jmf.2018.0024

[35] Kikuchi, M., Ushida, Y., Shiozawa, H., Umeda, R., Tsuruya, K., Aoki, Y., Suganuma, H., & Nishizaki, Y. (2015). Sulforaphane-rich broccoli sprout extract improves hepatic abnormalities in male subjects. World journal of *gastroenterology*, 21(43), 12457–12467. https://doi.org/10.3748/wjg.v21.i43.12457

[36] Singh, Kanwaljit & Connors, Susan & Macklin, Eric A. & Smith, Kirby & Fahey, Jed & Talalay, Paul & Zimmerman, Andrew. (2014). Sulforaphane treatment of autism spectrum disorder (ASD). *Proceedings of the National Academy of Sciences of the United States of America*. 111. 10.1073/pnas.1416940111.

[37] Lynch, Rhoda & Diggins, Eileen & Connors, Susan & Zimmerman, Andrew & Singh, Kanwaljit & Liu, Hua & Talalay, Paul & Fahey, Jed. (2017). Sulforaphane from Broccoli Reduces Symptoms of Autism: A Follow-up Case Series from a Randomized Double-blind Study. Global Advances in Health and Medicine. 6. 2164957X1773582. 10.1177/2164957X17735826.

[38] Wang, G. C., Farnham, M., & Jeffery, E. H. (2012). Impact of thermal processing on sulforaphane yield from broccoli (Brassica oleracea L. ssp. italica). *Journal of agricultural and food chemistry*, 60(27), 6743–6748. https://doi.org/10.1021/jf2050284

[39] Mahn, A., Pérez, C. E., Zambrano, V., & Barrientos, H. (2022). Maximization of Sulforaphane Content in Broccoli Sprouts by Blanching. *Foods (Basel, Switzerland)*, 11(13), 1906. https://doi.org/10.3390/foods11131906

[40] Kaczmarek, J. L., Liu, X., Charron, C. S., Novotny, J. A., Jeffery, E. H., Seifried, H. E., Ross, S. A., Miller, M. J., Swanson, K. S., & Holscher, H. D. (2019). Broccoli consumption affects the human gastrointestinal microbiota. *The Journal of nutritional biochemistry*, 63, 27–34. https://doi.org/10.1016/j.jnutbio.2018.09.015

[41] Kellingray, L., Tapp, H. S., Saha, S., Doleman, J. F., Narbad, A., & Mithen, R. F. (2017). Consumption of a diet rich in Brassica vegetables is associated with a reduced abundance of sulphate-reducing bacteria: A randomised crossover study. *Molecular nutrition & food research*, 61(9), 1600992. https://doi.org/10.1002/mnfr.201600992

[42] Dordević, D., Jančíková, S., Vítězová, M., & Kushkevych, I. (2020). Hydrogen sulfide toxicity in the gut environment: Meta-analysis of sulfate-reducing and lactic acid bacteria in inflammatory processes. *Journal of advanced research*, 27, 55–69. https://doi.org/10.1016/j.jare.

[43] Saini, R. K., Prasad, P., Lokesh, V., Shang, X., Shin, J., Keum, Y. S., & Lee, J. H. (2022). Carotenoids: Dietary Sources, Extraction, Encapsulation, Bioavailability, and Health Benefits-A Review of Recent Advancements. *Antioxidants (Basel, Switzerland)*, 11(4), 795. https://doi.org/10.3390/antiox11040795

[44] Murphy, M. M., Barraj, L. M., Spungen, J. H., Herman, D. R., & Randolph, R. K. (2014). Global assessment of select phytonutrient intakes by level of fruit and vegetable consumption. *The British journal of nutrition*, 112(6), 1004–1018. https://doi.org/10.1017/S0007114514001937

[45] Saini, Ramesh Kumar & Nile, Shivraj & Park, Se Won. (2015). Carotenoids from fruits and vegetables: Chemistry, analysis, occurrence, bioavailability and biological activities. *Food Research International*. 76. 735–750. 10.1016/j.foodres.2015.07.047.

[46] Oude Griep, L. M., Verschuren, W. M., Kromhout, D., Ocké, M. C., & Geleijnse, J. M. (2011). Colours of fruit and vegetables and 10-year incidence of CHD. *The British journal of nutrition*, 106(10), 1562–1569. https://doi.org/10.1017/S0007114511001942

[47] Chen, H., Shao, F., Zhang, F., & Miao, Q. (2018). Association between dietary carrot intake and breast cancer: A meta-analysis. *Medicine*, 97(37), e12164. https://doi.org/10.1097/MD.0000000000012164

[48] Xu, X., Cheng, Y., Li, S., Zhu, Y., Xu, X., Zheng, X., Mao, Q., & Xie, L. (2014). Dietary carrot consumption and the risk of prostate cancer. *European journal of nutrition*, 53(8), 1615–1623. https://doi.org/10.1007/s00394-014-0667-2

[49] Jiang, Z., Chen, H., Li, M., Wang, W., Fan, C., & Long, F. (2022). Association of Dietary Carrot/Carotene Intakes With Colorectal Cancer Incidence and Mortality in the Prostate, Lung, Colorectal, and Ovarian Cancer Screening Trial. *Frontiers in nutrition*, 9, 888898. https://doi.org/10.3389/fnut.2022.888898

[50] Qiao, Y. L., Dawsey, S. M., Kamangar, F., Fan, J. H., Abnet, C. C., Sun, X. D., Johnson, L. L., Gail, M. H., Dong, Z. W., Yu, B., Mark, S. D., & Taylor, P. R. (2009). Total and cancer mortality after supplementation with vitamins and minerals: follow-up of the Linxian General Population Nutrition Intervention Trial. *Journal of the National Cancer Institute*, 101(7), 507–518. https://doi.org/10.1093/jnci/djp037

[51] Wright, M. E., Virtamo, J., Hartman, A. M., Pietinen, P., Edwards, B. K., Taylor, P. R., Huttunen, J. K., & Albanes, D. (2007). Effects of alpha-tocopherol and beta-carotene supplementation on upper aerodigestive tract cancers in a large, randomized controlled trial. *Cancer*, 109(5), 891–898. https://doi.org/10.1002/cncr.22482

[52] Neuhouser, M. L., Barnett, M. J., Kristal, A. R., Ambrosone, C. B., King, I. B., Thornquist, M., & Goodman, G. G. (2009). Dietary supplement use and prostate cancer risk in the Carotene and Retinol Efficacy Trial. *Cancer epidemiology, biomarkers & prevention: a publication of the American Association for Cancer Research, cosponsored by the American Society of Preventive Oncology*, 18(8), 2202–2206. https://doi.org/10.1158/1055-9965.EPI-09-0013

[53] Hennekens, C. H., Buring, J. E., Manson, J. E., Stampfer, M., Rosner, B., Cook, N. R., Belanger, C., LaMotte, F., Gaziano, J. M., Ridker, P. M., Willett, W., & Peto, R. (1996). Lack of effect of long-term supplementation with beta carotene on the incidence of malignant neoplasms and cardiovascular disease. *The New England journal of medicine*, 334(18),

1145–1149. https://doi.org/10.1056/NEJM199

[54] Cheng, H. M., Koutsidis, G., Lodge, J. K., Ashor, A., Siervo, M., & Lara, J. (2017). Tomato and lycopene supplementation and cardiovascular risk factors: A systematic review and meta-analysis. *Atherosclerosis*, 257, 100–108. https://doi.org/10.1016/j.atherosclerosis.2017.01.009

[55] Burton-Freeman, B., & Sesso, H. D. (2014). Whole food versus supplement: comparing the clinical evidence of tomato intake and lycopene supplementation on cardiovascular risk factors. *Advances in nutrition (Bethesda, Md.)*, 5(5), 457–485. https://doi.org/10.3945/an.114.005231

[56] Horvitz, M. A., Simon, P. W., & Tanumihardjo, S. A. (2004). Lycopene and beta-carotene are bioavailable from lycopene 'red' carrots in humans. *European journal of clinical nutrition*, 58(5), 803–811. https://doi.org/10.1038/sj.ejcn.1601880

[57] Johra, F. T., Bepari, A. K., Bristy, A. T., & Reza, H. M. (2020). A Mechanistic Review of β-Carotene, Lutein, and Zeaxanthin in Eye Health and Disease. *Antioxidants (Basel, Switzerland)*, 9(11), 1046. https://doi.org/10.3390/antiox9111046

[58] Age-Related Eye Disease Study 2 Research Group (2013). Lutein + zeaxanthin and omega-3 fatty acids for age-related macular degeneration: the Age-Related Eye Disease Study 2 (AREDS2) randomized clinical trial. *JAMA*, 309(19), 2005–2015. https://doi.org/10.1001/jama.2013.4997\

[59] Age-Related Eye Disease Study 2 (AREDS2) Research Group, Chew, E. Y., Clemons, T. E., Sangiovanni, J. P., Danis, R. P., Ferris, F. L., 3rd, Elman, M. J., Antoszyk, A. N., Ruby, A. J., Orth, D., Bressler, S. B., Fish, G. E., Hubbard, G. B., Klein, M. L., Chandra, S. R., Blodi, B. A., Domalpally, A., Friberg, T., Wong, W. T., Rosenfeld, P. J., … Sperduto, R. D. (2014). Secondary analyses of the effects of lutein/zeaxanthin on age-related macular degeneration progression: AREDS2 report No. 3. *JAMA ophthalmology*, 132(2), 142–149. https://doi.org/10.1001/jamaophthalmol.2013.7376

[60] Chew, E. Y., Clemons, T. E., Agrón, E., Domalpally, A., Keenan, T., Vitale, S., Weber, C., Smith, D. C., Christen, W., & AREDS2 Research Group (2022). Long-term Outcomes of Adding Lutein/Zeaxanthin and ω-3 Fatty Acids to the AREDS Supplements on Age-Related Macular Degeneration Progression: AREDS2 Report 28. *JAMA ophthalmology*, e221640. Advance online publication. https://doi.org/10.1001/jamaophthalmol.2022.1640

[61] Olmedilla-Alonso, B., Rodríguez-Rodríguez, E., Beltrán-de-Miguel, B., Sánchez-Prieto, M., & Estévez-Santiago, R. (2021). Changes in Lutein Status Markers (Serum and Faecal Concentrations, Macular Pigment) in Response to a Lutein-Rich Fruit or Vegetable (Three Pieces/Day) Dietary Intervention in Normolipemic Subjects. *Nutrients*, 13(10), 3614. https://doi.org/10.3390/nu13103614

[62] O'Connell, Orla & Ryan, Lisa & O'Brien, Nora. (2007). Xanthophyll carotenoids are more bioaccessible from fruits than dark green vegetables. *Nutrition Research*. 27. 258–264. 10.1016/j.nutres.2007.04.002.

[63] Duke Omayio, Gekonge & Abong, George & Okoth, Michael. (2016). A Review of Occurrence of Glycoalkaloids in Potato and Potato Products.

[64] https://www.health.harvard.edu/nutrition/can-diet-improve-arthritis-symptoms

[65] https://health.clevelandclinic.org/whats-the-deal-with-nightshade-vegetables/

[66] Oleszek, Marta & Oleszek, Wieslaw. (2020). Saponins in Food. 10.1007/978-981-13-1745-3_34-1.

[67] Yarmohammadi, F., Ghasemzadeh Rahbardar, M., & Hosseinzadeh, H. (2021). Effect of eggplant (Solanum melongena) on the metabolic syndrome: A review. *Iranian journal of basic medical sciences*, 24(4), 420–427. https://doi.org/10.22038/ijbms.2021.50276.11452

[68] Scorsatto, Mauara & Rosa, Glorimar & Luiz, Ronir & Mulder, Alessandra & Teodoro, Anderson & De Oliveira, Jose Mario. (2019). Effect of Eggplant Flour (Solanum melongena L.) associated with hypoenergetic diet on antioxidant status in overweight women- a randomised clinical trial. *International Journal of Food Science & Technology*. 54. 10.1111/ijfs.14125.

[69] Gu Y, Yu S, Park JY, Harvatine K, Lambert J. (2014), Dietary cocoa reduces metabolic endotoxemia and adipose tissue inflammation in high-fat fed mice. *J Nutr 2014*;25(4):439–45.

[70] Yuan G-J, Gong Z-J, Sun X-M, Zheng S-H, Li X.(2006), Tea polyphenols inhibit expressions of iNOS and TNF-a and prevent lipopolysaccharide-induced liver injury in rats. *Hepatobiliary Pancreat Dis Int 2006*; 5(2):262–7.

[71] Guasch-Ferré, M., Merino, J., Sun, Q., Fitó, M., & Salas-Salvadó, J. (2017). Dietary Polyphenols, Mediterranean Diet, Prediabetes, and Type 2 Diabetes: A Narrative Review of the Evidence. *Oxidative medicine and cellular longevity*, 2017, 6723931. https://doi.org/10.1155/2017/6723931

[72] Boccellino, M., & D'Angelo, S. (2020). Anti-Obesity Effects of Polyphenol Intake: Current Status and Future Possibilities. *International journal of molecular sciences*, 21(16), 5642. https://doi.org/10.3390/ijms21165642

[73] Panaro, Maria Antonietta & Gagliardi, N & Saponaro, Concetta & Calvello, Rosa & Mitolo, V & Cianciulli, Antonia.

(2010). Toll-like Receptor 4 Mediates LPS-Induced Release of Nitric Oxide and Tumor Necrosis Factor-α by Embryonal Cardiomyocytes: Biological Significance and Clinical Implications in Human Pathology. *Current pharmaceutical design*. 16. 766-74. 10.2174/138161210790883624.

[74] Schietroma, Mario & Pessia, Beatrice & Carlei, Francesco & Amicucci, Gianfranco. (2016). Septic Complications After Pancreatoduodenectomy for Pancreatic Adenocarcinoma: Are Increased Gut Permeability and Inflammatory Serum Markers Responsible?. *Pancreas*. 45. e47-e48. 10.1097/MPA.0000000000000683.

[75] Ghoshal, Sarbani & Witta, Jassir & Zhong, Jian & de Villiers, Willem & Eckhardt, Erik. (2008). Chylomicrons promote intestinal absorption of lipopolysaccharides. *Journal of lipid research*. 50. 90-7. 10.1194/jlr.M800156-JLR200.

[76] Wong, Ximena & Madrid, Ana & Tralma, Karina & Castillo, Romina & Carrasco-Pozo, Catalina & Navarrete, Paola & Beltran, Caroll & Pastene, Edgar & Gotteland, Martin. (2016). Polyphenol extracts interfere with bacterial lipopolysaccharide in vitro and decrease postprandial endotoxemia in human volunteers. *Journal of Functional Foods*. 26. 406-417. 10.1016/j.jff.2016.08.011..

[77] Verdam, Froukje & Fuentes, Susana & de Jonge, Charlotte & Zoetendal, Erwin & Erbil, Runi & Greve, JW & Buurman, Wim & De Vos, Willem & Rensen, Sander. (2013). Human intestinal microbiota composition is associated with local and systemic inflammation in obesity. *Obesity (Silver Spring, Md.)*. 21. 10.1002/oby.20466.

[78] Kim, Min-Soo & Hwang, Seong-Soo & Park, Eun-Jin & Bae, Jin-Woo. (2013). Strict vegetarian diet improves the risk factors associated with metabolic diseases by modulating gut microbiota and reducing intestinal inflammation. *Environmental microbiology reports*. 5. 765-775. 10.1111/1758-2229.12079.

[79] Zimmer, Jasmin & Lange, Bettina & Frick, Julia & Sauer, Helene & Zimmermann, Kurt & Schwiertz, Andreas & Rusch, Kerstin & Klosterhalfen, Sibylle & Enck, Paul. (2011). A vegan or vegetarian diet substantially alters the human colonic faecal microbiota. *European journal of clinical nutrition*. 66. 53-60. 10.1038/ejcn.2011.141.

[80] Ling, Wen & Hänninen, Osmo. (1992). Shifting from a Conventional Diet to an Uncooked Vegan Diet Reversibly Alters Fecal Hydrolytic Activities in Humans. *The Journal of nutrition*. 122. 924-30. 10.1093/jn/122.4.924.

[81] Kjeldsen-Kragh, Jens. (1999). Rheumatoid arthritis treated with vegetarian diets. *The American journal of clinical nutrition*. 70. 594S-600S. 10.1093/ajcn/70.3.594s.

[82] Tonstad, Serena & Nathan, Edward & Oda, Keiji & Fraser, Gary. (2013). Vegan Diets and Hypothyroidism. *Nutrients*. 5. 4642-4652. 10.3390/nu5114642.

[83] Azary, Saeedeh & Schreiner, Teri & Graves, Jennifer & Waldman, Amy & Belman, Anita & Weinstock-Guttman, Bianca & Aaen, Gregory & Tillema, Jan-Mendelt & Mar, Soe & Hart, Janace & Ness, Jayne & Harris, Yolanda & Krupp, Lauren & Gorman, Mark & Benson, L.A. & Rodriguez, Moses & Chitnis, Tanuja & Rose, John & Barcellos, Lisa & Waubant, Emmanuelle. (2017). Contribution of dietary intake to relapse rate in early paediatric multiple sclerosis. *Journal of Neurology, Neurosurgery & Psychiatry*. 89. jnnp-2017. 10.1136/jnnp-2017-315936.

[84] Halpern, G., Schor, E., & Kopelman, A. (2015). Nutritional aspects related to endometriosis. *Revista da Associacao Medica Brasileira* (1992), 61(6), 519–523. https://doi.org/10.1590/1806-9282.61.06.519

[85] Hosseini, B., Berthon, B. S., Wark, P., & Wood, L. G. (2017). Effects of Fruit and Vegetable Consumption on Risk of Asthma, Wheezing and Immune Responses: A Systematic Review and Meta-Analysis. *Nutrients*, 9(4), 341. https://doi.org/10.3390/nu90403

[86] https://www.hsph.harvard.edu/nutritionsource/2014/01/24/the-problem-with-potatoes/

[87] Guo, F., Zhang, Q., Jiang, H., He, Y., Li, M., Ran, J., Lin, J., Tian, L., & Ma, L. (2021). Dietary potato intake and risks of type 2 diabetes and gestational diabetes mellitus. *Clinical nutrition (Edinburgh, Scotland)*, 40(6), 3754–3764. https://doi.org/10.1016/j.clnu.2021.04.039

[88] Schwingshackl, L., Schwedhelm, C., Hoffmann, G., & Boeing, H. (2019). Potatoes and risk of chronic disease: a systematic review and dose-response meta-analysis. *European journal of nutrition*, 58(6), 2243–2251. https://doi.org/10.1007/s00394-018-1774-2

[89] Li, F., Sun, H., Dong, H. L., Zhang, Y. Q., Pang, X. X., Cai, C. J., Bai, D., Wang, P. P., Yang, M. Y., & Zeng, G. (2021). Starchy vegetable intake in the first trimester is associated with a higher risk of gestational diabetes mellitus: a prospective population-based study. *The journal of maternal-fetal & neonatal medicine: the official journal of the European Association of Perinatal Medicine, the Federation of Asia and Oceania Perinatal Societies, the International Society of Perinatal Obstetricians*, 1–8. *Advance online publication*. https://doi.org/10.1080/14767058.2021.1924144

[90] Phy, J. L., Pohlmeier, A. M., Cooper, J. A., Watkins, P., Spallholz, J., Harris, K. S., Berenson, A. B., & Boylan, M. (2015).

Low Starch/Low Dairy Diet Results in Successful Treatment of Obesity and Co-Morbidities Linked to Polycystic Ovary Syndrome (PCOS). *Journal of obesity & weight loss therapy*, 5(2), 259. https://doi.org/10.4172/2165-7904.1000259

[91] Slavin, J. L., & Lloyd, B. (2012). Health benefits of fruits and vegetables. *Advances in nutrition (Bethesda, Md.)*, 3(4), 506–516. https://doi.org/10.3945/an.112.002154

[92] Basu, A., Rhone, M., & Lyons, T. J. (2010). Berries: emerging impact on cardiovascular health. *Nutrition reviews*, 68(3), 168–177. https://doi.org/10.1111/j.1753-4887.2010.00273.x

[93] Yuan, G. F., Sun, B., Yuan, J., & Wang, Q. M. (2009). Effects of different cooking methods on health-promoting compounds of broccoli. Journal of Zhejiang University. *Science*. B, 10(8), 580–588. https://doi.org/10.1631/jzus.B0920051

[94] Lešková, Emília & Kubíková, Jana & Kováčiková, Eva & Košická, Martina & Porubska, Janka & Holčíková, Kristína. (2006). Vitamin losses: Retention during heat treatment and continual changes expressed by mathematical models. *Journal of Food Composition and Analysis*. 19. 252-276. 10.1016/j.jfca.2005.04.014.

[95] Mollahosseini, M., Daneshzad, E., Rahimi, M. H., Yekaninejad, M. S., Maghbooli, Z., & Mirzaei, K. (2017). The Association between Fruit and Vegetable Intake and Liver Enzymes (Aspartate and Alanine Transaminases) in Tehran, Iran. *Ethiopian journal of health sciences*, 27(4), 401–410. https://doi.org/10.4314/ejhs.v27i4.11

[96] Cantero, I., Abete, I., Monreal, J. I., Martinez, J. A., & Zulet, M. A. (2017). Fruit Fiber Consumption Specifically Improves Liver Health Status in Obese Subjects under Energy Restriction. *Nutrients*, 9(7), 667. https://doi.org/10.3390/nu9070667

[97] Rautiainen, S., Wang, L., Lee, I. M., Manson, J. E., Buring, J. E., & Sesso, H. D. (2015). Higher Intake of Fruit, but Not Vegetables or Fiber, at Baseline Is Associated with Lower Risk of Becoming Overweight or Obese in Middle-Aged and Older Women of Normal BMI at Baseline. *The Journal of nutrition*, 145(5), 960–968. https://doi.org/10.3945/jn.114.199158

[98] Schwingshackl, L., Hoffmann, G., Kalle-Uhlmann, T., Arregui, M., Buijsse, B., & Boeing, H. (2015). Fruit and Vegetable Consumption and Changes in Anthropometric Variables in Adult Populations: A Systematic Review and Meta-Analysis of Prospective Cohort Studies. *PloS one*, 10(10), e0140846. https://doi.org/10.1371/journal.pone.0140846

[99] Sharma, S. P., Chung, H. J., Kim, H. J., & Hong, S. T. (2016). Paradoxical Effects of Fruit on Obesity. *Nutrients*, 8(10), 633. https://doi.org/10.3390/nu8100633

[100] Bertoia, M. L., Rimm, E. B., Mukamal, K. J., Hu, F. B., Willett, W. C., & Cassidy, A. (2016). Dietary flavonoid intake and weight maintenance: three prospective cohorts of 124,086 US men and women followed for up to 24 years. *BMJ (Clinical research ed.)*, 352, i17. https://doi.org/10.1136/bmj.i17

[101] Cao, Guohua & Prior, Ronald. (1996). Total Antioxidant Capacity of Fruits. *Journal of Agricultural and Food Chemistry*. 44. 10.1021/jf950579y.

[102] Sun, J., Chu, Y. F., Wu, X., & Liu, R. H. (2002). Antioxidant and antiproliferative activities of common fruits. *Journal of agricultural and food chemistry*, 50(25), 7449–7454. https://doi.org/10.1021/jf0207530

[103] Fu, Li & Xu, Bo-Tao & Xu, Xiang-Rong & Gan, Ren-You & Zhang, Yuan & Xia, En-Qin & Li, Hua-Bin. (2011). Antioxidant capacities and total phenolic contents of 62 fruits. *Food Chemistry - FOOD CHEM*. 129. 345-350. 10.1016/j.foodchem.2011.04.079.

[104] Pérez-Jiménez, Jara & Neveu, V & Vos, F & Scalbert, Augustin. (2010). Identification of the 100 richest dietary sources of polyphenols: An application of the Phenol-Explorer database. *European journal of clinical nutrition*. 64 Suppl 3. S112-20. 10.1038/ejcn.2010.221.

[105] Kerimi, A., Gauer, J. S., Crabbe, S., Cheah, J. W., Lau, J., Walsh, R., Cancalon, P. F., & Williamson, G. (2019). Effect of the flavonoid hesperidin on glucose and fructose transport, sucrase activity and glycaemic response to orange juice in a crossover trial on healthy volunteers. *The British journal of nutrition*, 121(7), 782–792. https://doi.org/10.1017/S0007114519000084[

[106] Zwarts, I., van Zutphen, T., Kruit, J. K., Liu, W., Oosterveer, M. H., Verkade, H. J., Uhlenhaut, N. H., & Jonker, J. W. (2019). Identification of the fructose transporter GLUT5 (SLC2A5) as a novel target of nuclear receptor LXR. *Scientific reports*, 9(1), 9299. https://doi.org/10.1038/s41598-019-45803-x

[107] Büsing, F., Hägele, F. A., Nas, A., Döbert, L. V., Fricker, A., Dörner, E., Podlesny, D., Aschoff, J., Pöhnl, T., Schweiggert, R., Fricke, W. F., Carle, R., & Bosy-Westphal, A. (2019). High intake of orange juice and cola differently affects metabolic risk in healthy subjects. *Clinical nutrition (Edinburgh, Scotland)*, 38(2), 812–819. https://doi.org/10.1016/j.clnu.2018.02.028

[108] Hägele, F. A., Büsing, F., Nas, A., Aschoff, J., Gnädinger, L., Schweiggert, R., Carle, R., & Bosy-Westphal, A. (2018). High orange juice consumption with or in-between three meals a day differently affects energy balance in healthy subjects. *Nutrition & diabetes*, 8(1), 19. https://doi.org/10.1038/s41387-018-0031-3

[109] Costa, E. S., França, C. N., Fonseca, F., Kato, J. T., Bianco, H. T., Freitas, T. T., Fonseca, H., Figueiredo Neto, A. M., & Izar, M. C. (2019). Beneficial effects of green banana biomass consumption in patients with pre-diabetes and type 2 diabetes: a randomised controlled trial. *The British journal of nutrition*, 121(12), 1365–1375. https://doi.org/10.1017/S0007114519000576

[110] Lotfollahi, Z., Mello, A., Costa, E. S., Oliveira, C., Damasceno, N., Izar, M. C., & Neto, A. (2020). Green-banana biomass consumption by diabetic patients improves plasma low-density lipoprotein particle functionality. *Scientific reports*, 10(1), 12269. https://doi.org/10.1038/s41598-020-69288-1

[111] Cassettari, V., Machado, N. C., Lourenção, P., Carvalho, M. A., & Ortolan, E. (2019). Combinations of laxatives and green banana biomass on the treatment of functional constipation in children and adolescents: a randomized study. *Jornal de pediatria*, 95(1), 27–33. https://doi.org/10.1016/j.jped.2017.10.011

[112] Gunasekaran, D., Chandramohan, A., Karthikeyan, K., Balasubramaniam, B., Jagadeesan, P., & Soundararajan, P. (2020). Effect of Green Banana (Musa paradisiaca) on Recovery in Children With Acute Watery Diarrhea With No Dehydration: A Randomized Controlled Trial. *Indian pediatrics*, 57(12), 1114–1118.

[113] Hermansen, K., Rasmussen, O., Gregersen, S., & Larsen, S. (1992). Influence of ripeness of banana on the blood glucose and insulin response in type 2 diabetic subjects. *Diabetic medicine: a journal of the British Diabetic Association*, 9(8), 739–743. https://doi.org/10.1111/j.1464-5491.1992.tb01883.x

[114] Bondonno, N. P., Bondonno, C. P., Blekkenhorst, L. C., Considine, M. J., Maghzal, G., Stocker, R., Woodman, R. J., Ward, N. C., Hodgson, J. M., & Croft, K. D. (2018). Flavonoid-Rich Apple Improves Endothelial Function in Individuals at Risk for Cardiovascular Disease: A Randomized Controlled Clinical Trial. *Molecular nutrition & food research*, 62(3), 10.1002/mnfr.201700674. https://doi.org/10.1002/mnfr.201700674

[115] Bondonno, C. P., Yang, X., Croft, K. D., Considine, M. J., Ward, N. C., Rich, L., Puddey, I. B., Swinny, E., Mubarak, A., & Hodgson, J. M. (2012). Flavonoid-rich apples and nitrate-rich spinach augment nitric oxide status and improve endothelial function in healthy men and women: a randomized controlled trial. *Free radical biology & medicine*, 52(1), 95–102. https://doi.org/10.1016/j.freeradbiomed.2011.09.028

[116] Remington, R., Chan, A., Lepore, A., Kotlya, E., & Shea, T. B. (2010). Apple juice improved behavioral but not cognitive symptoms in moderate-to-late stage Alzheimer's disease in an open-label pilot study. *American journal of Alzheimer's disease and other dementias*, 25(4), 367–371. https://doi.org/10.1177/1533317510363470

[117] Conceição de Oliveira, M., Sichieri, R., & Sanchez Moura, A. (2003). Weight loss associated with a daily intake of three apples or three pears among overweight women. *Nutrition (Burbank, Los Angeles County, Calif.)*, 19(3), 253–256. https://doi.org/10.1016/s0899-9007(02)00850-x

[118] Navaei, N., , Pourafshar, S., , Akhavan, N. S., , Litwin, N. S., , Foley, E. M., , George, K. S., , Hartley, S. C., , Elam, M. L., , Rao, S., , Arjmandi, B. H., , & Johnson, S. A., (2019). Influence of daily fresh pear consumption on biomarkers of cardiometabolic health in middle-aged/older adults with metabolic syndrome: a randomized controlled trial. *Food & function*, 10(2), 1062–1072. https://doi.org/10.1039/c8fo018

[119] Silver, H. J., Dietrich, M. S., & Niswender, K. D. (2011). Effects of grapefruit, grapefruit juice and water preloads on energy balance, weight loss, body composition, and cardiometabolic risk in free-living obese adults. *Nutrition & metabolism*, 8(1), 8. https://doi.org/10.1186/1743-7075-8-8

[120] Rush, Elaine & Ferguson, Lynnette & Cumin, Michelle & Thakur, Vibhavari & Karunasinghe, Nishi & Plank, Lindsay. (2006). Kiwifruit consumption reduces DNA fragility: A randomized controlled pilot study in volunteers. *Nutrition Research*. 26. 197-201. 10.1016/j.nutres.2006.05.002.

[121] Duttaroy, Asim & Jørgensen, Aud. (2004). Effects of kiwi fruit consumption on platelet aggregation and plasma lipids in healthy human volunteers. *Platelets*. 15. 287-92. 10.1080/09537100410001710290.

[122] Chang, Wen-Hsin & Liu, Jen-Fang. (2009). Effects of kiwifruit consumption on serum lipid profiles and antioxidative status in hyperlipidemic subjects. *International journal of food sciences and nutrition*. 19. 1-8. 10.1080/09637480802063517.

[123] Hooshmand, Shirin & Chai, Sheau & Saadat, Raz & Payton, Mark & Brummel-Smith, Kenneth & Arjmandi, Bahram. (2011). Comparative effects of dried plum and dried apple on bone in postmenopausal women. *The British journal of nutrition*. 106. 923-30. 10.1017/S000711451100119X.

[124] Arjmandi, B. H., Johnson, S. A., Pourafshar, S., Navaei, N., George, K. S., Hooshmand, S., Chai, S. C., & Akhavan, N. S. (2017). Bone-Protective Effects of Dried Plum in Postmenopausal Women: Efficacy and Possible Mechanisms. *Nutrients*, 9(5), 496. https://doi.org/10.3390/nu9050496

[125] Edirisinghe, I., Banaszewski, K., Cappozzo, J., Sandhya, K., Ellis, C. L., Tadapaneni, R., Kappagoda, C. T., & Burton-Freeman, B. M. (2011). Strawberry anthocyanin and its association with postprandial inflammation and insulin. *The British journal of nutrition*, 106(6), 913–922. https://doi.org/10.1017/S0007114511001176

[126] Basu, A., Betts, N. M., Nguyen, A., Newman, E. D., Fu, D., & Lyons, T. J. (2014). Freeze-dried strawberries lower serum cholesterol and lipid peroxidation in adults with abdominal adiposity and elevated serum lipids. *The Journal of nutrition*, 144(6), 830–837. https://doi.org/10.3945/jn.113.188169

[127] Moazen, S., Amani, R., Homayouni Rad, A., Shahbazian, H., Ahmadi, K., & Taha Jalali, M. (2013). Effects of freeze-dried strawberry supplementation on metabolic biomarkers of atherosclerosis in subjects with type 2 diabetes: a randomized double-blind controlled trial. *Annals of nutrition & metabolism*, 63(3), 256–264. https://doi.org/10.1159/000356053

[128] Schell, J., Scofield, R. H., Barrett, J. R., Kurien, B. T., Betts, N., Lyons, T. J., Zhao, Y. D., & Basu, A. (2017). Strawberries Improve Pain and Inflammation in Obese Adults with Radiographic Evidence of Knee Osteoarthritis. *Nutrients*, 9(9), 949. https://doi.org/10.3390/nu9090949

[129] Miller, K., Feucht, W., & Schmid, M. (2019). Bioactive Compounds of Strawberry and Blueberry and Their Potential Health Effects Based on Human Intervention Studies: A Brief Overview. *Nutrients*, 11(7), 1510. https://doi.org/10.3390/nu11071510

[130] Johnson, S. A., Figueroa, A., Navaei, N., Wong, A., Kalfon, R., Ormsbee, L. T., Feresin, R. G., Elam, M. L., Hooshmand, S., Payton, M. E., & Arjmandi, B. H. (2015). Daily blueberry consumption improves blood pressure and arterial stiffness in postmenopausal women with pre- and stage 1-hypertension: a randomized, double-blind, placebo-controlled clinical trial. *Journal of the Academy of Nutrition and Dietetics*, 115(3), 369–377. https://doi.org/10.1016/j.jand.2014.11.001

[131] Miller, M. G., Hamilton, D. A., Joseph, J. A., & Shukitt-Hale, B. (2018). Dietary blueberry improves cognition among older adults in a randomized, double-blind, placebo-controlled trial. *European journal of nutrition*, 57(3), 1169–1180. https://doi.org/10.1007/s00394-017-1400-8

[132] Barfoot, K. L., May, G., Lamport, D. J., Ricketts, J., Riddell, P. M., & Williams, C. M. (2019). The effects of acute wild blueberry supplementation on the cognition of 7-10-year-old schoolchildren. *European journal of nutrition*, 58(7), 2911–2920. https://doi.org/10.1007/s00394-018-1843-6

[133] Sihra, Neha & Goodman, Anna & Zakri, Rhana & Sahai, Arun & Malde, Sachin. (2018). Nonantibiotic prevention and management of recurrent urinary tract infection. *Nature Reviews Urology*. 15. 1. 10.1038/s41585-018-0106-x.

[134] Singh, I., Gautam, L. K., & Kaur, I. R. (2016). Effect of oral cranberry extract (standardized proanthocyanidin-A) in patients with recurrent UTI by pathogenic E. coli: a randomized placebo-controlled clinical research study. *International urology and nephrology*, 48(9), 1379–1386. https://doi.org/10.1007/s11255-016-1342-8

[135] Fu, Z., Liska, D., Talan, D., & Chung, M. (2017). Cranberry Reduces the Risk of Urinary Tract Infection Recurrence in Otherwise Healthy Women: A Systematic Review and Meta-Analysis. *The Journal of nutrition*, 147(12), 2282–2288. https://doi.org/10.3945/jn.117.254961

[136] Massa, N. M., Silva, A. S., de Oliveira, C. V., Costa, M. J., Persuhn, D. C., Barbosa, C. V., & Gonçalves, M. D. (2016). Supplementation with Watermelon Extract Reduces Total Cholesterol and LDL Cholesterol in Adults with Dyslipidemia under the Influence of the MTHFR C677T Polymorphism. *Journal of the American College of Nutrition*, 35(6), 514–520. https://doi.org/10.1080/07315724.2015.1065522

[137] Jacob, Robert & Spinozzi, Giovanna & Simon, Victoria & Kelley, Darshan & Prior, Ronald & Hess-Pierce, Betty & Kader, Adel. (2003). Consumption of Cherries Lowers Plasma Urate in Healthy Women. *The Journal of nutrition*. 133. 1826-9. 10.1093/jn/133.6.1826.

[138] Kelley, Darshan & Adkins, Yuriko & Reddy, Aurosis & Woodhouse, Leslie & Mackey, Bruce & Erickson, Kent. (2013). Sweet Bing Cherries Lower Circulating Concentrations of Markers for Chronic Inflammatory Diseases in Healthy Humans. *The Journal of nutrition*. 143. 10.3945/jn.112.171371.

[139] Evans, S. F., Meister, M., Mahmood, M., Eldoumi, H., Peterson, S., Perkins-Veazie, P., Clarke, S. L., Payton, M., Smith, B. J., & Lucas, E. A. (2014). Mango supplementation improves blood glucose in obese individuals. *Nutrition and metabolic insights*, 7, 77–84. https://doi.org/10.4137/NMI.S17028

[140] Fang C, Kim H, Barnes R, Talcott T, Mertens-Talcott SU.(2017). Daily mango (mangiferaindica L.) consumption for 42

Days differentially modulates metabolism and inflammation in lean and obese individuals. *Faseb J* 2017:431.3.

[141] Xiang Li, Vanness Matthew A, Holt Robert R, Horn William F, Kein Nancy L, Keen Carl L, Carson John G, Robert M, Hackman.(2018). Influence of mangos on vascular function and platelet reactivity in postmenopausal women. *National Mango Board*; 2018.

[142] Fam, Vivien & Holt, Roberta & Keen, Carl & Sivamani, Raja & Hackman, Robert. (2020). Prospective Evaluation of Mango Fruit Intake on Facial Wrinkles and Erythema in Postmenopausal Women: A Randomized Clinical Pilot Study. *Nutrients*. 12. 10.3390/nu12113381.

[143] Kehar, S., & Misra, A. (2020). Mango: A fruit too far in patients with diabetes? (or is it?). *Diabetes & metabolic syndrome*, 14(2), 135–136. https://doi.org/10.1016/j.dsx.2020.01.014

[144] Kang, Seung & Hahn, Seokyung & Kim, Jung-Kyu & Yang, Seung-Min & Park, Byung-Joo & Lee, Sang Chul. (2012). Oligomerized lychee fruit extract (OLFE) and a mixture of vitamin C and vitamin E for endurance capacity in a double blind randomized controlled trial. *Journal of clinical biochemistry and nutrition*. 50. 106-13. 10.3164/jcbn.11-46.

[145] Moazzen, H., & Alizadeh, M. (2017). Effects of Pomegranate Juice on Cardiovascular Risk Factors in Patients with Metabolic Syndrome: a Double-Blinded, Randomized Crossover Controlled Trial. *Plant foods for human nutrition* (Dordrecht, Netherlands), 72(2), 126–133. https://doi.org/10.1007/s11130-017-0605-6

[146] Shema-Didi, L., Sela, S., Ore, L., Shapiro, G., Geron, R., Moshe, G., & Kristal, B. (2012). One year of pomegranate juice intake decreases oxidative stress, inflammation, and incidence of infections in hemodialysis patients: a randomized placebo-controlled trial. *Free radical biology & medicine*, 53(2), 297–304. https://doi.org/10.1016/j.freeradbiomed.2012.05.013

[147] Ghavipour, M., Sotoudeh, G., Tavakoli, E., Mowla, K., Hasanzadeh, J., & Mazloom, Z. (2017). Pomegranate extract alleviates disease activity and some blood biomarkers of inflammation and oxidative stress in Rheumatoid Arthritis patients. *European journal of clinical nutrition*, 71(1), 92–96. https://doi.org/10.1038/ejcn.2016.151

[148] González-Sarrías, A., Romo-Vaquero, M., García-Villalba, R., Cortés-Martín, A., Selma, M. V., & Espín, J. C. (2018). The Endotoxemia Marker Lipopolysaccharide-Binding Protein is Reduced in Overweight-Obese Subjects Consuming Pomegranate Extract by Modulating the Gut Microbiota: A Randomized Clinical Trial. *Molecular nutrition & food research*, 62(11), e1800160. https://doi.org/10.1002/mnfr.201800160

[149] González-Sarrías, A., , Núñez-Sánchez, M. A., , Ávila-Gálvez, M. A., , Monedero-Saiz, T., , Rodríguez-Gil, F. J., , Martínez-Díaz, F., , Selma, M. V., , & Espín, J. C., (2018). Consumption of pomegranate decreases plasma lipopolysaccharide-binding protein levels, a marker of metabolic endotoxemia, in patients with newly diagnosed colorectal cancer: a randomized controlled clinical trial. *Food & function*, 9(5), 2617–2622. https://doi.org/10.1039/c8fo00264a

第五章 参考文献

[1] Elissa S. Epel, et al. (2019). Association of a Workplace Sales Ban on Sugar-Sweetened Beverages With Employee Consumption of Sugar-Sweetened Beverages and Health. *JAMA Internal Medicine*, 10.1001/jamainternmed.2019.4434

[2] Gross, L. S., Li, L., Ford, E. S., & Liu, S. (2004). Increased consumption of refined carbohydrates and the epidemic of type 2 diabetes in the United States: an ecologic assessment. *The American journal of clinical nutrition*, 79(5), 774–779. https://doi.org/10.1093/ajcn/79.5.774

[3] Yu, D., Shu, X. O., Li, H., Xiang, Y. B., Yang, G., Gao, Y. T., Zheng, W., & Zhang, X. (2013). Dietary carbohydrates, refined grains, glycemic load, and risk of coronary heart disease in Chinese adults. *American journal of epidemiology*, 178(10), 1542–1549. https://doi.org/10.1093/aje/kwt178

[4] López-Alarcón, M., Perichart-Perera, O., Flores-Huerta, S., Inda-Icaza, P., Rodríguez-Cruz, M., Armenta-Álvarez, A., Bram-Falcón, M. T., & Mayorga-Ochoa, M. (2014). Excessive refined carbohydrates and scarce micronutrients intakes increase inflammatory mediators and insulin resistance in prepubertal and pubertal obese children independently of obesity. *Mediators of inflammation*, 2014, 849031. https://doi.org/10.1155/2014/849031

[5] Greenwood, D. C., Threapleton, D. E., Evans, C. E., Cleghorn, C. L., Nykjaer, C., Woodhead, C., & Burley, V. J. (2013). Glycemic index, glycemic load, carbohydrates, and type 2 diabetes: systematic review and dose-response meta-analysis of prospective studies. *Diabetes care*, 36(12), 4166–4171. https://doi.org/10.2337/dc13-03

[6] Fox C. S. (2010). Cardiovascular disease risk factors, type 2 diabetes mellitus, and the Framingham Heart Study. *Trends in cardiovascular medicine*, 20(3), 90–95. https://doi.org/10.1016/j.tcm.2010.08.001

[7] Bocarsly ME, et al (2010), High-fructose corn syrup causes characteristics of obesity in rats: Increased body weight, body

fat and triglyceride levels, *Pharmacol Biochem Behav*, doi:10.1016/j.pbb.2010.02.012

[8] Jang, Cholsoon & Hui, Sheng & Lu, Wenyun & Cowan, Alexis & Morscher, Raphael & Lee, Gina & Liu, Wei & Tesz, Gregory & Birnbaum, Morris & Rabinowitz, Joshua. (2018). The Small Intestine Converts Dietary Fructose into Glucose and Organic Acids. *Cell Metabolism*. 27. 351-361.e3. 10.1016/j.cmet.2017.12.016.

[9] Leong I. (2018). Metabolism: The small intestine- a new player in fructose metabolism. *Nature reviews. Endocrinology*, 14(4), 190. https://doi.org/10.1038/nrendo.2018.20

[10] Kuzma JN, Cromer G, Hagman DK, et al.(2015), No difference in ad libitum energy intake in healthy men and women consuming beverages sweetened with fructose, glucose, or high-fructose corn syrup: a randomized trial. *The American Journal of Clinical Nutrition*. 2015 Dec;102(6):1373-1380. DOI: 10.3945/ajcn.115.116368.

[11] Schwarz JM, Noworolski SM, Wen MJ, et al. (2015), Effect of a High-Fructose Weight-Maintaining Diet on Lipogenesis and Liver Fat. *J Clin Endocrinol Metab*. 2015;100(6):2434–2442. doi:10.1210/jc.2014-3678

[12] Schwarz, Jean-Marc et al.(2017), Effects of Dietary Fructose Restriction on Liver Fat, De Novo Lipogenesis, and Insulin Kinetics in Children With Obesity , *Gastroenterology*, 2017. Volume 153, Issue 3, 743 – 752

[13] Bes-Rastrollo, Maira & Sayon-Orea, Carmen & Ruiz-Canela, Miguel & Martínez-González, Miguel. (2016). Impact of sugars and sugar taxation on body weight control: A comprehensive literature review: Added Sugars and Obesity. *Obesity*. 24. 10.1002/oby.21535.

[14] Aeberli, I., Gerber, P. A., Hochuli, M., Kohler, S., Haile, S. R., Gouni-Berthold, I., Berthold, H. K., Spinas, G. A., & Berneis, K. (2011). Low to moderate sugar-sweetened beverage consumption impairs glucose and lipid metabolism and promotes inflammation in healthy young men: a randomized controlled trial. *The American journal of clinical nutrition*, 94(2), 479–485. https://doi.org/10.3945/ajcn.111.013540

[15] Kim, S., Shou, J., Abera, S., & Ziff, E. B. (2018). Sucrose withdrawal induces depression and anxiety-like behavior by Kir2.1 upregulation in the nucleus accumbens. *Neuropharmacology*, 130, 10–17. https://doi.org/10.1016/j.neuropharm.2017.11.041

[16] Lennerz, B., & Lennerz, J. K. (2018). Food Addiction, High-Glycemic-Index Carbohydrates, and Obesity. *Clinical chemistry*, 64(1), 64–71. https://doi.org/10.1373/clinchem.2017.273532

[17] Lennerz, B. S., Alsop, D. C., Holsen, L. M., Stern, E., Rojas, R., Ebbeling, C. B., Goldstein, J. M., & Ludwig, D. S. (2013). Effects of dietary glycemic index on brain regions related to reward and craving in men. *The American journal of clinical nutrition*, 98(3), 641–647. https://doi.org/10.3945/ajcn.113.064113

[18] Holsen, L. M., Hoge, W. S., Lennerz, B. S., Cerit, H., Hye, T., Moondra, P., Goldstein, J. M., Ebbeling, C. B., & Ludwig, D. S. (2021). Diets Varying in Carbohydrate Content Differentially Alter Brain Activity in Homeostatic and Reward Regions in Adults. *The Journal of nutrition*, 151(8), 2465–2476. https://doi.org/10.1093/jn/nxab090

[19] Freeman, C. R., Zehra, A., Ramirez, V., Wiers, C. E., Volkow, N. D., & Wang, G. J. (2018). Impact of sugar on the body, brain, and behavior. *Frontiers in bioscience (Landmark edition)*, 23, 2255–2266. https://doi.org/10.2741/4704

[20] Halkjaer, J., Tjønneland, A., Thomsen, B. L., Overvad, K., & Sørensen, T. I. (2006). Intake of macronutrients as predictors of 5-y changes in waist circumference. *The American journal of clinical nutrition*, 84(4), 789–797. https://doi.org/10.1093/ajcn/84.4.789

[21] Ludwig, D. S., Majzoub, J. A., Al-Zahrani, A., Dallal, G. E., Blanco, I., & Roberts, S. B. (1999). High glycemic index foods, overeating, and obesity. *Pediatrics*, 103(3), E26. https://doi.org/10.1542/peds.103.3.e26

[22] Roberts S. B. (2003). Glycemic index and satiety. Nutrition in clinical care: an official publication of Tufts *University*, 6(1), 20–26.

[23] Anderson, G. H., & Woodend, D. (2003). Effect of glycemic carbohydrates on short-term satiety and food intake. *Nutrition reviews*, 61(5 Pt 2), S17–S26. https://doi.org/10.1301/nr.2003.may.S17-S26

[24] Lennerz, B. S., Alsop, D. C., Holsen, L. M., Stern, E., Rojas, R., Ebbeling, C. B., Goldstein, J. M., & Ludwig, D. S. (2013). Effects of dietary glycemic index on brain regions related to reward and craving in men. *The American journal of clinical nutrition*, 98(3), 641–647. https://doi.org/10.3945/ajcn.113.064113

[25] Zuñiga, Y. L., Rebello, S. A., Oi, P. L., Zheng, H., Lee, J., Tai, E. S., & Van Dam, R. M. (2014). Rice and noodle consumption is associated with insulin resistance and hyperglycaemia in an Asian population. *The British journal of nutrition*, 111(6), 1118–1128. https://doi.org/10.1017/S0007114513003486

[26] Spreadbury I. (2012). Comparison with ancestral diets suggests dense acellular carbohydrates promote an inflammatory microbiota, and may be the primary dietary cause of leptin resistance and obesity. *Diabetes, metabolic syndrome and obesity*: targets and therapy, 5, 175–189. https://doi.org/10.2147/DMSO.S33473

[27] Judkins, T. C., Archer, D. L., Kramer, D. C., & Solch, R. J. (2020). Probiotics, Nutrition, and the Small Intestine. *Current gastroenterology reports*, 22(1), 2. https://doi.org/10.1007/s11894-019-0740-3

[28] Kastl, A. J., Jr, Terry, N. A., Wu, G. D., & Albenberg, L. G. (2020). The Structure and Function of the Human Small Intestinal Microbiota: Current Understanding and Future Directions. *Cellular and molecular gastroenterology and hepatology*, 9(1), 33–45. https://doi.org/10.1016/j.jcmgh.2019.07.006

[29] Zoetendal, E. G., Raes, J., van den Bogert, B., Arumugam, M., Booijink, C. C., Troost, F. J., Bork, P., Wels, M., de Vos, W. M., & Kleerebezem, M. (2012). The human small intestinal microbiota is driven by rapid uptake and conversion of simple carbohydrates. *The ISME journal*, 6(7), 1415–1426. https://doi.org/10.1038/ismej.2011.212

[30] Wijarnpreecha, K., Werlang, M. E., Watthanasuntorn, K., Panjawatanan, P., Cheungpasitporn, W., Gomez, V., Lukens, F. J., & Ungprasert, P. (2020). Obesity and Risk of Small Intestine Bacterial Overgrowth: A Systematic Review and Meta-Analysis. *Digestive diseases and sciences*, 65(5), 1414–1422. https://doi.org/10.1007/s10620-019-05887-x

[31] Roland, B. C., Lee, D., Miller, L. S., Vegesna, A., Yolken, R., Severance, E., Prandovszky, E., Zheng, X. E., & Mullin, G. E. (2018). Obesity increases the risk of small intestinal bacterial overgrowth (SIBO). *Neurogastroenterology and motility: the official journal of the European Gastrointestinal Motility Society*, 30(3), 10.1111/nmo.13199. https://doi.org/10.1111/nmo.13199

[32] Ierardi, E., Losurdo, G., Sorrentino, C., Giorgio, F., Rossi, G., Marinaro, A., Romagno, K. R., Di Leo, A., & Principi, M. (2016). Macronutrient intakes in obese subjects with or without small intestinal bacterial overgrowth: an alimentary survey. *Scandinavian journal of gastroenterology*, 51(3), 277–280. https://doi.org/10.3109/00365521.2015.1086020

[33] Lee, S. H., Cho, D. Y., Joo, N. S., & Kim, K. N. (2019). Effect of eradicating hydrogen-forming small intestinal bacterial overgrowth with rifaximin on body weight change. *Medicine*, 98(51), e18396. https://doi.org/10.1097/MD.0000000000018396

[34] Rana, S. V., Malik, A., Bhadada, S. K., Sachdeva, N., Morya, R. K., & Sharma, G. (2017). Malabsorption, Orocecal Transit Time and Small Intestinal Bacterial Overgrowth in Type 2 Diabetic Patients: A Connection. *Indian journal of clinical biochemistry: IJCB*, 32(1), 84–89. https://doi.org/10.1007/s12291-016-0569-6

[35] Feng, X., & Li, X. Q. (2022). The prevalence of small intestinal bacterial overgrowth in diabetes mellitus: a systematic review and meta-analysis. *Aging*, 14(2), 975–988. https://doi.org/10.18632/aging.203854

[36] Fialho, A., Fialho, A., Thota, P., McCullough, A. J., & Shen, B. (2016). Small Intestinal Bacterial Overgrowth Is Associated with Non-Alcoholic Fatty Liver Disease. *Journal of gastrointestinal and liver diseases: JGLD*, 25(2), 159–165. https://doi.org/10.15403/jgld.2014.1121.252.iwg

[37] Ghoshal, U. C., Baba, C. S., Ghoshal, U., Alexander, G., Misra, A., Saraswat, V. A., & Choudhuri, G. (2017). Low-grade small intestinal bacterial overgrowth is common in patients with non-alcoholic steatohepatitis on quantitative jejunal aspirate culture. *Indian journal of gastroenterology: official journal of the Indian Society of Gastroenterology*, 36(5), 390–399. https://doi.org/10.1007/s12664-017-0797-6

[38] Belei, O., Olariu, L., Dobrescu, A., Marcovici, T., & Marginean, O. (2017). The relationship between non-alcoholic fatty liver disease and small intestinal bacterial overgrowth among overweight and obese children and adolescents. *Journal of pediatric endocrinology & metabolism*: JPEM, 30(11), 1161–1168. https://doi.org/10.1515/jpem-2017-0252

[39] Cobbold, J., Atkinson, S., Marchesi, J. R., Smith, A., Wai, S. N., Stove, J., Shojaee-Moradie, F., Jackson, N., Umpleby, A. M., Fitzpatrick, J., Thomas, E. L., Bell, J. D., Holmes, E., Taylor-Robinson, S. D., Goldin, R. D., Yee, M. S., Anstee, Q. M., & Thursz, M. R. (2018). Rifaximin in non-alcoholic steatohepatitis: An open-label pilot study. *Hepatology research: the official journal of the Japan Society of Hepatology*, 48(1), 69–77. https://doi.org/10.1111/hepr.12904

[40] Drago, F., Ciccarese, G., Indemini, E., Savarino, V., & Parodi, A. (2018). Psoriasis and small intestine bacterial overgrowth. *International journal of dermatology*, 57(1), 112–113. https://doi.org/10.1111/ijd.13797

[41] Zhang, X., Shi, L., Sun, T., Guo, K., & Geng, S. (2021). Dysbiosis of gut microbiota and its correlation with dysregulation of cytokines in psoriasis patients. *BMC microbiology*, 21(1), 78. https://doi.org/10.1186/s12866-021-02125-1

[42] Parodi, A., Paolino, S., Greco, A., Drago, F., Mansi, C., Rebora, A., Parodi, A., & Savarino, V. (2008). Small intestinal bacterial overgrowth in rosacea: clinical effectiveness of its eradication. *Clinical gastroenterology and hepatology: the official clinical practice journal of the American Gastroenterological Association*, 6(7), 759–764. https://doi.org/10.1016/j.cgh.2008.02.05

[43] Drago, F., Ciccarese, G., & Parodi, A. (2017). Effects of the treatment for small intestine bacterial overgrowth on rosacea. *The Journal of dermatology*, 44(12), e321. https://doi.org/10.1111/1346-8138.13985

[44] Fasano, A., Bove, F., Gabrielli, M., Petracca, M., Zocco, M. A., Ragazzoni, E., Barbaro, F., Piano, C., Fortuna, S., Tortora, A.,

Di Giacopo, R., Campanale, M., Gigante, G., Lauritano, E. C., Navarra, P., Marconi, S., Gasbarrini, A., & Bentivoglio, A. R. (2013). The role of small intestinal bacterial overgrowth in Parkinson's disease. *Movement disorders: official journal of the Movement Disorder Society*, 28(9), 1241–1249. https://doi.org/10.1002/mds.25522

[45] Losurdo, G., Salvatore D'Abramo, F., Indellicati, G., Lillo, C., Ierardi, E., & Di Leo, A. (2020). The Influence of Small Intestinal Bacterial Overgrowth in Digestive and Extra-Intestinal Disorders. *International journal of molecular sciences*, 21(10), 3531. https://doi.org/10.3390/ijms21103531

[46] Tan, A. H., Mahadeva, S., Thalha, A. M., Gibson, P. R., Kiew, C. K., Yeat, C. M., Ng, S. W., Ang, S. P., Chow, S. K., Tan, C. T., Yong, H. S., Marras, C., Fox, S. H., & Lim, S. Y. (2014). Small intestinal bacterial overgrowth in Parkinson's disease. *Parkinsonism & related disorders*, 20(5), 535–540. https://doi.org/10.1016/j.parkreldis.2014.02.019

[47] Kowalski, K., & Mulak, A. (2022). Small intestinal bacterial overgrowth in Alzheimer's disease. *Journal of neural transmission (Vienna, Austria: 1996)*, 129(1), 75–83. https://doi.org/10.1007/s00702-021-02440-x

[48] Rao, S., Rehman, A., Yu, S., & Andino, N. M. (2018). Brain fogginess, gas and bloating: a link between SIBO, probiotics and metabolic acidosis. *Clinical and translational gastroenterology*, 9(6), 162. https://doi.org/10.1038/s41424-018-0030-7

[49] Tauber, M., Avouac, J., Benahmed, A., Barbot, L., Coustet, B., Kahan, A., & Allanore, Y. (2014). Prevalence and predictors of small intestinal bacterial overgrowth in systemic sclerosis patients with gastrointestinal symptoms. *Clinical and experimental rheumatology*, 32(6 Suppl 86), .

[50] Feng, X., Li, X. Q., & Jiang, Z. (2021). Prevalence and predictors of small intestinal bacterial overgrowth in systemic sclerosis: a systematic review and meta-analysis. *Clinical rheumatology*, 40(8), 3039–3051. https://doi.org/10.1007/s10067-020-05549-8

[51] Saffouri, G. B., Shields-Cutler, R. R., Chen, J., Yang, Y., Lekatz, H. R., Hale, V. L., Cho, J. M., Battaglioli, E. J., Bhattarai, Y., Thompson, K. J., Kalari, K. K., Behera, G., Berry, J. C., Peters, S. A., Patel, R., Schuetz, A. N., Faith, J. J., Camilleri, M., Sonnenburg, J. L., Farrugia, G., ... Kashyap, P. C. (2019). Small intestinal microbial dysbiosis underlies symptoms associated with functional gastrointestinal disorders. *Nature communications*, 10(1), 2012. https://doi.org/10.1038/s41467-019-09964-7

[52] Erdogan, A., & Rao, S. S. (2015). Small intestinal fungal overgrowth. *Current gastroenterology reports*, 17(4), 16. https://doi.org/10.1007/s11894-015-0436-2

[53] Elsner, K., Holstein, J., Hilke, F. J., Blumenstock, G., Walker, B., Schmidt, S., Schaller, M., Ghoreschi, K., & Meier, K. (2022). Prevalence of Candida species in Psoriasis. *Mycoses*, 65(2), 247–254. https://doi.org/10.1111/myc.13399

[54] Lesan, S., Toosi, R., Aliakbarzadeh, R., Daneshpazhooh, M., Mahmoudi, L., Tavakolpour, S., & Mahmoudi, H. (2018). Oral Candida colonization and plaque type psoriasis: Is there any relationship?. *Journal of investigative and clinical dentistry*, 9(3), e12335. https://doi.org/10.1111/jicd.12335

[55] de Jesús-Gil, C., Sans-de San Nicolàs, L., Ruiz-Romeu, E., Ferran, M., Soria-Martínez, L., García-Jiménez, I., Chiriac, A., Casanova-Seuma, J. M., Fernández-Armenteros, J. M., Owens, S., Celada, A., Howell, M. D., Pujol, R. M., & Santamaria-Babí, L. F. (2021). Interplay between Humoral and CLA+ T Cell Response against Candida albicans in Psoriasis. *International journal of molecular sciences*, 22(4), 1519. https://doi.org/10.3390/ijms22041519

[56] Sokol, H., Leducq, V., Aschard, H., Pham, H. P., Jegou, S., Landman, C., Cohen, D., Liguori, G., Bourrier, A., Nion-Larmurier, I., Cosnes, J., Seksik, P., Langella, P., Skurnik, D., Richard, M. L., & Beaugerie, L. (2017). Fungal microbiota dysbiosis in IBD. *Gut*, 66(6), 1039–1048. https://doi.org/10.1136/gutjnl-2015-310746

[57] Liguori, G., Lamas, B., Richard, M. L., Brandi, G., da Costa, G., Hoffmann, T. W., Di Simone, M. P., Calabrese, C., Poggioli, G., Langella, P., Campieri, M., & Sokol, H. (2016). Fungal Dysbiosis in Mucosa-associated Microbiota of Crohn's Disease Patients. *Journal of Crohn's & colitis*, 10(3), 296–305. https://doi.org/10.1093/ecco-jcc/jjv209

[58] Li, Q., Wang, C., Tang, C., He, Q., Li, N., & Li, J. (2014). Dysbiosis of gut fungal microbiota is associated with mucosal inflammation in Crohn's disease. *Journal of clinical gastroenterology*, 48(6), 513–523. https://doi.org/10.1097/MCG.0000000000000035

[59] El Mouzan, M. I., Korolev, K. S., Al Mofarreh, M. A., Menon, R., Winter, H. S., Al Sarkhy, A. A., Dowd, S. E., Al Barrag, A. M., & Assiri, A. A. (2018). Fungal dysbiosis predicts the diagnosis of pediatric Crohn's disease. *World journal of gastroenterology*, 24(39), 4510–4516. https://doi.org/10.3748/wjg.v24.i39.4510

[60] Suez J. et al., "Artificial Sweeteners Induce Glucose Intolerance by Altering the Gut Microbiota," *Nature*, 2014, doi:10.1038/nature13793

[61] Guy Fagherazzi et al., Consumption of artificially and sugar-sweetened beverages and incident type 2 diabetes in

the Etude Epide´ miologique aupre's des femmes de la Mutuelle Ge´ ne´rale de l'Education Nationale–European Prospective Investigation into Cancer and Nutrition cohort, Am J Clin Nutr. *2013 Mar*; 97(3):517-23. doi: 10.3945/ajcn.112.050997.

[62] Sharon P. G. Fowler et al., "Diet Soda Intake Is Associated with Long-Term Increases in Waist Circumference in a Biethnic Cohort of Older Adults: The San Antonio Longitudinal Study of Aging," *Journal of American Geriatrics Society 63*, no. 4 (2015): 708–15, doi:10.1111/jgs.13376.

[63] Ruscio M., *Healthy Gut, Healthy You*, 2018. Las Vagas: The Ruscio Institute

[64] Suez, J., Cohen, Y., Valdés-Mas, R., Mor, U., Dori-Bachash, M., Federici, S., Zmora, N., Leshem, A., Heinemann, M., Linevsky, R., Zur, M., Ben-Zeev Brik, R., Bukimer, A., Eliyahu-Miller, S., Metz, A., Fischbein, R., Sharov, O., Malitsky, S., Itkin, M., Stettner, N., ... Elinav, E. (2022). Personalized microbiome-driven effects of non-nutritive sweeteners on human glucose tolerance. Cell, S0092-8674(22)00919-9. *Advance online publication*. https://doi.org/10.1016/j.cell.2022.07.016

[65] Livesey, Geoffery. (2003). Health potential of polyols as sugar replacers, with emphasis on low glycaemic properties. *Nutrition research reviews*. 16. 163-91. 10.1079/NRR200371.

[66] Arrigoni, Eva & Brouns, Fred & Amadò, Renato. (2005). Human gut microbiota does not ferment erythritol. *The British journal of nutrition*. 94. 643-6. 10.1079/BJN20051546.

[67] Sangari, Felix & Agüero, Jesús & García-Lobo, Juan. (2000). The genes for erythritol catabolism are organized as an inducible operon in Brucella abortus. *Microbiology (Reading, England)*. 146 (Pt 2). 487-95. 10.1099/00221287-146-2-487.

[68] Boesten D. et al.,(2015). Health effects of erythritol. *Nutrafoods*. 14. 1-7. 10.1007/s13749-014-0067-5.

[69] https://www.gutmicrobiotaforhealth.com/en/your-microbiome-is-like-a-unique-fingerprint/

第六章　参考文献

[1] Zambrana, L. E., Weber, A. M., Borresen, E. C., Zarei, I., Perez, J., Perez, C., Rodríguez, I., Becker-Dreps, S., Yuan, L., Vilchez, S., & Ryan, E. P. (2021). Daily Rice Bran Consumption for 6 Months Influences Serum Glucagon-Like Peptide 2 and Metabolite Profiles without Differences in Trace Elements and Heavy Metals in Weaning Nicaraguan Infants at 12 Months of Age. *Current developments in nutrition*, 5(9), nzab101. https://doi.org/10.1093/cdn/nzab101

[2] Harvard Medical School (2020), Glycemic index for 60+ foods, https://www.health.harvard.edu/diseases-and-conditions/glycemic-index-and-glycemic-load-for-100-foods, *Last viewed: February 11*, 2021

[3] Reynolds, Andrew & Mann, Jim & Cummings, John & Winter, Nicola & Mete, Evelyn & Morenga, Lisa. (2019). Carbohydrate quality and human health: a series of systematic reviews and meta-analyses. *The Lancet*. 393. 10.1016/S0140-6736(18)31809-9.

[4] Wong, J. M., de Souza, R., Kendall, C. W., Emam, A., & Jenkins, D. J. (2006). Colonic health: fermentation and short chain fatty acids. *Journal of clinical gastroenterology*, 40(3), 235–243. https://doi.org/10.1097/00004836-200603000-00015

[5] Upadhyaya, B., McCormack, L., Fardin-Kia, A. R., Juenemann, R., Nichenametla, S., Clapper, J., Specker, B., & Dey, M. (2016). Impact of dietary resistant starch type 4 on human gut microbiota and immunometabolic functions. *Scientific reports*, 6, 28797. https://doi.org/10.1038/srep28797

[6] Bodinham, C. L., Frost, G. S., & Robertson, M. D. (2010). Acute ingestion of resistant starch reduces food intake in healthy adults. *The British journal of nutrition*, 103(6), 917–922. https://doi.org/10.1017/S0007114509992534

[7] Higgins J. A. (2004). Resistant starch: metabolic effects and potential health benefits. *Journal of AOAC International*, 87(3), 761–768.

[8] Behall, K. M., Scholfield, D. J., Hallfrisch, J. G., & Liljeberg-Elmståhl, H. G. (2006). Consumption of both resistant starch and beta-glucan improves postprandial plasma glucose and insulin in women. *Diabetes care*, 29(5), 976–981. https://doi.org/10.2337/diacare.295976

[9] Chen, L., Liu, R., Qin, C., Meng, Y., Zhang, J., Wang, Y., & Xu, G. (2010). Sources and intake of resistant starch in the Chinese diet. *Asia Pacific journal of clinical nutrition*, 19(2), 274–282.

[10] Haralampu, Stephen. (2000). Resistant starch: A review of the physical properties and biological impact of RS3. *Carbohydrate Polymers*. 41. 285-292. 10.1016/S0144-8617(99)00147-2.

[11] Wang, Shujun & Li, Caili & Copeland, Les & Niu, Qing & Wang, Shuo. (2015). Starch Retrogradation: A Comprehensive Review. *Comprehensive Reviews in Food Science and Food Safety*. 14. 10.1111/1541-4337.12143.

[12] Wang, Shujun & Li, Caili & Copeland, Les & Niu, Qing & Wang, Shuo. (2015). Starch Retrogradation: A Comprehensive Review. *Comprehensive Reviews in Food Science and Food Safety*. 14. 10.1111/1541-4337.12143.

[13] Muir, J. G., & O'Dea, K. (1992). Measurement of resistant starch: factors affecting the amount of starch escaping digestion in vitro. *The American journal of clinical nutrition*, 56(1), 123–127. https://doi.org/10.1093/ajcn/56.1.123

[14] Raben, A., Tagliabue, A., Christensen, N. J., Madsen, J., Holst, J. J., & Astrup, A. (1994). Resistant starch: the effect on postprandial glycemia, hormonal response, and satiety. *The American journal of clinical nutrition*, 60(4), 544–551. https://doi.org/10.1093/ajcn/60.4.544

[15] Sanders, L. M., Dicklin, M. R., Palacios, O. M., Maki, C. E., Wilcox, M. L., & Maki, K. C. (2021). Effects of potato resistant starch intake on insulin sensitivity, related metabolic markers and appetite ratings in men and women at risk for type 2 diabetes: a pilot cross-over randomised controlled trial. *Journal of human nutrition and dietetics: the official journal of the British Dietetic Association*, 34(1), 94–105. https://doi.org/10.1111/jhn.12822

[16] Roager, H. M., Vogt, J. K., Kristensen, M., Hansen, L., Ibrügger, S., Mærkedahl, R. B., Bahl, M. I., Lind, M. V., Nielsen, R. L., Frøkiær, H., Gøbel, R. J., Landberg, R., Ross, A. B., Brix, S., Holck, J., Meyer, A. S., Sparholt, M. H., Christensen, A. F., Carvalho, V., Hartmann, B., … Licht, T. R. (2019). Whole grain-rich diet reduces body weight and systemic low-grade inflammation without inducing major changes of the gut microbiome: a randomised cross-over trial. *Gut*, 68(1), 83–93. https://doi.org/10.1136/gutjnl-2017-314786

[17] https://www.health.harvard.edu/diseases-and-conditions/glycemic-index-and-glycemic-load-for-100-foods

[18] Kristensen, M., Toubro, S., Jensen, M. G., Ross, A. B., Riboldi, G., Petronio, M., Bügel, S., Tetens, I., & Astrup, A. (2012). Whole grain compared with refined wheat decreases the percentage of body fat following a 12-week, energy-restricted dietary intervention in postmenopausal women. *The Journal of nutrition*, 142(4), 710–716. https://doi.org/10.3945/jn.111.142315

[19] Kikuchi, Y., Nozaki, S., Makita, M., Yokozuka, S., Fukudome, S. I., Yanagisawa, T., & Aoe, S. (2018). Effects of Whole Grain Wheat Bread on Visceral Fat Obesity in Japanese Subjects: A Randomized Double-Blind Study. *Plant foods for human nutrition (Dordrecht, Netherlands)*, 73(3), 161–165. https://doi.org/10.1007/s11130-

[20] Hughes, R. L., Horn, W. H., Finnegan, P., Newman, J. W., Marco, M. L., Keim, N. L., & Kable, M. E. (2021). Resistant Starch Type 2 from Wheat Reduces Postprandial Glycemic Response with Concurrent Alterations in Gut Microbiota Composition. *Nutrients*, 13(2), 645. https://doi.org/10.3390/nu13020645

[21] 杨月欣主编，中国疾病预防控制中心营养与健康所编著（2019），《中国食物成分表》第标准版第6版 / 第一册，北京：北京大学医学出版社

[22] Roberts, S. B., Franceschini, M. A., Silver, R. E., Taylor, S. F., de Sa, A. B., Có, R., Sonco, A., Krauss, A., Taetzsch, A., Webb, P., Das, S. K., Chen, C. Y., Rogers, B. L., Saltzman, E., Lin, P. Y., Schlossman, N., Pruzensky, W., Balé, C., Chui, K., & Muentener, P. (2020). Effects of food supplementation on cognitive function, cerebral blood flow, and nutritional status in young children at risk of undernutrition: randomized controlled trial. *BMJ (Clinical research ed.)*, 370, m2397. https://doi.org/10.1136/bmj.m23

[23] Han, F., Wang, Y., Han, Y., Zhao, J., Han, F., Song, G., Jiang, P., & Miao, H. (2018). Effects of Whole-Grain Rice and Wheat on Composition of Gut Microbiota and Short-Chain Fatty Acids in Rats. *Journal of agricultural and food chemistry*, 66(25), 6326–6335. https://doi.org/10.1021/acs.jafc.8b01891

[24] Pham, T., Teoh, K. T., Savary, B. J., Chen, M. H., McClung, A., & Lee, S. O. (2017). In Vitro Fermentation Patterns of Rice Bran Components by Human Gut Microbiota. *Nutrients*, 9(11), 1237. https://doi.org/10.3390/nu91112

[25] Martínez, I., Lattimer, J. M., Hubach, K. L., Case, J. A., Yang, J., Weber, C. G., Louk, J. A., Rose, D. J., Kyureghian, G., Peterson, D. A., Haub, M. D., & Walter, J. (2013). Gut microbiome composition is linked to whole grain-induced immunological improvements. *The ISME journal*, 7(2), 269–280. https://doi.org/10.1038/ismej.2012.104

[26] Åberg, S., Mann, J., Neumann, S., Ross, A. B., & Reynolds, A. N. (2020). Whole-Grain Processing and Glycemic Control in Type 2 Diabetes: A Randomized Crossover Trial. *Diabetes care*, 43(8), 1717–1723. https://doi.org/10.2337/dc20-0263

[27] Musa-Veloso, K., Poon, T., Harkness, L. S., O'Shea, M., & Chu, Y. (2018). The effects of whole-grain compared with refined wheat, rice, and rye on the postprandial blood glucose response: a systematic review and meta-analysis of randomized controlled trials. *The American journal of clinical nutrition*, 108(4), 759–774. https://doi.org/10.1093/ajcn/nqy112

[28] Li, S., Zong, A., An, R., Wang, H., Liu, L., Liu, J., Guo, X., Xu, Z., Wang, J., Li, D., Du, F., & Xu, T. (2021). Effects of whole grain intake on glycemic traits: A systematic review and meta-analysis of randomized controlled trials. Critical reviews in food science and nutrition, 1–20. *Advance online publication*. https://doi.org/10.1080/10408398.2021.2001429

[29] Behall, K. M., Scholfield, D. J., & Hallfrisch, J. (2006). Whole-grain diets reduce blood pressure in mildly hypercholesterolemic men and women. *Journal of the American Dietetic Association*, 106(9), 1445–1449. https://doi. org/10.1016/j.jada.2006.06.010

[30] Jang, Y., Lee, J. H., Kim, O. Y., Park, H. Y., & Lee, S. Y. (2001). Consumption of whole grain and legume powder reduces insulin demand, lipid peroxidation, and plasma homocysteine concentrations in patients with coronary artery disease: randomized controlled clinical trial. *Arteriosclerosis, thrombosis, and vascular biology*, 21(12), 2065–2071. https://doi. org/10.1161/hq1201.100258

[31] Reynolds, A. N., Akerman, A. P., & Mann, J. (2020). Dietary fibre and whole grains in diabetes management: Systematic review and meta-analyses. *PLoS medicine*, 17(3), e1003053. https://doi.org/10.1371/journal.pmed.1003053

[32] Cooper, D. N., Kable, M. E., Marco, M. L., De Leon, A., Rust, B., Baker, J. E., Horn, W., Burnett, D., & Keim, N. L. (2017). The Effects of Moderate Whole Grain Consumption on Fasting Glucose and Lipids, Gastrointestinal Symptoms, and Microbiota. *Nutrients*, 9(2), 173. https://doi.org/10.3390/nu9020173

[33] Jung, S. J., Oh, M. R., Park, S. H., & Chae, S. W. (2020). Effects of rice-based and wheat-based diets on bowel movements in young Korean women with functional constipation. *European journal of clinical nutrition*, 74(11), 1565–1575. https://doi.org/10.1038/s41430-020-0636-1

[34] Hojsak, I., Braegger, C., Bronsky, J., Campoy, C., Colomb, V., Decsi, T., Domellöf, M., Fewtrell, M., Mis, N. F., Mihatsch, W., Molgaard, C., van Goudoever, J., & ESPGHAN Committee on Nutrition (2015). Arsenic in rice: a cause for concern. *Journal of pediatric gastroenterology and nutrition*, 60(1), 142–145. https://doi.org/10.1097/MPG.0000000000000502

[35] Chi, H., Hou, Y., Li, G., Zhang, Y., Coulon, F., & Cai, C. (2020). In vitro model insights into the role of human gut microbiota on arsenic bioaccessibility and its speciation in soils. *Environmental pollution* (Barking, Essex: 1987), 263(Pt A), 114580. https://doi.org/10.1016/j.envpol.2020.114580

[36] Khairul, I., Wang, Q. Q., Jiang, Y. H., Wang, C., & Naranmandura, H. (2017). Metabolism, toxicity and anticancer activities of arsenic compounds. *Oncotarget*, 8(14), 23905–23926. https://doi.org/10.18632/oncotarget.14733

[37] Xu, W., Zhang, S., Jiang, W., Xu, S., & Jin, P. (2020). Arsenic Accumulation of Realgar Altered by Disruption of Gut Microbiota in Mice. *Evidence-based complementary and alternative medicine: eCAM*, 2020, 8380473. https://doi. org/10.1155/2020/8380473

[38] Xu, W., Xu, S., Zhang, S., Wu, X., & Jin, P. (2019). Arsenic Bioaccessibility of Realgar Influenced by the Other Traditional Chinese Medicines in Niuhuang Jiedu Tablet and the Roles of Gut Microbiota. *Evidence-based complementary and alternative medicine: eCAM*, 2019, 8496817. https://doi.org/10.1155/2019/8496817

[39] Thielecke, F., & Nugent, A. P. (2018). Contaminants in Grain-A Major Risk for Whole Grain Safety?. *Nutrients*, 10(9), 1213. https://doi.org/10.3390/nu10091213

[40] Wu, H., Grandjean, P., Hu, F. B., & Sun, Q. (2015). Consumption of White Rice and Brown Rice and Urinary Inorganic Arsenic Concentration. *Epidemiology (Cambridge, Mass.)*, 26(6), e65–e67. https://doi.org/10.1097/EDE.0000000000000369

[41] Narayanan, J., Sanjeevi, V., Rohini, U., Trueman, P., & Viswanathan, V. (2016). Postprandial glycaemic response of foxtail millet dosa in comparison to a rice dosa in patients with type 2 diabetes. *The Indian journal of medical research*, 144(5), 712–717. https://doi.org/10.4103/ijmr.IJMR_551_15

[42] Alyami, J., Whitehouse, E., Yakubov, G. E., Pritchard, S. E., Hoad, C. L., Blackshaw, E., Heissam, K., Cordon, S. M., Bligh, H., Spiller, R. C., Macdonald, I. A., Aithal, G. P., Gowland, P. A., Taylor, M. A., & Marciani, L. (2019). Glycaemic, gastrointestinal, hormonal and appetitive responses to pearl millet or oats porridge breakfasts: a randomised, crossover trial in healthy humans. *The British journal of nutrition*, 122(10), 1142–1154. https://doi.org/10.1017/S0007114519001880

[43] Anitha, S., Kane-Potaka, J., Tsusaka, T. W., Botha, R., Rajendran, A., Givens, D. I., Parasannanavar, D. J., Subramaniam, K., Prasad, K., Vetriventhan, M., & Bhandari, R. K. (2021). A Systematic Review and Meta-Analysis of the Potential of Millets for Managing and Reducing the Risk of Developing Diabetes Mellitus. *Frontiers in nutrition*, 8, 687428. https://doi.org/10.3389/fnut.2021.687428

[44] Anitha, S., Botha, R., Kane-Potaka, J., Givens, D. I., Rajendran, A., Tsusaka, T. W., & Bhandari, R. K. (2021). Can Millet Consumption Help Manage Hyperlipidemia and Obesity?: A Systematic Review and Meta-Analysis. *Frontiers in nutrition*, 8, 700778. https://doi.org/10.3389/fnut.20

[45] Fulgoni, Victor & Brauchla, Mary & Fleige, Lisa & Chu, YiFang. (2019). Oatmeal-Containing Breakfast is Associated with Better Diet Quality and Higher Intake of Key Food Groups and Nutrients Compared to Other Breakfasts in Children.

Nutrients. 11. 964. 10.3390/nu11050964.

[46] Paruzynski, H., Korczak, R., Wang, Q., & Slavin, J. (2020). A Pilot and Feasibility Study of Oatmeal Consumption in Children to Assess Markers of Bowel Function. *Journal of medicinal food*, 23(5), 554–559. https://doi.org/10.1089/jmf.201

[47] Pérez-Escamilla R., Segura-Pérez S., Lott M. Feeding guidelines for infants and young toddlers: A responsive parenting approach. *Nutr. Today*. 2017;52:223–231.

[48] Plaza-Diaz, J., Bernal, M. J., Schutte, S., Chenoll, E., Genovés, S., Codoñer, F. M., Gil, A., & Sanchez-Siles, L. M. (2021). Effects of Whole-Grain and Sugar Content in Infant Cereals on Gut Microbiota at Weaning: A Randomized Trial. *Nutrients*, 13(5), 1496. https://doi.org/10.3390/nu13051496

[49] Klerks, M., Bernal, M. J., Roman, S., Bodenstab, S., Gil, A., & Sanchez-Siles, L. M. (2019). Infant Cereals: Current Status, Challenges, and Future Opportunities for Whole Grains. *Nutrients*, 11(2), 473. https://doi.org/10.3390/nu11020473

[50] Klerks, M., Bernal, M. J., Roman, S., Bodenstab, S., Gil, A., & Sanchez-Siles, L. M. (2019). Infant Cereals: Current Status, Challenges, and Future Opportunities for Whole Grains. *Nutrients*, 11(2), 473. https://doi.org/10.3390/nu11020473

[51] https://health.gov/our-work/nutrition-physical-activity/dietary-guidelines/previous-dietary-guidelines/2015

[52] National Health and Medical Research Council (NHMRC) A Modelling System to Inform the Revision of the Australian Guide to Healthy Eating. Commonwealth of Australia; Canberra, Australia: 2011. pp. 40–67

[53] Zambrana, L. E., McKeen, S., Ibrahim, H., Zarei, I., Borresen, E. C., Doumbia, L., Boré, A., Cissoko, A., Douyon, S., Koné, K., Perez, J., Perez, C., Hess, A., Abdo, Z., Sangaré, L., Maiga, A., Becker-Dreps, S., Yuan, L., Koita, O., Vilchez, S., ... Ryan, E. P. (2019). Rice bran supplementation modulates growth, microbiota and metabolome in weaning infants: a clinical trial in Nicaragua and Mali. *Scientific reports*, 9(1), 13919. https://doi.org/10.1038/s41598-019-50344-4

[54] Christian, M. T., Edwards, C. A., Preston, T., Johnston, L., Varley, R., & Weaver, L. T. (2003). Starch fermentation by faecal bacteria of infants, toddlers and adults: importance for energy salvage. *European journal of clinical nutrition*, 57(11), 1486–1491. https://doi.org/10.1038/sj.ejcn.1601715

[55] Gopalsamy, G., Mortimer, E., Greenfield, P., Bird, A. R., Young, G. P., & Christophersen, C. T. (2019). Resistant Starch is Actively Fermented by Infant Faecal Microbiota and Increases Microbial Diversity. *Nutrients*, 11(6), 1345. https://doi.org/10.3390/nu11061345

第七章　参考文献

[1] Zhang, J., Chen, X., Yang, R., Ma, Q., Qi, W., Sanidad, K. Z., Park, Y., Kim, D., Decker, E. A., & Zhang, G. (2019). Thermally Processed Oil Exaggerates Colonic Inflammation and Colitis-Associated Colon Tumorigenesis in Mice. *Cancer prevention research* (Philadelphia, Pa.), 12(11), 741–750. https://doi.org/10.1158/1940-6207.CAPR-19-0226

[2] Panaro, Maria Antonietta & Gagliardi, N & Saponaro, Concetta & Calvello, Rosa & Mitolo, V & Cianciulli, Antonia. (2010). Toll-like Receptor 4 Mediates LPS-Induced Release of Nitric Oxide and Tumor Necrosis Factor-α by Embryonal Cardiomyocytes: Biological Significance and Clinical Implications in Human Pathology. *Current pharmaceutical design*. 16. 766-74. 10.2174/138161210790883624.

[3] Schietroma, Mario & Pessia, Beatrice & Carlei, Francesco & Amicucci, Gianfranco. (2016). Septic Complications After Pancreatoduodenectomy for Pancreatic Adenocarcinoma: Are Increased Gut Permeability and Inflammatory Serum Markers Responsible?. *Pancreas*. 45. e47-e48. 10.1097/MPA.0000000000000683.

[4] Ghoshal, Sarbani & Witta, Jassir & Zhong, Jian & de Villiers, Willem & Eckhardt, Erik. (2008). Chylomicrons promote intestinal absorption of lipopolysaccharides. *Journal of lipid research*. 50. 90-7. 10.1194/jlr.M800156-JLR200.

[5] May-Wilson, S., Sud, A., Law, P. J., Palin, K., Tuupanen, S., Gylfe, A., Hänninen, U. A., Cajuso, T., Tanskanen, T., Kondelin, J., Kaasinen, E., Sarin, A. P., Eriksson, J. G., Rissanen, H., Knekt, P., Pukkala, E., Jousilahti, P., Salomaa, V., Ripatti, S., Palotie, A., ... Houlston, R. S. (2017). Pro-inflammatory fatty acid profile and colorectal cancer risk: A Mendelian randomisation analysis. *European journal of cancer* (Oxford, England: 1990), 84, 228–238. https://doi.org/10.1016/j.ejca.2017.07.034

[6] Astrup, A., Magkos, F., Bier, D. M., Brenna, J. T., de Oliveira Otto, M. C., Hill, J. O., King, J. C., Mente, A., Ordovas, J. M., Volek, J. S., Yusuf, S., & Krauss, R. M. (2020). Saturated Fats and Health: A Reassessment and Proposal for Food-based Recommendations: JACC State-of-the-Art Review. *Journal of the American College of Cardiology*, S0735-1097(20)35687-4. Advance online publication. https://doi.org/10.1016/j.jacc.2020.05.077

[7] de Wit, Nicole & Derrien, Muriel & Bosch-Vermeulen, Hanneke & Oosterink, Els & Keshtkar, Shohreh & Duval, Caroline & De Vogel, Johan & Kleerebezem, Michiel & Muller, Michael & Meer, Roelof. (2012). Saturated fat stimulates obesity and

hepatic steatosis and affects gut microbiota composition by an enhanced overflow of dietary fat to the distal intestine. *American journal of physiology. Gastrointestinal and liver physiology*. 303. G589-99. 10.1152/ajpgi.00488.2011.

[8] Lee, J. Y., Sohn, K. H., Rhee, S. H., & Hwang, D. (2001). Saturated fatty acids, but not unsaturated fatty acids, induce the expression of cyclooxygenase-2 mediated through Toll-like receptor 4. *The Journal of biological chemistry*, 276(20), 16683–16689. https://doi.org/10.1074/jbc.M011695200

[9] Kien, C. Lawrence, Bunn, J. Y, Fukagawa, N. K, Anathy, V., Matthews, D. E, Crain, K. I, Ebenstein, D. B, Tarleton, E. K, Pratley, R. E, & Poynter, M. E. (2015). Lipidomic evidence that lowering the typical dietary palmitate to oleate ratio in humans decreases the leukocyte production of proinflammatory cytokines and muscle expression of redox-sensitive genes. *The Journal of nutritional biochemistry*, 26, 1599-1606. doi: 10.1016/j.jnutbio.2015.07.014

[10] Dumas, Julie & Bunn, Janice & Nickerson, Joshua & Crain, Karen & Ebenstein, David & Tarleton, Emily & Makarewicz, Jenna & Poynter, Matthew & Kien, Craig. (2016). Dietary saturated fat and monounsaturated fat have reversible effects on brain function and the secretion of pro-inflammatory cytokines in young women. *Metabolism*. 65. 10.1016/j.metabol.2016.08.003.

[11] van Dijk, S. J., Feskens, E. J., Bos, M. B., Hoelen, D. W., Heijligenberg, R., Bromhaar, M. G., de Groot, L. C., de Vries, J. H., Müller, M., & Afman, L. A. (2009). A saturated fatty acid-rich diet induces an obesity-linked proinflammatory gene expression profile in adipose tissue of subjects at risk of metabolic syndrome. *The American journal of clinical nutrition*, 90(6), 1656–1664. https://doi.org/10.3945/ajcn.2009.27792

[12] Liu, X., Garban, J., Jones, P. J., Vanden Heuvel, J., Lamarche, B., Jenkins, D. J., Connelly, P. W., Couture, P., Pu, S., Fleming, J. A., West, S. G., & Kris-Etherton, P. M. (2018). Diets Low in Saturated Fat with Different Unsaturated Fatty Acid Profiles Similarly Increase Serum-Mediated Cholesterol Efflux from THP-1 Macrophages in a Population with or at Risk for Metabolic Syndrome: The Canola Oil Multicenter Intervention Trial. *The Journal of nutrition*, 148(5), 721–728. https://doi.org/10.1093/jn/nxy0

[13] http://www.web.pdx.edu/~wamserc/C336S12/fat.pdf

[14] Zanni, E. E., Zannis, V. I., Blum, C. B., Herbert, P. N., & Breslow, J. L. (1987). Effect of egg cholesterol and dietary fats on plasma lipids, lipoproteins, and apoproteins of normal women consuming natural diets. *Journal of lipid research*, 28(5), 518–527.

[15] Bersot, T. P., Innerarity, T. L., Pitas, R. E., Rall, S. C., Jr, Weisgraber, K. H., & Mahley, R. W. (1986). Fat feeding in humans induces lipoproteins of density less than 1.006 that are enriched in apolipoprotein [a] and that cause lipid accumulation in macrophages. *The Journal of clinical investigation*, 77(2), 622–630. https://doi.org/10.1172/JCI1123

[16] Murakami, Y., Tanabe, S., & Suzuki, T. (2016). High-fat Diet-induced Intestinal Hyperpermeability is Associated with Increased Bile Acids in the Large Intestine of Mice. *Journal of food science*, 81(1), H216–H222. https://doi.org/10.1111/1750-3841.13166

[17] Shao, S. S., Zhao, Y. F., Song, Y. F., Xu, C., Yang, J. M., Xuan, S. M., Yan, H. L., Yu, C. X., Zhao, M., Xu, J., & Zhao, J. J. (2014). Dietary high-fat lard intake induces thyroid dysfunction and abnormal morphology in rats. *Acta pharmacologica Sinica*, 35(11), 1411–1420. https://doi.org/10.1038/aps.2014.82

[18] Moreira, Ana & Texeira, Tatiana & Ferreira-Machado, Alessandra & Peluzio, Maria & Alfenas, Rita. (2012). Influence of a high-fat diet on gut microbiota, intestinal permeability and metabolic endotoxaemia. *The British journal of nutrition*. 108. 801-9. 10.1017/S0007114512001213.

[19] https://naldc.nal.usda.gov/download/CAT87209368/PDF

[20] Yang, C., Liu, X., Chen, Z., Lin, Y., & Wang, S. (2016). Comparison of Oil Content and Fatty Acid Profile of Ten New Camellia oleifera Cultivars. *Journal of lipids*, 2016, 3982486. https://doi.org/10.1155/2016/3982486

[21] Mylonas, C., & Kouretas, D. (1999). Lipid peroxidation and tissue damage. *In vivo (Athens, Greece)*, 13(3), 295–309.

[22] Gaschler, M. M., & Stockwell, B. R. (2017). Lipid peroxidation in cell death. *Biochemical and biophysical research communications*, 482(3), 419–425. https://doi.org/10.1016/j.bbrc.2016.10.086

[23] Tan, Pei Yee & Loganathan, Radhika & Teng, Kim-Tiu. (2018). Oxidative changes in repeatedly heated vegetable oils. *Journal of Oil Palm Research*. 30. 10.21894/jopr.2018.0051.

[24] Leong X. F. (2021). Lipid Oxidation Products on Inflammation-Mediated Hypertension and Atherosclerosis: A Mini Review. *Frontiers in nutrition*, 8, 717740. https://doi.org/10.3389/fnut.2021.717740

[25] Ng, C. Y., Kamisah, Y., Faizah, O., & Jaarin, K. (2012). The role of repeatedly heated soybean oil in the development of hypertension in rats: association with vascular inflammation. *International journal of experimental pathology*, 93(5), 377–387. https://doi.org/10.1111/j.1365-2613.2012.00839.x

[26] Hamsi, Mohammad Afiq & Othman, Faizah & Das, Srijit & Kamisah, Yusof & Thent, Zar & Qodriyah, Hj Mohd Saad & Zakaria, Zaiton & Amran, Adel & Subermaniam, Kogilavani & Jaarin, Kamsiah. (2014). Effect of consumption of fresh and heated virgin coconut oil on the blood pressure and inflammatory biomarkers: An experimental study in Sprague Dawley rats. *Alexandria Journal of Medicine*. 51. 10.1016/j.ajme.2014.02.002.

[27] Mboma, J., Leblanc, N., Angers, P., Rocher, A., Vigor, C., Oger, C., Reversat, G., Vercauteren, J., Galano, J. M., Durand, T., & Jacques, H. (2018). Effects of Cyclic Fatty Acid Monomers from Heated Vegetable Oil on Markers of Inflammation and Oxidative Stress in Male Wistar Rats. *Journal of agricultural and food chemistry*, 66(27), 7172–7180. https://doi.org/10.1021/acs.jafc.8b01836

[28] Shields, P. G., Xu, G. X., Blot, W. J., Fraumeni, J. F., Jr, Trivers, G. E., Pellizzari, E. D., Qu, Y. H., Gao, Y. T., & Harris, C. C. (1995). Mutagens from heated Chinese and U.S. cooking oils. *Journal of the National Cancer Institute*, 87(11), 836–841. https://doi.org/10.1093/jnci/87.11.836

[29] Wang, L., Zheng, X., Stevanovic, S., Wu, X., Xiang, Z., Yu, M., & Liu, J. (2018). Characterization particulate matter from several Chinese cooking dishes and implications in health effects. *Journal of environmental sciences* (China), 72, 98–106. https://doi.org/10.1016/j.jes.2017.12.015

[30] Yao, Z., Li, J., Wu, B., Hao, X., Yin, Y., & Jiang, X. (2015). Characteristics of PAHs from deep-frying and frying cooking fumes. *Environmental science and pollution research international*, 22(20), 16110–16120. https://doi.org/10.1007/s11356-015-4837-4

[31] Chen, T. Y., Fang, Y. H., Chen, H. L., Chang, C. H., Huang, H., Chen, Y. S., Liao, K. M., Wu, H. Y., Chang, G. C., Tsai, Y. H., Wang, C. L., Chen, Y. M., Huang, M. S., Su, W. C., Yang, P. C., Chen, C. J., Hsiao, C. F., & Hsiung, C. A. (2020). Impact of cooking oil fume exposure and fume extractor use on lung cancer risk in non-smoking Han Chinese women. *Scientific reports*, 10(1), 6774. https://doi.org/10.1038/s41598-020-63656-7

[32] Gallazzi, M., Festa, M., Corradino, P., Sansone, C., Albini, A., & Noonan, D. M. (2020). An Extract of Olive Mill Wastewater Downregulates Growth, Adhesion and Invasion Pathways in Lung Cancer Cells: Involvement of CXCR4. *Nutrients*, 12(4), 903. https://doi.org/10.3390/nu12040903

[33] Parkinson, L., & Keast, R. (2014). Oleocanthal, a phenolic derived from virgin olive oil: a review of the beneficial effects on inflammatory disease. *International journal of molecular sciences*, 15(7), 12323–12334. https://doi.org/10.3390/ijms150712323

[34] Siddique, A. B., Kilgore, P., Tajmim, A., Singh, S. S., Meyer, S. A., Jois, S. D., Cvek, U., Trutschl, M., & Sayed, K. (2020). (-)-Oleocanthal as a Dual c-MET-COX2 Inhibitor for the Control of Lung Cancer. *Nutrients*, 12(6), 1749. https://doi.org/10.3390/nu12061749

[35] Markellos, C., Ourailidou, M. E., Gavriatopoulou, M., Halvatsiotis, P., Sergentanis, T. N., & Psaltopoulou, T. (2022). Olive oil intake and cancer risk: A systematic review and meta-analysis. *PloS one*, 17(1), e0261649. https://doi.org/10.1371/journal.pone.0261649

[36] An, K. J., Liu, Y. L., & Liu, H. L. (2017). Relationship between total polar components and polycyclic aromatic hydrocarbons in fried edible oil. Food additives & contaminants. *Part A, Chemistry, analysis, control, exposure & risk assessment*, 34(9), 1596–1605. https://doi.org/10.1080/19440049.2017.1338835

[37] Pu, G., Zheng, M., Lu, S., & Huang, J. (2019). Study on the Use of Cooking Oil in Chinese Dishes. *International journal of environmental research and public health*, 16(18), 3367. https://doi.org/10.3390/ijerph16183367

[38] Zhuang, P., Mao, L., Wu, F., Wang, J., Jiao, J., & Zhang, Y. (2020). Cooking Oil Consumption Is Positively Associated with Risk of Type 2 Diabetes in a Chinese Nationwide Cohort Study. *The Journal of nutrition*, 150(7), 1799–1807. https://doi.org/10.1093/jn/nxaa103

[39] Gomez Candela C, Bermejo Lopez LM, Loria Kohen V.(2011), Importance of a balanced omega 6/omega 3 ratio for the maintenance of health: nutritional recommendations. *Nutr Hosp*. 26:323–329.

[40] Simonetto, M., Infante, M., Sacco, R. L., Rundek, T., & Della-Morte, D. (2019). A Novel Anti-Inflammatory Role of Omega-3 PUFAs in Prevention and Treatment of Atherosclerosis and Vascular Cognitive Impairment and Dementia. *Nutrients*, 11(10), 2279. https://doi.org/10.3390/nu11102279

[41] Tulk, Hilary & Robinson, Lindsay. (2009). Modifying the n-6/n-3 polyunsaturated fatty acid ratio of a high–saturated fat challenge does not acutely attenuate postprandial changes in inflammatory markers in men with metabolic syndrome. *Metabolism: clinical and experimental*. 58. 1709-16. 10.1016/j.metabol.2009.05.031. ·

[42] Nelson, Tracy & Hickey, Matthew. (2004). Acute changes in dietary omega-3 fatty acid intake lowers soluble interleukin-6 receptor in healthy adult normal weight and overweight males. *Cytokine*. 26. 195-201. 10.1016/

j.cyto.2004.02.010.

[43] Johnson, G. H., & Fritsche, K. (2012). Effect of dietary linoleic acid on markers of inflammation in healthy persons: a systematic review of randomized controlled trials. *Journal of the Academy of Nutrition and Dietetics*, 112(7), 1029– 1041.e10415. https://doi.org/10.1016/j.jand.2012.03.029

[44] Yaqoob, P., Pala, H. S., Cortina-Borja, M., Newsholme, E. A., & Calder, P. C. (2000). Encapsulated fish oil enriched in alpha-tocopherol alters plasma phospholipid and mononuclear cell fatty acid compositions but not mononuclear cell functions. *European journal of clinical investigation*, 30(3), 260–274. https://doi.org/10.1046/j.1365-2362.2000.00623.x

[45] Pischon, T., Hankinson, S. E., Hotamisligil, G. S., Rifai, N., Willett, W. C., & Rimm, E. B. (2003). Habitual dietary intake of n-3 and n-6 fatty acids in relation to inflammatory markers among US men and women. *Circulation*, 108(2), 155–160. https://doi.org/10.1161/01.CIR.

第八章　参考文献

[1] https://www.fda.gov/news-events/press-announcements/statement-fda-commissioner-scott-gottlieb-md-new-qualified-health-claim-consuming-oils-high-levels

[2] Jiménez-Sánchez, A., Martínez-Ortega, A. J., Remón-Ruiz, P. J., Piñar-Gutiérrez, A., Pereira-Cunill, J. L., & García-Luna, P. P. (2022). Therapeutic Properties and Use of Extra Virgin Olive Oil in Clinical Nutrition: A Narrative Review and Literature Update. *Nutrients*, 14(7), 1440. https://doi.org/10.3390/nu14071440

[3] Shao, Jin & Huang, Xinyi & Liu, Jianfei & Di, Duolong. (2022). Characteristics and trends in global olive oil research: A bibliometric analysis. *International Journal of Food Science & Technology*. 57. 10.1111/ijfs.15659.

[4] Guasch-Ferré, M., Li, Y., Willett, W. C., Sun, Q., Sampson, L., Salas-Salvadó, J., Martínez-González, M. A., Stampfer, M. J., & Hu, F. B. (2022). Consumption of Olive Oil and Risk of Total and Cause-Specific Mortality Among U.S. Adults. *Journal of the American College of Cardiology*, 79(2), 101–112. https://doi.org/10.1016/j.jacc.2021.10.041

[5] Donat-Vargas, C., Guerrero-Zotano, Á., Lope, V., Bermejo, B., Casas, A., Baena-Cañada, J. M., Antolín, S., Sánchez-Rovira, P., Antón, A., Garcia-Saénz, J. Á., Ramos, M., Muñoz, M., de Juan, A., Jara Sánchez, C., Chacón, J. I., Gil-Gil, M., Andrés Conejero, R., Llombart, A., Bezares, S., Fernández de Larrea-Baz, N., ... Pollán, M. (2022). Type does matter. Use VIRGIN olive oil as your preferred fat to reduce your risk of breast cancer: case-control EpiGEICAM study. *European journal of clinical nutrition*, 10.1038/s41430-022-01101-w. Advance online publication. https://doi.org/10.1038/s41430-022-01101-w

[6] Kouvari, M., Notara, V., Panagiotakos, D. B., Michalopoulou, M., Vassileiou, N., Papataxiarchis, E., Tzanoglou, D., Mantas, Y., Kogias, Y., Stravopodis, P., Papanagnou, G., Zombolos, S., Pitsavos, C., & GREECS Study Investigators (2016). Exclusive olive oil consumption and 10-year (2004-2014) acute coronary syndrome incidence among cardiac patients: the GREECS observational study. *Journal of human nutrition and dietetics: the official journal of the British Dietetic Association*, 29(3), 354–362. https://doi.org/10.1111/jhn.12324

[7] Nigam, P., Bhatt, S., Misra, A., Chadha, D. S., Vaidya, M., Dasgupta, J., & Pasha, Q. M. (2014). Effect of a 6-month intervention with cooking oils containing a high concentration of monounsaturated fatty acids (olive and canola oils) compared with control oil in male Asian Indians with nonalcoholic fatty liver disease. *Diabetes technology & therapeutics*, 16(4), 255–261. https://doi.org/10.1089/dia.2013.0178

[8] Wu, M. Y., Du, M. H., Wen, H., Wang, W. Q., Tang, J., & Shen, L. R. (2022). Effects of n-6 PUFA-rich soybean oil, MUFA-rich olive oil and camellia seed oil on weight and cardiometabolic profiles among Chinese women: a 3-month double-blind randomized controlled-feeding trial. *Food & function*, 13(8), 4375–4383. https://doi.org/10.1039/d1fo03759e

[9] Bumrungpert, A., Pavadhgul, P., & Kalpravidh, R. W. (2016). Camellia Oil-Enriched Diet Attenuates Oxidative Stress and Inflammatory Markers in Hypercholesterolemic Subjects. *Journal of medicinal food*, 19(9), 895–898. https://doi.org/10.1089/jmf.2016.3659

[10] Chen, C. G., , Wang, P., , Zhang, Z. Q., , Ye, Y. B., , Zhuo, S. Y., , Zhou, Q., , Chen, Y. M., , Su, Y. X., , & Zhang, B., (2020). Effects of plant oils with different fatty acid composition on cardiovascular risk factors in moderately hypercholesteremic Chinese adults: a randomized, double-blinded, parallel-designed trial. *Food & function*, 11(8), 7164–7174. https://doi.org/10.1039/d0fo00875c

[11] Zhang, Y., Zhuang, P., Wu, F., He, W., Mao, L., Jia, W., Zhang, Y., Chen, X., & Jiao, J. (2021). Cooking oil/fat consumption and deaths from cardiometabolic diseases and other causes: prospective analysis of 521,120 individuals. *BMC medicine*, 19(1), 92. https://doi.org/10.1186/s12916-021-01961-2

[12] Vessby, B., Uusitupa, M., Hermansen, K., Riccardi, G., Rivellese, A. A., Tapsell, L. C., Nälsén, C., Berglund, L., Louheranta, A., Rasmussen, B. M., Calvert, G. D., Maffetone, A., Pedersen, E., Gustafsson, I. B., Storlien, L. H., & KANWU Study (2001). Substituting dietary saturated for monounsaturated fat impairs insulin sensitivity in healthy men and women: The KANWU Study. *Diabetologia*, 44(3), 312–319. https://doi.org/10.1007/s001250051620

[13] Cruz-Teno, C., Pérez-Martínez, P., Delgado-Lista, J., Yubero-Serrano, E. M., García-Ríos, A., Marín, C., Gómez, P., Jiménez-Gómez, Y., Camargo, A., Rodríguez-Cantalejo, F., Malagón, M. M., Pérez-Jiménez, F., Roche, H. M., & López-Miranda, J. (2012). Dietary fat modifies the postprandial inflammatory state in subjects with metabolic syndrome: the LIPGENE study. *Molecular nutrition & food research*, 56(6), 854–865. https://doi.org/10.1002/mnfr.201200096

[14] Barros, R., Moreira, A., Fonseca, J., Delgado, L., Castel-Branco, M. G., Haahtela, T., Lopes, C., & Moreira, P. (2011). Dietary intake of α-linolenic acid and low ratio of n-6:n-3 PUFA are associated with decreased exhaled NO and improved asthma control. *The British journal of nutrition*, 106(3), 441–450. https://doi.org/10.1017/S0007114511000328

[15] Rus, A., Molina, F., Martínez-Ramírez, M. J., Aguilar-Ferrándiz, M. E., Carmona, R., & Del Moral, M. L. (2020). Effects of Olive Oil Consumption on Cardiovascular Risk Factors in Patients with Fibromyalgia. *Nutrients*, 12(4), 918. https://doi.org/10.3390/nu12040918

[16] Schwingshackl, L., Krause, M., Schmucker, C., Hoffmann, G., Rücker, G., & Meerpohl, J. J. (2019). Impact of different types of olive oil on cardiovascular risk factors: A systematic review and network meta-analysis. *Nutrition, metabolism, and cardiovascular diseases*: NMCD, 29(10), 1030–1039. https://doi.org/10.1016/j.numecd.2019.07.001

[17] Farràs, M., Castañer, O., Martín-Peláez, S., Hernáez, Á., Schröder, H., Subirana, I., Muñoz-Aguayo, D., Gaixas, S., Torre, R., Farré, M., Rubió, L., Díaz, Ó., Fernández-Castillejo, S., Solà, R., Motilva, M. J., & Fitó, M. (2015). Complementary phenol-enriched olive oil improves HDL characteristics in hypercholesterolemic subjects. A randomized, double-blind, crossover, controlled trial. The VOHF study. *Molecular nutrition & food research*, 59(9), 1758–1770. https://doi.org/10.1002/mnfr.201500030

[18] Pedret, A., Catalán, Ú., Fernández-Castillejo, S., Farràs, M., Valls, R. M., Rubió, L., Canela, N., Aragonés, G., Romeu, M., Castañer, O., de la Torre, R., Covas, M. I., Fitó, M., Motilva, M. J., & Solà, R. (2015). Impact of Virgin Olive Oil and Phenol-Enriched Virgin Olive Oils on the HDL Proteome in Hypercholesterolemic Subjects: A Double Blind, Randomized, Controlled, Cross-Over Clinical Trial (VOHF Study). *PloS one*, 10(6), e0129160. https://doi.org/10.1371/journal.pone.0129160

[19] Khandouzi, N., Zahedmehr, A., & Nasrollahzadeh, J. (2021). Effect of polyphenol-rich extra-virgin olive oil on lipid profile and inflammatory biomarkers in patients undergoing coronary angiography: a randomised, controlled, clinical trial. *International journal of food sciences and nutrition*, 72(4), 548–558. https://doi.org/10.1080/09637486.2020.1841123

[20] Hidalgo, M., Prieto, I., Abriouel, H., Cobo, A., Benomar, N., Gálvez, A., & Martínez-Cañamero, M. (2014). Effect of virgin and refined olive oil consumption on gut microbiota. Comparison to butter. *Food research international (Ottawa, Ont.)*, 64, 553–559. https://doi.org/10.1016/j.foodres.2014.07.030

[21] Farràs, M., Martinez-Gili, L., Portune, K., Arranz, S., Frost, G., Tondo, M., & Blanco-Vaca, F. (2020). Modulation of the Gut Microbiota by Olive Oil Phenolic Compounds: Implications for Lipid Metabolism, Immune System, and Obesity. *Nutrients*, 12(8), 2200. https://doi.org/10.3390/nu12082200

[22] Ambra, R., Lucchetti, S., & Pastore, G. (2022). A Review of the Effects of Olive Oil-Cooking on Phenolic Compounds. *Molecules (Basel, Switzerland)*, 27(3), 661. https://doi.org/10.3390/molecules27030661

[23] Ramírez-Anaya, J., Samaniego-Sánchez, C., Castañeda-Saucedo, M. C., Villalón-Mir, M., & de la Serrana, H. L. (2015). Phenols and the antioxidant capacity of Mediterranean vegetables prepared with extra virgin olive oil using different domestic cooking techniques. *Food chemistry*, 188, 430–438. https://doi.org/10.1016/j.foodchem.2015.04.124

[24] Ramírez-Anaya, J., Castañeda-Saucedo, M. C., Olalla-Herrera, M., Villalón-Mir, M., Serrana, H. L., & Samaniego-Sánchez, C. (2019). Changes in the Antioxidant Properties of Extra Virgin Olive Oil after Cooking Typical Mediterranean Vegetables. *Antioxidants (Basel, Switzerland)*, 8(8), 246. https://doi.org/10.3390/antiox8080246

[25] Gabrielle Alves de Carvalho, A., Olmo-García, L., Rachel Antunes Gaspar, B., Carrasco-Pancorbo, A., Naciuk Castelo-Branco, V., & Guedes Torres, A. (2022). Evolution of the metabolic profile of virgin olive oil during deep-frying: Assessing the transfer of bioactive compounds to the fried food. *Food chemistry*, 380, 132205. https://doi.org/10.1016/j.foodchem.2022.132205

[26] Lozano-Castellón, J., Vallverdú-Queralt, A., Rinaldi de Alvarenga, J. F., Illán, M., Torrado-Prat, X., & Lamuela-Raventós, R. M. (2020). Domestic Sautéing with EVOO: Change in the Phenolic Profile. *Antioxidants (Basel, Switzerland)*, 9(1), 77. https://doi.org/10.3390/antiox9010077

[27] Chiou, A., & Kalogeropoulos, N. (2017). Virgin Olive Oil as Frying Oil. *Comprehensive reviews in food science and food safety*, 16(4), 632–646. https://doi.org/10.1111/1541-4337.12268

[28] Sayon-Orea, Carmen & Carlos, Silvia & Martínez-González, Miguel. (2015). Does cooking with vegetable oils increase the risk of chronic diseases?: A systematic review. *The British journal of nutrition*. 113. S36-S48. 10.1017/S0007114514002931.

[29] Salas-Salvadó, J., Bulló, M., Babio, N., Martínez-González, M. Á., Ibarrola-Jurado, N., Basora, J., Estruch, R., Covas, M. I., Corella, D., Arós, F., Ruiz-Gutiérrez, V., Ros, E., & PREDIMED Study Investigators (2011). Reduction in the incidence of type 2 diabetes with the Mediterranean diet: results of the PREDIMED-Reus nutrition intervention randomized trial. *Diabetes care*, 34(1), 14–19. https://doi.org/10.2337/dc10-1288

[30] Salas-Salvadó, J., Bulló, M., Estruch, R., Ros, E., Covas, M. I., Ibarrola-Jurado, N., Corella, D., Arós, F., Gómez-Gracia, E., Ruiz-Gutiérrez, V., Romaguera, D., Lapetra, J., Lamuela-Raventós, R. M., Serra-Majem, L., Pintó, X., Basora, J., Muñoz, M. A., Sorlí, J. V., & Martínez-González, M. A. (2014). Prevention of diabetes with Mediterranean diets: a subgroup analysis of a randomized trial. *Annals of internal medicine*, 160(1), 1–10. https://doi.org/10.7326/M13-1725

[31] Estruch, R., Ros, E., Salas-Salvadó, J., Covas, M. I., Corella, D., Arós, F., Gómez-Gracia, E., Ruiz-Gutiérrez, V., Fiol, M., Lapetra, J., Lamuela-Raventos, R. M., Serra-Majem, L., Pintó, X., Basora, J., Muñoz, M. A., Sorlí, J. V., Martínez, J. A., Fitó, M., Gea, A., Hernán, M. A., ... PREDIMED Study Investigators (2018). Primary Prevention of Cardiovascular Disease with a Mediterranean Diet Supplemented with Extra-Virgin Olive Oil or Nuts. *The New England journal of medicine*, 378(25), e34. https://doi.org/10.1056/NEJMoa1

[32] Toledo, Estefania & Hu, Frank & Estruch, Ramon & Buil-Cosiales, Pilar & Corella, Dolores & Salas-Salvadó, Jordi & Covas, María-Isabel & Borau, Fernando & Gómez-Gracia, Enrique & Fiol, Miguel & Lapetra, Jose & Serra-Majem, Lluis & Pinto, Xavier & Lamuela-Raventós, Rosa M & Sáez, Guillermo & Bulló, Mónica & Ruiz-Gutierrez, Valentina & Ros, Emilio & Sorli, José & Martínez-González, Miguel. (2013). Effect of the Mediterranean diet on blood pressure in the PREDIMED trial: Results from a randomized controlled trial. *BMC medicine*. 11. 207. 10.1186/1741-7015-11-207.

[33] De Almeida, Carlos Alberto & Castro, G.A.. (2018). Effects of heat treatment by immersion in household conditions on olive oil as compared to other culinary oils: A descriptive study. *International Journal of Food Studies*. 7. 89-99. 10.7455/ijfs/7.1.2018.a8.

[34] Guillaume C., et al., Evaluation of Chemical and Physical Changes in Different Commercial Oils during Heating. *Acta Scientific Nutritional Health* 2.6 (2018): 02-11

[35] Alzaa, Ana & Guillaume, Claudia & Ravetti, Leandro. (2021). *Cooking with Extra Virgin Olive Oil*. 10.5772/intechopen.97165.

[36] Pal, U. S., Patra, R. K., Sahoo, N. R., Bakhara, C. K., & Panda, M. K. (2015). Effect of refining on quality and composition of sunflower oil. *Journal of food science and technology*, 52(7), 4613–4618. doi:10.1007/s13197-014-1461-0

[37] Chen, C., Jiao, Y., Zeng, M., He, Z., Shen, Q., Chen, J., & Quan, W. (2022). The Simultaneous Formation of Acrylamide, β-carbolines, and Advanced Glycation End Products in a Chemical Model System: Effect of Multiple Precursor Amino Acids. *Frontiers in nutrition*, 9, 852717. https://doi.org/10.3389/fnut.2022.852717

[38] Sansano, M., Juan-Borrás, M., Escriche, I., Andrés, A., & Heredia, A. (2015). Effect of pretreatments and air-frying, a novel technology, on acrylamide generation in fried potatoes. *Journal of food science*, 80(5), T1120–T1128. https://doi.org/10.1111/1750-3841.12843

[39] Lee, J. S., Han, J. W., Jung, M., Lee, K. W., & Chung, M. S. (2020). Effects of Thawing and Frying Methods on the Formation of Acrylamide and Polycyclic Aromatic Hydrocarbons in Chicken Meat. *Foods (Basel, Switzerland)*, 9(5), 573. https://doi.org/10.3390/foods9050573

第九章　参考文献

[1] Kanakaraju Kaliannan, Bin Wang, Xiang-Yong Li, Kui-Jin Kim & Jing X. Kang (2015), A host-microbiome interaction mediates the opposing effects of omega-6 and omega-3 fatty acids on metabolic endotoxemia, *Scientific Reports* 5:11276 DOI: 10.1038/srep11276

[2] Bhatt, D. L., Steg, P. G., Miller, M., Brinton, E. A., Jacobson, T. A., Ketchum, S. B., Doyle, R. T., Jr, Juliano, R. A., Jiao, L., Granowitz, C., Tardif, J. C., Ballantyne, C. M., & REDUCE-IT Investigators (2019). Cardiovascular Risk Reduction with Icosapent Ethyl for Hypertriglyceridemia. *The New England journal of medicine*, 380(1), 11–22. https://doi.org/10.1056/NEJMoa1

[3] Lee, C. H., Fu, Y., Yang, S. J., & Chi, C. C. (2020). Effects of Omega-3 Polyunsaturated Fatty Acid Supplementation on Non-Alcoholic Fatty Liver: A Systematic Review and Meta-Analysis. *Nutrients*, 12(9), 2769. https://doi.org/10.3390/nu12092769

[4] Bender, N., Portmann, M., Heg, Z., Hofmann, K., Zwahlen, M., & Egger, M. (2014). Fish or n3-PUFA intake and body composition: a systematic review and meta-analysis. *Obesity reviews: an official journal of the International Association for the Study of Obesity*, 15(8), 657–665. https://doi.org/10.1111/obr.121

[5] Abhishek A, Valdes AM, Doherty M (2016), Low omega-3 fatty acid levels associate with frequent gout attacks: a case control studyAnnals of the Rheumatic Diseases 2016;75:784-785.

[6] Bittiner, S & Tucker, W.F.G. & Cartwright, I & Bleehen, S. (1988). A double-blind, randomised, placebo-controlled trial of fish oil In psoriasis. *Lancet*. 1. 378-80. 10.1016/S0140-6736(88)91181-6.

[7] James, Michael & Cleland, Leslie. (1997). Dietary n-3 fatty acids and therapy for rheumatoid arthritis. *Seminars in arthritis and rheumatism*. 27. 85-97. 10.1016/S0049-0172(97)80009-1.

[8] Constantin, M. M., Nita, I. E., Olteanu, R., Constantin, T., Bucur, S., Matei, C., & Raducan, A. (2019). Significance and impact of dietary factors on systemic lupus erythematosus pathogenesis. *Experimental and therapeutic medicine*, 17(2), 1085–1090. https://doi.org/10.3892/etm.201

[9] Liao, Yuhua & Xie, Bo & Zhang, Huimin & He, Qian & Guo, Lan & Subramaniapillai, Mehala & Fan, Beifang & Ciyong, Lu & McIntyer, R.. (2019). Efficacy of omega-3 PUFAs in depression: A meta-analysis. *Translational Psychiatry*. 9. 10.1038/s41398-019-0515-5.

[10] Stoll, A.L. & Severus, W & Freeman, M & Rueter, S & Zboyan, H.A. & Diamond, E & Cress, K & Marangell, Lauren. (1999). Omega 3 Fatty Acids in Bipolar Disorder: A Preliminary Double-blind, Placebo-Controlled Trial. *Archives of general psychiatry*. 56. 407-12.

[11] Mayser, P., Mayer, K., Mahloudjian, M., Benzing, S., Krämer, H. J., Schill, W. B., Seeger, W., & Grimminger, F. (2002). A double-blind, randomized, placebo-controlled trial of n-3 versus n-6 fatty acid-based lipid infusion in atopic dermatitis. JPEN. *Journal of parenteral and enteral nutrition*, 26(3), 151–158. https://doi.org/10.1177/0148607102026003151

[12] Koch, C., Dölle, S., Metzger, M., Rasche, C., Jungclas, H., Rühl, R., Renz, H., & Worm, M. (2008). Docosahexaenoic acid (DHA) supplementation in atopic eczema: a randomized, double-blind, controlled trial. *The British journal of dermatology*, 158(4), 786–792. https://doi.org/10.1111/j.1365-

[13] Kim, S. A., Lee, J. K., Kang, D., & Shin, S. (2019). Oily Fish Consumption and the Risk of Dyslipidemia in Korean Adults: A Prospective Cohort Study Based on the Health Examinees Gem (HEXA-G) Study. *Nutrients*, 11(10), 2506. https://doi.org/10.3390/nu11102506

[14] Burdge, Graham & Wootton, Stephen. (2002). Conversion of ??-linolenic acid to eicosapentaenoic, docosapentaenoic and docosahexaenoic acids in young women. *The British journal of nutrition*. 88. 411-20. 10.1079/BJN2002689.

[15] Baker, Ella & Miles, Elizabeth & Burdge, Graham & Yaqoob, Parveen & Calder, Philip. (2016). Metabolism and Functional Effects of Plant-Derived Omega-3 Fatty Acids in Humans. *Progress in Lipid Research*. 64. 10.1016/j.plipres.2016.07.002.

[16] Marine Oils. (2020). In Drugs and Lactation Database (LactMed). National Library of Medicine (US).

[17] Simonetto, M., Infante, M., Sacco, R. L., Rundek, T., & Della-Morte, D. (2019). A Novel Anti-Inflammatory Role of Omega-3 PUFAs in Prevention and Treatment of Atherosclerosis and Vascular Cognitive Impairment and Dementia. *Nutrients*, 11(10), 2279. https://doi.org/10.3390/nu11102279

[18] Ramsden, C. E., Hibbeln, J. R., Majchrzak, S. F., & Davis, J. M. (2010). n-6 fatty acid-specific and mixed polyunsaturate dietary interventions have different effects on CHD risk: a meta-analysis of randomised controlled trials. *The British journal of nutrition*, 104(11), 1586–1600. https://doi.org/10.1017/S0007114510004010

[19] Mozaffarian, D., Micha, R., & Wallace, S. (2010). Effects on coronary heart disease of increasing polyunsaturated fat in place of saturated fat: a systematic review and meta-analysis of randomized controlled trials. *PLoS medicine*, 7(3), e1000252. https://doi.org/10.1371/journal.pmed.1000252

[20] Barros, R., Moreira, A., Fonseca, J., Delgado, L., Castel-Branco, M. G., Haahtela, T., Lopes, C., & Moreira, P. (2011). Dietary intake of α-linolenic acid and low ratio of n-6:n-3 PUFA are associated with decreased exhaled NO and improved asthma control. *The British journal of nutrition*, 106(3), 441–450. https://doi.org/10.1017/S0007114511000328

[21] Simopoulos, Artemis. (2009). Omega–6/Omega–3 Essential Fatty Acids: Biological Effects. *World review of nutrition and dietetics*. 99. 1-16. 10.1159/000192755.

[22] Simopoulos, Artemis. (2008). The Importance of the Omega-6/Omega-3 Fatty Acid Ratio in Cardiovascular Disease and Other Chronic Diseases. *Experimental biology and medicine (Maywood, N.J.)*. 233. 674-88. 10.3181/0711-MR-311.

[23] Bjørkkjaer T, Brun JG, Valen M et al.(2006), Short-term duodenal seal oil administration normalised ω-6 to ω-3 fatty acid ratio in rectal mucosa and ameliorated bodily pain in patients with inflammatory bowel disease. *Lipids Health Dis* 2006; 20: 5-6.

[24] James, Michael & Cleland, Leslie. (1997). Dietary n-3 fatty acids and therapy for rheumatoid arthritis. *Seminars in arthritis and rheumatism*. 27. 85-97. 10.1016/S0049-0172(97)80009-1.

[25] Dinan, Timothy & Siggens, Lee & Scully, P. & O'Brien, Sinead & Ross, Paul & Stanton, Catherine. (2009). Investigating the inflammatory phenotype of major depression: Focus on cytokines and polyunsaturated fatty acids. *Journal of psychiatric research*. 43. 471-6. 10.1016/j.jpsychires.2008.06.003.

[26] Sublette, M Elizabeth & Hibbeln, Joseph & Galfalvy, Hanga & Oquendo, Maria & Mann, J.. (2006). Omega-3 Polyunsaturated Essential Fatty Acid Status as a Predictor of Future Suicide Risk. *The American journal of psychiatry*. 163. 1100-2. 10.1176/appi.ajp.163.6.1100.

[27] Levy, L., & Tedstone, A. (2017). UK Dietary Policy for the Prevention of Cardiovascular Disease. *Healthcare (Basel, Switzerland)*, 5(1), 9. https://doi.org/10.3390/healthcare5010009

[28] Sanchez-Villegas A, Henriquez P, Figueiras A, Ortuno F, Lahortiga F, Martınez-Gonzalez MA(2007), Long chain omega-3 fatty acids intake, fish consumption and mental disorders in the SUN cohort study. Eur J Nutr 2007, 46:337–346

[29] Zhang, M., Zhang, Y., Terkeltaub, R., Chen, C. and Neogi, T. (2019), Effect of Dietary and Supplemental Omega-3 Polyunsaturated Fatty Acids on Risk of Recurrent Gout Flares. *Arthritis Rheumatol*, 71: 1580-1586. doi:10.1002/art.40896

[30] Di Giuseppe, Daniela & Wallin, Alice & Bottai, Matteo & Askling, Johan & Wolk, Alicja. (2013). Long-term intake of dietary long-chain n-3 polyunsaturated fatty acids and risk of rheumatoid arthritis: A prospective cohort study of women. *Annals of the rheumatic diseases*. 73. 10.1136/annrheumdis-2013-203338.

[31] Pedersen, Merete & Stripp, Connie & Klarlund, Mette & Olsen, Sjurdur & Tjønneland, Anne & Frisch, Morten. (2005). Diet and risk of rheumatoid arthritis in a prospective cohort. *The Journal of rheumatology*. 32. 1249-52.

[32] Panagiotakos, Demosthenes & Zeimbekis, Akis & Bountziouka, Vasiliki & Economou, Mary & Kourlaba, Georgia & Toutouzas, Pavlos & Polychronopoulos, Evangelos. (2007). Long-term fish intake is associated with better lipid profile, arterial blood pressure, and blood glucose levels in elderly people from Mediterranean islands (MEDIS epidemiological study). *Medical science monitor: international medical journal of experimental and clinical research*. 13. CR307-12.

[33] Bao, Danny & Mori, Trevor & Burke, Valerie & Puddey, Ian & Beilin, Lawrence. (1998). Effects of Dietary Fish and Weight Reduction on Ambulatory Blood Pressure in Overweight Hypertensives. *Hypertension*. 32. 710-7. 10.1161/01.HYP.32.4.710.

[34] Panagiotakos, Demosthenes & Zeimbekis, Akis & Bountziouka, Vasiliki & Economou, Mary & Kourlaba, Georgia & Toutouzas, Pavlos & Polychronopoulos, Evangelos. (2007). Long-term fish intake is associated with better lipid profile, arterial blood pressure, and blood glucose levels in elderly people from Mediterranean islands (MEDIS epidemiological study). *Medical science monitor: international medical journal of experimental and clinical research*. 13. CR307-12.

[35] Fotuhi, M., Mohassel, P., & Yaffe, K. (2009). Fish consumption, long-chain omega-3 fatty acids and risk of cognitive decline or Alzheimer disease: a complex association. *Nature clinical practice. Neurology*, 5(3), 140–152. https://doi.org/10.1038/ncpneuro1044

[36] Stojanovic, J., Giraldi, L., Arzani, D., Pastorino, R., Biondi, A., Persiani, R., Boccia, S., & Leoncini, E. (2017). Adherence to Mediterranean diet and risk of gastric cancer: results of a case-control study in Italy. *European journal of cancer prevention: the official journal of the European Cancer Prevention Organisation (ECP)*, 26(6), 491–496. https://doi.org/10.1097/CEJ.0000000000000371

[37] Kiyabu, G. Y., Inoue, M., Saito, E., Abe, S. K., Sawada, N., Ishihara, J., Iwasaki, M., Yamaji, T., Shimazu, T., Sasazuki, S., Shibuya, K., Tsugane, S., & JPHC Study Group (2015). Fish, n- 3 polyunsaturated fatty acids and n- 6 polyunsaturated fatty acids intake and breast cancer risk: The Japan Public Health Center-based prospective study. *International journal of cancer*, 137(12), 2915–2926. https://doi.org/10.1002/ijc.29672

[38] Fernandez, E., Chatenoud, L., La Vecchia, C., Negri, E., & Franceschi, S. (1999). Fish consumption and cancer risk. *The American journal of clinical nutrition*, 70(1), 85–90. https://doi.org/10.1093/ajcn/70.1.85

[39] Engeset, D., Braaten, T., Teucher, B., Kühn, T., Bueno-de-Mesquita, H. B., Leenders, M., Agudo, A., Bergmann, M. M., Valanou, E., Naska, A., Trichopoulou, A., Key, T. J., Crowe, F. L., Overvad, K., Sonestedt, E., Mattiello, A., Peeters, P. H., Wennberg, M., Jansson, J. H., Boutron-Ruault, M. C., ... Lund, E. (2015). Fish consumption and mortality in the European Prospective Investigation into Cancer and Nutrition cohort. *European journal of epidemiology*, 30(1), 57–70.

https://doi.org/10.1007/s10654-014-9966-4

[40] Thorsdottir, Inga & Tomasson, Helgi & Gunnarsdottir, Ingibjorg & Gisladottir, Efemia & Kiely, Mairead & Parra, M & Bandarra, Narcisa & Schaafsma, Gertjan & Alfredo, Martinez. (2007). Randomized trial of weight-loss-diets for young adults varying in fish oil content. *International journal of obesity* (2005). 31. 1560-6. 10.1038/sj.ijo.0803643.

[41] Teisen, M. N., Vuholm, S., Niclasen, J., Aristizabal-Henao, J. J., Stark, K. D., Geertsen, S. S., Damsgaard, C. T., & Lauritzen, L. (2020). Effects of oily fish intake on cognitive and socioemotional function in healthy 8-9-year-old children: the FiSK Junior randomized trial. *The American journal of clinical nutrition*, 112(1), 74–83. https://doi.org/10.1093/ajcn/nqaa050

[42] Vuholm, S., Teisen, M. N., Mølgaard, C., Lauritzen, L., & Damsgaard, C. T. (2021). Sleep and physical activity in healthy 8-9-year-old children are affected by oily fish consumption in the FiSK Junior randomized trial. *European journal of nutrition*, 10.1007/s00394-021-02490-7. Advance online publication. https://doi.org/10.1007/s00394-021-02490-7

[43] Lehmann, U., Gjessing, H. R., Hirche, F., Mueller-Belecke, A., Gudbrandsen, O. A., Ueland, P. M., Mellgren, G., Lauritzen, L., Lindqvist, H., Hansen, A. L., Erkkilä, A. T., Pot, G. K., Stangl, G. I., & Dierkes, J. (2015). Efficacy of fish intake on vitamin D status: a meta-analysis of randomized controlled trials. *The American journal of clinical nutrition*, 102(4), 837–847. https://doi.org/10.3945/ajcn.114.105395

[44] Lyte JM, Gabler NK, Hollis JH.(2016), Postprandial serum endotoxin in healthy humans is modulated by dietary fat in a randomized, controlled, cross-over study. *Lipids in Health and Disease*. 2016 Nov;15(1):186. DOI: 10.1186/s12944-016-0357-6

[45] Chetty, N., Reavis, S. C., Immelman, A. R., Atkinson, P. M., & van As, J. G. (1989). Fatty acid composition of some South African fresh-water fish. *South African medical journal = Suid-Afrikaanse tydskrif vir geneeskunde*, 76(7), 368–370.

[46] Philibert, A., Vanier, C., Abdelouahab, N., Chan, H. M., & Mergler, D. (2006). Fish intake and serum fatty acid profiles from freshwater fish. The *American journal of clinical nutrition*, 84(6), 1299–1307. https://doi.org/10.1093/ajcn/84.6.1299

[47] 魏永生,李维维,隆晶,廖洁,崔珍.(2017).GC/MS 测定鲢鱼肌肉中的脂肪酸组成. 广州化工 doi:10.3969/j.issn.1001-9677.2017.05.027.

[48] https://www.sohu.com/a/251068238_735487

[49] Hong, H., Fan, H., Wang, H., Lu, H., Luo, Y., & Shen, H. (2015). Seasonal variations of fatty acid profile in different tissues of farmed bighead carp (Aristichthys nobilis). *Journal of food science and technology*, 52(2), 903–911. https://doi.org/10.1007/s13197-013-1129-1

[50] Zhang, X., Ning, X., He, X., Sun, X., Yu, X., Cheng, Y., Yu, R. Q., & Wu, Y. (2020). Fatty acid composition analyses of commercially important fish species from the Pearl River Estuary, China. *PloS one*, 15(1), e0228276. https://doi.org/10.1371/journal.pone.0228276

[51] Li, G., Sinclair, A. J., & Li, D. (2011). Comparison of lipid content and Fatty Acid composition in the edible meat of wild and cultured freshwater and marine fish and shrimps from china. *Journal of agricultural and food chemistry*, 59(5), 1871–1881. https://doi.org/10.1021/jf104154q

[52] Helland, Anita & Bratlie, Marianne & Hagen, Ingrid & Mjøs, Svein & Sørnes, Steinar & Halstensen, Alfred & Brokstad, Karl & Sveier, Harald & Rosenlund, Grethe & Mellgren, Gunnar & Gudbrandsen, Oddrun. (2017). High intake of fatty fish, but not lean fish, improved postprandial glucose regulation and increased the n-3 PUFA content in the leucocyte membrane in healthy overweight adults: a randomised trial. *British Journal of Nutrition*. 117. 1-11. 10.1017/S0007114517001234.

[53] Tang, H. G., Chen, L. H., Xiao, C. G., & Wu, T. X. (2009). Fatty acid profiles of muscle from large yellow croaker (Pseudosciaena crocea R.) of different age. *Journal of Zhejiang University. Science. B*, 10(2), 154–158. https://doi.org/10.1631/jzus.B0820176

[54] huang, L.-T & Bülbül, Ufuk & Wen, P.-C & Glew, R & Ayaz, F.A.. (2012). Fatty Acid Composition of 12 Fish Species from the Black Sea. *Journal of food science*. 77. 10.1111/j.1750-3841.2012.02661.x.

[55] https://mackerel.fromnorway.com/norwegian-mackerel/nutrition/, last viewed: March 17, 2021

[56] Nazemroaya, Samira & Sahari, Mohammad Ali & Rezaei, Masoud. (2011). Identification of Fatty Acid in Mackerel (Scomberomorus commersoni) and Shark (Carcharhinus dussumieri) Fillets and Their Changes during Six Month of Frozen Storage at-18˚C. *Journal of Agricultural Science and Technology*. 13. 553-566.

[57] http://healthreversal.com/brain-health/top-10-foods-with-the-highest-omega-3-to-6-ratio/

[58] Singer, P., Berger, I., Lück, K., Taube, C., Naumann, E., & Gödicke, W. (1986). Long-term effect of mackerel diet on blood

pressure, serum lipids and thromboxane formation in patients with mild essential hypertension. *Atherosclerosis*, 62(3), 259–265. https://doi.org/10.1016/0021-9150(86)90100-0

[59] Singer P. (1990). Blood pressure-lowering effect of mackerel diet. *Klinische Wochenschrift*, 68 Suppl 20, 40–48.

[60] Yang, Z. H., Miyahara, H., Takeo, J., & Katayama, M. (2012). Ingestion of a single serving of saury alters postprandial levels of plasma n-3 polyunsaturated fatty acids and long-chain monounsaturated fatty acids in healthy human adults. *Lipids in health and disease*, 11, 95. https://doi.org/10.1186/1476-511X-11-95

[61] Yang, Z. H., Amar, M., Sorokin, A. V., Troendle, J., Courville, A. B., Sampson, M., Playford, M. P., Yang, S., Stagliano, M., Ling, C., Donkor, K., Shamburek, R. D., Mehta, N. N., & Remaley, A. T. (2020). Supplementation with saury oil, a fish oil high in omega-11 monounsaturated fatty acids, improves plasma lipids in healthy subjects. *Journal of clinical lipidology*, 14(1), 53–65.e2. https://doi.org/10.1016/j.jacl.2019.10.013

[62] Cheung, L. K., Tomita, H., & Takemori, T. (2016). Mechanisms of Docosahexaenoic and Eicosapentaenoic Acid Loss from Pacific Saury and Comparison of Their Retention Rates after Various Cooking Methods. *Journal of food science*, 81(8), C1899–C1907. https://doi.org/10.1111/1750-3841.13367

[63] https://www.vitalchoice.com/recipe/omega-3s-in-smoked-or-canned-salmon-vs-fresh-fish

[64] https://www.healthline.com/nutrition/11-benefits-of-salmon#TOC_TITLE_HDR_2

[65] https://ods.od.nih.gov/factsheets/Omega3FattyAcids-HealthProfessional/

[66] Davinelli, S., Nielsen, M. E., & Scapagnini, G. (2018). Astaxanthin in Skin Health, Repair, and Disease: A Comprehensive Review. *Nutrients*, 10(4), 522. https://doi.org/10.3390/nu10040522

[67] Park, Jean & Chyun, Jong & Kim, Yoo & Line, Larry & Chew, Boon. (2010). Astaxanthin decreased oxidative stress and inflammation and enhanced immune response in humans. *Nutrition & metabolism*. 7. 18. 10.1186/1743-7075-7-18.

[68] Chalyk, Natalya & Klochkov, Victor & Bandaletova, Tatiana & Kyle, Nigel & Petyaev, Ivan. (2017). Continuous astaxanthin intake reduces oxidative stress and reverses age-related morphological changes of residual skin surface components in middle-aged volunteers. *Nutrition Research*. 48. 10.1016/j.nutres.2017.10.006.

[69] Tominaga, Kumi & Hongo, Nobuko & Fujishita, Mayuko & Takahashi, Yu & Adachi, Yuki. (2017). Protective effect of astaxanthin on skin deterioration. *Journal of Clinical Biochemistry and Nutrition*. 61. 10.3164/jcbn.17-35.

[70] Ito, N., Seki, S., & Ueda, F. (2018). The Protective Role of Astaxanthin for UV-Induced Skin Deterioration in Healthy People-A Randomized, Double-Blind, Placebo-Controlled Trial. *Nutrients*, 10(7), 817. https://doi.org/10.3390/nu10070817

[71] Tominaga, K., Hongo, N., Karato, M., & Yamashita, E. (2012). Cosmetic benefits of astaxanthin on humans subjects. *Acta biochimica Polonica*, 59(1), 43–47.

[72] Chitchumroonchokchai, C., & Failla, M. L. (2017). Bioaccessibility and intestinal cell uptake of astaxanthin from salmon and commercial supplements. *Food research international (Ottawa, Ont.)*, 99(Pt 2), 936–943. https://doi.org/10.1016/j.foodres.2016.10.010

[73] Sutliff, Aimee & O'Connor, Lauren & Hendrick, Audrey & Tang, Minghua & Quinn, Kevin & Doenges, Katrina & Westcott, Jamie & Borengasser, Sarah & Reisdorph, Richard & Frank, Daniel & Lin, Dingbo & Campbell, Wayne & Krebs, Nancy & Reisdorph, Nichole. (2020). Astaxanthin Levels Are Higher in Fresh Salmon Compared to Canned and Pouch Varieties. *Current Developments in Nutrition*. 4. 128-128. 10.1093/cdn/nzaa041_032.

[74] Rüfer, C. E., Moeseneder, J., Briviba, K., Rechkemmer, G., & Bub, A. (2008). Bioavailability of astaxanthin stereoisomers from wild (Oncorhynchus spp.) and aquacultured (Salmo salar) salmon in healthy men: a randomised, double-blind study. *The British journal of nutrition*, 99(5), 1048–1054. https://doi.org/10.1017/S000711

[75] Tang, A. S., Kwong, K. P., Chung, S. W., Ho, Y. Y., & Xiao, Y. (2009). Dietary exposure of Hong Kong secondary school students to total mercury and methylmercury from fish intake. *Food additives & contaminants. Part B, Surveillance*, 2(1), 8–14. https://doi.org/10.1080/02652030802642102

[76] Coral Beach, (2018), Heavy metals found in 40 percent of protein powders tested, https://www.foodsafetynews.com/2018/02/heavy-metals-found-in-40-percent-of-protein-powders-tested/

[77] Foran, S.E., Flood, J.G. & Lewandrowski, K.B. (2003). Measurement of mercury levels in concentrated over-the-counter fish oil preparations: is fish oil healthier than fish? *Archives of Pathology & Laboratory Medicine*, 127, 1603–1605.

[78] Mark, B. J., Beaty, A. D., & Slavin, R. G. (2008). Are fish oil supplements safe in finned fish-allergic patients?. *Allergy and asthma proceedings*, 29(5), 528–529. https://doi.org/10.2500/aap.200

[79] Ferramosca, Alessandra & Zara, Vincenzo. (2014). Modulation of hepatic steatosis by dietary fatty acids. *World journal of gastroenterology*: WJG. 20. 1746-1755. 10.3748/wjg.v20.i7.1746.

[80] Bogl, L. H., Kaprio, J., & Pietiläinen, K. H. (2020). Dietary n-6 to n-3 fatty acid ratio is related to liver fat content independent of genetic effects: Evidence from the monozygotic co-twin control design. *Clinical nutrition (Edinburgh, Scotland)*, 39(7), 2311–2314. https://doi.org/10.1016/j.clnu.2019.10.011

[81] Boyraz, M., Pirgon, Ö., Dündar, B., Çekmez, F., & Hatipoğlu, N. (2015). Long-Term Treatment with n-3 Polyunsaturated Fatty Acids as a Monotherapy in Children with Nonalcoholic Fatty Liver Disease. *Journal of clinical research in pediatric endocrinology*, 7(2), 121–127. https://doi.org/10.4274/jcrpe.1749

[82] Zhang, M., Zhang, Y., Terkeltaub, R., Chen, C. and Neogi, T. (2019), Effect of Dietary and Supplemental Omega-3 Polyunsaturated Fatty Acids on Risk of Recurrent Gout Flares. *Arthritis Rheumatol*, 71: 1580-1586. doi:10.1002/art.40896

抑郁症：2014 年的一项荟萃分析 [4]，显示含欧米伽 3 鱼油有助于治疗重度抑郁症患者。

[83] Lassus, A & Dahlgren, Atti-La & Halpern, M.J. & Santalahti, J & Happonen, H. (1990). Effects of Dietary Supplementation with Polyunsaturated Ethyl Ester Lipids (Angiosan®) in Patients with Psoriasis and Psoriatic Arthritis. *The Journal of international medical research*. 18. 68-73. 10.1177/030006059001800109.

[84] Mayser, Peter & Mrowietz, Ulrich & Arenberger, Peter & Bartak, Pavel & Buchvald, Jozef & Christophers, Enno & Jablonska, Stefania & Salmhofer, Werner & Schill, Wolf-Bernhard & Krämer, Hans-Joachim & Schlotzer, Ewald & Mayer, Konstantin & Seeger, Werner & Grimminger, Friedrich. (1998). ω-3 Fatty acid-based lipid infusion in patients with chronic plaque psoriasis: Results of a double-blind, randomized, placebo-controlled, multicenter trial. *Journal of the American Academy of Dermatology*. 38. 539-47. 10.1016/S0190-9622(98)70114-8.

[85] Grimminger, Friedrich & Mayser, P. & Papavassilis, C. & Thomas, M. & Schlotzer, Ewald & Heuer, K.-U & Führer, D. & Hinsch, K.-D & Walmrath, Dieter & Schill, Wolf-Bernhard & Seeger, W.. (1993). A double-blind, randomized, placebo-controlled trial of n-3 fatty acid based lipid infusion in acute, extended guttate psoriasis. *Journal of Molecular Medicine*. 71. 634-643. 10.1007/BF00184491.

[86] Gupta, Aditya & Ellis, Charles & TELLNER, D.C. & ANDERSON, T.F. & Voorhees, John. (1989). Double-blind, placebo-controlled study to evaluate the efficacy of fish oil and low-dose UVB in the treatment of psoriasis. *British Journal of Dermatology*. 120. 801- 807. 10.1111/j.1365-2133.1989.tb01378.x.

[87] Balbás, G & Sánchez-Regaña, Manuel & Millet, P. (2011). Study on the use of omega-3 fatty acids as a therapeutic supplement in treatment of psoriasis. *Clinical, cosmetic and investigational dermatology*. 4. 73-7. 10.2147/CCID.S17220.

[88] Danno, Kiichiro & Sugie, Nobuo. (1998). Combination Therapy with Low-Dose Etretinate and Eicosapentaenoic Acid for Psoriasis Vulgaris. *The Journal of dermatology*. 25. 703-5. 10.1111/j.1346-8138.1998.tb02487.x.

[89] Clark, C., Taghizadeh, M., Nahavandi, M., & Jafarnejad, S. (2019). Efficacy of ω-3 supplementation in patients with psoriasis: a meta-analysis of randomized controlled trials. *Clinical rheumatology*, 38(4), 977–988. https://doi.org/10.1007/s10067-019-04456-x

[90] Chen, X., Hong, S., Sun, X., Xu, W., Li, H., Ma, T., Zheng, Q., Zhao, H., Zhou, Y., Qiang, Y., Li, B., & Li, X. (2020). Efficacy of fish oil and its components in the management of psoriasis: a systematic review of 18 randomized controlled trials. *Nutrition reviews*, 78(10), 827–840. https://doi.org/10.1093/nutrit/nuz098

[91] Zulfakar, M. H., Edwards, M., & Heard, C. M. (2007). Is there a role for topically delivered eicosapentaenoic acid in the treatment of psoriasis?. *European journal of dermatology*: EJD, 17(4), 284–291. https://doi.org/10.1684/ejd.200

[92] Di Giuseppe, Dani2ela & Wallin, Alice & Bottai, Matteo & Askling, Johan & Wolk, Alicja. (2013). Long-term intake of dietary long-chain n-3 polyunsaturated fatty acids and risk of rheumatoid arthritis: A prospective cohort study of women. *Annals of the rheumatic diseases*. 73. 10.1136/annrheumdis-2013-203338.

[93] Navarini, Luca & Afeltra, Antonella & gallo afflitto, Gabriele & Margiotta, Domenico. (2017). Polyunsaturated fatty acids: Any role in rheumatoid arthritis?. *Lipids in Health and Disease*. 16. 10.1186/s12944-017-0586-3.

[94] Pedersen, Merete & Stripp, Connie & Klarlund, Mette & Olsen, Sjurdur & Tjønneland, Anne & Frisch, Morten. (2005). Diet and risk of rheumatoid arthritis in a prospective cohort. *The Journal of rheumatology*. 32. 1249-52.

[95] Charoenwoodhipong, P., Harlow, S. D., Marder, W., Hassett, A. L., McCune, W. J., Gordon, C., Helmick, C. G., Barbour, K. E., Wang, L., Mancuso, P., Somers, E. C., & Zick, S. M. (2020). Dietary Omega Polyunsaturated Fatty Acid Intake and Patient-Reported Outcomes in Systemic Lupus Erythematosus: The Michigan Lupus Epidemiology and Surveillance Program. *Arthritis care & research*, 72(7), 874–881. https://doi.org/10.1002/acr.239

[96] Lin PY, Mischoulon D, Freeman MP, et al (2012): Are omega-3 fatty acids antidepressants or just mood-improving agents? The effect depends upon diagnosis, supplement preparation, and severity of depression (letter). *Mol*

Psychiatry 2012; 17:1161–1163; author reply 1163–1167

[97] Grosso, Giuseppe & Pajak, Andrzej & Marventano, Stefano & Castellano, Sabrina & Galvano, Fabio & Bucolo, Claudio & Drago, Filippo & Caraci, Filippo. (2014). Role of Omega-3 Fatty Acids in the Treatment of Depressive Disorders: A Comprehensive Meta-Analysis of Randomized Clinical Trials. *PloS one*. 9. e96905. 10.1371/journal.pone.0096905.

[98] Farnia, Vahid & Shakeri, Jalal & Khanegi, Maryam & Golshani, Sanobar & Tatari, Faeze & Alikhani, Mostafa & Nooripour, Roghieh & Ghezelbash, Mohammad. (2016). Effects of Omega-3 Supplement in the Treatment of Patients with Bipolar I Disorder. *International journal of preventive medicine*. 7. 10.4103/2008-7802.182734.

第十章　参考文献

[1] Afifi, L., Danesh, M. J., Lee, K. M., Beroukhim, K., Farahnik, B., Ahn, R. S., Yan, D., Singh, R. K., Nakamura, M., Koo, J., & Liao, W. (2017). Dietary Behaviors in Psoriasis: Patient-Reported Outcomes from a U.S. National Survey. *Dermatology and therapy*, 7(2), 227–242. https://doi.org/10.1007/s13555-

[2] Krysiak, Robert & Szkróbka, Witold & Okopien, Boguslaw. (2018). The Effect of Gluten-Free Diet on Thyroid Autoimmunity in Drug-Naïve Women with Hashimoto's Thyroiditis: A Pilot Study. *Experimental and Clinical Endocrinology & Diabetes*. 127. 10.1055/a-0653-7108.

[3] Lidén, M., Kristjánsson, G., Valtysdottir, S., Venge, P., & Hällgren, R. (2008). Cow's milk protein sensitivity assessed by the mucosal patch technique is related to irritable bowel syndrome in patients with primary Sjögren's syndrome. *Clinical and experimental allergy: journal of the British Society for Allergy and Clinical Immunology*, 38(6), 929–935. https://doi.org/10.1111/j.1365-

[4] Pontes, Thaís & Filho, Gilson & Trindade, Arthur & Filho, Jader. (2013). Incidence of acne vulgaris in young adult users of protein-calorie supplements in the city of Joao Pessoa - PB. *Anais brasileiros de dermatologia*. 88. 907-12. 10.1590/abd1806-4841.20132024.

[5] Zopf, Y., Baenkler, H. W., Silbermann, A., Hahn, E. G., & Raithel, M. (2009). The differential diagnosis of food intolerance. *Deutsches Arzteblatt international*, 106(21), 359–370. https://doi.org/10.3238/arztebl.2009.0359

[6] Coucke F. (2018). Food intolerance in patients with manifest autoimmunity. *Observational study. Autoimmunity reviews*, 17(11), 1078–1080. https://doi.org/10.1016/j.autrev.2018.05.011

[7] Molina-Infante, J., Santolaria, S., Sanders, D. S., & Fernández-Bañares, F. (2015). Systematic review: noncoeliac gluten sensitivity. *Alimentary pharmacology & therapeutics*, 41(9), 807–820. https://doi.org/10.1111/apt.13155

[8] Yuan, Juanli & Gao, Jinyan & Li, Xin & Liu, Fahui & Wijmenga, Cisca & Chen, Hongbing & Gilissen, Luud. (2013). The Tip of the "Celiac Iceberg" in China: A Systematic Review and Meta-Analysis. *PloS one*. 8. e81151. 10.1371/journal.pone.0081151.

[9] Rouvroye, Maxine & Zis, Panagiotis & Dam, Anne-Marie & Rozemuller, Annemiek & Bouma, Gerd & Hadjivassiliou, Marios. (2020). The Neuropathology of Gluten-Related Neurological Disorders: A Systematic Review. *Nutrients*. 12. 10.3390/nu12030822.

[10] Sanz Y. (2015). Microbiome and Gluten. *Annals of nutrition & metabolism*, 67 Suppl 2, 28–41. https://doi.org/10.1159/000440991

[11] Daulatzai M. A. (2015). Non-celiac gluten sensitivity triggers gut dysbiosis, neuroinflammation, gut-brain axis dysfunction, and vulnerability for dementia. *CNS & neurological disorders drug targets*, 14(1), 110–131. https://doi.org/10.2174/1871527314666150202152436

[12] Kvamme, J. M., Sørbye, S., Florholmen, J., & Halstensen, T. S. (2022). Population-based screening for celiac disease reveals that the majority of patients are undiagnosed and improve on a gluten-free diet. *Scientific reports*, 12(1), 12647. https://doi.org/10.1038/s41598-022-16705-2

[13] Biesiekierski, J. R., Peters, S. L., Newnham, E. D., Rosella, O., Muir, J. G., & Gibson, P. R. (2013). No effects of gluten in patients with self-reported non-celiac gluten sensitivity after dietary reduction of fermentable, poorly absorbed, short-chain carbohydrates. *Gastroenterology*, 145(2), 320–8.e83. https://doi.org/10.1053/j.gastro.2013.04.051

[14] Axe J., *Eat Dirt*. 2016. New York: Harper Collins

[15] Leszkowicz, J., Plata-Nazar, K., & Szlagatys-Sidorkiewicz, A. (2022). Can Lactose Intolerance Be a Cause of Constipation? A Narrative Review. *Nutrients*, 14(9), 1785. https://doi.org/10.3390/nu14091785

[16] Mohammadi Bourkheili, A., Mehrabani, S., Esmaeili Dooki, M., Haji Ahmadi, M., & Moslemi, L. (2021). Effect of Cow's-milk-free diet on chronic constipation in children; A randomized clinical trial. *Caspian journal of internal medicine*,

12(1), 91–96. https://doi.org/10.22088/cjim.12.1.91

[17] Dehghani, Seyed Mohsen & Ahmadpour, MD & Haghighat, Mahmood & Kashef, MD & Imanieh, Mohammad Hadi & Soleimani, Mohammad. (2012). The Role of Cow's Milk Allergy in Pediatric Chronic Constipation: A Randomized Clinical Trial. *Iranian journal of pediatrics*. 22.

[18] El-Hodhod, M & Younis, Neelam & Zaitoun, Y & Daoud, S. (2009). Cow's milk allergy related pediatric constipation: Appropriate time of milk tolerance. *Pediatric allergy and immunology: official publication of the European Society of Pediatric Allergy and Immunology*. 21. e407-12. 10.1111/j.1399-3038.2009.00898.x.

[19] Vojdani A, Kharrazian D, Mukherjee P. The prevalence of antibodies against wheat and milk proteins in blood donors and their contribution to neuroimmune reactivities. *Nutrients 2014 Jan*;6(1):15–36.

[20] Chunder, R., Weier, A., Mäurer, H., Luber, N., Enders, M., Luber, G., Heider, T., Spitzer, A., Tacke, S., Becker-Gotot, J., Kurts, C., Iyer, R., Ho, P. P., Robinson, W. H., Lanz, T. V., & Kuerten, S. (2022). Antibody cross-reactivity between casein and myelin-associated glycoprotein results in central nervous system demyelination. *Proceedings of the National Academy of Sciences of the United States of America*, 119(10), e2117034119. https://doi.org/10.1073/pnas.2117034119

[21] Vojdani, A., Campbell, A. W., Anyanwu, E., Kashanian, A., Bock, K., & Vojdani, E. (2002). Antibodies to neuron-specific antigens in children with autism: possible cross-reaction with encephalitogenic proteins from milk, Chlamydia pneumoniae and Streptococcus group A. *Journal of neuroimmunology*, 129(1-2), 168–177. https://doi.org/10.1016/s0165-5728(02)00180-7

[22] Vojdani, A., Bazargan, M., Vojdani, E., Samadi, J., Nourian, A. A., Eghbalieh, N., & Cooper, E. L. (2004). Heat shock protein and gliadin peptide promote development of peptidase antibodies in children with autism and patients with autoimmune disease. *Clinical and diagnostic laboratory immunology*, 11(3), 515–524. https://doi.org/10.1128/CDLI.11.3.515-524.2004

[23] Küçükosmanoğlu, E., Özen, E., Eltan, S. B., Özkars, M. Y., & Keskin, Ö. (2018). Most children who are allergic to cow's milk tolerate yogurt. *The Journal of international medical research*, 46(12), 5099–5106. https://doi.org/10.1177/0300060518790430

[24] Dhanapala, Pathum & De Silva, Chamika & Doran, Tim & Suphioglu, Cenk. (2015). Cracking the egg: An insight into egg hypersensitivity. *Molecular immunology*. 66. 375-383. 10.1016/j.molimm.2015.04.016.

[25] Lever, Rosemary & MacDonald, Carolyn & Waugh, Pauline & Aitchison, Tom. (2007). Randomised controlled trial of advice on egg exclusion diet in young children with atopic eczema and sensitivity to eggs. *Pediatric Allergy and Immunology*. 9. 13- 19. 10.1111/j.1399-3038.1998.tb00294.x.

[26] Katz, Y., Gutierrez-Castrellon, P., González, M. G., Rivas, R., Lee, B. W., & Alarcon, P. (2014). A comprehensive review of sensitization and allergy to soy-based products. *Clinical reviews in allergy & immunology*, 46(3), 272–281. https://doi.org/10.1007/s12016-013-8404-9

[27] Savage, J. H., Kaeding, A. J., Matsui, E. C., & Wood, R. A. (2010). The natural history of soy allergy. *The Journal of allergy and clinical immunology*, 125(3), 683–686. https://doi.org/10.1016/j.jaci.2009.12.994

[28] Mark Hyman (2016). Eat Fat, Get Thin. New York: Little, Brown and Company.

[29] Canavan, C., West, J., and Card, T. (2014). The epidemiology of irritable bowel syndrome. Clin. *Epidemiol*. 6, 71–80. doi: 10.2147/CLEP.S40245.

[30] Schmulson, Max and Douglas A. Drossman.(2017) "What Is New in Rome IV." *J Neurogastroenterol Motil*. 23(2):151-163. doi: 10.5056/jnm16214.

[31] https://www.monashfodmap.com/blog/ibs-constipation/

[32] Goyal, O., Batta, S., Nohria, S., Kishore, H., Goyal, P., Sehgal, R., & Sood, A. (2021). Low fermentable oligosaccharide, disaccharide, monosaccharide, and polyol diet in patients with diarrhea-predominant irritable bowel syndrome: A prospective, randomized trial. *Journal of gastroenterology and hepatology*, 36(8), 2107–2115. https://doi.org/10.1111/jgh.15410

[33] Staudacher, H. M., & Whelan, K. (2017). The low FODMAP diet: recent advances in understanding its mechanisms and efficacy in IBS. *Gut*, 66(8), 1517–1527. https://doi.org/10.1136/gutjnl-2017-313750

[34] Barrett, J. S., Irving, P. M., Shepherd, S. J., Muir, J. G., & Gibson, P. R. (2009). Comparison of the prevalence of fructose and lactose malabsorption across chronic intestinal disorders. *Alimentary pharmacology & therapeutics*, 30(2), 165–174. https://doi.org/10.1111/j.1365-2036.2009.04018.x

[35] Barrett J. S. (2017). How to institute the low-FODMAP diet. *Journal of gastroenterology and hepatology*, 32 Suppl 1,

8–10. https://doi.org/10.1111/jgh.13686

[36] Halmos, E. P. (2017). When the low FODMAP diet does not work. *Journal of Gastroenterology and Hepatology*, 32, 69-72. http://doi.org/10.1111/jgh.137

[37] Halmos, Emma & Gibson, Peter. (2019). Controversies and reality of the FODMAP diet for patients with irritable bowel syndrome. *Journal of Gastroenterology and Hepatology*. 34. 10.1111/jgh.14650.

[38] Simões, C. D., Maganinho, M., & Sousa, A. S. (2022). FODMAPs, inflammatory bowel disease and gut microbiota: updated overview on the current evidence. *European journal of nutrition*, 61(3), 1187–1198. https://doi.org/10.1007/s00394-021-02755-1

[39] Vandeputte, D., & Joossens, M. (2020). Effects of Low and High FODMAP Diets on Human Gastrointestinal Microbiota Composition in Adults with Intestinal Diseases: A Systematic Review. *Microorganisms*, 8(11), 1638. https://doi.org/10.3390/microorganisms8111638

[40] Orlando, A., Tutino, V., Notarnicola, M., Riezzo, G., Linsalata, M., Clemente, C., Prospero, L., Martulli, M., D'Attoma, B., De Nunzio, V., & Russo, F. (2020). ,: A Lipidomic Perspective. *Nutrients*, 12(6), 1652. https://doi.org/10.3390/nu12061652

[41] Hustoft, T. N., Hausken, T., Ystad, S. O., Valeur, J., Brokstad, K., Hatlebakk, J. G., & Lied, G. A. (2017). Effects of varying dietary content of fermentable short-chain carbohydrates on symptoms, fecal microenvironment, and cytokine profiles in patients with irritable bowel syndrome. *Neurogastroenterology and motility: the official journal of the European Gastrointestinal Motility Society*, 29(4), 10.1111/nmo.12969. https://doi.org/10.1111/nmo.12969

[42] Prospero, L., Riezzo, G., Linsalata, M., Orlando, A., D'Attoma, B., & Russo, F. (2021). Psychological and Gastrointestinal Symptoms of Patients with Irritable Bowel Syndrome Undergoing a Low-FODMAP Diet: The Role of the Intestinal Barrier. *Nutrients*, 13(7), 2469. https://doi.org/10.3390/nu13072469

[43] Cox, S. R., Lindsay, J. O., Fromentin, S., Stagg, A. J., McCarthy, N. E., Galleron, N., Ibraim, S. B., Roume, H., Levenez, F., Pons, N., Maziers, N., Lomer, M. C., Ehrlich, S. D., Irving, P. M., & Whelan, K. (2020). Effects of Low FODMAP Diet on Symptoms, Fecal Microbiome, and Markers of Inflammation in Patients With Quiescent Inflammatory Bowel Disease in a Randomized Trial. *Gastroenterology*, 158(1), 176–188.e7. https://doi.org/10.1053/j.gastro.2019.09.024

[44] Grammatikopoulou, M. G., Goulis, D. G., Gkiouras, K., Nigdelis, M. P., Papageorgiou, S. T., Papamitsou, T., Forbes, A., & Bogdanos, D. P. (2020). Low FODMAP Diet for Functional Gastrointestinal Symptoms in Quiescent Inflammatory Bowel Disease: A Systematic Review of Randomized Controlled Trials. *Nutrients*, 12(12), 3648. https://doi.org/10.3390/nu12123648

[45] Gibson P. R. (2017). Use of the low-FODMAP diet in inflammatory bowel disease. *Journal of gastroenterology and hepatology*, 32 Suppl 1, 40–42. https://doi.org/10.1111/jgh.13695

[46] Simões, C. D., Maganinho, M., & Sousa, A. S. (2022). FODMAPs, inflammatory bowel disease and gut microbiota: updated overview on the current evidence. *European journal of nutrition*, 61(3), 1187–1198. https://doi.org/10.1007/s00394-021-02755-1

[47] Saffouri, G. B., Shields-Cutler, R. R., Chen, J., Yang, Y., Lekatz, H. R., Hale, V. L., Cho, J. M., Battaglioli, E. J., Bhattarai, Y., Thompson, K. J., Kalari, K. K., Behera, G., Berry, J. C., Peters, S. A., Patel, R., Schuetz, A. N., Faith, J. J., Camilleri, M., Sonnenburg, J. L., Farrugia, G., ... Kashyap, P. C. (2019). Small intestinal microbial dysbiosis underlies symptoms associated with functional gastrointestinal disorders. *Nature communications*, 10(1), 2012. https://doi.org/10.1038/s41467-019-09964-

[48] Harvie, R. M., Chisholm, A. W., Bisanz, J. E., Burton, J. P., Herbison, P., Schultz, K., & Schultz, M. (2017). Long-term irritable bowel syndrome symptom control with reintroduction of selected FODMAPs. *World journal of gastroenterology*, 23(25), 4632–4643. https://doi.org/10.3748/wjg.v23.i25.4632

[49] Bellini M, Tonarelli S, Barracca F, et al. A Low-FODMAP Diet for Irritable Bowel Syndrome: Some Answers to the Doubts from a Long-Term Follow-Up. *Nutrients*. 2020;12(8):2360. Published 2020 Aug 7. doi:10.3390/nu12082360

[50] So, D., Yao, C. K., Ardalan, Z. S., Thwaites, P. A., Kalantar-Zadeh, K., Gibson, P. R., & Muir, J. G. (2021). Supplementing Dietary Fibers With a Low FODMAP Diet in Irritable Bowel Syndrome: A Randomized Controlled Crossover Trial. *Clinical gastroenterology and hepatology: the official clinical practice journal of the American Gastroenterological Association*, S1542-3565(21)01340-9. *Advance online publication*. https://doi.org/10.1016/j.cgh.2021.12.016

[51] Patel, P., Malipatlolla, D. K., Devarakonda, S., Bull, C., Rascón, A., Nyman, M., Stringer, A., Tremaroli, V., Steineck, G., & Sjöberg, F. (2020). Dietary Oat Bran Reduces Systemic Inflammation in Mice Subjected to Pelvic Irradiation. *Nutrients*, 12(8), 2172. https://doi.org/10.3390/nu12082172

[52] Kamoun, A., Hammouda, O., Turki, M., Maaloul, R., Chtourou, M., Bouaziz, M., Driss, T., Souissi, N., Chamari, K., & Ayadi, F. (2021). Moderate walnut consumption improved lipid profile, steroid hormones and inflammation in trained elderly men: a pilot study with a randomized controlled trial. *Biology of sport*, 38(2), 245–252. https://doi.org/10.5114/biolsport.2020.97676

[53] Zhao, R., Ghazzawi, N., Wu, J., Le, K., Li, C., Moghadasian, M. H., Siow, Y. L., Apea-Bah, F. B., Beta, T., Yin, Z., & Shen, G. X. (2018). Germinated Brown Rice Attenuates Atherosclerosis and Vascular Inflammation in Low-Density Lipoprotein Receptor-Knockout Mice. *Journal of agricultural and food chemistry*, 66(17), 4512–4520. https://doi.org/10.1021/acs.jafc.8b00005

[54] Bucciantini, M., Leri, M., Nardiello, P., Casamenti, F., & Stefani, M. (2021). Olive Polyphenols: Antioxidant and Anti-Inflammatory Properties. *Antioxidants (Basel, Switzerland)*, 10(7), 1044. https://doi.org/10.3390/antiox10071044

[55] Kasti, Arezina & Petsis, Konstantinos & Lambrinou, Sophia & Katsas, Konstantinos & Nikolaki, Maroulla & Papanikolaou, Ioannis & Hatziagelaki, Erifili & Triantafyllou, Konstantinos. (2022). A Combination of Mediterranean and Low-FODMAP Diets for Managing IBS Symptoms? Ask Your Gut!. *Microorganisms*. 10. 751. 10.3390/microorganisms10040751.

[56] Staudacher, H. M., Scholz, M., Lomer, M. C., Ralph, F. S., Irving, P. M., Lindsay, J. O., Fava, F., Tuohy, K., & Whelan, K. (2021). Gut microbiota associations with diet in irritable bowel syndrome and the effect of low FODMAP diet and probiotics. *Clinical nutrition (Edinburgh, Scotland)*, 40(4), 1861–1870. https://doi.org/10.1016/j.clnu.2020.10.013

[57] Xie, C. R., Tang, B., Shi, Y. Z., Peng, W. Y., Ye, K., Tao, Q. F., Yu, S. G., Zheng, H., & Chen, M. (2022). Low FODMAP Diet and Probiotics in Irritable Bowel Syndrome: A Systematic Review With Network Meta-analysis. *Frontiers in pharmacology*, 13, 853011. https://doi.org/10.3389/fphar.2022.853011

[58] Yan, R., Andrew, L., Marlow, E., Kunaratnam, K., Devine, A., Dunican, I. C., & Christophersen, C. T. (2021). Dietary Fibre Intervention for Gut Microbiota, Sleep, and Mental Health in Adults with Irritable Bowel Syndrome: A Scoping Review. *Nutrients*, 13(7), 2159. https://doi.org/10.3390/nu13072159

[59] Bijkerk, C. J., de Wit, N. J., Muris, J. W., Whorwell, P. J., Knottnerus, J. A., & Hoes, A. W. (2009). Soluble or insoluble fibre in irritable bowel syndrome in primary care? Randomised placebo controlled trial. *BMJ (Clinical research ed.)*, 339, b3154. https://doi.org/10.1136/bmj.b3154

[60] McRae M. P. (2020). Effectiveness of Fiber Supplementation for Constipation, Weight Loss, and Supporting Gastrointestinal Function: A Narrative Review of Meta-Analyses. *Journal of chiropractic medicine*, 19(1), 58–64. https://doi.org/10.1016/j.jcm.2019.10.008

[61] Fukudo, S., Okumura, T., Inamori, M., Okuyama, Y., Kanazawa, M., Kamiya, T., Sato, K., Shiotani, A., Naito, Y., Fujikawa, Y., Hokari, R., Masaoka, T., Fujimoto, K., Kaneko, H., Torii, A., Matsueda, K., Miwa, H., Enomoto, N., Shimosegawa, T., & Koike, K. (2021). Evidence-based clinical practice guidelines for irritable bowel syndrome 2020. *Journal of gastroenterology*, 56(3), 193–217. https://doi.org/10.1007/s00535-020-01746-z

[62] Nilholm, C., Larsson, E., Sonestedt, E., Roth, B., & Ohlsson, B. (2021). Assessment of a 4-Week Starch- and Sucrose-Reduced Diet and Its Effects on Gastrointestinal Symptoms and Inflammatory Parameters among Patients with Irritable Bowel Syndrome. *Nutrients*, 13(2), 416. https://doi.org/10.3390/nu13020

[63] Morrison, H. A., Liu, Y., Eden, K., Nagai-Singer, M. A., Wade, P. A., & Allen, I. C. (2022). NLRX1 Deficiency Alters the Gut Microbiome and Is Further Exacerbated by Adherence to a Gluten-Free Diet. *Frontiers in immunology*, 13, 882521. https://doi.org/10.3389/fimmu.2022.882521

[64] Zafeiropoulou, K., Nichols, B., Mackinder, M., Biskou, O., Rizou, E., Karanikolou, A., Clark, C., Buchanan, E., Cardigan, T., Duncan, H., Wands, D., Russell, J., Hansen, R., Russell, R. K., McGrogan, P., Edwards, C. A., Ijaz, U. Z., & Gerasimidis, K. (2020). Alterations in Intestinal Microbiota of Children With Celiac Disease at the Time of Diagnosis and on a Gluten-free Diet. *Gastroenterology*, 159(6), 2039–2051.e20. https://doi.org/10.1053/j.gastro.2020.08.007

[65] https://celiac.org/about-the-foundation/featured-news/2016/06/the-truth-about-gluten-free-diets/#:~:text=For%20those%20with%20celiac%20disease%2C%20gluten%20is%20toxic.,and%20iron%2C%20non-gluten%20containing%20flours%20are%20not%20fortified.

[66] Palmieri, B., Vadala', M., & Laurino, C. (2019). Gluten-free diet in non-celiac patients: beliefs, truths, advantages and disadvantages. *Minerva gastroenterologica e dietologica*, 65(2), 153–162. https://doi.org/10.23736/S1121-421X.18.02519-9

[67] Lerner, B. A., Green, P., & Lebwohl, B. (2019). Going Against the Grains: Gluten-Free Diets in Patients Without Celiac Disease-Worthwhile or Not?. *Digestive diseases and sciences*, 64(7), 1740–1747. https://doi.org/10.1007/s10620-019-05663-x

[68] Pearlman, M., & Casey, L. (2019). Who Should Be Gluten-Free? A Review for the General Practitioner. The *Medical clinics of North America*, 103(1), 89–99. https://doi.org/10.1016/j.mcna.2018.08.011

[69] Passali, M., Josefsen, K., Frederiksen, J. L., & Antvorskov, J. C. (2020). Current Evidence on the Efficacy of Gluten-Free Diets in Multiple Sclerosis, Psoriasis, Type 1 Diabetes and Autoimmune Thyroid Diseases. *Nutrients*, 12(8), 2316. https://doi.org/10.3390/nu12082316

[70] Alamri E. S. (2020). Efficacy of gluten- and casein-free diets on autism spectrum disorders in children. *Saudi medical journal*, 41(10), 1041–1046. https://doi.org/10.15537/smj.2020.10.25308

[71] Zanini, B., Marullo, M., Villanacci, V., Salemme, M., Lanzarotto, F., Ricci, C., & Lanzini, A. (2016). Persistent Intraepithelial Lymphocytosis in Celiac Patients Adhering to Gluten-Free Diet Is Not Abolished Despite a Gluten Contamination Elimination Diet. *Nutrients*, 8(9), 525. https://doi.org/10.3390/nu8090525

[72] Tovoli, F., Granito, A., Negrini, G., Guidetti, E., Faggiano, C., & Bolondi, L. (2019). Long term effects of gluten-free diet in non-celiac wheat sensitivity. *Clinical nutrition (Edinburgh, Scotland)*, 38(1), 357–363. https://doi.org/10.1016/j.clnu.

[73] van Lanen, A. S., de Bree, A., & Greyling, A. (2021). Efficacy of a low-FODMAP diet in adult irritable bowel syndrome: a systematic review and meta-analysis. *European journal of nutrition*, 60(6), 3505–3522. https://doi.org/10.1007/s00394-020-02473-0

第十一章　参考文献

[1] Field, R., Pourkazemi, F., & Rooney, K. (2022). Effects of a Low-Carbohydrate Ketogenic Diet on Reported Pain, Blood Biomarkers and Quality of Life in Patients with Chronic Pain: A Pilot Randomized Clinical Trial. *Pain medicine (Malden, Mass.)*, 23(2), 326–338. https://doi.org/10.1093/pm/pnab278

[2] Milder, Julie & Liang, Li-Ping & Patel, Manisha. (2010). Acute Oxidative Stress and Systemic Nrf2 Activation by the Ketogenic Diet. *Neurobiology of disease*. 40. 238-44. 10.1016/j.nbd.2010.05.030.

[3] Jonasson, L., Guldbrand, H., Lundberg, A. K., & Nystrom, F. H. (2014). Advice to follow a low-carbohydrate diet has a favourable impact on low-grade inflammation in type 2 diabetes compared with advice to follow a low-fat diet. *Annals of medicine*, 46(3), 182–187. https://doi.org/10.3109/07853890.2014.894286

[4] 江波，邹大进，马向华，成兴波，鲁燕，陈莉明，保志军，徐向进，孙萍，唐伟，赖晓阳，陆卫平，贾平平，郭增清，朱翠凤，李增宁，张片红，郑锦峰，陈洁，陈秋霞，翁敏，赵绮华，刘建萍，陈春霞，杨柳青．(2019). 生酮饮食干预 2 型糖尿病中国专家共识 (2019 年版). 实用临床医药杂志，7-12.doi:CNKI:SUN:XYZL.0.2019-03-001.

[5] Westman, E. C., Yancy, W. S., Jr, Mavropoulos, J. C., Marquart, M., & McDuffie, J. R. (2008). The effect of a low-carbohydrate, ketogenic diet versus a low-glycemic index diet on glycemic control in type 2 diabetes mellitus. *Nutrition & metabolism*, 5, 36. https://doi.org/10.1186/1743-7075-5-36

[6] Saslow, L. R., Kim, S., Daubenmier, J. J., Moskowitz, J. T., Phinney, S. D., Goldman, V., Murphy, E. J., Cox, R. M., Moran, P., & Hecht, F. M. (2014). A randomized pilot trial of a moderate carbohydrate diet compared to a very low carbohydrate diet in overweight or obese individuals with type 2 diabetes mellitus or prediabetes. *PloS one*, 9(4), e91027. https://doi.org/10.1371/journal.pone.0091027

[7] Mavropoulos, J. C., Yancy, W. S., Hepburn, J., & Westman, E. C. (2005). The effects of a low-carbohydrate, ketogenic diet on the polycystic ovary syndrome: a pilot study. *Nutrition & metabolism*, 2, 35. https://doi.org/10.1186/1743-7075-2-35

[8] Paoli, A., Mancin, L., Giacona, M. C., Bianco, A., & Caprio, M. (2020). Effects of a ketogenic diet in overweight women with polycystic ovary syndrome. *Journal of translational medicine*, 18(1), 104. https://doi.org/10.1186/s12967-020-02277-0

[9] Li, J., Bai, W. P., Jiang, B., Bai, L. R., Gu, B., Yan, S. X., Li, F. Y., & Huang, B. (2021). Ketogenic diet in women with polycystic ovary syndrome and liver dysfunction who are obese: A randomized, open-label, parallel-group, controlled pilot trial. *The journal of obstetrics and gynaecology research*, 47(3), 1145–1152. https://doi.org/10.1111/jog.146

[10] Tendler D, Lin S, Yancy WS Jr, Mavropoulos J, Sylvestre P, Rockey DC, Westman EC. The effect of a low-carbohydrate, ketogenic diet on nonalcoholic fatty liver disease: a pilot study. *Dig Dis Sci*. 2007 Feb;52(2):589-93. doi: 10.1007/s10620-006-9433-5. Epub 2007 Jan 12. PMID: 17219068.

[11] Cicero, Arrigo & Benelli, Maddalena & Brancaleoni, Marco & Dainelli, Giuseppe & Merlini, Desiré & Negri, Raffaele. (2015). Middle and Long-Term Impact of a Very Low-Carbohydrate Ketogenic Diet on Cardiometabolic Factors: A Multi-Center, Cross-Sectional, Clinical Study. *High blood pressure & cardiovascular prevention: the official journal of the Italian Society of Hypertension*. 22. 10.1007/s40292-015-0096-1.

[12] Yu, Brenda & Ozveren, Ruya & Dalai, Shebani. (2021). Ketogenic diet as a metabolic therapy for bipolar disorder: Clinical developments. 10.21203/rs.3.rs-334453/v2.

[13] Phelps, James & Siemers, Susan & El-Mallakh, Rif. (2012). The ketogenic diet for type II bipolar disorder. *Neurocase*. 19. 10.1080/13554794.2012.690421.

[14] [27] Brietzke, Elisa & Mansur, Rodrigo & Subramaniapillai, Mehala & Balanzá Martínez, Vicent & Vinberg, Maj & González-Pinto, Ana & Rosenblat, Joshua & Ho, Roger & McIntyre, Roger. (2018). Ketogenic diet as a metabolic therapy for mood disorders: Evidence and developments. *Neuroscience & Biobehavioral Reviews*. 94. 10.1016/j.neubiorev.2018.07.020.

[15] Campbell, Iain & Campbell, Harry. (2019). Ketosis and bipolar disorder: controlled analytic study of online reports. *BJPsych Open*. 5. 10.1192/bjo.2019.49.

[16] Yudkoff, Marc & Daikhin, Yevgeny & Nissim, Ilana & Lazarow, Adam & Nissim, Itzhak. (2004). Ketogenic diet, brain glutamate metabolism and seizure control. *Prostaglandins, leukotrienes, and essential fatty acids*. 70. 277-85. 10.1016/j.plefa.2003.07.005.

[17] Paoli, Antonio & Bianco, Antonino & Damiani, Ernesto & Bosco, Gerardo. (2014). Review Article Ketogenic Diet in Neuromuscular and Neurodegenerative Diseases. *BioMed research international*. 2014. 10.1155/2014/474296.

[18] McCarty, M. F., DiNicolantonio, J. J., & O'Keefe, J. H. (2015). Ketosis may promote brain macroautophagy by activating Sirt1 and hypoxia-inducible factor-1. *Medical hypotheses*, 85(5), 631–639. https://doi.org/10.1016/j.mehy.2015.08.002

[19] Austin, G. L., Dalton, C. B., Hu, Y., Morris, C. B., Hankins, J., Weinland, S. R., Westman, E. C., Yancy, W. S., Jr, & Drossman, D. A. (2009). A very low-carbohydrate diet improves symptoms and quality of life in diarrhea-predominant irritable bowel syndrome. *Clinical gastroenterology and hepatology: the official clinical practice journal of the American Gastroenterological Association*, 7(6), 706–708.e1. https://doi.org/10.1016/j.cgh.2009.02.023

[20] Tóth, Csaba & Dabóczi, Andrea & Howard, Mark & Miller, Nicholas & Clemens, Zsofia. (2016). Crohn's disease successfully treated with the paleolithic ketogenic diet. *International Journal of Case Reports and Images*. 10.5348/ijcri-2016102-CR-10690.

[21] Caplliure, Jordi & Peralta-Chamba, Thalía & Carrera-Juliá, Sandra & Cuerda-Ballester, María & Drehmer-Rieger, Eraci & Lopez, Mar & Ortí, Jose. (2019). Therapeutic alternative of the ketogenic Mediterranean diet to improve mitochondrial activity in Amyotrophic Lateral Sclerosis (ALS): A Comprehensive Review. *Food Science & Nutrition*. 8. 10.1002/fsn3.1324.

[22] Di Lorenzo, C., Coppola, G., Sirianni, G., Di Lorenzo, G., Bracaglia, M., Di Lenola, D., Siracusano, A., Rossi, P., & Pierelli, F. (2015). Migraine improvement during short lasting ketogenesis: a proof-of-concept study. *European journal of neurology*, 22(1), 170–177. https://doi.org/10.1111/ene.12550

[23] Mady, M. A., Kossoff, E. H., McGregor, A. L., Wheless, J. W., Pyzik, P. L., & Freeman, J. M. (2003). The ketogenic diet: adolescents can do it, too. *Epilepsia*, 44(6), 847–851. https://doi.org/10.1046/j.1528-1157.2003.57002.x

[24] Gutiérrez-Repiso, C., Hernández-García, C., García-Almeida, J. M., Bellido, D., Martín-Núñez, G. M., Sánchez-Alcoholado, L., Alcaide-Torres, J., Sajoux, I., Tinahones, F. J., & Moreno-Indias, I. (2019). Effect of Synbiotic Supplementation in a Very-Low-Calorie Ketogenic Diet on Weight Loss Achievement and Gut Microbiota: A Randomized Controlled Pilot Study. *Molecular nutrition & food research*, 63(19), e1900167. https://doi.org/10.1002/mnfr.20

[25] Rosenbaum, M., Hall, K. D., Guo, J., Ravussin, E., Mayer, L. S., Reitman, M. L., Smith, S. R., Walsh, B. T., & Leibel, R. L. (2019). Glucose and Lipid Homeostasis and Inflammation in Humans Following an Isocaloric Ketogenic Diet. *Obesity (Silver Spring, Md.)*, 27(6), 971–981. https://doi.org/10.1002/oby.22468

[26] Joshi, S., Ostfeld, R. J., & McMacken, M. (2019). The Ketogenic Diet for Obesity and Diabetes-Enthusiasm Outpaces Evidence. *JAMA internal medicine*, 179(9), 1163–1164. https://doi.org/10.1001/jamainternmed.2019.2633

[27] Abdullah, M. M., Gyles, C. L., Marinangeli, C. P., Carlberg, J. G., & Jones, P. J. (2015). Dietary fibre intakes and reduction in functional constipation rates among Canadian adults: a cost-of-illness analysis. *Food & nutrition research*, 59, 28646. https://doi.org/10.3402/fnr.v59.28646

[28] Anderson, J. W., Baird, P., Davis, R. H., Jr, Ferreri, S., Knudtson, M., Koraym, A., Waters, V., & Williams, C. L. (2009). Health benefits of dietary fiber. *Nutrition reviews*, 67(4), 188–205. https://doi.org/10.1111/j.1753-4887.2009.00189.x

[29] Wan, Y., Wang, F., Yuan, J., Li, J., Jiang, D., Zhang, J., Li, H., Wang, R., Tang, J., Huang, T., Zheng, J., Sinclair, A. J., Mann, J., & Li, D. (2019). Effects of dietary fat on gut microbiota and faecal metabolites, and their relationship with cardiometabolic risk factors: a 6-month randomised controlled-feeding trial. *Gut*, 68(8), 1417–1429. https://doi.org/10.1136/gutjnl-2018-317609

[30] Lindefeldt, Marie & Eng, Alexander & Darban, Hamid & Bjerkner, Annelie & Zetterström, Cecilia & Allander, Tobias & Andersson, Bjorn & Borenstein, Elhanan & Dahlin, Maria & Prast-Nielsen, Stefanie. (2019). The ketogenic diet influences taxonomic and functional composition of the gut microbiota in children with severe epilepsy. *npj Biofilms and Microbiomes*. 5. 10.1038/s41522-018-0073-2.

[31] Nigam, P., Bhatt, S., Misra, A., Chadha, D. S., Vaidya, M., Dasgupta, J., & Pasha, Q. M. (2014). Effect of a 6-month intervention with cooking oils containing a high concentration of monounsaturated fatty acids (olive and canola oils) compared with control oil in male Asian Indians with nonalcoholic fatty liver disease. *Diabetes technology & therapeutics*, 16(4), 255–261. https://doi.org/10.1089/dia.2013.0178

[32] Wells, Andrew & Jackson, Kim & Lockyer, Stacey & Lovegrove, Julie & Minihane, Anne. (2012). APOE genotype influences triglyceride and C-reactive protein responses to altered dietary fat intake in UK adults. *The American journal of clinical nutrition*. 96. 10.3945/ajcn.112.043240.

[33] Dale Bredesen (2017), *The End of Alzheimer's*, New York: Penguin Random House

[34] St-Pierre, V., Vandenberghe, C., Lowry, C. M., Fortier, M., Castellano, C. A., Wagner, R., & Cunnane, S. C. (2019). Plasma Ketone and Medium Chain Fatty Acid Response in Humans Consuming Different Medium Chain Triglycerides During a Metabolic Study Day. *Frontiers in nutrition*, 6, 46. https://doi.org/10.3389/fnut.2019.00046

[35] Norgren, J., Sindi, S., Sandebring-Matton, A., Kåreholt, I., Daniilidou, M., Akenine, U., Nordin, K., Rosenborg, S., Ngandu, T., & Kivipelto, M. (2020). Ketosis After Intake of Coconut Oil and Caprylic Acid-With and Without Glucose: A Cross-Over Study in Healthy Older Adults. *Frontiers in nutrition*, 7, 40. https://doi.org/10.3389/fnut.20

[36] Anez-Bustillos, Lorenzo & Dao Duy, Tuan & Finkelstein, Adam & Pan, Amy & Cho, Bennet & Mitchell, Paul & Gura, Kathleen & Bistrian, Bruce & Puder, Mark. (2019). Metabolic and Inflammatory Effects of an ω-3 Fatty Acid–Based Eucaloric Ketogenic Diet in Mice With Endotoxemia. *Journal of Parenteral and Enteral Nutrition*. 43. 10.1002/jpen.1688.

[37] Paoli, A., Moro, T., Bosco, G., Bianco, A., Grimaldi, K. A., Camporesi, E., & Mangar, D. (2015). Effects of n-3 polyunsaturated fatty acids (ω-3) supplementation on some cardiovascular risk factors with a ketogenic Mediterranean diet. *Marine drugs*, 13(2), 996–1009. https://doi.org/10.3390/md13020996

[38] Paoli, A., Moro, T., Bosco, G., Bianco, A., Grimaldi, K. A., Camporesi, E., & Mangar, D. (2015). Effects of n-3 polyunsaturated fatty acids (ω-3) supplementation on some cardiovascular risk factors with a ketogenic Mediterranean diet. *Marine drugs*, 13(2), 996–1009. https://doi.org/10.3390/md13020

[39] Jenkins, D. J., Wong, J. M., Kendall, C. W., Esfahani, A., Ng, V. W., Leong, T. C., Faulkner, D. A., Vidgen, E., Paul, G., Mukherjea, R., Krul, E. S., & Singer, W. (2014). Effect of a 6-month vegan low-carbohydrate ('Eco-Atkins') diet on cardiovascular risk factors and body weight in hyperlipidaemic adults: a randomised controlled trial. *BMJ open*, 4(2), e003505. https://doi.org/10.1136/bmjopen-2013-003505

[40] Basciani, Sabrina & Camajani, Elisabetta & Contini, Savina & Persichetti, Agnese & Risi, Renata & Bertoldi, Loris & Strigari, Lidia & Prossomariti, Giancarlo & Watanabe, Mikiko & Mariani, Stefania & Lubrano, Carla & Genco, Alfredo & Spera, Giovanni & Gnessi, Lucio. (2020). Very-Low-Calorie Ketogenic Diets With Whey, Vegetable, or Animal Protein in Patients With Obesity: A Randomized Pilot Study. *The Journal of Clinical Endocrinology & Metabolism*. 105. 10.1210/clinem/dgaa336.

[41] Huang, Chao & Wang, Peng & Xu, Xing & Zhang, Yaru & Gong, Yu & Hu, Wenfeng & Gao, Minhui & Wu, Yue & Ling, Yong & Zhao, Xi & Qin, Yibin & Yang, Rongrong & Zhang, Wei. (2017). The ketone body metabolite β-hydroxybutyrate induces an antidepression-associated ramification of microglia via HDACs inhibition-triggered Akt-small RhoGTPase activation. *Glia*. 66. 10.1002/glia.23241.

[42] Kovács, Z., D'Agostino, D. P., Diamond, D., Kindy, M. S., Rogers, C., & Ari, C. (2019). Therapeutic Potential of Exogenous Ketone Supplement Induced Ketosis in the Treatment of Psychiatric Disorders: Review of Current Literature. *Frontiers in psychiatry*, 10, 363. https://doi.org/10.3389/fpsyt.2019.00363

[43] Taylor, M. K., Swerdlow, R. H., Burns, J. M., & Sullivan, D. K. (2019). An Experimental Ketogenic Diet for Alzheimer Disease Was Nutritionally Dense and Rich in Vegetables and Avocado. *Current developments in nutrition*, 3(4), nzz003. https://doi.org/10.1093/cdn/nzz

第十二章　参考文献

[1] Malaeb, S., & Spoke, C. (2020). The Glucose-Lowering Effects of Coconut Oil: A Case Report and Review of the Literature.

Case reports in endocrinology, 2020, 8841781. https://doi.org/10.1155/2020/8841781

[2] Alatawi, K. A., & Alshubaily, F. A. (2021). Coconut products alleviate hyperglycaemic, hyperlipidimic and nephropathy indices in streptozotocin-induced diabetic wistar rats. *Saudi journal of biological sciences*, 28(8), 4224–4231. https://doi.org/10.1016/j.sjbs.2021.06.060

[3] Sacks, F. M., Lichtenstein, A. H., Wu, J., Appel, L. J., Creager, M. A., Kris-Etherton, P. M., Miller, M., Rimm, E. B., Rudel, L. L., Robinson, J. G., Stone, N. J., Van Horn, L. V., & American Heart Association (2017). Dietary Fats and Cardiovascular Disease: A Presidential Advisory From the American Heart Association. *Circulation*, 136(3), e1–e23. https://doi.org/10.1161/CIR.0000000000000510

[4] Mark Hyman (2016). *Eat Fat, Get Thin*. New York: Little, Brown and Company.

[5] Myers, A.(2015) *The Autoimmune Solution: Prevent and Reverse the Full Spectrum of Inflammatory Symptoms and Diseases*, Sydney: HarperCollins

[6] Eyres, L., Eyres, M. F., Chisholm, A., & Brown, R. C. (2016). Coconut oil consumption and cardiovascular risk factors in humans. *Nutrition reviews*, 74(4), 267–280. https://doi.org/10.1093/nutrit/nuw002

[7] https://www.hsph.harvard.edu/nutritionsource/food-features/coconut-oil/

[8] Eyres, L., Eyres, M. F., Chisholm, A., & Brown, R. C. (2016). Coconut oil consumption and cardiovascular risk factors in humans. *Nutrition reviews*, 74(4), 267–280. https://doi.org/10.1093/nutrit/nuw002

[9] Voon, P. T., Ng, T. K., Lee, V. K., & Nesaretnam, K. (2011). Diets high in palmitic acid (16:0), lauric and myristic acids (12:0 + 14:0), or oleic acid (18:1) do not alter postprandial or fasting plasma homocysteine and inflammatory markers in healthy Malaysian adults. *The American journal of clinical nutrition*, 94(6), 1451–1457. https://doi.org/10.3945/ajcn.111.020107

[10] Maki, K. C., Hasse, W., Dicklin, M. R., Bell, M., Buggia, M. A., Cassens, M. E., & Eren, F. (2018). Corn Oil Lowers Plasma Cholesterol Compared with Coconut Oil in Adults with Above-Desirable Levels of Cholesterol in a Randomized Crossover Trial. *The Journal of nutrition*, 148(10), 1556–1563. https://doi.org/10.1093/jn/nxy156

[11] Khaw, K. T., Sharp, S. J., Finikarides, L., Afzal, I., Lentjes, M., Luben, R., & Forouhi, N. G. (2018). Randomised trial of coconut oil, olive oil or butter on blood lipids and other cardiovascular risk factors in healthy men and women. *BMJ open*, 8(3), e020167. https://doi.org/10.1136/bmjopen-2017-020167

[12] Vijayakumar, M., Vasudevan, D. M., Sundaram, K. R., Krishnan, S., Vaidyanathan, K., Nandakumar, S., Chandrasekhar, R., & Mathew, N. (2016). A randomized study of coconut oil versus sunflower oil on cardiovascular risk factors in patients with stable coronary heart disease. *Indian heart journal*, 68(4), 498–506. https://doi.org/10.1016/j.ihj.2015.10.384

[13] Cardoso, D. A., Moreira, A. S., de Oliveira, G. M., Raggio Luiz, R., & Rosa, G. (2015). A COCONUT EXTRA VIRGIN OIL-RICH DIET INCREASES HDL CHOLESTEROL AND DECREASES WAIST CIRCUMFERENCE AND BODY MASS IN CORONARY ARTERY DISEASE PATIENTS. *Nutricion hospitalaria*, 32(5), 2144–2152. https://doi.org/10.3305/nh.2015.32.5.9642

[14] Feringa, F. M., & van der Kant, R. (2021). Cholesterol and Alzheimer's Disease; From Risk Genes to Pathological Effects. *Frontiers in aging neuroscience*, 13, 690372. https://doi.org/10.3389/fnagi.2021.690372

[15] Jeong, W., Lee, H., Cho, S., & Seo, J. (2019). ApoE4-Induced Cholesterol Dysregulation and Its Brain Cell Type-Specific Implications in the Pathogenesis of Alzheimer's Disease. *Molecules and cells*, 42(11), 739–746. https://doi.org/10.14348/molcells.2019.0200

[16] de la Rubia Ortí, J. E., García-Pardo, M. P., Drehmer, E., Sancho Cantus, D., Julián Rochina, M., Aguilar, M. A., & Hu Yang, I. (2018). Improvement of Main Cognitive Functions in Patients with Alzheimer's Disease after Treatment with Coconut Oil Enriched Mediterranean Diet: A Pilot Study. *Journal of Alzheimer's disease: JAD*, 65(2), 577–587. https://doi.org/10.3233/JAD-180184

[17] Eckel, R. H., Hanson, A. S., Chen, A. Y., Berman, J. N., Yost, T. J., & Brass, E. P. (1992). Dietary substitution of medium-chain triglycerides improves insulin-mediated glucose metabolism in NIDDM subjects. *Diabetes*, 41(5), 641–647.

[18] Oliveira-de-Lira, L., Santos, E., de Souza, R. F., Matos, R., Silva, M., Oliveira, L., Nascimento, T., Schemly, P., & Souza, S. L. (2018). Supplementation-Dependent Effects of Vegetable Oils with Varying Fatty Acid Compositions on Anthropometric and Biochemical Parameters in Obese Women. *Nutrients*, 10(7), 932. https://doi.org/10.3390/nu10070932

[19] Valente, F. X., Cândido, F. G., Lopes, L. L., Dias, D. M., Carvalho, S., Pereira, P. F., & Bressan, J. (2018). Effects of coconut oil consumption on energy metabolism, cardiometabolic risk markers, and appetitive responses in women with excess body fat. *European journal of nutrition*, 57(4), 1627–1637. https://doi.org/10.1007/s00394-017-1448-5

[20] Hewlings S. (2020). Coconuts and Health: Different Chain Lengths of Saturated Fats Require Different Consideration. *Journal of cardiovascular development and disease*, 7(4), 59. https://doi.org/10.3390/jcdd7040059

[21] Liang, C., Gao, W., Ge, T., Tan, X., Wang, J., Liu, H., Wang, Y., Han, C., Xu, Q., & Wang, Q. (2021). Lauric Acid Is a Potent Biological Control Agent That Damages the Cell Membrane of Phytophthora sojae. *Frontiers in* microbiology, 12, 666761. https://doi.org/10.3389/fmicb.2021.666761

[22] Shilling, M., Matt, L., Rubin, E., Visitacion, M. P., Haller, N. A., Grey, S. F., & Woolverton, C. J. (2013). Antimicrobial effects of virgin coconut oil and its medium-chain fatty acids on Clostridium difficile. *Journal of medicinal food*, 16(12), 1079–1085. https://doi.org/10.1089/jmf.2012.0303

[23] Tangwatcharin, P., & Khopaibool, P. (2012). Activity of virgin coconut oil, lauric acid or monolaurin in combination with lactic acid against Staphylococcus aureus. *The Southeast Asian journal of tropical medicine and public health*, 43(4), 969–985.

[24] Gunsalus, K. T., Tornberg-Belanger, S. N., Matthan, N. R., Lichtenstein, A. H., & Kumamoto, C. A. (2015). Manipulation of Host Diet To Reduce Gastrointestinal Colonization by the Opportunistic Pathogen Candida albicans. *mSphere*, 1(1), e00020-15. https://doi.org/10.1128/mSphere.00020-15

[25] Djurasevic, S., Bojic, S., Nikolic, B., Dimkic, I., Todorovic, Z., Djordjevic, J., & Mitic-Culafic, D. (2018). Beneficial Effect of Virgin Coconut Oil on Alloxan-Induced Diabetes and Microbiota Composition in Rats. *Plant foods for human nutrition (Dordrecht, Netherlands)*, 73(4), 295–301. https://doi.org/10.1007/s11130-018-0689-7

[26] Rodríguez-García, C., Sánchez-Quesada, C., Algarra, I., & Gaforio, J. J. (2020). The High-Fat Diet Based on Extra-Virgin Olive Oil Causes Dysbiosis Linked to Colorectal Cancer Prevention. *Nutrients*, 12(6), 1705. https://doi.org/10.3390/nu12061705

[27] Netto Cândido, T. L., da Silva, L. E., Cândido, F. G., Valente, F. X., da Silva, J. S., Gomes Lopes, D. R., do Carmo Gouveia Peluzio, M., Mantovani, H. C., & de Cássia Gonçalves Alfenas, R. (2021). Effect of the ingestion of vegetable oils associated with energy-restricted normofat diet on intestinal microbiota and permeability in overweight women. *Food research international (Ottawa, Ont.)*, 139, 109951. https://doi.org/10.1016/j.foodres.2020.109951

[28] Barker, L. A., Bakkum, B. W., & Chapman, C. (2019). The Clinical Use of Monolaurin as a Dietary Supplement: A Review of the Literature. *Journal of chiropractic medicine*, 18(4), 305–310. https://doi.org/10.1016/j.jcm.2019.02.004

[29] Narayanankutty, Arunaksharan & Kuzhivelil, Balu & Raghavamenon, Achuthan. (2020). A High-Fructose Diet Formulated with Thermally Oxidized Monounsaturated Fat Aggravates Metabolic Dysregulation in Colon Epithelial Tissues of Rats. *Journal of the American College of Nutrition*. Ahead of Print. 10.1080/07315724.2020.1846145.

[30] Guillaume C., et al. (2018). "Evaluation of Chemical and Physical Changes in Different Commercial Oils during Heating". *Acta Scientific Nutritional Health* 2.6 (2018): 02-11.

[31] Flores, M., Reyes-García, L., Ortiz-Viedma, J., Romero, N., Vilcanqui, Y., Rogel, C., Echeverría, J., & Forero-Doria, O. (2021). Thermal Behavior Improvement of Fortified Commercial Avocado (Persea americana Mill.) Oil with Maqui (Aristotelia chilensis) Leaf Extracts. *Antioxidants (Basel, Switzerland)*, 10(5), 664. https://doi.org/10.3390/antiox10050664

[32] Seneviratne, Kapila & Dissanayake, Dissanayake. (2008). Variation of phenolic content in coconut oil extracted by two conventional methods. *International Journal of Food Science & Technology*. 43. 597 - 602. 10.1111/j.1365-2621.2006.01493.x.

[33] https://www.dietvsdisease.org/coconut-oil-vs-olive-oil-study/

[34] Cicerale, S., Lucas, L., & Keast, R. (2010). Biological activities of phenolic compounds present in virgin olive oil. *International journal of molecular sciences*, 11(2), 458–479. https://doi.org/10.3390/ijms11020458

[35] Marina, A. M., Man, Y. B., Nazimah, S. A., & Amin, I. (2009). Antioxidant capacity and phenolic acids of virgin coconut oil. *International journal of food sciences and nutrition*, 60 Suppl 2, 114–123. https://doi.org/10.1080/09637480802549127

第十三章　参考文献

[1] World Cancer Research Fund/American Institute for Cancer Research. (2018) Diet,nutrition, physical activity and cancer: a global perspective. Continuous update projectexpert report 2018. http://www.dietandcancerreport.org.

[2] https://healthyeating.sfgate.com/should-one-eat-red-meat-per-week-10822.html

[3] https://www.hsph.harvard.edu/nutritionsource/2015/11/03/report-says-eating-p rocessed-meat-is-carcinogenic-understanding-the-findings/

[4] 中国营养学会（2016）．中国居民膳食指南（2016 版）[M]．北京：人民卫生出版社

[5] Maki, K. C., Van Elswyk, M. E., Alexander, D. D., Rains, T. M., Sohn, E. L., & McNeill, S. (2012). A meta-analysis of

randomized controlled trials that compare the lipid effects of beef versus poultry and/or fish consumption. *Journal of clinical lipidology*, 6(4), 352–361. https://doi.org/10.1016/j.jacl.2012.01.001

[6] Davidson, M., Hunninghake, D., Maki, K., Kwiterovich, P., & Kafonek, S. (1999). Comparison of the effects of lean red meat vs lean white meat on serum lipid levels among free-living persons with hypercholesterolemia. *Archives of Internal Medicine*, 155,1331–1338.

[7] Snowdon D. A. (1988). Animal product consumption and mortality because of all causes combined, coronary heart disease, stroke, diabetes, and cancer in Seventh-day Adventists. *The American journal of clinical nutrition*, 48(3 Suppl), 739–748. https://doi.org/10.1093/ajcn/48.3.739

[8] Nagao, M., Iso, H., Yamagishi, K., Date, C., & Tamakoshi, A. (2012). Meat consumption in relation to mortality from cardiovascular disease among Japanese men and women. *European journal of clinical nutrition*, 66(6), 687–693. https://doi.org/10.1038/ejcn.2012.6

[9] Singh, P. N., Sabaté, J., & Fraser, G. E. (2003). Does low meat consumption increase life expectancy in humans?. *The American journal of clinical nutrition*, 78(3 Suppl), 526S–532S. https://doi.org/10.1093/ajcn/78.3.526S

[10] Lupoli, R., Vitale, M., Calabrese, I., Giosuè, A., Riccardi, G., & Vaccaro, O. (2021). White Meat Consumption, All-Cause Mortality, and Cardiovascular Events: A Meta-Analysis of Prospective Cohort Studies. *Nutrients*, 13(2), 676. https://doi.org/10.3390/nu13020676

[11] Song, Y., Manson, J. E., Buring, J. E., & Liu, S. (2004). A prospective study of red meat consumption and type 2 diabetes in middle-aged and elderly women: the women's health study. *Diabetes care*, 27(9), 2108–2115. https://doi.org/10.2337/diacare.27.9.2108

[12] Wiseman M. (2008). The second World Cancer Research Fund/American Institute for Cancer Research expert report. Food, nutrition, physical activity, and the prevention of cancer: a global perspective. *The Proceedings of the Nutrition Society*, 67(3), 253–256. https://doi.org/10.1017/S002966510800712X

[13] Sinha, R., Cross, A. J., Graubard, B. I., Leitzmann, M. F., & Schatzkin, A. (2009). Meat intake and mortality: a prospective study of over half a million people. *Archives of internal medicine*, 169(6), 562–571. https://doi.org/10.1001/archinternmed.2009.6

[14] Pan, A., Sun, Q., Bernstein, A. M., Schulze, M. B., Manson, J. E., Stampfer, M. J., Willett, W. C., & Hu, F. B. (2012). Red meat consumption and mortality: results from 2 prospective cohort studies. *Archives of internal medicine*, 172(7), 555–563. https://doi.org/10.1001/archinternmed.2011.2287

[15] Ley, S. H., Sun, Q., Willett, W. C., Eliassen, A. H., Wu, K., Pan, A., Grodstein, F., & Hu, F. B. (2014). Associations between red meat intake and biomarkers of inflammation and glucose metabolism in women. *The American journal of clinical nutrition*, 99(2), 352–360. https://doi.org/10.3945/ajcn.113.075663

[16] Kappeler, R., Eichholzer, M., & Rohrmann, S. (2013). Meat consumption and diet quality and mortality in NHANES III. *European journal of clinical nutrition*, 67(6), 598–606. https://doi.org/10.1038/ejcn.2013.59

[17] Rohrmann, S., Overvad, K., Bueno-de-Mesquita, H. B., Jakobsen, M. U., Egeberg, R., Tjønneland, A., Nailler, L., Boutron-Ruault, M. C., Clavel-Chapelon, F., Krogh, V., Palli, D., Panico, S., Tumino, R., Ricceri, F., Bergmann, M. M., Boeing, H., Li, K., Kaaks, R., Khaw, K. T., Wareham, N. J., … Linseisen, J. (2013). Meat consumption and mortality--results from the European Prospective Investigation into Cancer and Nutrition. *BMC medicine*, 11, 63. https://doi.org/10.1186/1741-7015-11-63

[18] Alisson-Silva, F., Kawanishi, K., & Varki, A. (2016). Human risk of diseases associated with red meat intake: Analysis of current theories and proposed role for metabolic incorporation of a non-human sialic acid. *Molecular aspects of medicine*, 51, 16–30. https://doi.org/10.1016/j.mam.2016.07.002

[19] Cross, A. J., Ferrucci, L. M., Risch, A., Graubard, B. I., Ward, M. H., Park, Y., Hollenbeck, A. R., Schatzkin, A., & Sinha, R. (2010). A large prospective study of meat consumption and colorectal cancer risk: an investigation of potential mechanisms underlying this association. *Cancer research*, 70(6), 2406–2414. https://doi.org/10.1158/0008-5472.CAN-09-3929

[20] Le, N. T., Michels, F. A., Song, M., Zhang, X., Bernstein, A. M., Giovannucci, E. L., Fuchs, C. S., Ogino, S., Chan, A. T., Sinha, R., Willett, W. C., & Wu, K. (2016). A Prospective Analysis of Meat Mutagens and Colorectal Cancer in the Nurses' Health Study and Health Professionals Follow-up Study. *Environmental health perspectives*, 124(10), 1529–1536. https://doi.org/10.1289/EHP238

[21] Hughes, R., Cross, A. J., Pollock, J. R., & Bingham, S. (2001). Dose-dependent effect of dietary meat on endogenous colonic N-nitrosation. *Carcinogenesis*, 22(1), 199–202. https://doi.org/10.1093/carcin/22.1.199

[22] Dellavalle, C. T., Xiao, Q., Yang, G., Shu, X. O., Aschebrook-Kilfoy, B., Zheng, W., Lan Li, H., Ji, B. T., Rothman, N., Chow, W. H., Gao, Y. T., & Ward, M. H. (2014). Dietary nitrate and nitrite intake and risk of colorectal cancer in the Shanghai Women's Health Study. *International journal of cancer*, 134(12), 2917–2926. https://doi.org/10.1002/ijc.28612

[23] Song, P., Wu, L., & Guan, W. (2015). Dietary Nitrates, Nitrites, and Nitrosamines Intake and the Risk of Gastric Cancer: A Meta-Analysis. *Nutrients*, 7(12), 9872–9895. https://doi.org/10.3390/nu7125505

[24] Ferrucci, L. M., Sinha, R., Ward, M. H., Graubard, B. I., Hollenbeck, A. R., Kilfoy, B. A., Schatzkin, A., Michaud, D. S., & Cross, A. J. (2010). Meat and components of meat and the risk of bladder cancer in the NIH-AARP Diet and Health Study. *Cancer*, 116(18), 4345–4353. https://doi.org/10.1002/cncr.25463

[25] Keszei, A. P., Goldbohm, R. A., Schouten, L. J., Jakszyn, P., & van den Brandt, P. A. (2013). Dietary N-nitroso compounds, endogenous nitrosation, and the risk of esophageal and gastric cancer subtypes in the Netherlands Cohort Study. *The American journal of clinical nutrition*, 97(1), 135–146. https://doi.org/10.3945/ajcn.112.043885

[26] Bastide, N. M., Pierre, F. H., & Corpet, D. E. (2011). Heme iron from meat and risk of colorectal cancer: a meta-analysis and a review of the mechanisms involved. *Cancer prevention research (Philadelphia, Pa.)*, 4(2), 177–184. https://doi.org/10.1158/1940-6207.CAPR-10-0113

[27] IJssennagger, N., Rijnierse, A., de Wit, N., Jonker-Termont, D., Dekker, J., Müller, M., & van der Meer, R. (2012). Dietary haem stimulates epithelial cell turnover by downregulating feedback inhibitors of proliferation in murine colon. *Gut*, 61(7), 1041–1049. https://doi.org/10.1136/gutjnl-2011-300239

[28] Astrup, A., Magkos, F., Bier, D. M., Brenna, J. T., de Oliveira Otto, M. C., Hill, J. O., King, J. C., Mente, A., Ordovas, J. M., Volek, J. S., Yusuf, S., & Krauss, R. M. (2020). Saturated Fats and Health: A Reassessment and Proposal for Food-based Recommendations: JACC State-of-the-Art Review. *Journal of the American College of Cardiology*, S0735-1097(20)35687-4. Advance online publication. https://doi.org/10.1016/j.jacc.

[29] Bergeron, N., Chiu, S., Williams, P. T., M King, S., & Krauss, R. M. (2019). Effects of red meat, white meat, and nonmeat protein sources on atherogenic lipoprotein measures in the context of low compared with high saturated fat intake: a randomized controlled trial. *The American journal of clinical nutrition*, 110(1), 24–33. https://doi.org/10.1093/ajcn/nqz035

[30] Qi, J., You, T., Li, J., Pan, T., Xiang, L., Han, Y., & Zhu, L. (2018). Circulating trimethylamine N-oxide and the risk of cardiovascular diseases: a systematic review and meta-analysis of 11 prospective cohort studies. *Journal of cellular and molecular medicine*, 22(1), 185–194. https://doi.org/10.1111/jcmm.13307

[31] Fukami, K., Yamagishi, S., Sakai, K., Kaida, Y., Yokoro, M., Ueda, S., Wada, Y., Takeuchi, M., Shimizu, M., Yamazaki, H., & Okuda, S. (2015). Oral L-carnitine supplementation increases trimethylamine-N-oxide but reduces markers of vascular injury in hemodialysis patients. *Journal of cardiovascular pharmacology*, 65(3), 289–295. https://doi.org/10.1097/FJC.0000000000000197

[32] Tarantini, G., Scrutinio, D., Bruzzi, P., Boni, L., Rizzon, P., & Iliceto, S. (2006). Metabolic treatment with L-carnitine in acute anterior ST segment elevation myocardial infarction. A randomized controlled trial. *Cardiology*, 106(4), 215–223. https://doi.org/10.1159/000093131

[33] Koeth, R. A., Wang, Z., Levison, B. S., Buffa, J. A., Org, E., Sheehy, B. T., Britt, E. B., Fu, X., Wu, Y., Li, L., Smith, J. D., DiDonato, J. A., Chen, J., Li, H., Wu, G. D., Lewis, J. D., Warrier, M., Brown, J. M., Krauss, R. M., Tang, W. H., … Hazen, S. L. (2013). Intestinal microbiota metabolism of L-carnitine, a nutrient in red meat, promotes atherosclerosis. *Nature medicine*, 19(5), 576–585. https://doi.org/10.1038/nm.3145

[34] Wu, W. K., Panyod, S., Liu, P. Y., Chen, C. C., Kao, H. L., Chuang, H. L., Chen, Y. H., Zou, H. B., Kuo, H. C., Kuo, C. H., Liao, B. Y., Chiu, T., Chung, C. H., Lin, A. Y., Lee, Y. C., Tang, S. L., Wang, J. T., Wu, Y. W., Hsu, C. C., Sheen, L. Y., … Wu, M. S. (2020). Characterization of TMAO productivity from carnitine challenge facilitates personalized nutrition and microbiome signatures discovery. *Microbiome*, 8(1), 162. https://doi.org/10.1186/s40168-020-00912-y

[35] Dhar, C., Sasmal, A., & Varki, A. (2019). From "Serum Sickness" to "Xenosialitis": Past, Present, and Future Significance of the Non-human Sialic Acid Neu5Gc. *Frontiers in immunology*, 10, 807. https://doi.org/10.3389/fimmu.2019.00807

[36] Jahan, M., Francis, N., Wynn, P., & Wang, B. (2021). The Potential for Sialic Acid and Sialylated Glycoconjugates as Feed Additives to Enhance Pig Health and Production. *Animals: an open access journal from MDPI*, 11(8), 2318. https://doi.org/10.3390/ani11082318

[37] Maru, I., Ohnishi, J., Ohta, Y., & Tsukada, Y. (2002). Why is sialic acid attracting interest now? Complete enzymatic synthesis of sialic acid with N-acylglucosamine 2-epimerase. *Journal of bioscience and bioengineering*, 93(3), 258–265. https://doi.org/10.1263/jbb.93.258

[38] Altman, M. O., & Gagneux, P. (2019). Absence of Neu5Gc and Presence of Anti-Neu5Gc Antibodies in Humans-An Evolutionary Perspective. *Frontiers in immunology*, 10, 789. https://doi.org/10.3389/fimmu.2019.00789

[39] Hedlund, M., Padler-Karavani, V., Varki, N. M., & Varki, A. (2008). Evidence for a human-specific mechanism for diet and antibody-mediated inflammation in carcinoma progression. *Proceedings of the National Academy of Sciences of the United States of America*, 105(48), 18936–18941. https://doi.org/10.1073/pnas.0803943105

[40] Samraj, A. N., Pearce, O. M., Läubli, H., Crittenden, A. N., Bergfeld, A. K., Banda, K., Gregg, C. J., Bingman, A. E., Secrest, P., Diaz, S. L., Varki, N. M., & Varki, A. (2015). A red meat-derived glycan promotes inflammation and cancer progression. *Proceedings of the National Academy of Sciences of the United States of America*, 112(2), 542–547. https://doi.org/10.1073/pnas.1417508112

[41] Samraj, A. N., Bertrand, K. A., Luben, R., Khedri, Z., Yu, H., Nguyen, D., Gregg, C. J., Diaz, S. L., Sawyer, S., Chen, X., Eliassen, H., Padler-Karavani, V., Wu, K., Khaw, K. T., Willett, W., & Varki, A. (2018). Polyclonal human antibodies against glycans bearing red meat-derived non-human sialic acid N-glycolylneuraminic acid are stable, reproducible, complex and vary between individuals: Total antibody levels are associated with colorectal cancer risk. *PloS one*, 13(6), e0197464. https://doi.org/10.1371/journal.pone.0197464

[42] Samraj, A. N., Läubli, H., Varki, N., & Varki, A. (2014). Involvement of a non-human sialic Acid in human cancer. *Frontiers in oncology*, 4, 33. https://doi.org/10.3389/fonc.2014.00033

[43] Bashir, S., Fezeu, L. K., Leviatan Ben-Arye, S., Yehuda, S., Reuven, E. M., Szabo de Edelenyi, F., Fellah-Hebia, I., Le Tourneau, T., Imbert-Marcille, B. M., Drouet, E. B., Touvier, M., Roussel, J. C., Yu, H., Chen, X., Hercberg, S., Cozzi, E., Soulillou, J. P., Galan, P., & Padler-Karavani, V. (2020). Association between Neu5Gc carbohydrate and serum antibodies against it provides the molecular link to cancer: French NutriNet-Santé study. *BMC medicine*, 18(1), 262. https://doi.org/10.1186/s12916-020-01721-8

[44] Kawanishi, Kunio & Coker, Joanna & Grunddal, Kaare & Dhar, Chirag & Hsiao, Jason & Zengler, Karsten & Varki, Nissi & Varki, Ajit & Gordts, Philip. (2021). Dietary Neu5Ac Intervention Protects Against Atherosclerosis Associated With Human-Like Neu5Gc Loss. *Arteriosclerosis, Thrombosis, and Vascular Biology*. 10.1161/ATVBAHA.120.315280.

[45] Hematdar, Z., Ghasemifard, N., Phishdad, G., & Faghih, S. (2018). Substitution of red meat with soybean but not non-soy legumes improves inflammation in patients with type 2 diabetes; a randomized clinical trial. *Journal of diabetes and metabolic disorders*, 17(2), 111–116. https://doi.org/10.1007/s40200-018-0346-6

[46] Hodgson, J. M., Ward, N. C., Burke, V., Beilin, L. J., & Puddey, I. B. (2007). Increased lean red meat intake does not elevate markers of oxidative stress and inflammation in humans. *The Journal of nutrition*, 137(2), 363–367. https://doi.org/10.1093/jn/137.2.363

[47] Hodgson, J. M., Burke, V., Beilin, L. J., & Puddey, I. B. (2006). Partial substitution of carbohydrate intake with protein intake from lean red meat lowers blood pressure in hypertensive persons. *The American journal of clinical nutrition*, 83(4), 780–787. https://doi.org/10.1093/ajcn/83

[48] Wang, Z., Huang, Q., Wang, L., Jiang, H., Wang, Y., Wang, H., Zhang, J., Zhai, F., & Zhang, B. (2020). Moderate Intake of Lean Red Meat was Associated with Lower Risk of Elevated Blood Pressure in Chinese Women: Results from the China Health and Nutrition Survey, 1991-2015. *Nutrients*, 12(5), 1369. https://doi.org/10.3390/nu12051369

[49] O'Connor, L. E., Kim, J. E., Clark, C. M., Zhu, W., & Campbell, W. W. (2021). Effects of Total Red Meat Intake on Glycemic Control and Inflammatory Biomarkers: A Meta-Analysis of Randomized Controlled Trials. *Advances in nutrition (Bethesda, Md.)*, 12(1), 115–127. https://doi.org/10.1093/advances/nmaa096

[50] Schwingshackl, L., Hoffmann, G., Iqbal, K., Schwedhelm, C., & Boeing, H. (2018). Food groups and intermediate disease markers: a systematic review and network meta-analysis of randomized trials. *The American journal of clinical nutrition*, 108(3), 576–586. https://doi.org/10.1093/ajcn/nqy151

[51] Binnie, M. A., Barlow, K., Johnson, V., & Harrison, C. (2014). Red meats: time for a paradigm shift in dietary advice. *Meat science*, 98(3), 445–451. https://doi.org/10.1016/j.meatsci.2014.06.024

[52] Roussell, M. A., Hill, A. M., Gaugler, T. L., West, S. G., Heuvel, J. P., Alaupovic, P., Gillies, P. J., & Kris-Etherton, P. M. (2012). Beef in an Optimal Lean Diet study: effects on lipids, lipoproteins, and apolipoproteins. *The American journal of clinical nutrition*, 95(1), 9–16. https://doi.org/10.3945/ajcn.111.016261

[53] O'Connor, L. E., Kim, J. E., & Campbell, W. W. (2017). Total red meat intake of ≥0.5 servings/d does not negatively influence cardiovascular disease risk factors: a systemically searched meta-analysis of randomized controlled trials. *The American journal of clinical nutrition*, 105(1), 57–69. https://doi.org/10.3945/ajcn.116.142521

[54] Micha, R., Wallace, S. K., & Mozaffarian, D. (2010). Red and processed meat consumption and risk of incident coronary

heart disease, stroke, and diabetes mellitus: a systematic review and meta-analysis. *Circulation*, 121(21), 2271–2283. https://doi.org/10.1161/CIRCULATIONAHA.109.924977

第十四章　参考文献

[1] Kehlet, U., Kofod, J., Holst, J. J., Ritz, C., Aaslyng, M. D., & Raben, A. (2017). Addition of Rye Bran and Pea Fiber to Pork Meatballs Enhances Subjective Satiety in Healthy Men, but Does Not Change Glycemic or Hormonal Responses: A Randomized Crossover Meal Test Study. *The Journal of nutrition*, 147(9), 1700–1708. https://doi.org/10.3945/jn.117.250332

[2] Vuholm, S., Arildsen Jakobsen, L. M., Vejrum Sørensen, K., Kehlet, U., Raben, A., & Kristensen, M. (2014). Appetite and food intake after consumption of sausages with 10% fat and added wheat or rye bran. *Appetite*, 73, 205–211. https://doi.org/10.1016/j.appet

[3] Lennerz, B. S., Alsop, D. C., Holsen, L. M., Stern, E., Rojas, R., Ebbeling, C. B., Goldstein, J. M., & Ludwig, D. S. (2013). Effects of dietary glycemic index on brain regions related to reward and craving in men. *The American journal of clinical nutrition*, 98(3), 641–647. https://doi.org/10.3945/ajcn.11

[4] Lumeng, C. N., & Saltiel, A. R. (2011). Inflammatory links between obesity and metabolic disease. *The Journal of clinical investigation*, 121(6), 2111–2117. https://doi.org/10.1172/JCI57132

[5] Nunez, C.E.; Rodrigues, V.S.; Gomes, F.S.; Moura, R.F.; Victorio, S.C.; Bombassaro, B.; Chaim, E.A.; Pareja, J.C.; Geloneze, B.; Velloso, L.A.; et al.(2013), Defective regulation of adipose tissue autophagy in obesity. *Int. J. Obes.* 2013, 37, 1473–1480.

[6] Ghosh, A.K.; Mau, T.; O'Brien, M.; Garg, S.; Yung, R.(2016) Impaired autophagy activity is linked to elevated ER-stress and inflammation in aging adipose tissue. *Aging* 2016, 8, 2525–2537.

[7] Chung, Ki Wung. (2019). The Effects of Calorie Restriction on Autophagy: Role on Aging Intervention. *Nutrients*. 11. 2923. 10.3390/nu11122923.

[8] Martinez-Lopez, N.; Tarabra, E.; Toledo, M.; Garcia-Macia, M.; Sahu, S.; Coletto, L.; Batista-Gonzalez, A.; Barzilai, N.; Pessin, J.E.; Schwartz, G.J.; et al. System-wide Benefits of Intermeal Fasting by Autophagy. *Cell Metab.* 2017, 26, 856–871.

[9] Jordan, Stefan & Tung, Navpreet & Casanova-Acebes, María & Chang, Christie & Cantoni, Claudia & Zhang, Dachuan & Wirtz, Theresa & Naik, Shruti & Rose, Samuel & Brocker, Chad & Gainullina, Anastasiia & Hornburg, Daniel & Horng, Sam & Maier, Barbara & Cravedi, Paolo & LeRoith, Derek & Gonzalez, Frank & Meissner, Felix & Ochando, Jordi & Merad, Miriam. (2019). Dietary Intake Regulates the Circulating Inflammatory Monocyte Pool. *Cell*. 178. 1102-1114.e17. 10.1016/j.cell.2019.07.050.

[10] Hu, T., Yao, L., Reynolds, K., Niu, T., Li, S., Whelton, P., He, J., & Bazzano, L. (2016). The effects of a low-carbohydrate diet on appetite: A randomized controlled trial. *Nutrition, metabolism, and cardiovascular diseases: NMCD*, 26(6), 476–488. https://doi.org/10.1016/j.numecd.2015.11.011

[11] Redman, Leanne & Smith, Steven & Burton, Jeffrey & Martin, Corby & Il'yasova, Dora & Ravussin, Eric. (2018). Metabolic Slowing and Reduced Oxidative Damage with Sustained Caloric Restriction Support the Rate of Living and Oxidative Damage Theories of Aging. *Cell metabolism*. 27. 10.1016/j.cmet.2018.02.019.

[12] Meydani, Simin & Das, Sai & Pieper, Carl & Lewis, Michael & Klein, Sam & Dixit, Vishwa & Gupta, Alok & Villareal, Dennis & Bhapkar, Manjushri & Huang, Megan & Fuss, Paul & Roberts, Susan & Holloszy, John & Fontana, Luigi. (2016). Long-term moderate calorie restriction inhibits inflammation without impairing cell-mediated immunity: a randomized controlled trial in non-obese humans. *Aging*. 8. 10.18632/aging.100994.

[13] Ruggenenti, Piero & Abbate, Manuela & Ruggiero, Barbara & Rota, Stefano & Trillini, Matias & Aparicio, Carolina & Parvanova, Aneliya & Iliev, Ilian & Pisanu, Giovanna & Perna, Annalisa & Statscid, Angela & Diadei, Olimpia & Martinetti, Davide & Chemist, Antonio & Carrara, Fabiola & Chemist, Silvia & Chemist, Nadia & Remuzzi, Giuseppe & Fontana, Luigi. (2016). Renal and Systemic Effects of Calorie Restriction in Type-2 Diabetes Patients with Abdominal Obesity: a Randomized Controlled Trial. *Diabetes*. 66. db160607. 10.2337/db16-0607.

[14] Ghalandari, Hamid & Kamalpour, Mahdieh & Alimadadi, Ashraf & Nasrollahzadeh, Javad. (2017). Comparison of Two Calorie-Reduced Diets of Different Carbohydrate and Fiber Contents and a Simple Dietary Advice Aimed to Modify Carbohydrate Intake on Glycemic Control and Inflammatory Markers in Type 2 Diabetes: A Randomized Trial. *International Journal of Endocrinology and Metabolism*. In Press. 10.5812/ijem.12089.

[15] Khoo, Joan & Piantadosi, Cynthia & Duncan, Rae & Worthley, Stephen & Jenkins, Alicia & Noakes, Manny & Worthley,

Matthew & Lange, Kylie & Wittert, Gary. (2011). Comparing Effects of a Low-energy Diet and a High-protein Low-fat Diet on Sexual and Endothelial Function, Urinary Tract Symptoms, and Inflammation in Obese Diabetic Men. *The journal of sexual medicine*. 8. 2868-75. 10.1111/j.1743-6109.2011.02417.x.

[16] Ghanim, Husam & Monte, Scott & Sia, Chang & Abuaysheh, Sanaa & Green, Kelly & Caruana, Joseph & Dandona, Paresh. (2012). Reduction in Inflammation and the Expression of Amyloid Precursor Protein and Other Proteins Related to Alzheimer's Disease following Gastric Bypass Surgery. *The Journal of clinical endocrinology and metabolism*. 97. E1197-201. 10.1210/jc.2011-3284.

[17] Stekovic, Slaven & Hofer, Sebastian & Tripolt, Norbert & Aon, Miguel & Royer, Philipp & Pein, Lukas & Stadler, Julia & Pendl, Tobias & Prietl, Barbara & Url, Jasmin & Schroeder, Sabrina & Tadic, Jelena & Eisenberg, Tobias & Magnes, Christoph & Stumpe, Michael & Zügner, Elmar & Bordag, Natalie & Riedl, Regina & Schmidt, Albrecht & Madeo, Frank. (2019). Alternate Day Fasting Improves Physiological and Molecular Markers of Aging in Healthy, Non-obese Humans. *Cell Metabolism*. 30. 10.1016/j.cmet.2019.07.016.

[18] Hoddy, K. K., Marlatt, K. L., Çetinkaya, H., & Ravussin, E. (2020). Intermittent Fasting and Metabolic Health: From Religious Fast to Time-Restricted Feeding. *Obesity (Silver Spring, Md.)*, 28 Suppl 1(Suppl 1), S29–S37. https://doi.org/10.1002/oby.22829

[19] Marinac, C. R., Nelson, S. H., Breen, C. I., Hartman, S. J., Natarajan, L., Pierce, J. P., Flatt, S. W., Sears, D. D., & Patterson, R. E. (2016). Prolonged Nightly Fasting and Breast Cancer Prognosis. *JAMA oncology*, 2(8), 1049–1055. https://doi.org/10.1001/jamaoncol.2016.0164

[20] Faris, M. A., Kacimi, S., Al-Kurd, R. A., Fararjeh, M. A., Bustanji, Y. K., Mohammad, M. K., & Salem, M. L. (2012). Intermittent fasting during Ramadan attenuates proinflammatory cytokines and immune cells in healthy subjects. *Nutrition research (New York, N.Y.)*, 32(12), 947–955. https://doi.org/10.1016/j.nutres.2012.06.021

[21] Ben Nessib, D., Maatallah, K., Ferjani, H. et al. The potential effect of Ramadan fasting on musculoskeletal diseases: new perspectives. *Clin Rheumatol* (2020). https://doi.org/10.1007/s10067-020-05297-9

[22] Ben Nessib, D., Maatallah, K., Ferjani, H., Kaffel, D., & Hamdi, W. (2020). Impact of Ramadan diurnal intermittent fasting on rheumatic diseases. *Clinical rheumatology*, 39(8), 2433–2440. https://doi.org/10.1007/s10067-020-05007-5

[23] Johnson, J. B., Summer, W., Cutler, R. G., Martin, B., Hyun, D. H., Dixit, V. D., Pearson, M., Nassar, M., Telljohann, R., Maudsley, S., Carlson, O., John, S., Laub, D. R., & Mattson, M. P. (2007). Alternate day calorie restriction improves clinical findings and reduces markers of oxidative stress and inflammation in overweight adults with moderate asthma. *Free radical biology & medicine*, 42(5), 665–674. https://doi.org/10.1016/j.freeradbiomed.2006.12.005

[24] Gut-Brain Interrelationships and Control of Feeding Behavior, https://themedicalbiochemistrypage.org/gut-brain-interrelationships-and-control-of-feeding-behavior/

[25] Ahima, R. S., & Antwi, D. A. (2008). Brain regulation of appetite and satiety. *Endocrinology and metabolism clinics of North America*, 37(4), 811–823. https://doi.org/10.1016/j.ecl.2008.08.005

[26] Wu, X., Li, J. Y., Lee, A., Lu, Y. X., Zhou, S. Y., & Owyang, C. (2020). Satiety induced by bile acids is mediated via vagal afferent pathways. *JCI insight*, 5(14), e132400. https://doi.org/10.1172/jci.insight.132400

[27] Paddon-Jones, D., Westman, E., Mattes, R. D., Wolfe, R. R., Astrup, A., & Westerterp-Plantenga, M. (2008). Protein, weight management, and satiety. *The American journal of clinical nutrition*, 87(5), 1558S–1561S. https://doi.org/10.1093/ajcn/87.5.1558S

[28] Weigle, D. S., Breen, P. A., Matthys, C. C., Callahan, H. S., Meeuws, K. E., Burden, V. R., & Purnell, J. Q. (2005). A high-protein diet induces sustained reductions in appetite, ad libitum caloric intake, and body weight despite compensatory changes in diurnal plasma leptin and ghrelin concentrations. *The American journal of clinical nutrition*, 82(1), 41–48. https://doi.org/10.1093/ajcn.82.1.41

[29] Belza, A., Ritz, C., Sørensen, M. Q., Holst, J. J., Rehfeld, J. F., & Astrup, A. (2013). Contribution of gastroenteropancreatic appetite hormones to protein-induced satiety. *The American journal of clinical nutrition*, 97(5), 980–989. https://doi.org/10.3945/ajcn.112.047563

[30] Nielsen, L. V., Kristensen, M. D., Klingenberg, L., Ritz, C., Belza, A., Astrup, A., & Raben, A. (2018). Protein from Meat or Vegetable Sources in Meals Matched for Fiber Content has Similar Effects on Subjective Appetite Sensations and Energy Intake-A Randomized Acute Cross-Over Meal Test Study. *Nutrients*, 10(1), 96. https://doi.org/10.3390/nu10010096

[31] Skytte, M. J., Samkani, A., Astrup, A., Frystyk, J., Rehfeld, J. F., Holst, J. J., Madsbad, S., Burling, K., Fenger, M., Thomsen, M. N., Larsen, T. M., Krarup, T., & Haugaard, S. B. (2021). Effects of carbohydrate restriction on postprandial glucose

metabolism, β-cell function, gut hormone secretion, and satiety in patients with Type 2 diabetes. *American journal of physiology. Endocrinology and metabolism*, 320(1), E7–E18. https://doi.org/10.1152/ajpendo.00165.2020

[32] Roberts S. B. (2003). Glycemic index and satiety. *Nutrition in clinical care: an official publication of Tufts University*, 6(1), 20–26.

[33] Anderson, G. H., & Woodend, D. (2003). Effect of glycemic carbohydrates on short-term satiety and food intake. *Nutrition reviews*, 61(5 Pt 2), S17–S26. https://doi.org/10.1301/nr.2003.may.S17-S26

[34] Lennerz, B. S., Alsop, D. C., Holsen, L. M., Stern, E., Rojas, R., Ebbeling, C. B., Goldstein, J. M., & Ludwig, D. S. (2013). Effects of dietary glycemic index on brain regions related to reward and craving in men. *The American journal of clinical nutrition*, 98(3), 641–647. https://doi.org/10.3945/ajcn.113.064113

[35] Cioffi, I., Santarpia, L., Vaccaro, A., Iacone, R., Labruna, G., Marra, M., Contaldo, F., Kristensen, M., & Pasanisi, F. (2016). Whole-grain pasta reduces appetite and meal-induced thermogenesis acutely: a pilot study. *Applied physiology, nutrition, and metabolism = Physiologie appliquee, nutrition et metabolisme*, 41(3), 277–283. https://doi.org/10.1139/apnm-2015-0446

[36] Costabile, G., Griffo, E., Cipriano, P., Vetrani, C., Vitale, M., Mamone, G., Rivellese, A. A., Riccardi, G., & Giacco, R. (2018). Subjective satiety and plasma PYY concentration after wholemeal pasta. *Appetite*, 125, 172–181. https://doi.org/10.1016/j.appet.2018.02.004

[37] Ding, L., Hamid, N., Shepherd, D., & Kantono, K. (2019). How is Satiety Affected When Consuming Food While Working on A Computer?. *Nutrients*, 11(7), 1545. https://doi.org/10.3390/nu11071545

[38] Geer, E. B., Lalazar, Y., Couto, L. M., Cohen, V., Lipton, L. R., Shi, W., Bagiella, E., Conwell, I., Bederson, J., Kostadinov, J., Post, K. D., & Freda, P. U. (2016). A prospective study of appetite and food craving in 30 patients with Cushing's disease. *Pituitary*, 19(2), 117–126. https://doi.org/10.1007/s11102-015-0690-1

[39] McNeil, J., Drapeau, V., Gallant, A. R., Tremblay, A., Doucet, E., & Chaput, J. P. (2013). Short sleep duration is associated with a lower mean satiety quotient in overweight and obese men. *European journal of clinical nutrition*, 67(12), 1328–1330. https://doi.org/10.1038/ejcn.2013.204

[40] McNeil, J., Forest, G., Hintze, L. J., Brunet, J. F., Finlayson, G., Blundell, J. E., & Doucet, É. (2017). The effects of partial sleep restriction and altered sleep timing on appetite and food reward. *Appetite*, 109, 48–56. https://doi.org/10.1016/j.appet.2016.11.020

[41] Miquel-Kergoat, S., Azais-Braesco, V., Burton-Freeman, B., & Hetherington, M. M. (2015). Effects of chewing on appetite, food intake and gut hormones: A systematic review and meta-analysis. *Physiology & behavior*, 151, 88–96. https://doi.org/10.1016/j.physbeh.2015.07.017

[42] Kwok, A., Dordevic, A. L., Paton, G., Page, M. J., & Truby, H. (2019). Effect of alcohol consumption on food energy intake: a systematic review and meta-analysis. *The British journal of nutrition*, 121(5), 481–495. https://doi.org/10.1017/S0007114518003677

[43] Chao, A. M., Wadden, T. A., Ashare, R. L., Loughead, J., & Schmidt, H. D. (2019). Tobacco Smoking, Eating Behaviors, and Body Weight: A Review. *Current addiction reports*, 6, 191–199. https://doi.org/10.1007/s40429-019-00253-3

[44] Dorling, J., Broom, D. R., Burns, S. F., Clayton, D. J., Deighton, K., James, L. J., King, J. A., Miyashita, M., Thackray, A. E., Batterham, R. L., & Stensel, D. J. (2018). Acute and Chronic Effects of Exercise on Appetite, Energy Intake, and Appetite-Related Hormones: The Modulating Effect of Adiposity, Sex, and Habitual Physical Activity. *Nutrients*, 10(9), 1140. https://doi.org/10.3390/nu10091140

[45] Stubbs, R. J., Sepp, A., Hughes, D. A., Johnstone, A. M., King, N., Horgan, G., & Blundell, J. E. (2002). The effect of graded levels of exercise on energy intake and balance in free-living women. *International journal of obesity and related metabolic disorders: journal of the International Association for the Study of Obesity*, 26(6), 866–869. https://doi.org/10.1038/sj.ijo.0801874

[46] Whybrow, S., Hughes, D. A., Ritz, P., Johnstone, A. M., Horgan, G. W., King, N., Blundell, J. E., & Stubbs, R. J. (2008). The effect of an incremental increase in exercise on appetite, eating behaviour and energy balance in lean men and women feeding ad libitum. *The British journal of nutrition*, 100(5), 1109–1115. https://doi.org/10.1017/S000711

第十五章　参考文献

[1] Gibney, M. J., Barr, S. I., Bellisle, F., Drewnowski, A., Fagt, S., Hopkins, S., Livingstone, B., Varela-Moreiras, G., Moreno, L., Smith, J., Vieux, F., Thielecke, F., & Masset, G. (2018). Towards an Evidence-Based Recommendation for a Balanced

Breakfast-A Proposal from the International Breakfast Research Initiative. *Nutrients*, 10(10), 1540. https://doi.org/10.3390/nu10101540

[2] Li, L., Yang, T. T., Xu, P. P., Cao, W., Gan, Q., Hu, X. Q., & Zhang, Q. (2017). *Zhonghua yu fang yi xue za zhi [Chinese journal of preventive medicine]*, 51(6), 523–526. https://doi.org/10.3760/cma.j.issn.0253-9624.2017.06.013

[3] Coppack SW, Fisher RM, Gibbons GF et al. (1990) Postprandial substrate deposition in human forearm and adipose tissues in vivo. *Clin Sci* 79, 339–348.

[4] Frayn KN, Coppack SW, Humphreys SM et al. (1993) Periprandial regulation of lipid metabolism in insulin treated diabetes mellitus. *Metabolism* 42, 504–510.

[5] Templeman, Iain & Gonzalez, Javier & Thompson, Dylan & Betts, James. (2019). The role of intermittent fasting and meal timing in weight management and metabolic health. *Proceedings of the Nutrition Society*. 79. 1-12. 10.1017/S0029665119000636.

[6] Gonzalez JT (2014) Paradoxical second-meal phenomenon in the acute post exercise period. *Nutrition* 30, 961–967.

[7] Ahmed M, Gannon MC & Nuttall FQ (1976) Postprandial plasma glucose, insulin, glucagon and triglyceride responses to a standard diet in normal subjects. *Diabetologia* 12, 61–67.

[8] Ruge T, Hodson L, Cheeseman J et al. (2009) Fasted to fed trafficking of fatty acids in human adipose tissue reveals a novel regulatory step for enhanced fat storage. *J Clin Endocrinol Metab* 94, 1781–1788.

[9] Ruddick-Collins, L. C., Morgan, P. J., & Johnstone, A. M. (2020). Mealtime: A circadian disruptor and determinant of energy balance?. *Journal of neuroendocrinology*, 32(7), e12886. https://doi.org/10.1111/jne.12886?

[10] Queiroz, Jéssica & Macedo, Rodrigo & Tinsley, Grant & Reischak-Oliveira, Alvaro. (2020). Time-restricted eating and circadian rhythms: the biological clock is ticking. *Critical Reviews in Food Science and Nutrition*. 1-13. 10.1080/10408398.2020.1789550.

[11] Flanagan, Alan & Bechtold, David & Pot, Gerda & Johnston, Jonathan. (2020). Chrono-nutrition: From molecular and neuronal mechanisms to human epidemiology and timed feeding patterns. *Journal of Neurochemistry*. 10.1111/jnc.15246.

[12] Richter, J., Herzog, N., Janka, S., Baumann, T., Kistenmacher, A., & Oltmanns, K. M. (2020). Twice as High Diet-Induced Thermogenesis After Breakfast vs Dinner On High-Calorie as Well as Low-Calorie Meals. *The Journal of clinical endocrinology and metabolism*, 105(3), dgz311. https://doi.org/10.1210/clinem/dgz311

[13] Santos, Heitor & Genario, Rafael & Macedo, Rodrigo & Pareek, Manan & Tinsley, Grant. (2020). Association of breakfast skipping with cardiovascular outcomes and cardiometabolic risk factors: an updated review of clinical evidence. *Critical reviews in food science and nutrition*. 1-9. 10.1080/10408398.2020.1819768.

[14] Mekary, Rania & Giovannucci, Edward & Cahill, Leah & Willett, Walter & van Dam, Rob & Hu, Frank. (2013). Eating patterns and type 2 diabetes risk in older women: Breakfast consumption and eating frequency. *The American journal of clinical nutrition*. 98. 10.3945/ajcn.112.057521.

[15] Kutsuma, Ayano & Nakajima, Kei & Suwa, Kaname. (2014). Potential Association between Breakfast Skipping and Concomitant Late-Night-Dinner Eating with Metabolic Syndrome and Proteinuria in the Japanese Population. *Scientifica*. 2014. 253581. 10.1155/2014/253581.

[16] Shafiee, Gita & Kelishadi, Roya & Qorbani, Mostafa & Mohammad-Esmaeil, Motlagh & Taheri, Majzobeh & Ardalan, Gelayol & Taslimi, Mahnaz & Poursafa, Parinaz & Heshmat, Ramin & Larijani, Bagher. (2013). Association of breakfast intake with cardiometabolic risk factors. *Jornal de pediatria*. 89. 10.1016/j.jped.2013.03.020.

[17] Yoo, Ki-Bong & Suh, Hee-Jae & Lee, Minjee & Kim, Jae-Hyun & Kwong, Jeoung & Park, Eun-Cheol. (2014). Breakfast eating patterns and the metabolic syndrome: The Korea National Health and Nutrition Examination Survey (KNHANES) 2007-2009. *Asia Pacific journal of clinical nutrition*. 23. 128-37. 10.6133/apjcn.2014.23.1.08.

[18] di Giuseppe, R., Di Castelnuovo, A., Melegari, C., De Lucia, F., Santimone, I., Sciarretta, A., Barisciano, P., Persichillo, M., De Curtis, A., Zito, F., Krogh, V., Donati, M. B., de Gaetano, G., Iacoviello, L., & Moli-sani Project Investigators (2012). Typical breakfast food consumption and risk factors for cardiovascular disease in a large sample of Italian adults. *Nutrition, metabolism, and cardiovascular diseases: NMCD*, 22(4), 347–354. https://doi.org/10.1016/j.numecd.2010.07.006

[19] Esquirol, Yolande & Bongard, Vanina & Mabile, Laurence & Jonnier, Bernard & Soulat, Jean-Marc & Perret, Bertrand. (2009). Shift Work and Metabolic Syndrome: Respective Impacts of Job Strain, Physical Activity, and Dietary Rhythms. *Chronobiology international*. 26. 544-59. 10.1080/07420520902821176.

[20] Eittah, H.F.A.. (2014). Effect of breakfast skipping on young females' menstruation. *Health Science Journal*. 8. 469-484.

[21] Zilberter, Tanya. (2017). Breakfast-skipping as an intermittent fasting protocol. 10.7490/f1000research.1113645.1.

[22] Li, L., Xu, P., Yang, T., Gan, Q., Cao, W., Pan, H., Xu, J., Hu, X., & Zhang, Q. (2018). *Wei sheng yan jiu = Journal of hygiene research*, 47(3), 373–377.

[23] Jakubowicz, D., Wainstein, J., Ahren, B., Landau, Z., Bar-Dayan, Y., & Froy, O. (2015). Fasting until noon triggers increased postprandial hyperglycemia and impaired insulin response after lunch and dinner in individuals with type 2 diabetes: a randomized clinical trial. *Diabetes care*, 38(10), 1820–1826. https://doi.org/10.2337/dc15-0761

[24] Kobayashi, Fumi & Ogata, Hitomi & Omi, Naomi & Nagasaka, Shoichiro & Yamaguchi, Sachiko & Hibi, Masanobu & Tokuyama, Kumpei. (2014). Effect of breakfast skipping on diurnal variation of energy metabolism and blood glucose. *Obesity research & clinical practice*. 8. e201-98. 10.1016/j.orcp.2013.01.001.

[25] Ogata, Hitomi & Kayaba, Momoko & Tanaka, Yoshiaki & Yajima, Katsuhiko & Iwayama, Kaito & Ando, Akira & Park, Insung & Kiyono, Ken & Omi, Naomi & Satoh, Makoto & Tokuyama, Kumpei. (2019). Effect of skipping breakfast for 6 days on energy metabolism and diurnal rhythm of blood glucose in young healthy Japanese males. *The American journal of clinical nutrition*. 110. 10.1093/ajcn/nqy346.

[26] Edinburgh, R. M., Hengist, A., Smith, H. A., Travers, R. L., Betts, J. A., Thompson, D., Walhin, J. P., Wallis, G. A., Hamilton, D. L., Stevenson, E. J., Tipton, K. D., & Gonzalez, J. T. (2019). Skipping Breakfast Before Exercise Creates a More Negative 24-hour Energy Balance: A Randomized Controlled Trial in Healthy Physically Active Young Men. *The Journal of nutrition*, 149(8), 1326–1334. https://doi.org/10.1093/jn/nxz018

[27] LeCheminant, G. M., LeCheminant, J. D., Tucker, L. A., & Bailey, B. W. (2017). A randomized controlled trial to study the effects of breakfast on energy intake, physical activity, and body fat in women who are nonhabitual breakfast eaters. *Appetite*, 112, 44–51. https://doi.org/10.1016/j.appet.2016.12.041

[28] Adafer, Réda & Messaadi, Wassil & Meddahi, Mériem & Patey, Alexia & Haderbache, Abdelmalik & Bayen, Sabine & Messaadi, Nassir. (2020). Food Timing, Circadian Rhythm and Chrononutrition: A Systematic Review of Time-Restricted Eating's Effects on Human Health. *Nutrients*. 12. 3770. 10.3390/nu12123770.

[29] Gabel, Kelsey & Hoddy, Kristin & Haggerty, Nicole & Song, Jeehee & Kroeger, Cynthia & Trepanowski, John & Panda, Satchidananda & Bhutani, Surabhi. (2018). Effects of 8-hour time restricted feeding on body weight and metabolic disease risk factors in obese adults: A pilot study. *Nutrition and Healthy Aging*. 4. 1-9. 10.3233/NHA-170036.

[30] Cienfuegos, S., Gabel, K., Kalam, F., Ezpeleta, M., Wiseman, E., Pavlou, V., Lin, S., Oliveira, M. L., & Varady, K. A. (2020). Effects of 4- and 6-h Time-Restricted Feeding on Weight and Cardiometabolic Health: A Randomized Controlled Trial in Adults with Obesity. *Cell metabolism*, 32(3), 366–378.e3. https://doi.org/10.1016/j.cmet.2020.06.018

[31] Williams P. G. (2014). The benefits of breakfast cereal consumption: a systematic review of the evidence base. *Advances in nutrition (Bethesda, Md.)*, 5(5), 636S–673S. https://doi.org/10.3945/an.114.006247

[32] Chowdhury, Enhad & Richardson, Judith & Tsintzas, Kostas & Thompson, Dylan & Betts, James. (2015). Carbohydrate-rich breakfast attenuates glycaemic, insulinaemic and ghrelin response to ad libitum lunch relative to morning fasting in lean adults. *The British journal of nutrition*. 114. 1-10. 10.1017/S0007114515001506.

[33] Wolever, Thomas & Jenkins, D. & Ocana, Anthony & Rao, VA & Collier, Greg. (1988). Second-meal effect: Low-glycemic-index foods eaten at dinner improve subsequent breakfast glycemic response. *The American journal of clinical nutrition*. 48. 1041-7. 10.1093/ajcn/48.4.1041.

[34] Otsuka Pharmaceutical Co. Ltd., What is the "Second-Meal Effect"?, https://www.otsuka.co.jp/en/health-and-illness/glycemic-index/second-meal/, last viewed: March 2, 2021

[35] Bauer, L.B. & Reynolds, Leryn & Douglas, Steve & Kearney, Monica & Hoertel, H.A. & Shafer, R.S. & Thyfault, John & Leidy, Heather. (2015). A pilot study examining the effects of consuming a high-protein vs. normal-protein breakfast on free-living glycemic control in overweight/obese 'breakfast skipping' adolescents. *International journal of obesity* (2005). 39. 10.1038/ijo.2015.101.

[36] Bush, N. C., Resuehr, H., Goree, L. L., Locher, J. L., Bray, M. S., Soleymani, T., & Gower, B. A. (2018). A High-Fat Compared with a High-Carbohydrate Breakfast Enhances 24-Hour Fat Oxidation in Older Adults. *The Journal of nutrition*, 148(2), 220–226. https://doi.org/10.1093/jn/nxx040

[37] Chang, C. R., Francois, M. E., & Little, J. P. (2019). Restricting carbohydrates at breakfast is sufficient to reduce 24-hour exposure to postprandial hyperglycemia and improve glycemic variability. *The American journal of clinical nutrition*, 109(5), 1302–1309. https://doi.org/10.1093/ajcn/nqy261

[38] Edefonti, Valeria & Rosato, Valentina & Parpinel, Maria & Nebbia, Gabriella & Fiorica, Lorenzo & Fossali, Emilio & Ferraroni, Monica & Decarli, Adriano & Agostoni, Carlo. (2014). The effect of breakfast composition and energy

contribution on cognitive and academic performance: A systematic review. *The American journal of clinical nutrition*. 100. 10.3945/ajcn.114.083683.

[39] Galioto, R., & Spitznagel, M. B. (2016). The Effects of Breakfast and Breakfast Composition on Cognition in Adults. *Advances in nutrition (Bethesda, Md.)*, 7(3), 576S–89S. https://doi.org/10.3945/an.115.010231

[40] Cornford, E., & Metcalfe, R. (2019). Omission of carbohydrate-rich breakfast impairs evening 2000-m rowing time trial performance. *European journal of sport science*, 19(1), 133–140. https://doi.org/10.1080/17461391.2018.1545052

[41] Metcalfe, R. S., Thomas, M., Lamb, C., & Chowdhury, E. A. (2020). Omission of a carbohydrate-rich breakfast impairs evening endurance exercise performance despite complete dietary compensation at lunch. *European journal of sport science*, 1–9. Advance online publication. https://doi.org/10.1080/17461391.2020.1797890

[42] Delley, Mathilde & Brunner, Thomas. (2019). Breakfast eating patterns and drivers of a healthy breakfast composition. *Appetite*. 137. 10.1016/j.appet.2019.02.006.

[43] Maki, K. C., Phillips-Eakley, A. K., & Smith, K. N. (2016). The Effects of Breakfast Consumption and Composition on Metabolic Wellness with a Focus on Carbohydrate Metabolism. *Advances in nutrition (Bethesda, Md.)*, 7(3), 613S–21S. https://doi.org/10.3945/an.115.010314

[44] Jakubowicz, Daniela & Barnea, Maayan & Wainstein, Julio & Froy, Oren. (2013). High Caloric intake at breakfast vs. dinner differentially influences weight loss of overweight and obese women. *Obesity (Silver Spring, Md.)*. 21. 10.1002/oby.20460.

[45] Lombardo, Mauro & Bellia, Alfonso & Padua, Elvira & Annino, Giuseppe & Guglielmi, Valeria & D'Adamo, Monica & Iellamo, Ferdinando & Sbraccia, Paolo. (2014). Morning Meal More Efficient for Fat Loss in a 3-Month Lifestyle Intervention. *Journal of the American College of Nutrition*. 33. 1-8. 10.1080/07315724.2013.863169.

[46] Hutchison, Amy & Regmi, Prashant & Manoogian, Emily & Fleischer, Jason & Wittert, Gary & Panda, Satchidananda & Heilbronn, Leonie. (2019). Time-Restricted Feeding Improves Glucose Tolerance in Men at Risk for Type 2 Diabetes: A Randomized Crossover Trial. *Obesity*. 27. 10.1002/oby.22449.

[47] Singh, R. B., Cornelissen, G., Mojto, V., Fatima, G., Wichansawakun, S., Singh, M., Kartikey, K., Sharma, J. P., Torshin, V. I., Chibisov, S., Kharlitskaya, E., & Al-Bawareed, O. A. (2020). Effects of circadian restricted feeding on parameters of metabolic syndrome among healthy subjects. *Chronobiology international*, 37(3), 395–402. https://doi.org/10.1080/07420528.2019.1701817

[48] Zhang, L. M., Liu, Z., Wang, J. Q., Li, R. Q., Ren, J. Y., Gao, X., Lv, S. S., Liang, L. Y., Zhang, F., Yin, B. W., Sun, Y., Tian, H., Zhu, H. C., Zhou, Y. T., & Ma, Y. X. (2022). Randomized controlled trial for time-restricted eating in overweight and obese young adults. *iScience*, 25(9), 104870. https://doi.org/10.1016/j.isci.2022.104870

[49] Jamshed, H., Steger, F. L., Bryan, D. R., Richman, J. S., Warriner, A. H., Hanick, C. J., Martin, C. K., Salvy, S. J., & Peterson, C. M. (2022). Effectiveness of Early Time-Restricted Eating for Weight Loss, Fat Loss, and Cardiometabolic Health in Adults With Obesity: A Randomized Clinical Trial. *JAMA internal medicine*, e223050. Advance online publication. https://doi.org/10.1001/jamainternmed.2022.3050

[50] Stock, D., Knight, J. A., Raboud, J., Cotterchio, M., Strohmaier, S., Willett, W., Eliassen, A. H., Rosner, B., Hankinson, S. E., & Schernhammer, E. (2019). Rotating night shift work and menopausal age. *Human reproduction (Oxford, England)*, 34(3), 539–548. https://doi.org/10.1093/humrep/dey390

[51] Kitada, R., Iwata, S., Hanatani, A., Norioka, N., Sugioka, K., Takagi, M., & Yoshiyama, M. (2016). Effects of Night Shift Work on Nighttime Blood Pressure among Healthy Young Female Medical Workers. *Osaka city medical journal*, 62(2), 39–46.

[52] Morris, C. J., Purvis, T. E., Mistretta, J., & Scheer, F. A. (2016). Effects of the Internal Circadian System and Circadian Misalignment on Glucose Tolerance in Chronic Shift Workers. *The Journal of clinical endocrinology and metabolism*, 101(3), 1066–1074. https://doi.org/10.1210/jc.2015-3924

[53] Grant, C. L., Coates, A. M., Dorrian, J., Kennaway, D. J., Wittert, G. A., Heilbronn, L. K., Pajcin, M., Della Vedova, C., Gupta, C. C., & Banks, S. (2017). Timing of food intake during simulated night shift impacts glucose metabolism: A controlled study. *Chronobiology international*, 34(8), 1003–1013. https://doi.org/10.1080/07420528.2017.1335318

[54] Morgan, E., Schumm, L. P., McClintock, M., Waite, L., & Lauderdale, D. S. (2017). Sleep Characteristics and Daytime Cortisol Levels in Older Adults. *Sleep*, 40(5), zsx043. https://doi.org/10.1093/sleep/zsx043

[55] Leproult, R., Copinschi, G., Buxton, O., & Van Cauter, E. (1997). Sleep loss results in an elevation of cortisol levels the next evening. *Sleep*, 20(10), 865–870.

[56] Lim, G. Y., Jang, T. W., Sim, C. S., Ahn, Y. S., & Jeong, K. S. (2020). Comparison of Cortisol level by Shift Cycle in Korean

Firefighters. *International journal of environmental research and public health*, 17(13), 4760. https://doi.org/10.3390/ijerph17134760

[57] Skene, D. J., Skornyakov, E., Chowdhury, N. R., Gajula, R. P., Middleton, B., Satterfield, B. C., Porter, K. I., Van Dongen, H., & Gaddameedhi, S. (2018). Separation of circadian- and behavior-driven metabolite rhythms in humans provides a window on peripheral oscillators and metabolism. *Proceedings of the National Academy of Sciences of the United States of America*, 115(30), 7825–7830. https://doi.org/10.1073/pnas.1801183115

[58] Osunlana, A & Asselin, Jodie & Anderson, R & Ogunleye, A & Cave, Andrew & Sharma, Arya & Campbell-Scherer, Denise. (2016). stress-eating.

[59] Adam, T. C., & Epel, E. S. (2007). Stress, eating and the reward system. *Physiology & behavior*, 91(4), 449–458. https://doi.org/10.1016/j.physbeh.2007.04.011

[60] Cannizzaro, E., Cirrincione, L., Mazzucco, W., Scorciapino, A., Catalano, C., Ramaci, T., Ledda, C., & Plescia, F. (2020). Night-Time Shift Work and Related Stress Responses: A Study on Security Guards. *International journal of environmental research and public health*, 17(2), 562. https://doi.org/10.3390/ijerph17020562

[61] Han, K., Choi-Kwon, S., & Kim, K. S. (2016). Poor dietary behaviors among hospital nurses in Seoul, South Korea. *Applied nursing research*: ANR, 30, 38–44. https://doi.org/10.1016/j.apnr.2015.10.009

[62] Santa Cecília Silva, A. A., Lopes, T., Teixeira, K. R., Mendes, J. A., de Souza Borba, M. E., Mota, M. C., Waterhouse, J., & Crispim, C. A. (2017). The association between anxiety, hunger, the enjoyment of eating foods and the satiety after food intake in individuals working a night shift compared with after taking a nocturnal sleep: A prospective and observational study. *Appetite*, 108, 255–262. https://doi.org/10.1016/j.appet.2016.10.005

[63] Gupta, C. C., Dorrian, J., Grant, C. L., Pajcin, M., Coates, A. M., Kennaway, D. J., Wittert, G. A., Heilbronn, L. K., Della Vedova, C. B., & Banks, S. (2017). It's not just what you eat but when: The impact of eating a meal during simulated shift work on driving performance. *Chronobiology international*, 34(1), 66–77. https://doi.org/10.1080/07420528.2016.1237520

[64] Gupta, C. C., Centofanti, S., Dorrian, J., Coates, A., Stepien, J. M., Kennaway, D., Wittert, G., Heilbronn, L., Catcheside, P., Noakes, M., Coro, D., Chandrakumar, D., & Banks, S. (2019). Altering meal timing to improve cognitive performance during simulated nightshifts. *Chronobiology international*, 36(12), 1691–1713. https://doi.org/10.1080/07420528.2019.1676256

[65] Gupta, C. C., Centofanti, S., Dorrian, J., Coates, A. M., Stepien, J. M., Kennaway, D., Wittert, G., Heilbronn, L., Catcheside, P., Tuckwell, G. A., Coro, D., Chandrakumar, D., & Banks, S. (2021). The impact of a meal, snack, or not eating during the night shift on simulated driving performance post-shift. *Scandinavian journal of work, environment & health*, 47(1), 78–84. https://doi.org/10.5271/sjweh.3934

[66] Ravussin, E., Beyl, R. A., Poggiogalle, E., Hsia, D. S., & Peterson, C. M. (2019). Early Time-Restricted Feeding Reduces Appetite and Increases Fat Oxidation But Does Not Affect Energy Expenditure in Humans. *Obesity (Silver Spring, Md.)*, 27(8), 1244–1254. https://doi.org/10.1002/oby.22518

[67] Reid, K. J., Baron, K. G., & Zee, P. C. (2014). Meal timing influences daily caloric intake in healthy adults. *Nutrition research (New York, N.Y.)*, 34(11), 930–935. https://doi.org/10.1016/j.nutre

第十六章　参考文献

[1] [美] 沙拉 . 巴兰坦（Sarah Ballantyne）著 . 原始饮食：远离自身免疫性疾病的细胞营养学 [C] 邓源 译；郑璐 : 北京科学技术出版社：2018

[2] [美] 史蒂文 .R. 冈德里 (Steven R. Gundry.M.D.) 著 . 饮食的悖论 . 赖博 译 / 中信出版集团，中信出版社 / 2018-07

[3] Rodhouse, J. C., Haugh, C. A., Roberts, D., & Gilbert, R. J. (1990). Red kidney bean poisoning in the UK: an analysis of 50 suspected incidents between 1976 and 1989. *Epidemiology and infection*, 105(3), 485–491. https://doi.org/10.1017/s095026880004810x

[4] He, S., Simpson, B. K., Sun, H., Ngadi, M. O., Ma, Y., & Huang, T. (2018). Phaseolus vulgaris lectins: A systematic review of characteristics and health implications. *Critical reviews in food science and nutrition*, 58(1), 70–83. https://doi.org/10.1080/10408398.2015.1096234

[5] Sun, Yufeng & Liu, Jiameng & Huang, Yatao & Li, Minmin & Lu, Jia & Jin, Nuo & He, Yan & Fan, Bei. (2019). Phytohemagglutinin content in fresh kidney bean in China. *International Journal of Food Properties*. 22. 405-413. 10.1080/10942912.2019.1590399.

[6] 单良, & 姚惠源. (2004). 麦胚凝集素的肠道营养及免疫增强活性. 粮食与饲料工业 (05), 21-23.

[7] Harvard School of Public Health, The Nutrition Source,,Are Anti-nutrients harmful? *Lectins*, https://www.hsph.harvard. edu/nutritionsource/anti-nutrients/lectins/. Last viewed: Auguest 22, 2020

[8] van Buul, Vincent & Brouns, Fred. (2014). Health effects of wheat lectins: A review. *Journal of Cereal Science*. 59. 10.1016/j.jcs.2014.01.010.

[9] Matucci, A., Veneri, G., Dalla Pellegrina, C., Zoccatelli, G., Vincenzi, S., Chignola, R., Peruffo, A.D.B., Rizzi, C., 2004. Temperature-dependent decay of wheat germ agglutinin activity and its implications for food processing and analysis. *Food Control* 15, 391e395.

[10] Jordinson, Mark & Goodlad, Robert & Brynes, Audrey & Bliss, Philip & Ghatei, Ma & Bloom, Stephen & Fitzgerald, Anthony & Grant, George & Bardocz, Susan & Pusztai, Arpad & Pignatelli, Massimo & Calam, John. (1999). Gastrointestinal responses to a panel of lectins in rats maintained on total parenteral nutrition. The *American journal of physiology*. 276. G1235-42. 10.1152/ajpgi.1999.276.5.G1235.

[11] Kuo, W. T., Ho, Y. J., Kuo, S. M., Lin, F. H., Tsai, F. J., Chen, Y. S., Dong, G. C., & Yao, C. H. (2011). Induction of the mitochondria apoptosis pathway by phytohemagglutinin erythroagglutinating in human lung cancer cells. *Annals of surgical oncology*, 18(3), 848–856. https://doi.org/10.1245/s10434-010-1351-2

[12] Liu, Z & Luo, Y & Zhou, T-T & Zhang, W-Z. (2013). Could plant lectins become promising anti-tumor drugs for causing autophagic cell death?. *Cell proliferation*. 46. 10.1111/cpr.12054.

[13] Lomakova, Yelizavet & Londregan, Jennifer & Maslanka, Jeffrey & Goldman, Naomi & Somerville, John & Riggs, James. (2018). PHA eludes macrophage suppression to activate CD8+ T cells. *Immunobiology*. 224. 10.1016/j.imbio.2018.10.004.

[14] Böttger, S., & Melzig, M. F. (2013). The influence of saponins on cell membrane cholesterol. *Bioorganic & medicinal chemistry*, 21(22), 7118–7124. https://doi.org/10.1016/j.bmc.2013.09.008

[15] Moses, Tessa & Papadopoulou, Kalliope & Osbourn, Anne. (2014). Metabolic and functional diversity of saponins, biosynthetic intermediates and semi-synthetic derivatives. *Critical reviews in biochemistry and molecular biology*. 49. 1-24. 10.3109/10409238.2014.953628.

[16] Duke Omayio, Gekonge & Abong, George & Okoth, Michael. (2016). A Review of Occurrence of Glycoalkaloids in Potato and Potato Products.

[17] Arabski, M., Węgierek-Ciuk, A., Czerwonka, G., Lankoff, A., & Kaca, W. (2012). Effects of saponins against clinical E. coli strains and eukaryotic cell line. *Journal of biomedicine & biotechnology*, 2012, 286216. https://doi.org/10.1155/2012/286216

[18] Yang, Xiushi & Hou, Zhaohua & Xue, Peng. (2020). Antibacterial activity and mechanism of action saponins from Chenopodium quinoa Willd. husks against foodborne pathogenic bacteria. *Industrial Crops and Products*. 149. 10.1016/j.indcrop.2020.112350.

[19] Ahmed, Dorsaf & Chaieb, Ikbal & Salah, Karima & Boukamcha, Habib & Ben Jannet, Hichem & Gannoun, Sana & Daami-Remadi, Mejda. (2012). Antibacterial and antifungal activities of Cestrum parqui saponins: possible interaction with membrane sterols. 3. 2141-5447.

[20] Desai, Sapna & Desai, D.G. & Kaur, Harmeet. (2009). Saponins and their biological activities. *Pharma Times*. 41. 13-16.

[21] Oleszek, Marta & Oleszek, Wieslaw. (2020). Saponins in Food. 10.1007/978-981-13-1745-3_34-1.

[22] Ohfuji, S., Fukushima, W., Watanabe, K., Sasaki, S., Yamagami, H., Nagahori, M., Watanabe, M., Hirota, Y., & Japanese Case-Control Study Group for Ulcerative Colitis (2014). Pre-illness isoflavone consumption and disease risk of ulcerative colitis: a multicenter case-control study in Japan. *PloS one*, 9(10), e110270. https://doi.org/10.1371/journal.pone.0110270

[23] Jalili, Mahsa & Vahedi, Homayoun & Janani, Leila & Poustchi, Hossein & Malekzadeh, Reza & Hekmatdoost, Azita. (2015). Soy Isoflavones Supplementation for Patients with Irritable Bowel Syndrome: A Randomized Double Blind Clinical Trial. *Middle East journal of digestive diseases*. 7. 170-6.

[24] Al-Nakkash, Layla & Kubinski, Aaron. (2020). Soy Isoflavones and Gastrointestinal Health. *Current Nutrition Reports*. 9. 10.1007/s13668-020-00314-4.

[25] Miyake, Y., Sasaki, S., Ohya, Y., Miyamoto, S., Matsunaga, I., Yoshida, T., Hirota, Y., & Oda, H. (2005). Soy, isoflavones, and prevalence of allergic rhinitis in Japanese women: the Osaka Maternal and Child Health Study. *The Journal of allergy and clinical immunology*, 115(6), 1176–1183. https://doi.org/10.1016/j.jaci.2005.02.016

[26] Wei, J., Bhatt, S., Chang, L. M., Sampson, H. A., & Masilamani, M. (2012). Isoflavones, genistein and daidzein, regulate

mucosal immune response by suppressing dendritic cell function. *PloS one*, 7(10), e47979. https://doi.org/10.1371/journal.pone.0047979

[27] Cho, Seong & Jo, A & Casale, Thomas & Jeong, Su & Hong, Seung-Jae & Cho, Jonathan & Holbrook, Janet & Kumar, Rajesh & Smith, Lewis. (2019). Soy isoflavones reduce asthma exacerbation in asthmatics with high PAI-1 producing genotypes. *Journal of Allergy and Clinical Immunology*. 144. 10.1016/j.jaci.2019.01.020.

[28] Hong, Yong-Han & Wang, Tai-Chi & Huang, Ching-jang & Cheng, wy & Lin, Bi-Fong. (2008). Soy isoflavones supplementation alleviates disease severity in autoimmune-prone MRL-lpr/lpr mice. *Lupus*. 17. 814-21. 10.1177/0961203308091287.

[29] Paradkar, Prasad & Blum, Penny & Berhow, Mark & Baumann, Heinz & Kuo, Shiu-Ming. (2004). Dietary isoflavones suppress endotoxin-induced inflammatory reaction in liver and intestine. *Cancer letters*. 215. 21-8. 10.1016/j.canlet.2004.05.019.

[30] Liu, X. J., Bao, H. R., Zeng, X. L., & Wei, J. M. (2016). Effects of resveratrol and genistein on nuclear factor-κB, tumor necrosis factor-α and matrix metalloproteinase-9 in patients with chronic obstructive pulmonary disease. *Molecular medicine reports*, 13(5), 4266–4272. https://doi.org/10.3892/mmr.2016.5057

[31] Zhang, Kaili & Wang, Ying & Ma, Weiyuan & Hu, Zhigang & Zhao, Pengxin. (2016). Genistein improves thyroid function in Hashimoto's thyroiditis patients through regulating Th1 cytokines. *Immunobiology*. 222. 10.1016/j.imbio.2016.10.004.

[32] Masum Akond, A., Crawford, H., Berthold, J., Talukder, Z. I., & Hossain, K. (2011). Minerals (Zn, Fe, Ca and Mg) and Antinutrient (Phytic Acid) Constituents in Common Bean. *American journal of food technology*, 6(3), 235–243. https://doi.org/10.3923/ajft.2011.235.243

[33] Lau, E. M., & Woo, J. (1998). Nutrition and osteoporosis. *Current opinion in rheumatology*, 10(4), 368–372. https://doi.org/10.1097/00002281-199807000-00016

[34] López-González, A. A., Grases, F., Monroy, N., Marí, B., Vicente-Herrero, M. T., Tur, F., & Perelló, J. (2013). Protective effect of myo-inositol hexaphosphate (phytate) on bone mass loss in postmenopausal women. *European journal of nutrition*, 52(2), 717–726. https://doi.org/10.1007/s00394-012-0377-6

[35] Gonzalez, A., Grases, F., Mari, B., Tomas-Salva, M., & Rodriguez, A. (2019). Urinary phytate concentration and risk of fracture determined by the FRAX index in a group of postmenopausal women. *Turkish journal of medical sciences*, 49(2), 458–463. https://doi.org/10.3906/sag-180

[36] Bohn, T., Davidsson, L., Walczyk, T., & Hurrell, R. F. (2004). Phytic acid added to white-wheat bread inhibits fractional apparent magnesium absorption in humans. *The American journal of clinical nutrition*, 79(3), 418–423. https://doi.org/10.1093/ajcn/79.3.418

[37] Razzaque M. S. (2018). Magnesium: Are We Consuming Enough?. *Nutrients*, 10(12), 1863. https://doi.org/10.3390/nu10121863

[38] 杨月欣主编，中国疾病预防控制中心营养与健康所编著（2019），《中国食物成分表》第标准版第 6 版 / 第一册，北京：北京大学医学出版社

[39] Yilmaz, B., & Li, H. (2018). Gut Microbiota and Iron: The Crucial Actors in Health and Disease. *Pharmaceuticals (Basel, Switzerland)*, 11(4), 98. https://doi.org/10.3390/ph11040098

[40] Int, Chem. (2019). Effect of cooking time on selected metals, oxalate and phytate contents of the raw and cooked lettuce from five farms in Ethiopia. 10.31221/http://osf.io/cf73r.

[41] Fleming, D. J., Jacques, P. F., Tucker, K. L., Massaro, J. M., D'Agostino, R. B., Sr, Wilson, P. W., & Wood, R. J. (2001). Iron status of the free-living, elderly Framingham Heart Study cohort: an iron-replete population with a high prevalence of elevated iron stores. *The American journal of clinical nutrition*, 73(3), 638–646. https://doi.org/10.1093/ajcn/73.3.638

[42] Sandstead, H. H., & Freeland-Graves, J. H. (2014). Dietary phytate, zinc and hidden zinc deficiency. *Journal of trace elements in medicine and biology: organ of the Society for Minerals and Trace Elements* (GMS), 28(4), 414–417. https://doi.org/10.1016/j.jtemb.2014.08.011

[43] Foster, M., Karra, M., Picone, T., Chu, A., Hancock, D. P., Petocz, P., & Samman, S. (2012). Dietary fiber intake increases the risk of zinc deficiency in healthy and diabetic women. *Biological trace element research*, 149(2), 135–142. https://doi.org/10.1007/s12011-012-9408-7

[44] Miller, L. V., Hambidge, K. M., & Krebs, N. F. (2015). Zinc Absorption Is Not Related to Dietary Phytate Intake in Infants and Young Children Based on Modeling Combined Data from Multiple Studies. *The Journal of nutrition*, 145(8), 1763–1769. https://doi.org/10.3945/jn.115.213074

[45] Prieto, R. M., Fiol, M., Perello, J., Estruch, R., Ros, E., Sanchis, P., & Grases, F. (2010). Effects of Mediterranean diets with low and high proportions of phytate-rich foods on the urinary phytate excretion. *European journal of nutrition*, 49(6), 321–326. https://doi.org/10.1007/s00394-009-0087-x

[46] Mesías, M., Seiquer, I., & Navarro, M. P. (2012). Is the Mediterranean diet adequate to satisfy zinc requirements during adolescence?. *Public health nutrition*, 15(8), 1429–1436. https://doi.org/10.1017/S1368980011003429

[47] Foster, M., & Samman, S. (2015). Vegetarian diets across the lifecycle: impact on zinc intake and status. *Advances in food and nutrition research*, 74, 93–131. https://doi.org/10.1016/bs.afnr.2014.11.003

[48] Foster, M., Chu, A., Petocz, P., & Samman, S. (2013). Effect of vegetarian diets on zinc status: a systematic review and meta-analysis of studies in humans. *Journal of the science of food and agriculture*, 93(10), 2362–2371. https://doi.org/10.1002/jsfa.6179

[49] Liang, J., Han, B. Z., Nout, M. J., & Hamer, R. J. (2008). Effects of soaking, germination and fermentation on phytic acid, total and in vitro soluble zinc in brown rice. *Food chemistry*, 110(4), 821–828. https://doi.org/10.1016/j.foodchem.2008.02.064

[50] Fukushima, Ayaka & Uchino, Gun & Akabane, Tatsuki & Aiseki, Ayaka & Perera, Ishara & Hirotsu, Naoki. (2020). Phytic Acid in Brown Rice Can Be Reduced by Increasing Soaking Temperature. *Foods*. 10. 23. 10.3390/foods10010023.

[51] Albarracín, Micaela & González, Rolando & Drago, Silvina. (2013). Effect of soaking process on nutrient bio-accessibility and phytic acid content of brown rice cultivar. *LWT - Food Science and Technology*. 53. 76–80. 10.1016/j.lwt.2013.01.029.

[52] Sotelo, A., González-Osnaya, L., Sánchez-Chinchillas, A., & Trejo, A. (2010). Role of oxate, phytate, tannins and cooking on iron bioavailability from foods commonly consumed in Mexico. *International journal of food sciences and nutrition*, 61(1), 29–39. https://doi.org/10.3109/09637480903213649

[53] Gautam, S., Platel, K., & Srinivasan, K. (2010). Higher bioaccessibility of iron and zinc from food grains in the presence of garlic and onion. *Journal of agricultural and food chemistry*, 58(14), 8426–8429. https://doi.org/10.1021/jf100716t

[54] Hemalatha, S., Platel, K., & Srinivasan, K. (2005). Influence of food acidulants on bioaccessibility of zinc and iron from selected food grains. *Molecular nutrition & food research*, 49(10), 950–956. https://doi.org/10.1002/mnfr.200500068

[55] Rose A. (2011), *Phytic Acid: A Visual Summary Of The Research On Home Kitchen Remedies For Phytic Acid*, Hot Springs: Purple Oak Press

[56] Hallberg, L & Brune, Mats & Rossander, L. (1989). Iron absorption in man: Ascorbic acid and dose-dependent inhibition by phytate. *The American journal of clinical nutrition*. 49. 140-4. 10.1093/ajcn/49.1.140.

[57] Markiewicz, L. H., Honke, J., Haros, M., Świątecka, D., & Wróblewska, B. (2013). Diet shapes the ability of human intestinal microbiota to degrade phytate--in vitro studies. *Journal of applied microbiology*, 115(1), 247–259. https://doi.org/10.1111/jam.12204

[58] Amritha, G. K., & Venkateswaran, G. (2018). Use of Lactobacilli in Cereal-Legume Fermentation and as Potential Probiotics towards Phytate Hydrolysis. *Probiotics and antimicrobial proteins*, 10(4), 647–653. https://doi.org/10.1007/s12602-017-9328-0

[59] Ikenaga, T., Noguchi, H., Kakumoto, K., Kohda, N., Tsukikawa, H., Matsuguma, K., & Yamamoto, T. (2020). Effect of phytic acid on postprandial serum uric acid level in healthy volunteers: a randomized, double-blind, crossover study. *Nucleosides, nucleotides & nucleic acids*, 39(4), 504–517. https://doi.org/10.1080/15257770.2019.1656337

[60] Ikenaga, T., Kakumoto, K., Kohda, N., & Yamamoto, T. (2019). Effect of Inositol Hexaphosphate (IP6) on Serum Uric Acid in Hyperuricemic Subjects: a Randomized, Double-Blind, Placebo-Controlled, Crossover Study. *Plant foods for human nutrition (Dordrecht, Netherlands)*, 74(3), 316–321. https://doi.org/10.1007/s11130-019-00735-9

[61] Markiewicz, L. H., Ogrodowczyk, A. M., Wiczkowski, W., & Wróblewska, B. (2021). Phytate and Butyrate Differently Influence the Proliferation, Apoptosis and Survival Pathways in Human Cancer and Healthy Colonocytes. *Nutrients*, 13(6), 1887. https://doi.org/10.3390/nu13061887

[62] Khurana, S., Baldeo, C., & Joseph, R. W. (2019). Inositol hexaphosphate plus inositol induced complete remission in stage IV melanoma: a case report. *Melanoma research*, 29(3), 322–324. https://doi.org/10.1097/CMR.0000000000000577

[63] Druzijanic, N. & Juricic, J. & Perko, Zdravko & Kraljevic, D.. (2004). IP6 + Inositol as adjuvant to chemotherapy of colon cancer: our clinical experience. *Anticancer Research*. 24.

[64] Vucenik, Ivana. (2019). Anticancer Properties of Inositol Hexaphosphate and Inositol: An Overview. *Journal of Nutritional Science and Vitaminology*. 65. S18-S22. 10.3177/jnsv.65.S18.

[65] Bacić, Ivan & Druzijanić, Nikica & Karlo, Robert & Skifić, Ivan & Jagić, Stjepan. (2010). Efficacy of IP6+ inositol in the treatment of breast cancer patients receiving chemotherapy: Prospective, randomized, pilot clinical study. *Journal of experimental & clinical cancer research*: CR. 29. 12. 10.1186/1756-9966-29-12.

[66] Vucenik, Ivana & Druzijanic, Ana & Druzijanic, Nikica. (2020). Inositol Hexaphosphate (IP6) and Colon Cancer: From Concepts and First Experiments to Clinical Application. *Molecules*. 25. 5931. 10.3390/molecules25245931.

[67] Yoon, J. H., Thompson, L. U., & Jenkins, D. J. (1983). The effect of phytic acid on in vitro rate of starch digestibility and blood glucose response. *The American journal of clinical nutrition*, 38(6), 835–842. https://doi.org/10.1093/ajcn/38.6.835

[68] Eelderink, C., Moerdijk-Poortvliet, T. C., Wang, H., Schepers, M., Preston, T., Boer, T., Vonk, R. J., Schierbeek, H., & Priebe, M. G. (2012). The glycemic response does not reflect the in vivo starch digestibility of fiber-rich wheat products in healthy men. *The Journal of nutrition*, 142(2), 258–263. https://doi.org/10.3945/jn.111.147884

[69] Kumar, A., Sahu, C., Panda, P. A., Biswal, M., Sah, R. P., Lal, M. K., Baig, M. J., Swain, P., Behera, L., Chattopadhyay, K., & Sharma, S. (2020). Phytic acid content may affect starch digestibility and glycemic index value of rice (Oryza sativa L.). *Journal of the science of food and agriculture*, 100(4), 1598–1607. https://doi.org/10.1002/jsfa.10168

[70] Sanchis, P., Rivera, R., Berga, F., Fortuny, R., Adrover, M., Costa-Bauza, A., Grases, F., & Masmiquel, L. (2018). Phytate Decreases Formation of Advanced Glycation End-Products in Patients with Type II Diabetes: Randomized Crossover Trial. *Scientific reports*, 8(1), 9619. https://doi.org/10.1038/s41598-018-27853-9

[71] Curhan, G. C., Willett, W. C., Knight, E. L., & Stampfer, M. J. (2004). Dietary factors and the risk of incident kidney stones in younger women: Nurses' Health Study II. *Archives of internal medicine*, 164(8), 885–891. https://doi.org/10.1001/archinte.164.8.885

[72] Fernández-Palomeque, C., Grau, A., Perelló, J., Sanchis, P., Isern, B., Prieto, R. M., Costa-Bauzá, A., Caldés, O. J., Bonnin, O., Garcia-Raja, A., Bethencourt, A., & Grases, F. (2015). Relationship between Urinary Level of Phytate and Valvular Calcification in an Elderly Population: A Cross-Sectional Study. *PloS one*, 10(8), e0136560. https://doi.org/10.1371/journal.pone.0136560

[73] A. Ndayisaba, C. Kaindlstorfer, G.K. Wenning (2019), Iron in neurodegeneration -causes or consequences?, *Front Neurosci*, 13, p. 180, 10.3389/fnins.2019.00180

[74] Xu, Q., Kanthasamy, A. G., & Reddy, M. B. (2008). Neuroprotective effect of the natural iron chelator, phytic acid in a cell culture model of Parkinson's disease. *Toxicology*, 245(1-2), 101–108. https://doi.org/10.1016/j.tox.2007.12.017

[75] Zhang, Hongli & Zhu, Shilin & Yang, Jie & Ma, Aijie & Chen, Weixing. (2021). Enhanced removal efficiency of heavy metal ions by assembling phytic acid on polyamide nanofiltration membrane. *Journal of Membrane Science*. 636. 119591. 10.1016/j.memsci.2021.119591.

[76] Tsao, George & Zheng, Yizhou & Lu, Jean & Gong, Cheng. (1997). Adsorption of Heavy Metal Ions by Immobilized Phytic Acid. *Applied biochemistry and biotechnology*. 63-65. 731-41. 10.1007/BF02920471.

第十七章　参考文献

[1] Kaye, J., Gage, H., Kimber, A., Storey, L., & Trend, P. (2006). Excess burden of constipation in Parkinson's disease: a pilot study. *Movement disorders: official journal of the Movement Disorder Society*, 21(8), 1270–1273. https://doi.org/10.1002/mds.20942

[2] Rusch, C., Beke, M., Tucciarone, L., Nieves, C., Jr, Ukhanova, M., Tagliamonte, M. S., Mai, V., Suh, J. H., Wang, Y., Chiu, S., Patel, B., Ramirez-Zamora, A., & Langkamp-Henken, B. (2021). Mediterranean Diet Adherence in People With Parkinson's Disease Reduces Constipation Symptoms and Changes Fecal Microbiota After a 5-Week Single-Arm Pilot Study. *Frontiers in neurology*, 12, 794640. https://doi.org/10.3389/fneur.2021.794640

[3] McRorie, J. W., Jr, & McKeown, N. M. (2017). Understanding the Physics of Functional Fibers in the Gastrointestinal Tract: An Evidence-Based Approach to Resolving Enduring Misconceptions about Insoluble and Soluble Fiber. *Journal of the Academy of Nutrition and Dietetics*, 117(2), 251–264. https://doi.org/10.1016/j.jand.2016.09.021

[4] Slavin, J. L., Savarino, V., Paredes-Diaz, A., & Fotopoulos, G. (2009). A review of the role of soluble fiber in health with specific reference to wheat dextrin. *The Journal of international medical research*, 37(1), 1–17. https://doi.org/10.1177/147323000903700101

[5] Taghipoor, M., Barles, G., Georgelin, C., Licois, J. R., & Lescoat, P. (2014). Digestion modeling in the small intestine: impact of dietary fiber. *Mathematical biosciences*, 258, 101–112. https://doi.org/10.1016/j.mbs.2014.09.011

[6] Mudgil, D., & Barak, S. (2013). Composition, properties and health benefits of indigestible carbohydrate polymers as dietary fiber: a review. *International journal of biological macromolecules*, 61, 1–6. https://doi.org/10.1016/j.ijbiomac.2013.06.044

[7] McRorie J. W., Jr (2015). Evidence-Based Approach to Fiber Supplements and Clinically Meaningful Health Benefits, Part 2: What to Look for and How to Recommend an Effective Fiber Therapy. *Nutrition today*, 50(2), 90–97. https://doi.org/10.1097/NT.0000000000000089

[8] Tomlin, J., & Read, N. W. (1988). Laxative properties of indigestible plastic particles. *BMJ (Clinical research ed.)*, 297(6657), 1175–1176. https://doi.org/10.1136/bmj.297.6657.1175

[9] Lewis, S. J., & Heaton, K. W. (1997). The intestinal effects of bran-like plastic particles: is the concept of 'roughage' valid after all?. *European journal of gastroenterology & hepatology*, 9(6), 553–557. https://doi.org/10.1097/00042737-199706000-00001

[10] Lewis, S. J., & Heaton, K. W. (1999). Roughage revisited: the effect on intestinal function of inert plastic particles of different sizes and shape. *Digestive diseases and sciences*, 44(4), 744–748. https://doi.org/10.1023/a:1026613909403

[11] Brodribb, A. J., & Groves, C. (1978). Effect of bran particle size on stool weight. Gut, 19(1), 60–63. https://doi.org/10.1136/gut.19.1.60

[12] McRorie, J. W., Daggy, B. P., Morel, J. G., Diersing, P. S., Miner, P. B., & Robinson, M. (1998). Psyllium is superior to docusate sodium for treatment of chronic constipation. *Alimentary pharmacology & therapeutics*, 12(5), 491–497. https://doi.org/10.1046/j.1365-2036.1998.00336.x

[13] Vega, A. B., Perelló, A., Martos, L., García Bayo, I., García, M., Andreu, V., Abad, A., & Barenys, M. (2015). Breath methane in functional constipation: response to treatment with Ispaghula husk. *Neurogastroenterology and motility: the official journal of the European Gastrointestinal Motility Society*, 27(7), 945–953. https://doi.org/10.1111/nmo.12568

[14] McRorie J. W., Jr (2015). Evidence-Based Approach to Fiber Supplements and Clinically Meaningful Health Benefits, Part 2: What to Look for and How to Recommend an Effective Fiber Therapy. *Nutrition today*, 50(2), 90–97. https://doi.org/10.1097/NT.0000000000000089

[15] Qvitzau, S., Matzen, P., & Madsen, P. (1988). Treatment of chronic diarrhoea: loperamide versus ispaghula husk and calcium. *Scandinavian journal of gastroenterology*, 23(10), 1237–1240. https://doi.org/10.3109/00365528809090197

[16] Washington, N., Harris, M., Mussellwhite, A., & Spiller, R. C. (1998). Moderation of lactulose-induced diarrhea by psyllium: effects on motility and fermentation. *The American journal of clinical nutrition*, 67(2), 317–321. https://doi.org/10.1093/ajcn/67.2.237

[17] Fujimori, S., Tatsuguchi, A., Gudis, K., Kishida, T., Mitsui, K., Ehara, A., Kobayashi, T., Sekita, Y., Seo, T., & Sakamoto, C. (2007). High dose probiotic and prebiotic cotherapy for remission induction of active Crohn's disease. *Journal of gastroenterology and hepatology*, 22(8), 1199–1204. https://doi.org/10.1111/j.1440-1746.2006.04535.x

[18] van den Heuvel, E. G., Wils, D., Pasman, W. J., Saniez, M. H., & Kardinaal, A. F. (2005). Dietary supplementation of different doses of NUTRIOSE FB, a fermentable dextrin, alters the activity of faecal enzymes in healthy men. *European journal of nutrition*, 44(7), 445–451. https://doi.org/10.1007/s00394-005-0552-0

[19] van den Heuvel, E. G., Wils, D., Pasman, W. J., Bakker, M., Saniez, M. H., & Kardinaal, A. F. (2004). Short-term digestive tolerance of different doses of NUTRIOSE FB, a food dextrin, in adult men. *European journal of clinical nutrition*, 58(7), 1046–1055. https://doi.org/10.1038/sj.ejcn.1601930

[20] El-Salhy, M., Ystad, S. O., Mazzawi, T., & Gundersen, D. (2017). Dietary fiber in irritable bowel syndrome (Review). *International journal of molecular medicine*, 40(3), 607–613. https://doi.org/10.3892/ijmm.2017.3072

[21] Yano, J. M., Yu, K., Donaldson, G. P., Shastri, G. G., Ann, P., Ma, L., Nagler, C. R., Ismagilov, R. F., Mazmanian, S. K., & Hsiao, E. Y. (2015). Indigenous bacteria from the gut microbiota regulate host serotonin biosynthesis. *Cell*, 161(2), 264–276. https://doi.org/10.1016/j.cell.2015.02.047

[22] Ge, X., Zhao, W., Ding, C., Tian, H., Xu, L., Wang, H., Ni, L., Jiang, J., Gong, J., Zhu, W., Zhu, M., & Li, N. (2017). Potential role of fecal microbiota from patients with slow transit constipation in the regulation of gastrointestinal motility. *Scientific reports*, 7(1), 441. https://doi.org/10.1038/s41598-017-00612-y

[23] Ge, X., Ding, C., Zhao, W., Xu, L., Tian, H., Gong, J., Zhu, M., Li, J., & Li, N. (2017). Antibiotics-induced depletion of mice microbiota induces changes in host serotonin biosynthesis and intestinal motility. *Journal of translational medicine*, 15(1), 13. https://doi.org/10.1186/s12967-

第十八章　参考文献

[1] Hutchings, M. I., Truman, A. W., & Wilkinson, B. (2019). Antibiotics: past, present and future. *Current opinion in microbiology*, 51, 72–80. https://doi.org/10.1016/j.mib.2019.10.008

[2] Arulkumaran, N., Routledge, M., Schlebusch, S., Lipman, J., & Conway Morris, A. (2020). Antimicrobial-associated harm in critical care: a narrative review. *Intensive care medicine*, 46(2), 225–235. https://doi.org/10.1007/s00134-020-05929-3

[3] Langdon, A., Crook, N., & Dantas, G. (2016). The effects of antibiotics on the microbiome throughout development and alternative approaches for therapeutic modulation. *Genome medicine*, 8(1), 39. https://doi.org/10.1186/s13073-016-0294-z

[4] Arulkumaran, N., Routledge, M., Schlebusch, S., Lipman, J., & Conway Morris, A. (2020). Antimicrobial-associated harm in critical care: a narrative review. *Intensive care medicine*, 46(2), 225–235. https://doi.org/10.1007/s00134-020-05929-3

[5] Bejaoui, S., & Poulsen, M. (2020). The impact of early life antibiotic use on atopic and metabolic disorders: Meta-analyses of recent insights. *Evolution, medicine, and public health*, 2020(1), 279–289. https://doi.org/10.1093/emph/eoaa039

[6] Jernberg, C., Löfmark, S., Edlund, C., & Jansson, J. K. (2010). Long-term impacts of antibiotic exposure on the human intestinal microbiota. *Microbiology (Reading, England)*, 156(Pt 11), 3216–3223. https://doi.org/10.1099/mic.0.040618-0

[7] Dethlefsen, Les & Huse, Sue & Sogin, Mitchell & Relman, David. (2008). The Pervasive Effects of an Antibiotic on the Human Gut Microbiota, as Revealed by Deep 16S rRNA Sequencing. *PLoS biology*. 6. e280. 10.1371/journal.pbio.0060280.

[8] Lurie, I., Yang, Y. X., Haynes, K., Mamtani, R., & Boursi, B. (2015). Antibiotic exposure and the risk for depression, anxiety, or psychosis: a nested case-control study. *The Journal of clinical psychiatry*, 76(11), 1522–1528. https://doi.org/10.4088/JCP.15m09961

[9] Slykerman, R. F., Coomarasamy, C., Wickens, K., Thompson, J., Stanley, T. V., Barthow, C., Kang, J., Crane, J., & Mitchell, E. A. (2019). Exposure to antibiotics in the first 24 months of life and neurocognitive outcomes at 11 years of age. *Psychopharmacology*, 236(5), 1573–1582. https://doi.org/10.1007/s00213-019-05216-0

[10] Patrick, D. M., Sbihi, H., Dai, D., Al Mamun, A., Rasali, D., Rose, C., Marra, F., Boutin, R., Petersen, C., Stiemsma, L. T., Winsor, G. L., Brinkman, F., Kozyrskyj, A. L., Azad, M. B., Becker, A. B., Mandhane, P. J., Moraes, T. J., Sears, M. R., Subbarao, P., Finlay, B. B., … Turvey, S. E. (2020). Decreasing antibiotic use, the gut microbiota, and asthma incidence in children: evidence from population-based and prospective cohort studies. The Lancet. Respiratory medicine, S2213-2600(20)30052-7. *Advance online publication*. https://doi.org/10.1016/S2213-2600(20)30052-7

[11] Ni, J., Friedman, H., Boyd, B. C., McGurn, A., Babinski, P., Markossian, T., & Dugas, L. R. (2019). Early antibiotic exposure and development of asthma and allergic rhinitis in childhood. *BMC pediatrics*, 19(1), 225. https://doi.org/10.1186/s12887-019-1594-4

[12] Bailey, Charles & Forrest, Christopher & Zhang, Peixin & Richards, Thomas & Livshits, Alice & DeRusso, Patricia. (2014). Association of Antibiotics in Infancy With Early Childhood Obesity. *JAMA pediatrics*. 168. 10.1001/jamapediatrics.2014.1539.

[13] Azad, Meghan & Bridgman, Sarah & Becker, A.B. & Kozyrskyj, Anita. (2014). Infant antibiotic exposure and the development of childhood overweight and central adiposity. *International journal of obesity* (2005). 38. 10.1038/ijo.2014.119.

[14] Li, M., Lu, Z. K., Amrol, D. J., Mann, J. R., Hardin, J. W., Yuan, J., Cox, C. L., & Love, B. L. (2019). Antibiotic Exposure and the Risk of Food Allergy: Evidence in the US Medicaid Pediatric Population. *The journal of allergy and clinical immunology*. In practice, 7(2), 492–499. https://doi.org/10.1016/j.jaip.2018.09.036

[15] Hirsch, A. G., Pollak, J., Glass, T. A., Poulsen, M. N., Bailey-Davis, L., Mowery, J., & Schwartz, B. S. (2017). Early-life antibiotic use and subsequent diagnosis of food allergy and allergic diseases. *Clinical and experimental allergy: journal of the British Society for Allergy and Clinical Immunology*, 47(2), 236–244. https://doi.org/10.1111/cea.12807

[16] Metzler, S., Frei, R., Schmaußer-Hechfellner, E., von Mutius, E., Pekkanen, J., Karvonen, A. M., Kirjavainen, P. V., Dalphin, J. C., Divaret-Chauveau, A., Riedler, J., Lauener, R., Roduit, C., & PASTURE/EFRAIM study group (2019). Association

between antibiotic treatment during pregnancy and infancy and the development of allergic diseases. *Pediatric allergy and immunology: official publication of the European Society of Pediatric Allergy and Immunology*, 30(4), 423–433. https://doi.org/10.1111/pai.13039

[17] Zou, Z., Liu, W., Huang, C., Sun, C., & Zhang, J. (2020). First-Year Antibiotics Exposure in Relation to Childhood Asthma, Allergies, and Airway Illnesses. *International journal of environmental research and public health*, 17(16), 5700. https://doi.org/10.3390/ijerph17165700

[18] Onoh, A., Linnebur, S. A., & Fixen, D. R. (2018). Moxifloxacin-induced tinnitus in an older adult. *Therapeutic advances in drug safety*, 9(4), 219–221. https://doi.org/10.1177/2042098618754483

[19] Bennett, A. C., Bennett, C. L., Witherspoon, B. J., & Knopf, K. B. (2019). An evaluation of reports of ciprofloxacin, levofloxacin, and moxifloxacin-association neuropsychiatric toxicities, long-term disability, and aortic aneurysms/dissections disseminated by the Food and Drug Administration and the European Medicines Agency. *Expert opinion on drug safety*, 18(11), 1055–1063. https://doi.org/10.1080/1474033

[20] Samonis, G., Kofteridis, D. P., Maraki, S., Alegakis, D., Mantadakis, E., Papadakis, J. A., Gikas, A. H., & Falagas, M. E. (2005). Levofloxacin and moxifloxacin increase human gut colonization by Candida species. *Antimicrobial agents and chemotherapy*, 49(12), 5189. https://doi.org/10.1128/AAC.49.12.5189.2005

[21] Erdogan, A., & Rao, S. S. (2015). Small intestinal fungal overgrowth. *Current gastroenterology reports*, 17(4), 16. https://doi.org/10.1007/s11894-015-0436-2

[22] Nobile, C. J., & Johnson, A. D. (2015). Candida albicans Biofilms and Human Disease. *Annual review of microbiology*, 69, 71–92. https://doi.org/10.1146/annurev-micro-091014-104330

[23] Chen, H., Zhou, X., Ren, B., & Cheng, L. (2020). The regulation of hyphae growth in Candida albicans. *Virulence*, 11(1), 337–348. https://doi.org/10.1080/21505594.2020.1748930

[24] Macfarlane, J & Holmes, William & Gard, P & Macfarlane, R & Rose, D & Weston, Vivienne & Leinonen, Maija & Saikku, P & Myint, S. (2001). Prospective study of the incidence, aetiology and outcome of adult lower respiratory tract illness in the community. *Thorax*. 56. 109-14.

[25] Llor, C., & Bjerrum, L. (2016). Antibiotic prescribing for acute bronchitis. *Expert review of anti-infective therapy*, 14(7), 633–642. https://doi.org/10.1080/14787210.2016.1193435

[26] Gonzales, Ralph & Bartlett, John & Besser, Richard & Cooper, Richelle & Hickner, John & Hoffman, Jerome & Sande, Merle. (2001). Principles of Appropriate Antibiotic Use for Treatment of Uncomplicated Acute Bronchitis. *Annals of Emergency Medicine*. 37. 0720-0727. 10.1067/mem.2001.em376720.

[27] Morley, Valerie & Firgens, Emily & Vanderbilt, Rachel & Zhou, Yanmengqian & Zook, Michelle & Read, Andrew & MacGeorge, Erina. (2020). Factors associated with antibiotic prescribing for acute bronchitis at a university health center. *BMC Infectious Diseases*. 20. 10.1186/s12879-020-4825-2.

[28] Del Mar, C. B., Glasziou, P. P., & Spinks, A. B. (2004). Antibiotics for sore throat. *The Cochrane database of* systematic reviews, (2), CD000023. https://doi.org/10.1002/14651858.CD000023.pub2

[29] Young, J., De Sutter, A., Merenstein, D., van Essen, G. A., Kaiser, L., Varonen, H., Williamson, I., & Bucher, H. C. (2008). Antibiotics for adults with clinically diagnosed acute rhinosinusitis: a meta-analysis of individual patient data. *Lancet (London, England)*, 371(9616), 908–914. https://doi.org/10.1016/S0140-6736(08)60416-X

[30] Sun, Q., Dyar, O. J., Zhao, L., Tomson, G., Nilsson, L. E., Grape, M., Song, Y., Yan, L., & Lundborg, C. S. (2015). Overuse of antibiotics for the common cold - attitudes and behaviors among doctors in rural areas of Shandong Province, China. *BMC pharmacology & toxicology*, 16, 6. https://doi.org/10.1186/s40360-015-0009-x

[31] Yu, J., Nie, E. M., Jiang, R., Zhang, C. Y., & Li, X. (2020). Analgesic and Antibiotic Prescription Pattern among Dentists in Guangzhou: A Cross-Sectional Study. *Pain research & management*, 2020, 6636575. https://doi.org/10.1155/2020/6636575

[32] Konde, S., Jairam, L. S., Peethambar, P., Noojady, S. R., & Kumar, N. C. (2016). Antibiotic overusage and resistance: A cross-sectional survey among pediatric dentists. *Journal of the Indian Society of Pedodontics and Preventive Dentistry*, 34(2), 145–151. https://doi.org/10.4103/0970-4388.180444

[33] Alzahrani, A., Alzahrani, M., Aldannish, B. H., Alghamdi, H. S., Albanghali, M. A., & Almalki, S. (2020). Inappropriate Dental Antibiotic Prescriptions: Potential Driver of the Antimicrobial Resistance in Albaha Region, Saudi Arabia. *Risk management and healthcare policy*, 13, 175–182. https://doi.org/10.2147/RMHP.S247184

[34] Yu, Miao & Zhu, Y.-P & Song, X.-X & Yang, L. & Tao, Tao & Zhao, Qi & Xu, Biao & Zhao, G.-M. (2013). Insights into residents' behavior of antibiotic purchasing from medicinal sales data of retail pharmacies in rural China. *Fudan*

University Journal of Medical Sciences. 40. 253-258. 10.3969/j.issn.1672-8467.2013.03.001.

[35] Torres, N. F., Chibi, B., Kuupiel, D., Solomon, V. P., Mashamba-Thompson, T. P., & Middleton, L. E. (2021). The use of non-prescribed antibiotics; prevalence estimates in low-and-middle-income countries. A systematic review and meta-analysis. *Archives of public health = Archives belges de sante publique*, 79(1), 2. https://doi.org/10.1186/s13690-020-00517-9

[36] Lin, L., Fearon, E., Harbarth, S., Wang, X., Lu, C., Zhou, X., & Hargreaves, J. R. (2020). Decisions to use antibiotics for upper respiratory tract infections across China: a large-scale cross-sectional survey among university students. *BMJ open*, 10(8), e039332. https://doi.org/10.1136/bmjopen-2020-039332

[37] Lin, L., Harbarth, S., Hargreaves, J. R., Zhou, X., & Li, L. (2021). Large-scale survey of parental antibiotic use for paediatric upper respiratory tract infections in China: implications for stewardship programmes and national policy. *International journal of antimicrobial agents*, 106302. Advance online publication. https://doi.org/10.1016/j.ijantimicag.2021.106302

[38] Hu, Y., Wang, X., Tucker, J. D., Little, P., Moore, M., Fukuda, K., & Zhou, X. (2018). Knowledge, Attitude, and Practice with Respect to Antibiotic Use among Chinese Medical Students: A Multicentre Cross-Sectional Study. *International journal of environmental research and public health*, 15(6), 1165. https://doi.org/10.3390/ijerph15061165

[39] 很多医学院的学生抱怨药理学是信息过载的一门学科，而其中的抗生素章节更是一种"终极药理学记忆挑战"。

[40] Nogueira-Uzal, N., Zapata-Cachafeiro, M., Vázquez-Cancela, O., López-Durán, A., Herdeiro, M. T., & Figueiras, A. (2020). Does the problem begin at the beginning? Medical students' knowledge and beliefs regarding antibiotics and resistance: a systematic review. *Antimicrobial resistance and infection control*, 9(1), 172. https://doi.org/10.1186/s13756-020-00837-z

第十九章 参考文献

[1] EFSA Panel on Nutrition, Novel Foods and Food Allergens (NDA), Turck, D., Castenmiller, J., de Henauw, S., Hirsch-Ernst, K. I., Kearney, J., Knutsen, H. K., Maciuk, A., Mangelsdorf, I., McArdle, H. J., Pelaez, C., Pentieva, K., Siani, A., Thies, F., Tsabouri, S., Vinceti, M., Aggett, P., Fairweather-Tait, S., Martin, A., Przyrembel, H., … Naska, A. (2019). Dietary reference values for sodium. *EFSA journal*. European Food Safety Authority, 17(9), e05778. https://doi.org/10.2903/j.efsa.2019.5778

[2] https://www.who.int/news-room/fact-sheets/detail/salt-reduction

[3] Eckel, R. H., Jakicic, J. M., Ard, J. D., de Jesus, J. M., Houston Miller, N., Hubbard, V. S., Lee, I. M., Lichtenstein, A. H., Loria, C. M., Millen, B. E., Nonas, C. A., Sacks, F. M., Smith, S. C., Jr, Svetkey, L. P., Wadden, T. A., Yanovski, S. Z., Kendall, K. A., Morgan, L. C., Trisolini, M. G., Velasco, G., … American College of Cardiology/American Heart Association Task Force on Practice Guidelines (2014). 2013 AHA/ACC guideline on lifestyle management to reduce cardiovascular risk: a report of the American College of Cardiology/American Heart Association *Task Force on Practice Guidelines*. Circulation, 129(25 Suppl 2), S76–S99. https://doi.org/10.1161/01.cir.0000437740.48606.d1

[4] Ikizler, T. A., Burrowes, J. D., Byham-Gray, L. D., Campbell, K. L., Carrero, J. J., Chan, W., Fouque, D., Friedman, A. N., Ghaddar, S., Goldstein-Fuchs, D. J., Kaysen, G. A., Kopple, J. D., Teta, D., Yee-Moon Wang, A., & Cuppari, L. (2020). KDOQI Clinical Practice Guideline for Nutrition in CKD: 2020 Update. *American journal of kidney diseases: the official journal of the National Kidney Foundation*, 76(3 Suppl 1), S1–S107. https://doi.org/10.1053/j.ajkd.

[5] Rucker, Alvin & Rudemiller, Nathan & Crowley, Steven. (2018). Salt, Hypertension, and Immunity. *Annual Review of Physiology*. 80. 10.1146/annurev-physiol-021317-121134.

[6] Rust, P., & Ekmekcioglu, C. (2017). Impact of Salt Intake on the Pathogenesis and Treatment of Hypertension. *Advances in experimental medicine and biology*, 956, 61–84. https://doi.org/10.1007/5584_2016_1

[7] Elliott, P., Stamler, J., Nichols, R., Dyer, A. R., Stamler, R., Kesteloot, H., & Marmot, M. (1996). Intersalt revisited: further analyses of 24 hour sodium excretion and blood pressure within and across populations. Intersalt Cooperative Research Group. *BMJ (Clinical research ed.)*, 312(7041), 1249–1253. https://doi.org/10.1136/bmj.312.7041.1249

[8] The effects of nonpharmacologic interventions on blood pressure of persons with high normal levels. Results of the Trials of Hypertension Prevention, Phase I. (1992). *JAMA*, 267(9), 1213–1220. https://doi.org/10.1001/jama.1992.03480090061028

[9] Vollmer, W & Sacks, F & Ard, Jamy & Appel, Lawrence & Bray, George & Simons-Morton, Denise & Conlin, P & Svetkey, L & Erlinger, Thomas & Moore, Thomas. (2002). for the DASH-Sodium Trial Collaborative Research Group. Effects of diet

and sodium intake on blood pressure: subgroup analysis of the DASH-sodium trial. *Annals of internal medicine*. 135. 1019-28.

[10] Liu, T., Rao, H., Wang, M., Xu, H., Wang, W., Li, G., Wang, H., & Mu, L. (2021). Comparative analysis of visit and home blood pressure in a pilot trial on the effect of 18% sodium substitute salt on blood pressure. *Scientific reports*, 11(1), 907. https://doi.org/10.1038/s41598-020-79282-2

[11] Mu, L., Li, C., Liu, T., Xie, W., Li, G., Wang, M., Wang, R., Rao, H., He, Q., Wang, W., & Wu, Y. (2020). A pilot study on efficacy and safety of a new salt substitute with very low sodium among hypertension patients on regular treatment. *Medicine*, 99(8), e19263. https://doi.org/10.1097/MD.0000000000019263

[12] Cook, N. R., Appel, L. J., & Whelton, P. K. (2016). Sodium Intake and All-Cause Mortality Over 20 Years in the Trials of Hypertension Prevention. *Journal of the American College of Cardiology*, 68(15), 1609–1617. https://doi.org/10.1016/j.jacc.2016.07.745

[13] Strazzullo, P., D'Elia, L., Kandala, N. B., & Cappuccio, F. P. (2009). Salt intake, stroke, and cardiovascular disease: meta-analysis of prospective studies. *BMJ (Clinical research ed.)*, 339, b4567. https://doi.org/10.1136/bmj.b4567

[14] Gardener, H., Rundek, T., Wright, C. B., Elkind, M. S., & Sacco, R. L. (2012). Dietary sodium and risk of stroke in the Northern Manhattan study. *Stroke*, 43(5), 1200–1205. https://doi.org/10.1161/STROKEAHA.111.641043

[15] Alba, B. K., Stanhewicz, A. E., Dey, P., Bruno, R. S., Kenney, W. L., & Alexander, L. M. (2020). Controlled Feeding of an 8-d, High-Dairy Cheese Diet Prevents Sodium-Induced Endothelial Dysfunction in the Cutaneous Microcirculation of Healthy, Older Adults through Reductions in Superoxide. *The Journal of nutrition*, 150(1), 55–63. https://doi.org/10.1093/jn/nxz205

[16] Mc Causland, F. R., Waikar, S. S., & Brunelli, S. M. (2012). Increased dietary sodium is independently associated with greater mortality among prevalent hemodialysis patients. *Kidney international*, 82(2), 204–211. https://doi.org/10.1038/ki.2012.42

[17] He, J., Mills, K. T., Appel, L. J., Yang, W., Chen, J., Lee, B. T., Rosas, S. E., Porter, A., Makos, G., Weir, M. R., Hamm, L. L., Kusek, J. W., & Chronic Renal Insufficiency Cohort Study Investigators (2016). Urinary Sodium and Potassium Excretion and CKD Progression. *Journal of the American Society of Nephrology*: JASN, 27(4), 1202–1212. https://doi.org/10.1681/ASN.2015010022

[18] Meuleman, Y., Hoekstra, T., Dekker, F. W., Navis, G., Vogt, L., van der Boog, P., Bos, W., van Montfrans, G. A., van Dijk, S., & ESMO Study Group (2017). Sodium Restriction in Patients With CKD: A Randomized Controlled Trial of Self-management Support. *American journal of kidney diseases: the official journal of the National Kidney Foundation*, 69(5), 576–586. https://doi.org/10.1053/j.ajkd.2016.08.042

[19] Humalda, J. K., Klaassen, G., de Vries, H., Meuleman, Y., Verschuur, L. C., Straathof, E., Laverman, G. D., Bos, W., van der Boog, P., Vermeulen, K. M., Blanson Henkemans, O. A., Otten, W., de Borst, M. H., van Dijk, S., Navis, G. J., & SUBLIME Investigators (2020). A Self-management Approach for Dietary Sodium Restriction in Patients With CKD: A Randomized Controlled Trial. *American journal of kidney diseases: the official journal of the National Kidney Foundation*, 75(6), 847–856. https://doi.org/10.1053/j.ajkd.2019.10.012

[20] McMahon, E. J., Campbell, K. L., Bauer, J. D., Mudge, D. W., & Kelly, J. T. (2021). Altered dietary salt intake for people with chronic kidney disease. *The Cochrane database of systematic reviews*, 6(6), CD010070. https://doi.org/10.1002/14651858.CD010070.pub3

[21] Tsugane, S., Sasazuki, S., Kobayashi, M., & Sasaki, S. (2004). Salt and salted food intake and subsequent risk of gastric cancer among middle-aged Japanese men and women. *British journal of cancer*, 90(1), 128–134. https://doi.org/10.1038/sj.bjc.6601511

[22] Kwak, J. H., Eun, C. S., Han, D. S., Kim, Y. S., Song, K. S., Choi, B. Y., & Kim, H. J. (2021). Gastric Cancer and the Daily Intake of the Major Dish Groups Contributing to Sodium Intake: A Case-Control Study in Korea. *Nutrients*, 13(4), 1365. https://doi.org/10.3390/nu13041365

[23] D'Elia, L., Rossi, G., Ippolito, R., Cappuccio, F. P., & Strazzullo, P. (2012). Habitual salt intake and risk of gastric cancer: a meta-analysis of prospective studies. *Clinical nutrition (Edinburgh, Scotland)*, 31(4), 489–498. https://doi.org/10.1016/j.clnu.2012.01.003

[24] Peleteiro, B., Barros, S., Castro, C., Ferro, A., Morais, S., & Lunet, N. (2016). Worldwide burden of gastric cancer in 2010 attributable to high sodium intake in 1990 and predicted attributable burden for 2030 based on exposures in 2010. *The British journal of nutrition*, 116(4), 728–733. https://doi.org/10.1017/S0007114516002518

[25] Wilck, N., Matus, M. G., Kearney, S. M., Olesen, S. W., Forslund, K., Bartolomaeus, H., Haase, S., Mähler, A., Balogh, A.,

Markó, L., Vvedenskaya, O., Kleiner, F. H., Tsvetkov, D., Klug, L., Costea, P. I., Sunagawa, S., Maier, L., Rakova, N., Schatz, V., Neubert, P., … Müller, D. N. (2017). Salt-responsive gut commensal modulates TH17 axis and disease. *Nature*, 551(7682), 585–589. https://doi.org/10.1038/nature24628

[26] Toussirot, E., Béreau, M., Vauchy, C., & Saas, P. (2018). Could Sodium Chloride be an Environmental Trigger for Immune-Mediated Diseases? An Overview of the Experimental and Clinical Evidence. *Frontiers in physiology*, 9, 440. https://doi.org/10.3389/fphys.2018.00440

[27] Marouen, S., du Cailar, G., Audo, R., Lukas, C., Vial, G., Tournadre, A., Barrat, E., Ribstein, J., Combe, B., Morel, J., & Daien, C. I. (2017). Sodium excretion is higher in patients with rheumatoid arthritis than in matched controls. *PloS one*, 12(10), e0186157. https://doi.org/10.1371/journal.pone.0186157

[28] Salgado, E., Bes-Rastrollo, M., de Irala, J., Carmona, L., & Gómez-Reino, J. J. (2015). High Sodium Intake Is Associated With Self-Reported Rheumatoid Arthritis: A Cross Sectional and Case Control Analysis Within the SUN Cohort. *Medicine*, 94(37), e0924. https://doi.org/10.1097/MD.0000000000000924

[29] Marouen, S., du Cailar, G., Audo, R., Lukas, C., Vial, G., Tournadre, A., Barrat, E., Ribstein, J., Combe, B., Morel, J., & Daien, C. I. (2017). Sodium excretion is higher in patients with rheumatoid arthritis than in matched controls. *PloS one*, 12(10), e0186157. https://doi.org/10.1371/journal.pone.0186157

[30] Sundström, B., Johansson, I., & Rantapää-Dahlqvist, S. (2015). Interaction between dietary sodium and smoking increases the risk for rheumatoid arthritis: results from a nested case-control study. *Rheumatology (Oxford, England)*, 54(3), 487–493. https://doi.org/10.1093/rheumatology/keu330

[31] Jiang, X., Sundström, B., Alfredsson, L., Klareskog, L., Rantapää-Dahlqvist, S., & Bengtsson, C. (2016). High sodium chloride consumption enhances the effects of smoking but does not interact with SGK1 polymorphisms in the development of ACPA-positive status in patients with RA. *Annals of the rheumatic diseases*, 75(5), 943–946. https://doi.org/10.1136/annrheumdis-2015-209009

[32] Farez, M. F., Fiol, M. P., Gaitán, M. I., Quintana, F. J., & Correale, J. (2015). Sodium intake is associated with increased disease activity in multiple sclerosis. *Journal of neurology, neurosurgery, and psychiatry*, 86(1), 26–31. https://doi.org/10.1136/jnnp-2014-307928

[33] Nishimuta, M., Kodama, N., Yoshitake, Y., Shimada, M., & Serizawa, N. (2018). Dietary Salt (Sodium Chloride) Requirement and Adverse Effects of Salt Restriction in Humans. *Journal of nutritional science and vitaminology*, 64(2), 83–89. https://doi.org/10.3177/jnsv.64.83

[34] Sterns R. H. (2018). Treatment of Severe Hyponatremia. *Clinical journal of the American Society of Nephrology: CJASN*, 13(4), 641–649. https://doi.org/10.2215/CJN.104

第二十章　参考文献

[1] Abazarfard, Z., Salehi, M., & Keshavarzi, S. (2014). The effect of almonds on anthropometric measurements and lipid profile in overweight and obese females in a weight reduction program: A randomized controlled clinical trial. *Journal of research in medical sciences: the official journal of Isfahan University of Medical Sciences*, 19(5), 457–464.

[2] Liu, Y., Hwang, H. J., Kim, H. S., & Park, H. (2018). Time and Intervention Effects of Daily Almond Intake on the Changes of Lipid Profile and Body Composition Among Free-Living Healthy Adults. *Journal of medicinal food*, 21(4), 340–347. https://doi.org/10.1089/jmf.2017.3976

[3] Madan, J., Desai, S., Moitra, P., Salis, S., Agashe, S., Battalwar, R., Mehta, A., Kamble, R., Kalita, S., Phatak, A. G., Udipi, S. A., Vaidya, R. A., & Vaidya, A. B. (2021). Effect of Almond Consumption on Metabolic Risk Factors-Glucose Metabolism, Hyperinsulinemia, Selected Markers of Inflammation: A Randomized Controlled Trial in Adolescents and Young Adults. *Frontiers in nutrition*, 8, 668622. https://doi.org/10.3389/fnut.2021.668622

[4] Dreher M. L. (2021). A Comprehensive Review of Almond Clinical Trials on Weight Measures, Metabolic Health Biomarkers and Outcomes, and the Gut Microbiota. *Nutrients*, 13(6), 1968. https://doi.org/10.3390/nu13061968

[5] Novotny, J. A., Gebauer, S. K., & Baer, D. J. (2012). Discrepancy between the Atwater factor predicted and empirically measured energy values of almonds in human diets. *The American journal of clinical nutrition*, 96(2), 296–301. https://doi.org/10.3945/ajcn.112.035782

[6] https://www.todaysdietitian.com/pdf/webinars/treenuts/Nutritional-ProfilesofTreeNuts.pdf

[7] Bolling, B. W., Chen, C. Y., McKay, D. L., & Blumberg, J. B. (2011). Tree nut phytochemicals: composition, antioxidant capacity, bioactivity, impact factors. A systematic review of almonds, Brazils, cashews, hazelnuts, macadamias,

pecans, pine nuts, pistachios and walnuts. *Nutrition research reviews*, 24(2), 244–275. https://doi.org/10.1017/S095442241100014X

[8] Chen, G. C., Zhang, R., Martínez-González, M. A., Zhang, Z. L., Bonaccio, M., van Dam, R. M., & Qin, L. Q. (2017). Nut consumption in relation to all-cause and cause-specific mortality: a meta-analysis 18 prospective studies. *Food & function*, 8(11), 3893–3905. https://doi.org/10.1039/c7fo00915a

[9] Long, J., Ji, Z., Yuan, P., Long, T., Liu, K., Li, J., & Cheng, L. (2020). Nut Consumption and Risk of Cancer: A Meta-analysis of Prospective Studies. *Cancer epidemiology, biomarkers & prevention: a publication of the American Association for Cancer Research, cosponsored by the American Society of Preventive Oncology*, 29(3), 565–573. https://doi.org/10.1158/1055-9965.EPI-19-1167

[10] Midun, E., Radulovic, S., Brough, H., & Caubet, J. C. (2021). Recent advances in the management of nut allergy. *The World Allergy Organization journal*, 14(1), 100491. https://doi.org/10.1016/j.waojou.2020.100491

[11] Del Gobbo, L. C., Falk, M. C., Feldman, R., Lewis, K., & Mozaffarian, D. (2015). Effects of tree nuts on blood lipids, apolipoproteins, and blood pressure: systematic review, meta-analysis, and dose-response of 61 controlled intervention trials. *The American journal of clinical nutrition*, 102(6), 1347–1356. https://doi.org/10.3945/ajcn.115.110965

[12] Estruch, R., Ros, E., Salas-Salvadó, J., Covas, M. I., Corella, D., Arós, F., Gómez-Gracia, E., Ruiz-Gutiérrez, V., Fiol, M., Lapetra, J., Lamuela-Raventos, R. M., Serra-Majem, L., Pintó, X., Basora, J., Muñoz, M. A., Sorlí, J. V., Martínez, J. A., Fitó, M., Gea, A., Hernán, M. A., ... PREDIMED Study Investigators (2018). Primary Prevention of Cardiovascular Disease with a Mediterranean Diet Supplemented with Extra-Virgin Olive Oil or Nuts. *The New England journal of medicine*, 378(25), e34. https://doi.org/10.1056/NEJMoa1800389

[13] Kasliwal, R. R., Bansal, M., Mehrotra, R., Yeptho, K. P., & Trehan, N. (2015). Effect of pistachio nut consumption on endothelial function and arterial stiffness. *Nutrition (Burbank, Los Angeles County, Calif.)*, 31(5), 678–685. https://doi.org/10.1016/j.nut.2014.10.019

[14] Berryman, C. E., West, S. G., Fleming, J. A., Bordi, P. L., & Kris-Etherton, P. M. (2015). Effects of daily almond consumption on cardiometabolic risk and abdominal adiposity in healthy adults with elevated LDL-cholesterol: a randomized controlled trial. *Journal of the American Heart Association*, 4(1), e000993. https://doi.org/10.1161/JAHA.114.000993

[15] Razquin, C., Sanchez-Tainta, A., Salas-Salvadó, J., Buil-Cosiales, P., Corella, D., Fito, M., Ros, E., Estruch, R., Arós, F., Gómez-Gracia, E., Fiol, M., Lapetra, J., Serra-Majem, L., Pinto, X., Schröder, H., Tur, J., Sorlí, J. V., Lamuela-Raventós, R. M., Bulló, M., Bes-Rastrollo, M., ... PREDIMED GROUP (2017). Dietary energy density and body weight changes after 3 years in the PREDIMED study. *International journal of food sciences and nutrition*, 68(7), 865–872. https://doi.org/10.1080/09637486.2017.1295028

[16] Konieczna, J., Romaguera, D., Pereira, V., Fiol, M., Razquin, C., Estruch, R., Asensio, E. M., Babio, N., Fitó, M., Gómez-Gracia, E., Ros, E., Lapetra, J., Arós, F., Serra-Majem, L., Pintó, X., Toledo, E., Sorlí, J. V., Bulló, M., Schröder, H., & Martínez-González, M. A. (2019). Longitudinal association of changes in diet with changes in body weight and waist circumference in subjects at high cardiovascular risk: the PREDIMED trial. *The international journal of behavioral nutrition and physical activity*, 16(1), 139. https://doi.org/10.1186/s12966-019-0893-3

[17] Schlesinger, S., Neuenschwander, M., Schwedhelm, C., Hoffmann, G., Bechthold, A., Boeing, H., & Schwingshackl, L. (2019). Food Groups and Risk of Overweight, Obesity, and Weight Gain: A Systematic Review and Dose-Response Meta-Analysis of Prospective Studies. *Advances in nutrition (Bethesda, Md.)*, 10(2), 205–218. https://doi.org/10.1093/advances/nmy092

[18] Fernández-Rodríguez, R., Mesas, A. E., Garrido-Miguel, M., Martínez-Ortega, I. A., Jiménez-López, E., & Martínez-Vizcaíno, V. (2021). The Relationship of Tree Nuts and Peanuts with Adiposity Parameters: A Systematic Review and Network Meta-Analysis. *Nutrients*, 13(7), 2251. https://doi.org/10.3390/nu13072251

[19] Eslampour E, Moodi V, Asbaghi O, Ghaedi E, Shirinbakhshmasoleh M, Hadi A, Miraghajani M. The effect of almond intake on anthropometric indices: a systematic review and meta-analysis. *Food Funct*. 2020 Sep 23;11(9):7340-7355. doi: 10.1039/d0fo00470g. PMID: 32857083.

[20] Tan, S. Y., & Mattes, R. D. (2013). Appetitive, dietary and health effects of almonds consumed with meals or as snacks: a randomized, controlled trial. *European journal of clinical nutrition*, 67(11), 1205–1214. https://doi.org/10.1038/ejcn.2013.184

[21] Parham, M., Heidari, S., Khorramirad, A., Hozoori, M., Hosseinzadeh, F., Bakhtyari, L., & Vafaeimanesh, J. (2014). Effects of pistachio nut supplementation on blood glucose in patients with type 2 diabetes: a randomized crossover trial. *The

review of diabetic studies: RDS, 11(2), 190–196. https://doi.org/10.1900/RDS.2014.11.190

[22] Tapsell, L. C., Batterham, M. J., Teuss, G., Tan, S. Y., Dalton, S., Quick, C. J., Gillen, L. J., & Charlton, K. E. (2009). Long-term effects of increased dietary polyunsaturated fat from walnuts on metabolic parameters in type II diabetes. *European journal of clinical nutrition*, 63(8), 1008–1015. https://doi.org/10.1038/ejcn.2009.19

[23] Freitas-Simoes, T. M., Cofán, M., Blasco, M. A., Soberón, N., Foronda, M., Serra-Mir, M., Roth, I., Valls-Pedret, C., Doménech, M., Ponferrada-Ariza, E., Calvo, C., Rajaram, S., Sabaté, J., Ros, E., & Sala-Vila, A. (2018). Walnut Consumption for Two Years and Leukocyte Telomere Attrition in Mediterranean Elders: Results of a Randomized Controlled Trial. *Nutrients*, 10(12), 1907. https://doi.org/10.3390/nu10121907

[24] Açık, Murat & Cakiroglu, Funda. (2020). Effects of walnut consumption on inflammatory markers: a review. 30. 17-25.

[25] Sala-Vila, A., Valls-Pedret, C., Rajaram, S., Coll-Padrós, N., Cofán, M., Serra-Mir, M., Pérez-Heras, A. M., Roth, I., Freitas-Simoes, T. M., Doménech, M., Calvo, C., López-Illamola, A., Bitok, E., Buxton, N. K., Huey, L., Arechiga, A., Oda, K., Lee, G. J., Corella, D., Vaqué-Alcázar, L., ... Ros, E. (2020). Effect of a 2-year diet intervention with walnuts on cognitive decline. The Walnuts And Healthy Aging (WAHA) study: a randomized controlled trial. *The American journal of clinical nutrition*, 111(3), 590–600. https://doi.org/10.1093/ajcn/nqz328

[26] Rita Cardoso, B., Apolinário, D., da Silva Bandeira, V., Busse, A. L., Magaldi, R. M., Jacob-Filho, W., & Cozzolino, S. M. (2016). Effects of Brazil nut consumption on selenium status and cognitive performance in older adults with mild cognitive impairment: a randomized controlled pilot trial. *European journal of nutrition*, 55(1), 107–116. https://doi.org/10.1007/s00394-014-0829-2

[27] Sánchez-Villegas, A., Galbete, C., Martinez-González, M. A., Martinez, J. A., Razquin, C., Salas-Salvadó, J., Estruch, R., Buil-Cosiales, P., & Martí, A. (2011). The effect of the Mediterranean diet on plasma brain-derived neurotrophic factor (BDNF) levels: the PREDIMED-NAVARRA randomized trial. *Nutritional neuroscience*, 14(5), 195–201. https://doi.org/10.1179/1476830511Y.0000000011

[28] Foolad, N., Vaughn, A. R., Rybak, I., Burney, W. A., Chodur, G. M., Newman, J. W., Steinberg, F. M., & Sivamani, R. K. (2019). Prospective randomized controlled pilot study on the effects of almond consumption on skin lipids and wrinkles. *Phytotherapy research: PTR*, 33(12), 3212–3217. https://doi.org/10.1002/ptr.6495

[29] Rybak, I., Carrington, A. E., Dhaliwal, S., Hasan, A., Wu, H., Burney, W., Maloh, J., & Sivamani, R. K. (2021). Prospective Randomized Controlled Trial on the Effects of Almonds on Facial Wrinkles and Pigmentation. *Nutrients*, 13(3), 785. https://doi.org/10.3390/nu13030785

[30] Li, J. N., Henning, S. M., Thames, G., Bari, O., Tran, P. T., Tseng, C. H., Heber, D., Kim, J., & Li, Z. (2021). Almond consumption increased UVB resistance in healthy Asian women. *Journal of cosmetic dermatology*, 10.1111/jocd.13946. Advance online publication. https://doi.org/10.1111/jocd.13946

[31] Robbins, W. A., Xun, L., FitzGerald, L. Z., Esguerra, S., Henning, S. M., & Carpenter, C. L. (2012). Walnuts improve semen quality in men consuming a Western-style diet: randomized control dietary intervention trial. *Biology of reproduction*, 87(4), 101. https://doi.org/10.1095/biolreprod.112.101634

[32] Salas-Huetos, A., Moraleda, R., Giardina, S., Anton, E., Blanco, J., Salas-Salvadó, J., & Bulló, M. (2018). Effect of nut consumption on semen quality and functionality in healthy men consuming a Western-style diet: a randomized controlled trial. *The American journal of clinical nutrition*, 108(5), 953–962. https://doi.org/10.1093/ajcn/nqy181

[33] Salas-Huetos, A., Muralidharan, J., Galiè, S., Salas-Salvadó, J., & Bulló, M. (2019). Effect of Nut Consumption on Erectile and Sexual Function in Healthy Males: A Secondary Outcome Analysis of the FERTINUTS Randomized *Controlled Trial*. *Nutrients*, 11(6), 1372. https://doi.org/10.3390/nu11061372

[34] Torabian-Riasati, Setareh & Haddad, Ella & Rajaram, Sujatha & Banta, Jim & Sabaté, Joan. (2008). Effect of nut consumption on plasma polyphenol, antioxidant capacity and lipid peroxidation of healthy humans. *The FASEB Journal*. 22. 10.1096/fasebj.22.2_supplement.734.

[35] Mazidi, M., Rezaie, P., Ferns, G. A., & Gao, H. K. (2016). Impact of different types of tree nut, peanut, and soy nut consumption on serum C-reactive protein (CRP): A systematic review and meta-analysis of randomized controlled clinical trials. *Medicine*, 95(44), e5165. https://doi.org/10.1097/MD.0000000000005165

[36] Liu, J. F., Liu, Y. H., Chen, C. M., Chang, W. H., & Chen, C. Y. (2013). The effect of almonds on inflammation and oxidative stress in Chinese patients with type 2 diabetes mellitus: a randomized crossover controlled feeding trial. *European journal of nutrition*, 52(3), 927–935. https://doi.org/10.1007/s00394-012-0400-y

[37] Chiang, Y. L., Haddad, E., Rajaram, S., Shavlik, D., & Sabaté, J. (2012). The effect of dietary walnuts compared to fatty fish on eicosanoids, cytokines, soluble endothelial adhesion molecules and lymphocyte subsets: a randomized,

controlled crossover trial. *Prostaglandins, leukotrienes, and essential fatty acids*, 87(4-5), 111–117. https://doi. org/10.1016/j.plefa.2012.07.007

[38] Stockler-Pinto, M. B., Mafra, D., Moraes, C., Lobo, J., Boaventura, G. T., Farage, N. E., Silva, W. S., Cozzolino, S. F., & Malm, O. (2014). Brazil nut (Bertholletia excelsa, H.B.K.) improves oxidative stress and inflammation biomarkers in hemodialysis patients. *Biological trace element research*, 158(1), 105–112. https://doi.org/10.1007/s12011-014-9904-z

[39] Colpo, E., Dalton D A Vilanova, C., Reetz, L. G., Duarte, M. M., Farias, I. L., Meinerz, D. F., Mariano, D. O., Vendrusculo, R. G., Boligon, A. A., Dalla Corte, C. L., Wagner, R., Athayde, M. L., & da Rocha, J. B. (2014). Brazilian nut consumption by healthy volunteers improves inflammatory parameters. *Nutrition (Burbank, Los Angeles County, Calif.)*, 30(4), 459–465. https://doi.org/10.1016/j.nut.2013.10.005

[40] Casas R, Sacanella E, Urpí-Sardà M, Chiva-Blanch G, Ros E, Martínez-González MA, Covas MI; Rosa Ma Lamuela-Raventos, Salas-Salvadó J, Fiol M, Arós F, Estruch R. The effects of the mediterranean diet on biomarkers of vascular wall inflammation and plaque vulnerability in subjects with high risk for cardiovascular disease. A randomized trial. *PLoS One*. 2014 Jun 12;9(6):e100084. doi: 10.1371/journal.pone.0100084. PMID: 24925270; PMCID: PMC4055759.

[41] Wien M, Oda K, Sabaté J. A randomized controlled trial to evaluate the effect of incorporating peanuts into an American Diabetes Association meal plan on the nutrient profile of the total diet and cardiometabolic parameters of adults with type 2 diabetes. *Nutr J*. 2014 Jan 22;13:10. doi: 10.1186/1475-2891-13-10. PMID: 24450471; PMCID: PMC3902416.

[42] Alves, R. D., Moreira, A. P., Macedo, V. S., de Cássia Gonçalves Alfenas, R., Bressan, J., Mattes, R., & Costa, N. M. (2014). Regular intake of high-oleic peanuts improves fat oxidation and body composition in overweight/obese men pursuing a energy-restricted diet. *Obesity (Silver Spring, Md.)*, 22(6), 1422–1429. https://doi.org/10.1002/oby.20746

[43] Barbour, J. A., Howe, P. R., Buckley, J. D., Bryan, J., & Coates, A. M. (2015). Effect of 12 Weeks High Oleic Peanut Consumption on Cardio-Metabolic Risk Factors and Body Composition. *Nutrients*, 7(9), 7381–7398. https://doi. org/10.3390/nu7095343

[44] Reis, C. E., Ribeiro, D. N., Costa, N. M., Bressan, J., Alfenas, R. C., & Mattes, R. D. (2013). Acute and second-meal effects of peanuts on glycaemic response and appetite in obese women with high type 2 diabetes risk: a randomised cross-over clinical trial. *The British journal of nutrition*, 109(11), 2015–2023. https://doi.org/10.1017/S0007114512004217

[45] Hou, Y. Y., Ojo, O., Wang, L. L., Wang, Q., Jiang, Q., Shao, X. Y., & Wang, X. H. (2018). A Randomized Controlled Trial to Compare the Effect of Peanuts and Almonds on the Cardio-Metabolic and Inflammatory Parameters in Patients with Type 2 Diabetes Mellitus. *Nutrients*, 10(11), 1565. https://doi.org/10.3390/nu10111